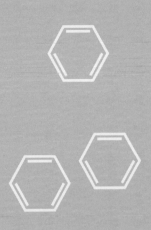
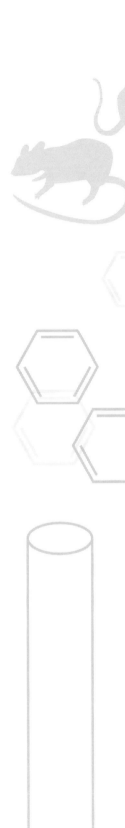

新版

医薬品
非臨床試験
ガイドライン解説

編集

医薬品非臨床試験ガイドライン研究会

薬事日報社

序

　「医薬品非臨床試験ガイドライン解説 2020」が発刊されて4年が経ちました。その間、コロナ禍と呼ばれた稀に見るインパクトのある感染症にみまわれ、医薬品開発や審査にも変革がありました。

　1980年代にはそれまで稀な症例であったカリニ肺炎やカポジ肉腫が次々と報告され、謎の疾病と大騒ぎになりました。その後間もなくHIVウイルスが原因とわかり、急速に研究が進みました。現在でも、完全な予防薬や治療薬はありませんが、ウイルスの増殖を止め、発症を抑えることは可能で、死の病ではなくなりました。今後も未知の病気が現れる可能性はあります。コロナ禍では、従来のワクチン製法と異なるmRNAをLPSに内包した新規性の高いワクチンが短期間で開発され、大多数にそれも頻回接種されました。ワクチン史上初めての経験です。今後のワクチン行政や国民の意識に大きな影響を与えるでしょう。

　化学物質、医薬品、農薬、食品などの開発においては、ヒトへの安全性評価を確かめる手法として従来の経験から動物試験が用いられ、規制やガイドラインが整備されてきた歴史があります。しかし、多くは分子量の小さい化学合成品を対象として策定されたものでした。

　近年、抗体医薬品や核酸、遺伝子治療、細胞治療など、新たなモダリティと科学の進歩による医薬品開発が進み、従来の動物試験では意味のない事象も起きています。ヨーロッパから発した動物福祉の考え方は安全性試験にも及び、化粧品開発では動物の使用が禁止され、医薬品の原料である化学物質の安全性も動物で確かめることが困難になってきています。そうした状況も踏まえ、今版より各分野の見出しを「○○毒性試験」から「○○毒性評価」に改めることとしました。これは動物試験を実施することが目的ではなく、毒性試験によって求める情報が他の方法で得られるならば、積極的に試みるべきという意図があり、評価が動物に直接投与せずとも可能であれば積極的に活用すべきとの考えに基づいています。その好例として、今回の改訂では医薬品規制調和国際会議（International Council for Harmonisation of Technical Requirements for Pharmaceuticals for Human Use：ICH）におけるICH S1Bガイドライン（がん原性試験ガイドライン）が挙げられます。これは科学的根拠の重みづけ（weight of evidence：WoE）評価によって、ラットがん原性試験の実施を条件次第で免除することができる画期的なトピックです。しかも、合意に至る手順は従来のICHガイドライン策定とは異なり、2012年にトピック化された後、10年を費やして2022年8月にICH S1B(R1)としてStep 5となりました。今後はWoEが試験を実施する際の基本的な考え方になってきます。

　科学の発展に伴い、従来と異なる安全性の課題が生じていることも踏まえ、ICHでは新たな安全性手法を取り入れながら安全性評価に関するガイドラインを策定しています。ICH S5(R3)ガイドライン（医薬品の生殖発生毒性評価に係るガイドライン）は、2020

年の大改訂を経て本確的な運用が始まり、その後も付属書のメンテナンスとして *in vivo* 試験やサルの代替法について議論されました。

ICH M7(R2) ガイドライン（潜在的発がんリスクを低減するための医薬品中 DNA 反応性（変異原性）不純物の評価及び管理ガイドライン）は、2024 年 2 月に ICH M7 ガイドラインを一部改正する形で Step 5 となり、併せて Q&A と補遺についても Step 5 となりました。また、ひき続き発がん物質のニトロソアミン類の管理について議論されることとなっています。

ICH E14（臨床評価）が合意されたことに伴い、ICH S7B ガイドライン（ヒト用医薬品の心室再分極遅延（QT 間隔延長）の潜在的可能性に関する非臨床的評価）の Q&A（「QT/QTc 間隔の延長と催不整脈作用の潜在的可能性に関する臨床的及び非臨床的評価」に関する Q&A）が 2022 年に Step 5 となり、新たなモダリティへの対応が議論されることになりました。また、新規トピックとして核酸医薬品の非臨床安全性試験に関する議論が、2024 年 6 月の ICH 福岡会合から開始されました。

ICH S12 ガイドライン（遺伝子治療用製品の非臨床生体内分布の考え方）は、2023 年 10 月に Step 5 となり、通知が発出されています。

ヒトへの安全性評価はこれからもますます重要になります、動物試験の開始前に可能な限り情報を集め、綿密な計画のもと、貴重な動物の有効活用を考えていくことが求められます。非臨床試験に関する世界の動向や ICH の活動状況は、ICH のオフィシャルサイト（https://www.ich.org/）や医薬品医療機器総合機構（PMDA）の web サイト（https://www.pmda.go.jp/int-activities/int-harmony/0001.html）にも掲載されていますので、注視していくことが必要です。

2024 年 9 月

医薬品非臨床試験ガイドライン研究会

目 次

1 医薬品非臨床試験ガイドラインの概要

非臨床試験法ガイドラインの概要 …… 3

ガイドラインの目的　3
 1．医薬品の開発と評価・審査の促進　3
 2．ガイドラインとガイダンス　3
ガイドライン制定の経緯　4
 1．安全性及び薬物動態分野　5
 2．臨床領域　6
 3．品質領域　6
ガイドライン運用における考え方　6
 1．フレキシブルな運用　6
 2．動物福祉とガイドライン　7
 3．最新の通知やガイドライン改訂の動向に注意する　8

2 薬理評価

2-1 安全性薬理評価 …… 11

通知　11
目的　11
ガイドラインの沿革/経緯　11
ガイドライン各項解説　12
 1．基本的考え方　12
 2．安全性薬理試験系についての考え方　13
 3．試験実施に関する考え方　16
安全性薬理試験が不必要な条件　18
臨床開発における安全性薬理試験の実施時期　18
GLPの適用　19

2-2 ヒト用医薬品の心室再分極遅延（QT間隔延長）の潜在的可能性に関する非臨床的評価 …… 20

通知　20
目的　20
ガイドラインの沿革/経緯　20
ガイドライン各項解説　21
 1．基本的な考え方　21
 2．ガイドラインの適用範囲　22
 3．一般原則　23

4．試験の選択及び計画における配慮　23
　　　5．各試験系における留意事項　24
　　　6．病態モデルと不整脈　31
　非臨床試験の進め方　32
　臨床開発における本ガイドラインに関連する非臨床試験及び統合的リスク評価の実施時期　33
　ガイドライン Q&A　33
　今後の動向・課題　45

3 薬物動態評価

3-1 非臨床薬物動態評価 ……………………………………………………… 51

　通知　51
　目的　51
　ガイドラインの沿革/経緯　52
　ガイドライン各項解説　53
　　　1．基本的な考え方　53
　　　2．被験物質　54
　　　3．試験系　54
　　　4．投与経路　54
　　　5．投与量　55
　　　6．投与期間・投与間隔　55
　　　7．定量法　55
　　　8．検討項目　55
　　　9．吸収　56
　　　10．分布　56
　　　11．代謝　58
　　　12．排泄　59
　　　13．その他の検討項目及び留意点　59

3-2 反復投与組織分布評価 …………………………………………………… 61

　通知　61
　目的　61
　ガイダンスの沿革/経緯　61
　ガイダンス各項解説　62
　　　1．反復投与組織分布試験の実施を考慮すべき状況　62
　　　2．反復投与組織分布試験の計画と実施　63

3-3 トキシコキネティクス（毒性試験における全身的曝露の評価） ………… 65

　通知　65
　目的　65
　ガイダンスの沿革/経緯　67
　ガイダンス各項解説　67

1．要点　67
　　　2．一般原則　68

3-4　生体試料中薬物濃度分析法バリデーション及び実試料分析　77

　通知　77
　目的　77
　ガイドラインの沿革／経緯　77
　ガイドライン各項解説　78
　　　1．ガイドラインの適用範囲　78
　　　2．分析法開発　79
　　　3．分析法バリデーション　79
　　　4．クロマトグラフィー　80
　　　5．リガンド結合法　86
　　　6．ISR（incurred sample reanalysis）　90
　　　7．パーシャルバリデーション及びクロスバリデーション　91
　　　8．考慮すべき追加事項　92
　　　9．文書化　94
　ガイドライン Q&A　95
　今後の動向・課題　96

4　毒性評価

4-1　単回投与毒性評価　99

　通知　99
　目的　99
　ガイドラインの沿革／経緯　99
　ガイドライン各項解説　100
　　　1．一般原則　100
　　　2．動物種　100
　　　3．性　101
　　　4．動物数　101
　　　5．投与経路　101
　　　6．投与回数　102
　　　7．用量段階　102
　　　8．観察期間　102
　　　9．観察及び測定　102
　　　10．概略の致死量　103
　留意事項　103
　Q&A　103
　今後の動向・課題　104

4 -2 反復投与毒性評価 105

通知　105
目的　105
ガイドラインの沿革 / 経緯　105
ガイドライン各項解説　106
　1．動物種　106
　2．性　106
　3．動物数　106
　4．投与経路　107
　5．投与期間　107
　6．用量段階　109
　7．観察及び検査　110
毒性変化と薬理作用　114
Q&A　114
今後の動向・課題　115

4 -3 遺伝毒性評価 116

通知　116
ガイドラインの沿革 / 経緯　116
ガイドライン各項解説　117
　1．標準的組み合わせ及び試験の選択　117
　2．*in vitro* 試験　118
　3．*in vivo* 試験　120
試験結果の評価　121
陽性結果に対する追加検討　122
今後の動向・課題　123
　1．基本的な注意事項　123
　2．遺伝毒性に関するエンドポイントの一般毒性試験への組み込みの留意事項　124
　3．フローサイトメーターを用いた *in vivo* 小核試験の概要　124
　4．（定量的）構造活性相関（(Q)SAR）による遺伝毒性の予測　125

4 -4 がん原性評価 127

通知　127
目的　127
ガイドラインの沿革 / 経緯　127
　1．がん原性試験のためのガイドライン　127
　2．ICH S1B(R1) ガイドライン通知までの経緯　128
ガイドライン各項解説　130
　1．がん原性評価の実施が必要な医薬品　130
　2．WoE アプローチ　132
　3．げっ歯類を用いたがん原性試験　133

4．試験計画　　138
　　5．結果の評価　　141
　　6．用量設定　　142
　がん原性検出のための *in vivo* 追加試験　　144
　メカニズム研究・追加の遺伝毒性試験の必要性　　145
　ガイドライン Q&A　　146
　今後の動向・課題　　147

4-5　生殖発生毒性評価　　151

　通知　　151
　目的　　151
　ガイドラインの沿革 / 経緯　　151
　ガイドライン各項解説　　152
　　1．基本的考え方　　152
　　2．ガイドラインの適用範囲　　153
　　3．生殖発生毒性評価に関する一般的考慮事項　　153
　　4．生殖発生毒性試験の必要性と実施時期　　154
　　5．試験内容に関する考慮事項（薬理学的、毒性学的考慮事項及び TK）　　155
　　6．哺乳類を用いた *in vivo* 試験のデザインと評価　　156
　　7．試験系の選択　　158
　　8．用量設定、投与経路及び投与スケジュール　　160
　げっ歯類を用いた組み合わせによる試験計画法　　163
　試験結果の解析　　163
　リスク評価の原則　　164
　附属書1：*in vivo* 試験デザイン　　165
　附属書2：代替法　　166
　　1．発生毒性試験代替法の利用法（シナリオ）　　167
　　2．発生毒性試験代替法の適格性　　168
　　3．代替法による評価での留意点　　169
　ガイドライン Q&A　　169
　今後の動向・課題　　170

4-6　小児用医薬品開発のための非臨床安全性評価　　172

　通知　　172
　目的　　172
　ガイドラインの沿革 / 経緯　　172
　ガイドライン各項解説　　173
　　1．ガイドラインの適用範囲　　173
　　2．追加の非臨床安全性試験に関する考慮事項　　173
　　3．幼若動物試験のデザイン　　176
　　4．小児先行開発 / 小児適応のみの開発の際の考慮事項　　184
　ガイドライン Q&A　　186

今後の動向・課題　193

4-7　皮膚感作性評価　195

通知　195
目的　195
ガイドラインの沿革／経緯　195
ガイドライン各項解説　195
　1．試験方法の選択　196
　2．試験動物の選択　197
　3．動物数　197
　4．陽性対照物質　198
　5．試験方法　198
　6．用量段階　198
　7．検査項目　199
　8．結果のまとめ　199
　9．結果の評価　199
今後の動向・課題　200

4-8　光安全性評価　204

通知　204
目的　204
ガイドラインの沿革／経緯　205
ガイドライン各項解説　205
　1．試験方法の選択　205
　2．光毒性の初期評価（光物理化学的特性試験）　206
　3．光毒性の実験的評価　207
　4．結果の評価　209
今後の動向・課題　209

4-9　免疫毒性評価　211

通知　211
目的　211
ガイドラインの沿革／経緯　211
ガイドライン各項解説　211
　1．適用　211
　2．ガイドラインの概要　212
今後の動向・課題　218

5 品質管理・品質保証

5-1 潜在的発がんリスクを低減するための医薬品中DNA反応性（変異原性）不純物の評価及び管理 ……… 225

通知　225
目的　225
ガイドラインの沿革/経緯　226
ガイドライン各項解説　227
　1．ガイドラインの適用範囲　227
　2．一般原則と許容摂取量の考え方　228
　3．ハザード評価方法　232
　4．許容摂取量設定　237
ガイドライン Q&A　242
今後の動向・課題　242

5-2 不純物・残留溶媒等の評価及び管理 ……… 246

通知　246
目的　246
ガイドライン概略　246
不純物についてトキシコロジストが意識すべきこと　249
各ガイドライン解説　250
　1．ICH Q3A(R2) ガイドライン：原薬の不純物　250
　2．ICH Q3B(R2) ガイドライン：製剤の不純物　252
　3．ICH Q3C(R9) ガイドライン：残留溶媒　254
　4．ICH Q3D(R2) ガイドライン：元素不純物　254
PDEの算出　255

6 モダリティごとの非臨床評価

6-1 バイオテクノロジー応用医薬品の非臨床における安全性評価 ……… 261

通知　261
目的　261
ガイドラインの沿革/経緯　261
ガイドライン各項解説　262
　1．緒言　262
　2．非臨床安全性試験：総論　267
　3．非臨床安全性試験：各論　270
ガイドライン Q&A　277
今後の動向・課題　278

6-2 核酸医薬品の非臨床安全性評価 280

通知　280
目的　280
ガイドラインの沿革／経緯　280
ガイドライン各項解説　281
　1．緒言　281
　2．非臨床安全性試験：総論　281
　3．非臨床安全性試験：各論　287
核酸医薬品の非臨床安全性評価の考え方（参考 Q&A）　291
今後の動向・課題　291

6-3 感染症予防ワクチンの非臨床評価 295

通知　295
目的　295
ガイドラインの沿革／経緯　295
ガイドライン各項解説　296
　1．適用範囲　296
　2．一般的な考え方　296
　3．薬理試験　299
　4．薬物動態試験　300
　5．毒性試験　301
　6．特別な留意事項　305
ガイドライン Q&A　306

6-4 感染症の予防を目的とした組換えウイルスワクチンの開発 322

通知　322
目的　322
ガイドラインの沿革／経緯　323
ガイドライン各項解説　323
　1．総則　323
　2．組換えウイルスワクチンの概要及び開発の経緯等　324
　3．製造方法の開発及び品質評価　325
　4．非臨床試験　326
　5．臨床試験（治験）　328
ガイドライン Q&A　329

6-5 抗悪性腫瘍薬の非臨床評価 334

通知　334
目的　334
ガイドラインの沿革／経緯　334

ガイドライン各項解説　335
　1．適用範囲　335
　2．一般原則　337
　3．非臨床評価のために必要な試験　337
　4．臨床試験デザイン及び製造販売承認申請のために必要な非臨床試験　343
　5．他の考慮すべき事項　348
ガイドライン Q&A　352
今後の動向・課題　363

6-6　遺伝子治療用製品の非臨床生体内分布評価　365

通知　365
目的　365
ガイドラインの沿革/経緯　365
ガイドライン各項解説　366
　1．適用範囲　366
　2．非臨床生体内分布の定義　366
　3．非臨床生体内分布評価の実施時期　367
　4．非臨床生体内分布試験のデザイン　367
今後の動向・課題　373

7　非臨床試験の実施時期

医薬品の臨床試験及び製造販売承認申請のための非臨床安全性試験の実施　377

通知　377
目的　377
ガイダンスの沿革/経緯　377
ガイダンス各項解説　378
　1．一般原則　378
　2．一般毒性試験のための高用量選択　379
　3．薬理試験　380
　4．TK 及び薬物動態試験　381
　5．急性毒性試験　382
　6．反復投与毒性試験　382
　7．ヒト初回臨床投与量の算出　384
　8．早期探索的臨床試験　384
　9．局所刺激性試験　391
　10．遺伝毒性試験　391
　11．がん原性試験　392
　12．生殖発生毒性評価　392
　13．小児における臨床試験　394
　14．免疫毒性試験　395
　15．光安全性評価　395
　16．薬物乱用に関する非臨床試験　396

17. その他の毒性試験　　**397**
18. 配合剤　　**397**
ガイダンス Q&A　　**398**
今後の動向・課題　　**398**

関連ガイドライン・通知一覧　　403

資料（関連ガイドライン・通知）のダウンロード方法

◆「関連ガイドライン・通知一覧」に掲載されている内容は、資料としてwebページより全文がダウンロード可能です（PDFファイル）。
　※次頁の資料目次も参照してください（本書単行本版に資料は掲載されておりません）。
　※本書電子版には資料全文を掲載しております。
◆資料の全て、あるいは必要な資料を個別に選択してダウンロードすることができます。
◆全ての資料をダウンロードした場合、圧縮フォルダを解凍することで閲覧が可能となります。
◆資料の構成は本書電子版と同様です。
◆webページ（http://www.yakuji.jp/d/）にアクセスすると、ダウンロードページが表示されますので、手順に従ってダウンロードを行ってください。ユーザーIDとパスワードは次のとおりです（<u>半角英数で大文字、小文字は区別して入力</u>してください）。

　・ユーザーID：hirinshoGL24
　・パスワード：nBs3t8HA

資料

- 新医薬品等の製造（輸入）承認申請に必要な一般薬理試験のガイドラインについて
  （平成3年1月29日　薬新薬第4号厚生省薬務局新医薬品課長通知）　409
- 安全性薬理試験ガイドラインについて
  （平成13年6月21日　医薬審発第902号厚生労働省医薬局審査管理課長通知）　414
- ヒト用医薬品の心室再分極遅延（QT間隔延長）の潜在的可能性に関する非臨床的評価について
  （平成21年10月23日　薬食審査発1023第4号厚生労働省医薬食品局審査管理課長通知）　424
- 「QT/QTc間隔の延長と催不整脈作用の潜在的可能性に関する臨床的及び非臨床的評価」に関する質疑応答集（Q&A）について
  （令和4年7月22日　厚生労働省医薬・生活衛生局医薬品審査管理課事務連絡）　433
- 非臨床薬物動態試験ガイドラインについて
  （平成10年6月26日　医薬審第496号厚生省医薬安全局審査管理課長通知）　458
- 反復投与組織分布試験ガイダンスについて
  （平成8年7月2日　薬審第442号厚生省薬務局審査課長通知）　462
- トキシコキネティクス（毒性試験における全身的暴露の評価）に関するガイダンスについて
  （平成8年7月2日　薬審第443号厚生省薬務局審査課長通知）　465
- 「トキシコキネティクス（毒性試験における全身的暴露の評価）に関するガイダンス」におけるマイクロサンプリング手法の利用に関する質疑応答集（Q&A）について
  （平成31年3月15日　厚生労働省医薬・生活衛生局医薬品審査管理課事務連絡）　476
- BIOANALYTICAL METHOD VALIDATION AND STUDY SAMPLE ANALYSIS（ICH M10　生体試料中薬物濃度分析バリデーション及び実試料分析）
  （2022.5.24（令和4年5月24日））　481
- BIOANALYTICAL METHOD VALIDATION AND STUDY SAMPLE ANALYSIS Questions and Answers（ICH M10「生体試料中薬物濃度分析バリデーション及び実試料分析」に関するQ&As）
  （2022.11.16（令和4年11月16日））　519
- 「医薬品開発と適正な情報提供のための薬物相互作用ガイドライン」について
  （平成30年7月23日　薬生薬審発0723第4号厚生労働省医薬・生活衛生局医薬品審査管理課長通知）　521
- 医薬品の製造（輸入）承認申請に必要な毒性試験のガイドラインについて
  （平成元年9月11日　薬審1第24号厚生省薬務局審査第一課長、審査第二課長、生物製剤課長通知）　559
  単回及び反復投与毒性試験ガイドラインの改正について
  （平成5年8月10日　薬新薬第88号厚生省薬務局新医薬品課長、審査課長通知）　560
  反復投与毒性試験に係るガイドラインの一部改正について
  （平成11年4月5日　医薬審第655号厚生省医薬安全局審査管理課長通知）　561
- 医薬品の遺伝毒性試験に関するガイドラインについて
  （平成11年11月1日　医薬審第1604号厚生省医薬安全局審査管理課長通知）　569
- 医薬品の遺伝毒性試験及び解釈に関するガイダンスについて
  （平成24年9月20日　薬食審査発0920第2号厚生労働省医薬食品局審査管理課長通知）　594
- 医薬品のがん原性試験に関するガイドラインの改正について

- （令和5年3月10日　薬生薬審発0310第1号厚生労働省医薬・生活衛生局医薬品審査管理課長通知）　618
- ●「医薬品の生殖発生毒性評価に係るガイドライン」について
  - （令和3年1月29日　薬生薬審発0129第8号厚生労働省医薬・生活衛生局医薬品審査管理課長通知）　650
- ●「小児用医薬品開発の非臨床安全性試験ガイドライン」について
  - （令和3年3月30日　薬生薬審発0330第1号厚生労働省医薬・生活衛生局医薬品審査管理課長通知）　733
- ●医薬品の光安全性評価ガイドラインについて
  - （平成26年5月21日　薬食審査発0521第1号厚生労働省医薬食品局審査管理課長通知）　767
- ●医薬品の免疫毒性試験に関するガイドラインについて
  - （平成18年4月18日　薬食審査発第0418001号厚生労働省医薬食品局審査管理課長通知）　781
- ●潜在的発がんリスクを低減するための医薬品中DNA反応性（変異原性）不純物の評価及び管理ガイドラインについて
  - （平成27年11月10日　薬生審査発1110第3号厚生労働省医薬・生活衛生局審査管理課長通知）　792
- ●「潜在的発がんリスクを低減するための医薬品中DNA反応性（変異原性）不純物の評価及び管理ガイドラインについて」の一部改正について
  - （平成30年6月27日　薬生薬審発0627第1号厚生労働省医薬・生活衛生局医薬品審査管理課長通知）　794
- ●「潜在的発がんリスクを低減するための医薬品中DNA反応性（変異原性）不純物の評価及び管理ガイドラインについて」の一部改正について
  - （令和6年2月14日　医薬薬審発0214第1号厚生労働省医薬局医薬品審査管理課長通知）　795
- ●潜在的発がんリスクを低減するための医薬品中DNA反応性（変異原性）不純物の評価及び管理ガイドラインの補遺について
  - （令和6年2月14日　医薬薬審発0214第2号厚生労働省医薬局医薬品審査管理課長通知）　821
- ●「潜在的発がんリスクを低減するための医薬品中DNA反応性（変異原性）不純物の評価及び管理ガイドライン」に関するQ&Aについて
  - （令和6年2月14日　厚生労働省医薬局医薬品審査管理課事務連絡）　936
- ●新有効成分含有医薬品のうち原薬の不純物に関するガイドラインの改定について
  - （平成14年12月16日　医薬審発第1216001号厚生労働省医薬局審査管理課長通知）　947
- ●「新有効成分含有医薬品のうち原薬の不純物に関するガイドラインの改定について」の一部改定について
  - （平成18年12月4日　薬食審査発第1204001号厚生労働省医薬食品局審査管理課長通知）　956
- ●新有効成分含有医薬品のうち製剤の不純物に関するガイドラインの改定について
  - （平成15年6月24日　医薬審発第0624001号厚生労働省医薬局審査管理課長通知）　958
- ●「新有効成分含有医薬品のうち製剤の不純物に関するガイドラインの改定について」の改定について
  - （平成18年7月3日　薬食審査発第0703004号厚生労働省医薬食品局審査管理課長通知）　969

- 医薬品の残留溶媒ガイドラインについて
 （平成10年3月30日　医薬審第307号厚生省医薬安全局審査管理課長通知）　971
- 医薬品の残留溶媒ガイドラインの改正について
 （平成14年12月25日　医薬審発第1225006号厚生労働省医薬局審査管理課長通知）　985
- 医薬品残留溶媒の限度値について
 （平成14年12月3日　厚生労働省医薬局審査管理課事務連絡）　990
- 医薬品の残留溶媒ガイドラインの改正について
 （平成23年2月21日　薬食審査発0221第1号厚生労働省医薬食品局審査管理課長通知）　991
- 医薬品の残留溶媒ガイドラインの改正について
 （平成30年7月19日　薬生薬審発0719第3号厚生労働省医薬・生活衛生局医薬品審査管理課長通知）　995
- 医薬品の残留溶媒ガイドラインの改正について
 （平成31年3月18日　薬生薬審発0318第1号厚生労働省医薬・生活衛生局医薬品審査管理課長通知）　1003
- 「医薬品の残留溶媒ガイドラインの改正について」の廃止について
 （令和元年12月20日　薬生薬審発1220第9号厚生労働省医薬・生活衛生局医薬品審査管理課長通知）　1004
- 医薬品の残留溶媒ガイドラインの改正について
 （令和3年8月13日　薬生薬審発0813第1号厚生労働省医薬・生活衛生局医薬品審査管理課長通知）　1005
- 医薬品の残留溶媒ガイドラインの改正について
 （令和6年4月15日　医薬薬審発0415第1号厚生労働省医薬局医薬品審査管理課長通知）　1017
- 医薬品の元素不純物ガイドラインについて
 （平成27年9月30日　薬食審査発0930第4号厚生労働省医薬食品局審査管理課長通知）　1018
- 医薬品の元素不純物ガイドラインの改正について
 （令和2年6月26日　薬生薬審発0626第1号厚生労働省医薬・生活衛生局医薬品審査管理課長通知）　1019
- 医薬品の元素不純物ガイドラインの改正について
 （令和5年1月20日　薬生薬審発0120第1号厚生労働省医薬・生活衛生局医薬品審査管理課長通知）　1104
- 「バイオテクノロジー応用医薬品の非臨床における安全性評価」について
 （平成24年3月23日　薬食審査発0323第1号厚生労働省医薬食品局審査管理課長通知）　1121
- 核酸医薬品の非臨床安全性評価に関するガイドラインについて
 （令和2年3月30日　薬生薬審発0330第1号厚生労働省医薬・生活衛生局医薬品審査管理課長通知）　1139
- 「感染症予防ワクチンの非臨床試験ガイドライン」について（改訂）
 （令和6年3月27日　医薬薬審発0327第1号厚生労働省医薬局医薬品審査管理課長通知）　1146
- 「感染症予防ワクチンの非臨床試験ガイドライン」に関する質疑応答集（Q&A）について
 （令和6年3月27日　厚生労働省医薬局医薬品審査管理課事務連絡）　1152
- 「感染症の予防を目的とした組換えウイルスワクチンの開発に関するガイドライン」につい

て
　（令和 6 年 3 月 27 日　医薬薬審発 0327 第 7 号厚生労働省医薬局医薬品審査管理課長通知）
　1159
- 「感染症の予防を目的とした組換えウイルスワクチンの開発に関するガイドライン」に係る質疑応答集（Q&A）について
　（令和 6 年 3 月 27 日　厚生労働省医薬局医薬品審査管理課事務連絡）　　1170
- 抗悪性腫瘍薬の非臨床評価に関するガイドラインについて
　（平成 22 年 6 月 4 日　薬食審査発 0604 第 1 号厚生労働省医薬食品局審査管理課長通知）
　1175
- 「抗悪性腫瘍薬の非臨床評価に関するガイドライン」に関する質疑応答集（Q&A）について
　（平成 31 年 3 月 27 日　厚生労働省医薬・生活衛生局医薬品審査管理課事務連絡）　　1183
- 「遺伝子治療用製品の非臨床生体内分布の考え方」について
　（令和 5 年 10 月 23 日　医薬機審発 1023 第 1 号厚生労働省医薬局医療機器審査管理課長通知）
　1194
- 「医薬品の臨床試験及び製造販売承認申請のための非臨床安全性試験の実施についてのガイダンス」について
　（平成 22 年 2 月 19 日　薬食審査発 0219 第 4 号厚生労働省医薬食品局審査管理課長通知）
　1202
- 「医薬品の臨床試験及び製造販売承認申請のための非臨床安全性試験の実施についてのガイダンス」に関する質疑応答集（Q&A）について
　（平成 24 年 8 月 16 日　厚生労働省医薬食品局審査管理課事務連絡）　　1224

1 医薬品非臨床試験ガイドラインの概要

非臨床試験法ガイドラインの概要

ガイドラインの目的

1. 医薬品の開発と評価・審査の促進

　医薬品非臨床試験法ガイドラインは、医薬品の開発にあたって各臨床試験の開始・移行に際した安全性確保のために、開発段階における独立行政法人医薬品医療機器総合機構（PMDA）による各種相談等での議論の深耕のために、そして製造販売承認申請（承認申請）時に提出される評価資料のために非臨床安全性試験の標準的な実施時期や実施方法等を示したものである。しかし、必ずしも全てをガイドラインに準拠して実施する必要はなく、科学的に安全性が適切に評価できる方法を選択すべきである。

　ガイドライン作成、改正の目的の一つは、医薬品の承認申請に必要な非臨床安全性試験の種類や内容に関し標準的な考えを示すことである。しかしながら、その際には、急速な科学の進歩と社会的な環境の変化による合理的な評価が損なわれないことが留意されている。また、周知の事実として医薬品の毒性が明らかにされている場合や、科学的に何ら毒性学的な意義がないと思われるような試験の場合には、動物試験をくり返すことなく開発を進めることが可能になり、このことは動物の不必要な使用を避け、動物福祉に寄与することとなる。

2. ガイドラインとガイダンス

　医薬品の安全性に関する非臨床試験の実施の基準は、医薬品、医療機器等の品質、有効性及び安全性の確保等に関する法律（薬機法）において厚生労働省令に定める基準に従って収集され、かつ作成されたものとされ、これらはGLP*省令や信頼性の基準などである。違反行為には法的罰則が科せられる。一方、ガイドラインは通知等により準拠することが望ましい指針や基準として使用される。ガイダンスは、ガイドラインなどを遵守するうえで参考にすると有用な案内や手引きなどとして使用される。ただし、本邦では両者に明確な区別はなく、混同されて使われるため、同様な意味で解釈される場合が多い。

*Good Laboratory Practice：医薬品の安全性に関する非臨床試験の実施の基準

ガイドライン制定の経緯

　本邦最初の非臨床毒性試験法ガイドラインは、1963（昭和38）年4月「胎児に及ぼす影響に関する毒性試験法ガイドライン」として、当時の厚生省薬務局長から通知された。その発端は、1961（昭和36）年、世界的規模で社会問題となったサリドマイド事件である。サリドマイドは1962（昭和37）年に発売中止となったが、当時、医薬品の承認申請に必要な非臨床試験についてはなんら規制がなく、生殖・発生に関する非臨床毒性試験も当然行われていなかった。また、臨床試験に関しても、現在の治験とはほど遠く、使用規制や届出制度もなく、製薬企業が独自に病院や医師に治験薬を配布し、臨床試験と称して対象患者への投与が行われていた。そのため、妊娠可能な女性や妊婦に特段の注意が払われることなく、投与される事態も生じた。なお、サリドマイドは、その後の研究や治験の結果、有用性が示されたことから、1998（平成10）年に米国でハンセン病治療薬として、2008（平成20）年に本邦で多発性骨髄腫の治療薬として、それぞれ厳しい条件のもと製造販売の再承認に至っている。

　1967（昭和42）年9月、医薬品承認審査制度の抜本的な整備・見直しが図られ、厚生省薬務局長通知として「医薬品の製造承認等の基本方針」が定められた。その後、新たな知見や時代の要求を盛り込む形で改訂や変更が行われ、安全性試験データを作成するため実施される毒性試験の具体的な方法を示すものとして、1980（昭和55）年に厚生省薬務局長通知「医薬品の製造又は輸入の承認申請に際し添付すべき資料について」（昭和55年5月30日薬発第698号）、1989（平成元）年に現行の通知（医薬品毒性試験法ガイドライン）である「医薬品の製造（輸入）承認申請に必要な毒性試験のガイドラインについて」（平成元年9月11日薬審1第24号）が発出された。これによって、医薬品毒性試験法ガイドラインとして、依存性に関する試験法を除き、単回投与毒性試験、反復投与毒性試験、生殖発生毒性試験、変異原性試験（現在は遺伝毒性試験にあたる）、がん原性試験、皮膚感作性試験、皮膚光感作性試験についての標準的な実施方法が示された。

　このように本邦では、1960年代から1980年代にかけて薬事行政の整備が進められ、医薬品開発の土壌が形成されてきた。さらに、医薬品開発のグローバル化の進展に伴い、各国で開発医薬品の品質、有効性、安全性を評価するという基本は共通であるものの、各試験手技や試験の実施時期、提出資料の構成及び内容など細かな承認申請要件の差異による弊害が大きくなり、各国規制当局間でのハーモナイズの必要性が高くなった。このような背景のもと、必要な患者に有効で安全な新医薬品をより早く提供することを目的に、各地域の医薬品承認審査基準の合理化・標準化を目的として平成2（1990）年4月、日米欧の各医薬品規制当局と業界団体の6団体によりICH（医薬品規制調和国際会議）が発足した。2015年の法人化後、英国の欧州離脱などを経て、現在（2023年12月）はICHメンバー21団体、オブザーバー37団体として年2回の会合が行われている。これらの会合などを通じ、ICHでは品質（Quality）、安全性（Safety）、有効性（Efficacy）、複合領域

(Multidisciplinary) の分野において最新の知見をもとに議論が重ねられ、ガイドラインの制定、改定等が行われている。現在までに安全性（S）に関するトピックとして13項目について、合意あるいは議論がなされるとともに、最新の科学水準に沿った既存ガイドラインの改定についても検討が行われている。

本邦の医薬品毒性試験法ガイドラインについて、2020年以降、ICH の合意事項に基づき内容が整備されたものは次のとおりである。

1. 安全性及び薬物動態分野

安全性薬理評価については、ICH S7B の質疑応答をまとめた「『QT/QTc 間隔の延長と催不整脈作用の潜在的可能性に関する臨床的及び非臨床的評価』に関する質疑応答集（Q&A）について」（令和4年7月22日事務連絡）が発出された。

安全性評価では、生殖発生毒性評価について ICH S5(R2) を反映した「『医薬品の生殖発生毒性評価に係るガイドライン』について」（令和3年1月29日薬生薬審発0129第8号）が発出され、「医薬品毒性試験法ガイドライン」の(3)生殖・発生毒性試験が廃止された。また、小児医薬品開発を促進するべく「『小児医薬品開発の非臨床安全性試験ガイドライン』について」（令和3年3月30日薬生薬審0330第1号）が通知された他、国内通知まで10年以上を要した「医薬品のがん原性試験に関するガイドラインの改正について」（令和5年3月10日薬生薬審発0310第1号）がようやく2023年に通知された。さらに ICH M7B(R2) での議論が終了し「『潜在的発がんリスクを低減するための医薬品中 DNA 反応性（変異原性）不純物の評価及び管理ガイドラインについて』の一部改正について」（令和6年2月14日医薬薬審発0214第1号）及び「潜在的発がんリスクを低減するための医薬品中 DNA 反応性（変異原性）不純物の評価及び管理ガイドラインの補遺について」（令和6年2月14日医薬薬審発0214第2号）が、「『潜在的発がんリスクを低減するための医薬品中 DNA 反応性（変異原性）不純物の評価及び管理ガイドライン』に関する Q&A について」（令和6年2月14日事務連絡）とともに通知された。

薬物動態試験については、新しいモダリティである遺伝子治療用製品に特化した「『遺伝子治療用製品の非臨床生体内分布の考え方』について」（令和5年10月23日医薬機審発1023第1号）が通知されている。また、各極の生体試料中薬物濃度分析法バリデーションの国際協調が ICH において求められるに至り、複合領域のガイドライン ICH M10（生体試料中薬物濃度分析バリデーション及び実試料分析）として2016年にトピック化され、2022年に Step 4 に到達したが2024年8月現在、国内通知までには至っていない。さらに薬物相互作用の重要性の高まりに伴い、2018年に ICH M12（薬物相互作用試験）がトピック化され、パブリックコメント経て2024年に Step 4 に到達した。

以上の安全性に関するガイドライン以外にも、モダリティごとのガイドラインやガイダンスとして核酸医薬品に関しては、2023年に ICH にてトピック化され、2024年6月から

議論が開始されている。なお、本邦では医薬品等規制調和・評価研究事業「医薬品の安全性及び品質確保のための医薬品規制に係る国際調和の推進に関する研究（S6：バイオ／核酸医薬品の安全性に関する研究）」や、欧米では Oligo Safety Working Group などにおいて議論がなされている。これらの議論を踏まえ、「核酸医薬品の非臨床安全性評価に関するガイドラインについて」（令和2年3月30日薬生薬審発0330第1号）が発出されている。

2. 臨床領域

近年の妊婦・授乳婦に対する、新しい治療法を試みる機会を創出することや、承認申請等にあたっての妊婦・授乳婦に対する評価を充実させるために、2022年にICH E21（妊婦及び授乳婦の臨床試験への組入れ）がトピックとして採択された。本ガイドラインには非臨床成績等の活用などが記載される見込みであるため、非臨床試験関係者も注視が必要である。

3. 品質領域

医薬品における品質に関する問題が重要視され、ニトロソアミン類の評価方法など品質に関する課題は多い。2024年現在、ICHではICH Q3E（医薬品及び生物製剤の抽出物及び溶出物の評価と管理）として医薬品製造工程にある部材や包装材から抽出あるいは溶出される化学物質のリスク評価について議論されている。医薬品の残留溶媒については、ICH Q3C(R9)を反映した「医薬品の残留溶媒ガイドラインの改正について」（令和6年4月15日薬生薬審発0415第1号）が通知されている。

また、医薬品の元素不純物については、ICH Q3D(R2)を反映した「医薬品の元素不純物ガイドラインの改正について」（令和5年1月20日薬生薬審発0120第1号）が発出された。

ガイドライン運用における考え方

1. フレキシブルな運用

医薬品を開発する場合、実施する非臨床安全性試験の必要性や実施時期は地域によっては、ガイドラインから若干異なった内容が求められる場合もありうる。すなわち、多くのガイドラインについては、ICHでの合意に基づき施行されているものであるが、各試験系の必要時期と内容の詳細については、各国の審査当局の考え方や医療実態の違い、非臨床試験に対する考え方、結果の解釈の方法等により必ずしも一様ではない場合もある。例

えば、ICH ガイドラインについては、生殖発生毒性試験の実施のタイミングには細かな差異が残っている。国内試験法ガイドラインにおいても本邦では、医薬品毒性試験法ガイドラインにより単回投与毒性試験や反復投与毒性試験の基本的なデザインが規定されている。

さらに新たな製薬技術の進歩や新しいモダリティの増加により、全ての医薬品について一律に試験方法を定めることには限界があり、開発する医薬品の対象とする疾患、重篤度、患者数、治療形態、薬力学的特徴によってケースバイケースでガイドラインの内容とは異なった手法で試験を実施する場合や、必要に応じて新たな試験を追加する場合がある。したがって、臨床上の安全性評価に資することができる所見が得られるのであれば、必ずしもガイドラインが示す方法を固守することを求めるものではない。つまり、治験実施あるいは承認申請において、ただ単にガイドラインに沿った試験が実施されればよいのではなく、医薬品の安全性について科学的に適正な評価ができる内容であれば、細部にわたってガイドラインに適合させることが目的ではなく、各試験で求められている内容について説明し、評価する必要がある。

医薬品の研究開発に携わる者の基本的な姿勢として、医薬品開発企業においては、本ガイドラインのみに固執することなく、より科学的に的確な評価方法の開発や実施に努めていくことが必要である。

2．動物福祉とガイドライン

近年、動物福祉への対応は、ICH ガイドラインを作成するにあたって重要な考慮すべき要因となっている。つまり、日米 EU 各極の規制当局が医薬品の承認申請の際に必要とする動物を用いた毒性試験は、科学的に裏打ちされたプロトコールで施行すること、同じ内容による実験動物の重複や、新たなエビデンスが得られることが期待できないような試験を行わないこと、必要性が高いと考えられる毒性試験法を示すことなど、動物福祉の原則（3Rs：使用動物数の削減（Reduction）/ 代替法による置き換え（Replacement）/ 動物の苦痛の軽減（Refinement））の概念を重視した対応が求められている。

特に欧州（EU）では実験動物の福祉向上に対する考え方が厳しく、可能な限り代替法や動物を使用しない評価法が求められており、目的が明確でない試験やプロトコールの不備、未熟な技術によって評価に値する結果を得ることができずに試験が無駄になることは避けるべきである。さらに 2023 年には米国で、近代化法 ver2.0 が法制化され、医薬品の開発において動物試験は必須ではないことが示された。このような使用動物数削減の動きは、本邦における従来の GLP 準拠の試験では、1 試験 1 目的とし、試験目的が異なる試験を 1 試験で実施することは認められていなかったが、科学的な妥当性があり、単なる手続きの省略目的でないのであれば、1 試験で複数の目的をもった試験も認められるとの見解が本邦でも示されている[*]。さらに大動物などの試験において、対照群設定の必然性な

ども見直しが開始され、電子データを用いたバーチャル対照群などの検討も開始されている。ただし、実施されている動物試験を完全に置き換える新旧の代替法における評価系や、AI手法などの手段は現時点では存在しないため、医薬品開発において動物を用いた毒性評価は避けられない面もある。よって、ことさら意味のない動物試験や3Rsに反する試験は慎むことが肝要である。

[*]一般社団法人日本QA研究会　編：医薬品・医療機器・再生医療等製品GLP Q&A集，薬事日報社（2022）．

3．最新の通知やガイドライン改訂の動向に注意する

　本邦最初の非臨床毒性試験法ガイドラインである「胎児に及ぼす影響に関する毒性試験法ガイドライン」が制定されてから半世紀、ICH設立から30余年が経過し、大筋での調和ができたと考える。新たなモダリティにより創出された医薬品のヒトへの安全性は最新の技術と知識によって評価される必要がある。既存ガイドラインの見直しと、新たな評価法の策定は必須であり、常に最新の通知やガイドラインの内容に注意し、本質を理解することが重要である。

2 薬理評価

2-1 安全性薬理評価

通知

・安全性薬理試験ガイドラインについて（平成13年6月21日医薬審発第902号）

目的

　安全性薬理試験の目的は、被験物質が有する望ましくない薬力学的特性を非臨床試験により特定すること、毒性試験あるいは臨床試験で認められた生理機能に対する影響や有害事象について薬力学的に検証しヒトへのリスクを予測すること、あるいは懸念される有害作用の発現機序を検討・解明することである。医薬品の開発において、安全性薬理試験の情報を毒性試験ならびに薬物動態試験の情報と併せて利用することで、臨床試験開始前のヒトでの初回投与量の設定、臨床試験開始の意思決定等に役立つとともに、非臨床試験での毒性所見のみならず、その後の臨床試験で認められた有害事象と被験物質との因果関係が認められる副作用の特定、重篤度の評価及び機序の解明に有用である。

　なお、被験物質の特性を考慮し、他のガイドラインで示されている安全性薬理評価を適用することが適切と判断される場合には、本ガイドラインの適用をせずに評価することも可能である。例えば、抗体医薬品等のバイオ医薬品については、「バイオテクノロジー応用医薬品の非臨床における安全性評価」[1]（ICH S6(R1) ガイドライン）、抗悪性腫瘍薬については、「抗悪性腫瘍薬の非臨床評価に関するガイドライン」[2]（ICH S9 ガイドライン）を適用することが考えられる。

ガイドラインの沿革/経緯

　1991年、日本において「一般薬理試験のガイドラインについて」が施行され、薬効薬理作用以外の作用（一般薬理作用）に整理された。一般薬理作用は生体機能に及ぼす影響のうち、毒性試験によって明らかにしがたい有害作用を評価するものである。その後、薬理試験に関し、特に安全性薬理試験に関して医薬品規制調和国際会議（ICH）の安全性トピックスとして採択され、ICH S7A ガイドライン（安全性薬理試験ガイドライン（以下、本ガイドライン））[3]が2001年に最終合意された。

ガイドライン各項解説

1．基本的考え方

(1) 安全性薬理試験の定義

ICHでは、医薬品製造販売承認申請資料様式の国際共通化に関する合意として、医薬品あるいは医薬品として開発しようとする被験物質に関する薬理試験を以下の3つに分類している。安全性薬理試験は、治療用量及びそれ以上の被験物質曝露に関連した被験物質の生理機能に対する潜在的な望ましくない薬力学的作用を検討する試験として定義される。

① 期待した治療標的に関連した薬力学的作用もしくは効果の機序に関する試験（効力を裏付ける薬理試験）
② 期待した治療標的に関連しない薬力学的作用もしくは効果の機序に関する試験（副次的薬理試験）
③ 生理機能に対する潜在的な望ましくない薬力学的作用を検討する試験（安全性薬理試験及び薬力学的の相互作用に関する試験）

試験の目的によっては、後述する安全性薬理コアバッテリー試験、フォローアップ試験あるいは補足的安全性薬理試験として実施するか、安全性薬理試験とは別に副次的薬理試験として実施するかについて、個々の被験物質の特性を考慮して検討する必要がある。その際、被験物質の安全性評価に欠かせない情報かまたは全般の薬力学的特性を把握するために必要であるかによって判断する。なお、副次的薬理試験の実施については、医薬品開発上の有効性及び安全性評価における薬理学的特性把握の必要性に基づき、ケースバイケースで判断する。副次的薬力学的試験は、期待した治療標的に直接結びつく薬力学的反応及び安全性に関連する薬力学的反応以外の薬力学的反応もしくは機序に関する試験であり、その結果は状況により効能効果の評価にも安全性の評価にも利用されるものである。

(2) ガイドラインの理念ならびに試験選択及び計画における一般的配慮

本ガイドラインはこれらの薬理試験のうち、安全性薬理試験の試験系の選択及び試験の計画における最小かつ一般的な指針として制定されている。ICHで合意された安全性薬理試験の基本的な考え方は、試験方法の選択や実施に関して、画一的に規定せず、被験物質の薬理作用を含む特性とその臨床適用を考慮し、合理的かつ科学的な取り組みをすること、試験の妥当性と試験成績の信頼性に関する明確な記述を必要とするということである。すなわち、必要かつ適切な科学的根拠に基づいた試験項目あるいは試験方法を柔軟に選択することを求めている。また、同時に安全性薬理試験の試験評価項目の選択と実施には合理的かつ科学的な妥当性が必要とされる。安全性薬

理作用の検討は、検討する作用（エンドポイント）によって、単独で計画された安全性薬理試験のみならず、毒性試験等の他試験から評価可能な場合がある（例えば心電図等）。ただし、これらの試験で用いられる通常の観察方法において、安全性薬理評価で期待されるエンドポイントを検出できない場合には、被験物質の個々の特性及び使用目的等を考慮して、安全性薬理の評価項目に注目した試験の実施を選択する。

安全性薬理試験の評価項目の選択及び計画策定に際して考慮すべき事項として、被験物質に期待する薬理作用機序から類推される有害作用、化学構造及び薬効別分類の要素に関連する副次的薬理作用から類推される有害作用、リガンド結合等の生物学的反応や、すでに実施されたさまざまな試験から得られた情報により類推される有害作用等を挙げている。その他、事前に実施された試験結果等、入手可能な関連情報全てを利用して被験物質が有する薬理・毒性の特性を把握し、その情報に基づいて非臨床試験における望ましくない薬力学的反応を類推、あるいは臨床使用時に出現する可能性のある有害事象を推測し、その作用を検出する必要がある場合には、最も適切と考えられる試験系及び手法を選択・計画することを推奨している。開発初期で十分な情報が得られていない段階（例えば第Ⅰ相臨床試験開始前）における一般的アプローチとして、生命維持の観点から最も重要な器官系の機能への影響を、安全性薬理コアバッテリー試験として、ヒトに最初に投与する前に最小限必須な試験項目を評価する。

2．安全性薬理試験系についての考え方

(1) 試験系についての一般的配慮と *in vitro* 及び *in vivo* 試験系

臨床で生じた副作用が非臨床で必ずしも生じるとは限らないし、その逆に非臨床で生じた望ましくない薬力学的な有害作用が臨床で必ず生じるとは限らない。非臨床で生じた望ましくない薬力学的な有害作用と臨床で生じた副作用が一致または類似しない場合があるが、その原因として、臨床と非臨床における薬物曝露濃度の差、非臨床試験における有害反応の検出感度の差に加え、ヒトと動物間の薬力学的反応と薬物動態の差による有害反応の発現の差が大きいことが挙げられる。薬力学的反応及び薬物動態は、動物種、系統、性、年齢、病態、併用薬等により変動し、一方、有害反応の検出能力は評価する方法（試験系）の感度、特異性により異なる。したがって、目的とする有害反応を検出するためには、適切な試験系を選択することが最も重要である。選択した試験系ではこれらの変動要因について十分に配慮し、その特性を把握し、試験成績を臨床適用時の安全性評価にどのように外挿できるか十分な考察が必要である。

in vivo 試験系には、一般的に生理的条件下である無麻酔、非拘束の馴化した動物を用いることが望ましく、その意味で恒常的にテレメトリーを装着、あるいは他の適切な装置を装着した動物の使用を考慮する。心筋の再分極に対する影響評価等、ヒト

と動物との薬力学的反応の違いを考慮した場合、非げっ歯類の方が望ましい場合もある。なお、動物の取り扱いについては、不快感や苦痛を避けるなど動物福祉の原則（3Rs）の推進に関する規定を遵守する必要がある。

(2) 試験計画に関する考え方

① 例数と対照の使用

使用する動物や標本の数は、実施して得られた結果から被験物質の薬力学的作用の存在を正確に検出することが重要であるが、エンドポイントごとに異なり、測定する対象の生物学的効果の大きさと試験系の検出感度に依存する。したがって、評価対象の生物学的効果が大きいほど検出されやすい。逆に作用は小さいが、その評価対象の作用の重要さに応じて、サンプル数を適正に設定する必要がある。作用を検討するうえで、適切な陽性及び陰性対照をおくことは、その検出力を高め、信頼性も高めることになる。したがって、正当な理由がないかぎり適切な陰性または陽性対照の設定が必要である。なお、評価対象のエンドポイントの生物学的重要性や背景データ等により、検出力の程度が十分な試験系では陽性対照を必要としない場合もある。

② 投与経路

動物を用いた安全性薬理試験に基づく臨床での副作用予測には、ヒトにおける親化合物のみならず主要代謝物あるいは活性代謝物の曝露レベルと同等以上の曝露レベルに達する用量で検討することが重要である。可能な限り臨床適用経路を用いることは臨床での副作用を予測するために重要である。動物にヒト投与経路の適用が困難な場合には、ヒトの曝露濃度を十分に超えると考えられる他の投与経路等（例えば静脈内投与）の選択についても考慮する。

③ 被験物質の用量もしくは濃度

安全性薬理試験において、薬力学的反応を評価するうえで重要なことは、*in vivo* では曝露濃度反応関係であり、*in vitro* では濃度反応関係である。*in vivo* 試験において血中あるいは標的部位における活性物質の濃度（曝露量）と反応の相関性の情報を得るためには、経時変化（反応開始、最高血中濃度時での反応及び持続時間）を把握できるように測定時点を設定することが必要である。個々の器官系における薬力学的感受性と曝露濃度（薬物動態）には種差があるので、ヒトと動物間で反応の発現用量（最小作用量等）を単純に比較することができない場合があり、動物よりも変動要因の大きいヒト（特に患者）における有害反応の有無を評価、予測するためには十分に高い用量で検討することが必要である。一般的に、安全性薬理試験はヒト薬物動態の情報が十分にない条件で実施されるため、その後に得られるヒト薬物動態試験のデータを用いて、用量の妥当性を確認する必要がある。用量設定は、その試験が妥当であったか否かを判断するうえで重要な情報であり、評価対象の安

全性薬理パラメータに（有害）反応が出ない（陰性）ことを示すためには、その安全性薬理試験と同様な動物、ならびに投与経路と投与期間の条件下で実施した他の毒性試験等において、ある程度明確な有害作用（重篤でない毒性）を示す用量、あるいは何らかの制限（振戦、嘔吐等、試験のエンドポイントに影響を与える作用）を示す最大耐量まで、試験対象のエンドポイントが検出されないことを示す必要がある。なお、用量反応がベル型など特殊な場合を除き、さまざまな情報から有害性を示さないと判断可能な場合には、最高用量1用量のみの評価で十分な場合がある。

in vitro 試験においても濃度と作用の関係が明確になるように濃度設定することが望ましい。*in vivo* の場合と同じく、*in vitro* の系で効力を裏付ける薬力学的反応を引き起こす濃度（薬効濃度）、及び *in vivo* である程度の明確な有害反応を示す用量を投与した時に得られる血中濃度を比較可能な濃度設定とすることが望ましい。このような相互比較は被験物質の臨床評価及びヒトでの副作用を予測するうえで有用な情報となりうる。物理化学的あるいは他の非特異的影響により測定上不都合な（例えば溶解度）濃度が上限濃度となることがある。なお、選択された濃度の妥当性を最終報告書等にて説明する必要がある。

④ 試験期間（投与期間）

安全性薬理試験は生体機能への急性の有害反応の検出を目的としているため、一般的に単回投与が選択される。遅発性の作用の発現等、一定期間後に作用が出現する場合、非臨床及び／または臨床試験において反復投与後に作用が出現することが予想される場合や、その懸念がある場合（例えば受容体等の up-regulation あるいは down-regulation や遺伝子発現を介して影響が現れるようなケース等）には、投与終了後の適切な期間に測定ポイントを設定するか、または反復投与による検討を考慮する必要がある。

(3) **代謝物の安全性上の特徴付け**

ヒトに曝露する親化合物とヒトで目的の薬理作用を発揮すると思われる活性代謝物、及びヒト主要代謝物について安全性薬理学的な評価を行うことは重要である。「医薬品の臨床試験及び製造販売承認申請のための非臨床安全性試験の実施についてのガイダンス」[4]（ICH M3(R2) ガイダンス）において、非臨床試験で特徴づけるべき主要代謝物及びその評価方法が示されている。この中で、ヒト主要代謝物もしくは活性代謝物がすでに実施した試験に用いた動物で生成しない、あるいは最高用量でも十分曝露されていないとみなされる場合は、その代謝物に注目した安全性薬理試験の実施を考慮する必要がある。

親化合物の *in vivo* 試験において十分な代謝物の特徴付けが困難な場合には、*in vitro* の試験系を用いることも考慮する。

3. 試験実施に関する考え方

(1) 安全性薬理コアバッテリー試験による評価

　安全性薬理試験は生命機能を司る器官系に関する安全性薬理コアバッテリー試験とそれを補完するフォローアップ試験、及びそれ以外の器官機能に関する補足的安全性薬理試験からなる。本ガイドラインの安全性薬理コアバッテリー試験の項では、生命維持に特に重要な機能器官、すなわち中枢神経系、心血管系及び呼吸器系に対する被験物質の重篤な有害作用を評価するうえで最小限必要と考えられる検査項目を示している。

(2) 中枢神経系

　中枢神経系では最小限でも、運動量、行動変化、協調性、感覚/運動反射反応、及び体温について検討する必要がある。本ガイドラインでは検査方法の例として機能観察総合評価法（functional observational battery：FOB法）及びIrwinの変法を挙げているが、バリデーションにより検査方法の適切性が確認されたものであれば、他の適切な方法を用いてもよい。マウスやラットに加えて、イヌやサルを用いた評価も可能である。

　FOBは、アメリカ環境保護庁（Environmental Protection Agency：EPA）が1991年に農薬、環境化学物質等の化学物質に関する神経毒性試験ガイドラインにおいて、神経毒性スクリーニング総合評価法中に運動活動量の測定、病理組織学的検査とともに取り入れた神経行動機能の総合的な観察検査法であり、第一段階の神経毒性スクリーニング試験の１つとして考えられている。FOBは個々の動物（ラット）の詳細な症状観察と機能検査を能率的な測定順序に基づき、標準化された手法で行う検査であり、運動量は定量的かつ自動記録が可能な機器を用いて十分な時間（通常は正常動物で初期活動量の20％に落ち着くまでの時間）測定する。また、Irwinの変法は、群間（対照を含む）で詳細な比較行動観察を行い、通常機能検査は行わない。両方法とも一般症状及び行動観察として国際的に認められた検査法であるが、それぞれ利点と欠点があることに留意する。Irwinの変法では観察者の観察能力の差が大きく評価に影響するが、FOBでは比較的客観的に評価が可能である。また、Irwinの変法では経時変化の検討が可能であるが、FOBは低濃度、長時間曝露の影響の検出に適しており、被験物質の急性あるいは単回投与後に一過性に認められるような症状の経時変化検討には測定時間等を考慮する必要がある。

(3) 心血管系

　心血管系への影響評価について、最小限、血圧、心拍数及び心電図を検査する必要がある。特に、医薬品の製造販売承認取得後に重篤な有害事象として突然死を起こす

トルサード・ド・ポアンツ（*Torsade de Pointes*：TdP（多形性心室頻拍））が報告され、QT 間隔（心室再分極過程）延長作用が TdP の発生と関連している可能性があることから、本ガイドラインでは心電図の解析及び心室筋の再分極と伝導異常に対する *in vivo*、*in vitro* 及び *ex vivo* の評価の必要性が示されている。分子生物学的研究や電気生理学的研究から、ヒトで QT 間隔延長や TdP を誘発する医薬品は遅延整流カリウムイオン電流の速い成分（I_{Kr}）を抑制する場合が多いことから、human ether-à-go-go related gene（hERG）によりコードされた I_{Kr} チャネルタンパク発現系などを介する I_{Kr} への影響を評価することが必要である。

(4) 呼吸器系

呼吸器系に関しては、動物の臨床観察では呼吸機能を十分に評価できない場合があり、客観的・定量的評価が可能な呼吸機能パラメータを検討する。本ガイドライン中には、呼吸機能パラメータとして、呼吸数、1 回換気及びヘモグロビン酸素飽和度に加えて、気道抵抗、コンプライアンス、肺動脈圧、血液ガス及び血液 pH が示されている。全身プレシスモグラフィー（Whole Body Plethysmograph）法により、呼吸数、1 回換気量及び分時換気量の測定が可能である。動脈血の採血による血液ガス分析では、動脈血酸素分圧（PaO_2）、動脈血炭酸ガス分圧（$PaCO_2$）、水素イオン濃度（pH）及び動脈血酸素飽和度（SaO_2）が一般的に測定されている。イヌやサルにおいて、全身プレシスモグラフィー法及び血液ガス分析による評価が可能である。

(5) 安全性薬理コアバッテリー試験に対するフォローアップ試験

安全性薬理コアバッテリー試験の結果に対するフォローアップと、試験成績の解釈に対して追加情報を得るためのフォローアップを目的とした試験が実施される。前者は、安全性薬理コアバッテリー試験の成績から、重篤な副作用に関連するエンドポイントについて明確な評価が困難で、より詳細な安全性薬理学的な情報が必要と判断された場合に、機序解明あるいは変動要因を減らす等によって検出力を高める等、明確な評価結果が得られるような試験系が選択され実施するものであり、後者は前者の系を補足する試験系である。いずれのフォローアップ試験も本ガイドライン中の例示に限定されず、科学的妥当性の観点から変動要因を考慮し、被験物質の特性に合わせてケースバイケースで実施する。また、このようなフォローアップ試験は、毒性試験等の他の非臨床試験の中で同時に評価することも可能である。なお、非臨床試験あるいはヒトでの薬物動態等の臨床試験のデータの結果を考慮した後に、試験計画を策定することが望ましい。本ガイドライン中には、以下の項目が例示されている。

- 中枢神経系：行動薬理、学習及び記憶、特異的リガンド結合、神経化学、視聴覚あるいは電気生理学的検討
- 心血管系：心拍出量、心室収縮性、血管抵抗、心血管反応における内因あるいは

外因物質の作用
- 呼吸器系：気道抵抗、コンプライアンス、肺動脈圧、血液ガス、血液 pH

(6) 補足的安全性薬理試験

補足的安全性薬理試験は、安全性薬理コアバッテリー試験あるいは反復投与毒性試験では十分に評価できない器官系（腎・泌尿器系、自律神経系、胃腸管系、その他の器官系）機能に対する有害薬力学的作用について評価することを目的としている。本ガイドライン中には、以下の項目が例示されているが、この範囲で実施すれば十分であることを示しているものではなく、前例のない副作用が発生、あるいは懸念された場合において、適切な試験系がない場合には、新規評価法を開発するなど積極的な対応が望まれる。

- 腎・泌尿器系：尿量、比重、浸透圧、pH、水／電解質バランス、蛋白、細胞ならびに血中尿素窒素、クレアチニン及び血漿蛋白
- 自律神経系：自律神経系に関与する受容体結合、$in\ vivo$ もしくは $in\ vitro$ での作動薬もしくは拮抗薬に対する機能的反応性、自律神経系の直接刺激時の心血管系の反応の測定、圧反射試験及び心拍変動性
- 胃腸管系：胃液分泌、胃腸管障害能、胆汁分泌、$in\ vivo$ での輸送時間、$in\ vitro$ での回腸収縮、胃内 pH 測定ならびに滞留性
- その他の器官系：依存性、骨格筋、免疫及び内分泌機能

安全性薬理試験が不必要な条件

薬理学的特性が十分に明らかで、局所適用のように全身曝露が低いか、目標とする薬効標的部位以外には曝露濃度が低い場合、薬力学的反応がほとんど生じないと説明できる場合、化合物の塩違い等、薬力学的作用と薬物動態が同等あるいは類似性が説明できる場合には、必ずしも安全性薬理試験の実施は必要ではない。なお、バイオ医薬品の場合、ターゲット作用等、毒性もしくは薬力学的試験からある程度評価が可能な場合には、安全性薬理コアバッテリー試験の項目を減らす、あるいは省略することができる。

臨床開発における安全性薬理試験の実施時期

生命維持に特に重要な器官の機能に関する安全性薬理コアバッテリー試験は、原則として第Ⅰ相臨床試験開始前に実施する必要があり、予測される有害反応の重篤度によって、より詳細な検討を行うフォローアップ試験や補足的安全性薬理試験の追加実施が必要な場合がある。一方、有害反応の確認や機序の解明が必要な場合には、臨床開発中でも必要に応じてフォローアップ試験や補足的安全性薬理試験の実施が必要な場合がある。

GLP の適用

　原則として安全性薬理コアバッテリー試験は、Good Laboratory Practice（GLP）適用下で実施する。一方、フォローアップ試験及び補足的安全性薬理試験を実施する場合や、効力を裏付ける薬力学的試験及び副次的薬理試験については、GLPに従って実施する必要はないが、承認申請資料の条件を満たす信頼性を担保する必要があると考えられる。なお、本ガイドラインに示している安全性薬理試験をコアバッテリー試験として実施したが、GLPに従った検査または試験操作が実施困難であった場合には、最終報告書において、GLPに適合していない部分を明らかにし、試験に及ぼす影響について考察するとともに、承認申請に耐えうる信頼性を担保する必要があると考えられる。

参考文献

1) 厚生労働省医薬食品局審査管理課長:「バイオテクノロジー応用医薬品の非臨床における安全性評価」について．平成24年3月23日薬食審査発0323第1号.
2) 厚生労働省医薬局審査管理課長:抗悪性腫瘍薬の非臨床評価に関するガイドラインについて．平成22年6月4日薬食審査発0604第1号.
3) 厚生労働省医薬局審査管理課長:安全性薬理試験ガイドラインについて．平成13年6月21日医薬審発第902号.
4) 厚生労働省医薬食品局審査管理課長:「医薬品の臨床試験及び製造販売承認申請のための非臨床安全性試験の実施についてのガイダンス」について．平成22年2月19日薬食審査発0219第4号.

2-2 ヒト用医薬品の心室再分極遅延（QT間隔延長）の潜在的可能性に関する非臨床的評価

通知

- ヒト用医薬品の心室再分極遅延（QT間隔延長）の潜在的可能性に関する非臨床的評価について（平成21年10月23日薬食審査発1023第4号）
- 「QT/QTc間隔の延長と催不整脈作用の潜在的可能性に関する臨床的及び非臨床的評価」に関する質疑応答集（Q&A）について（令和4年7月22日医薬・生活衛生局医薬品審査管理課事務連絡）

目的

「ヒト用医薬品の心室再分極遅延（QT間隔延長）の潜在的可能性に関する非臨床的評価」[1]（ICH S7Bガイドライン（以下、本ガイドライン））は、被験物質が心室再分極を遅延させる可能性を評価するための非臨床試験の進め方について述べたものである。また、安全性薬理試験ガイドライン（ICH S7Aガイドライン）で述べられている心血管系における再分極に関連した心室頻拍（例えば、多形性心室頻拍（*Torsades de Pointes*：TdP））に対するリスク評価に望ましいアプローチを補完するものであり、非臨床試験の方法及び統合的リスク評価に関する情報が含まれる。

ガイドラインの沿革／経緯

2001年に「安全性薬理試験ガイドラインについて」[2]が通知されているが、被験物質が心室再分極を遅延させる可能性を評価するための望ましいアプローチを補完する意図として、2005年にICH（医薬品規制調和国際会議）にて「非抗不整脈薬におけるQT/QTc間隔の延長と催不整脈作用の潜在的可能性に関する臨床的評価」[3]（ICH E14ガイドライン）とほぼ同時期に本ガイドラインが合意された。その後、2018年に本ガイドラインのQ&Aの作成が採択され、2022年にStep 5「『QT/QTc間隔の延長と催不整脈作用の潜在的可能性に関する臨床的及び非臨床的評価』に関する質疑応答集（Q&A）について」[4]に至った。

ガイドライン各項解説

1．基本的な考え方

　心室再分極遅延（QT 間隔延長）及び催不整脈のリスク評価は医薬品開発における重要な課題である。臨床において、心機能や心電図は被験物質の影響のみならず、患者背景等のさまざまな要因により影響を受けることから、非臨床試験においては、客観的でヒトへの外挿性や精度の高い試験系を用いてリスクを評価することが望まれる。また、心室再分極遅延及び催不整脈のリスク評価に際しては、臨床での成績と非臨床での成績を比較検討し、統合的に評価することが求められる。

　QT 間隔延長のリスクファクターとして、性差、徐脈、電解質異常（低カリウム血症、低カルシウム血症、低マグネシウム血症）、心疾患、中枢神経疾患、代謝異常、自律神経系への影響、薬力学及び薬物動態の変化（多剤併用、遺伝多型、胃障害、肝・腎機能障害）などが挙げられる[5),6)]。臨床においては、心電図パラメータは被験物質の影響のみならずさまざまな要因により影響を受けて大きく変動する。そのため、QT 間隔延長を含めた催不整脈作用を評価する際には、これらの要因やリスクファクターを考慮する必要があり、正常動物では検出できない潜在的な催不整脈作用を有する可能性を含め、臨床における催不整脈作用を予測することが重要である。

　心筋細胞にはいろいろな種類のイオンチャネルやトランスポーターが発現しており、互いの機能は複雑にかつ規則正しく絡み合い、心臓の電気活動を規定している。その活性は、細胞内外のイオン濃度や膜電位等、さまざまな要因によって影響を受ける。虚血心筋では細胞内 ATP 濃度の減少、細胞内酸性化等が起こり、活動電位についても顕著な短縮が起こる。このことからも、心筋細胞内の代謝状態も、イオンチャネルやトランスポーターの活性に重要であると考えられる。心臓は洞房結節、心房筋、房室結節、伝導系、心室筋と形態学的に分かれており、各部の心筋細胞では、イオンチャネルやトランスポーターの種類・発現量が異なっており、活動電位の形状も異なっている。ヒト心室筋の活動電位は図に示すように、連続する 5 つの相から形成されており、第 0 相開始から第 3 相の終了までの時間が QT 間隔に相当する。

　QT 間隔が延長するということは、活動電位幅が延長することを意味し、これは内向き電流が増強するか、あるいは外向き電流が減少することにより、ネットとしての再分極電流が減少することによって起こる。内向き電流の増強は、ナトリウムイオン電流またはカルシウムイオン電流の不活性化が不十分なため、これらが持続的に流れることで起こる。外向き電流の減少は、遅延整流カリウムイオン電流（I_K）の減少等によるものである。I_K は速い活性化過程を示す I_{Kr} と、遅い活性化過程を示す I_{Ks} からなる。これらの中で、薬剤による QT 間隔延長の原因には、多くの場合、I_{Kr} の減少が関与すると考えられている。

　I_{Kr} の通過孔は、KCNH2（hERG：human ether-à-go-go related gene）にコードされ

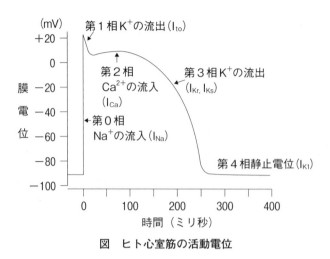

図　ヒト心室筋の活動電位

る膜6回貫通型タンパク質（αサブユニット）の4量体からなる。この4量体とKCNE2（MiRP1：mink-related peptide 1）にコードされる膜1回貫通型タンパク質（βサブユニット）が一緒になり、チャネルとして機能している。このチャネルの内部には比較的大きな空隙があり、そこに薬物がトラップされることによって、チャネルの作用が阻害されると考えられている。

２．ガイドラインの適用範囲

「安全性薬理試験ガイドライン」[2]（ICH S7A ガイドライン）では、コアバッテリー試験の1つとして、被験物質が心血管系に対して及ぼす影響について評価することを求めている（安全性薬理試験ガイドライン2-1節参照）。本ガイドラインは、その中で述べられている「心筋の再分極と伝導異常に対する手法」について詳細な説明を加えたものであり、これまで要求されていなかった試験が新たに要求されるわけではない。ICH S7A ガイドラインを拡張し、補完するという本ガイドラインの位置づけのため、その適用範囲及び試験が不要とされる条件は ICH S7A ガイドラインと同様である。すなわち、近年開発が増加しているバイオテクノロジー応用医薬品（以下、バイオ医薬品）や抗がん剤については薬剤の特性を考慮し、その被験物質に適した他のガイドラインを適用することが可能である。例えば、バイオ医薬品に関しては「バイオテクノロジー応用医薬品の非臨床における安全性評価」[7]（ICH S6(R1) ガイドライン）を適用することが可能であり、本ガイドラインの適用を除外できる場合がある。加えて、「抗悪性腫瘍薬の非臨床評価に関するガイドライン」（ICH S9 ガイドライン）[8]において、具体的な懸念がない場合は独立した安全性薬理試験は求められていない。非げっ歯類を用いた一般毒性試験（単回投与毒性試験、反復投与毒性試験）において詳細な症状観察に加え、適切な心電図測定での検査は可能であるが、一般毒性試験項目（血液検査やトキシコキネティクス（toxicokinetics：TK）など）

の測定時点を考慮して、適切な評価を計画する必要がある。

　一方、後述するように、本ガイドラインで一般的な非臨床試験として述べられている項目には in vitro 試験が多く含まれているが、これらの in vitro 試験の実施の妥当性を判断するにあたっては、薬剤の物理化学的性状を十分に考慮しなければならない場合がある。例えば、生体に対し薬理作用をほとんど示さないと考えられる栄養輸液は数種の電解質を含むが、血液や試験に用いる培養液中とは異なった濃度であることが多い。このような薬剤を培養液へ大量に添加すると電解質バランスが乱れ、試験系へ影響することが予想されることから、in vitro 試験を適用するのは不適切と考えられる。

3．一般原則

　原則として安全性薬理コアバッテリー試験は Good Laboratory Practice（GLP）を適用する。したがって、本ガイドラインに示した in vitro I_{Kr} 測定及び in vivo QT 測定をコアバッテリー試験として行う場合には、GLP 適用下で実施する。またそれ以外のフォローアップ試験を実施する場合でも可能な限り GLP を適用した実施を考慮する。

　本ガイドラインに示している安全性薬理試験をコアバッテリー試験として実施し、その一部が GLP に適合しない場合には、非適用部分を明らかにし、試験へ及ぼす影響を評価する必要がある。

　in vitro 試験では、決められた条件下で特定の機能に対して、高い被験物質濃度まで検討できることが多く、被験物質の心室再分極遅延へのリスクを詳細に評価できる。その反面、高濃度まで検討することにより、陽性結果が多く認められる可能性がある。一方、in vivo 試験では、自律神経系等の他の生理機能に対する薬剤の作用により QT 間隔が影響を受けることを考慮する必要がある。したがって、薬剤の心室再分極遅延へのリスクを評価する場合は、in vitro 及び in vivo 試験の結果を統合的に評価すべきである。

4．試験の選択及び計画における配慮

　次の事項等を検討すべきである。なお、これらの検討から得られるデータは相補的であるが、必ずしも全ての結果が必要とされるものではない。

・単離心筋細胞、培養心筋細胞株またはヒトイオンチャネル発現細胞を用いたイオン電流測定
・摘出心臓標本における活動電位パラメータあるいは麻酔下動物における活動電位持続時間（action potential duration：APD）測定
・覚醒下あるいは麻酔下動物における心電図パラメータ測定
・摘出心臓標本あるいは動物での催不整脈作用

　データの解釈は、他の心血管系パラメータの変化あるいは複数のイオンチャネルに対する作用により複雑になる場合があり、その際は他の試験系を利用し、相補的に評価すべきである。再分極の遅延は数種類のイオンチャネルの変調により生じるが、医薬品がヒトの

QT間隔延長を引き起こす最も一般的な機序は、I_{Kr}の抑制であると考えられている。したがって in vitro 試験では、一般に hERG チャネル発現細胞を用いた I_{Kr} 測定により十分な情報が得られると考えられる。また in vivo 試験の結果から、被験物質及びその代謝物の評価ならびに安全域の推定も可能である。さらに心電図検査により、各刺激伝導系に及ぼす影響や神経系等を介した間接的な影響による作用の情報が得られる場合もある。活動電位パラメータ測定により多数のイオンチャネル活動に関する情報を得ることができる。

5．各試験系における留意事項

　本ガイドラインの3.1節では、被験物質による心室再分極遅延やQT間隔の延長を評価するために現在使用されている方法の概要が記載されている。試験系として、in vitro 及び in vivo 電気生理学的試験系の概要が示されており、陽性及び比較対照物質の使用に関して言及されている。最適な試験系を選択するうえで、試験系が科学的に妥当であり、標準化され、再現性があり、試験結果がヒトにおけるリスク評価に適切であること等に配慮するべきである。すなわち、ヒト心筋に発現するイオンチャネルを考慮し、汎用された方法を用いて、各試験施設において十分なバリデーションを行ったうえで実施する必要がある。

　in vitro 試験系においては、イオンチャネル及びAPD測定試験を行うにあたり、使用する標本の感度を説明することが求められており、明確な作用を示す濃度で陽性対照物質を使用するべきであるとされている。in vitro 試験では用いる標本のバイアビリティーやチャネルの発現にばらつきが大きいことが予想されることから、陽性対照物質は試験ごとに設定することが求められており、これにより各試験に用いた試験系の感度が担保される（ベストプラクティスについては後述）。

　in vivo 試験系においても、試験系の感度を担保するために陽性対照物質の使用が求められている。これについては、試験ごとに設定する必要はないが、各施設において標準化された方法における陽性・陰性対照物質を用いた背景データを構築し、感度・特異度を求めておく必要がある（ベストプラクティスについては後述）。

　また被験物質が、ヒトにおいてQT間隔延長を誘発する化合物と同じ化学的／薬理学的分類に属する場合、同じ分類に属する化合物を比較対照化合物として、in vitro 及び in vivo 試験において同時に使用することにより、比較対照化合物に対する被験物質のQT間隔に対する作用の用量・濃度比較が可能となる。

　心筋には多くの種類のイオンチャネルが存在し、心筋の活動電位はそれらを通過するイオン電流の時間的・電位的変化によって形成される。QT間隔は心室筋全体の興奮（脱分極）・再分極にかかる時間を反映し、QT間隔が変化するのは活動電位を形成している心室筋細胞のイオン電流に変化が生じるためである。それゆえ、微小電極法を用いて心筋のAPDを測定し、再分極過程に対する作用を検討することや、パッチクランプ法を用いて

再分極過程を構成するイオン電流に対する作用を直接的に調べることで、被験物質のQT間隔延長の可能性を評価することが可能となる。

(1) *in vitro* 試験

本ガイドラインの3.1.2節では、*in vitro* 電気生理学的試験系を用いてQT間隔延長作用の評価を実施する際の試験系の提案及び一般的な留意事項が記載されている。すなわち、*in vitro* 電気生理学的試験として単一細胞を用いる場合と多細胞標本を用いる場合があり、単離心筋細胞あるいはhERGチャネルタンパクを強制発現させた哺乳類の培養細胞系（異種発現系）は *in vitro* I_{Kr} 測定（本ガイドライン2.3.1節）に用いられる。また、摘出心筋標本を用いたAPD試験やランゲンドルフ心臓標本を用いた試験は、*in vitro* のフォローアップ試験（本ガイドライン2.3.5節）として用いることができる。ただし、APD試験をイオン電流への影響を検討する試験としてコアバッテリー試験で実施してもよい。この場合、次に述べるように必ず I_{Kr} に対する被験物質の作用を検出できるものにすべきである。

in vitro 電気生理学的試験ではヒトを含む各種動物から摘出した心筋組織あるいは心筋細胞が用いられる。成熟ラット及びマウスの再分極過程を担うイオンチャネルはヒトを含む大動物とは異なり一過性外向き電流（I_{to}）であるため、一般的にこれらの動物からの標本は評価に不適切と考えられている。それゆえ多くの場合、単離心室筋細胞はモルモットから得ることが多いが、本標本では I_{to} が欠如しているため、ヒト心室筋活動電位と比較すると活動電位第1相の部分的再分極（ノッチ部分）が認められない（p.22図）。また、イヌプルキンエ線維では、ウィンドウ電流と呼ばれる内向きナトリウムイオン電流が活動電位第2相の維持に大きく関与しているため、ナトリウムイオンチャネル阻害作用により顕著なAPDの短縮が認められる。このように、各種イオンチャネルの分布には種差がある。また、活動電位の波形は心臓の部位によって大きく異なっているが、これは波形を構成する膜電流系が異なっているためである。そのため、どのイオンチャネルに対する作用を調べるのか試験の目的に応じて、種の選択、使用部位、細胞の種類を使い分ける必要がある。

① 単離心筋細胞を用いた評価法

各種の動物から心臓を摘出し、ランゲンドルフ式灌流装置に装着した後、酵素を用いて種々の心筋細胞を単離し、パッチクランプ法を適用する。*in vitro* I_{Kr} 測定では単離心室筋細胞を用い、ボルテージクランプモードで時間依存性に活性化する外向きカリウムイオン電流（主な構成成分は I_{Kr}）を測定し、被験物質の作用を検討する。なお、カレントクランプモードとすれば活動電位を記録することができ、APD試験が可能となる。

② 異種発現系を用いた評価法

hERGチャネルの発現系にはアフリカツメガエルの卵母細胞を用いる場合と哺乳

類の培養細胞発現系を用いる場合がある。前者は比較的安定した試験系であり、電流の自然減衰も少ないという利点があるが、後者の哺乳類培養細胞発現系に比べて被験物質感受性が低下することが多く、$in\ vitro$ I_{Kr} 測定では後者が用いられる。一般的に、使用される宿主細胞株は HEK（human embryonic kidney）293 細胞または CHO（Chinese hamster ovary）-K1 細胞である。hERG 電流は単離心筋細胞の場合と同じくパッチクランプ法を用いて全細胞電流を記録する。哺乳類培養細胞発現系は単離心筋細胞に比べて、遅延整流カリウムイオン電流の遅い成分（I_{Ks}）等の他のカリウムイオン電流が混在することなく非常に単純化された系であり、被験物質の拡散に関してバリアーが小さいことから、$in\ vitro$ I_{Kr} 測定の評価系として汎用され、hERG 試験と呼ばれる。通常、比較的深い保持電位から脱分極パルスを与え、再分極させた時の末尾電流を記録し、それに対する被験物質の作用を検討することが多い。なお、同試験系では、電流の自然減衰は避けられないので、評価の際には必ず対照群（溶媒対照群）を設定する等の配慮が必要となる。

③ 摘出心筋標本を用いた評価法

摘出心筋多細胞標本（乳頭筋標本、プルキンエ線維標本、心房筋標本、洞房結節標本等）を、酸素を含む灌流液で表面灌流し、微小電極法を用いて活動電位を記録する方法で、APD 試験と呼ばれている。QT 間隔延長リスク評価にはモルモット乳頭筋標本やイヌプルキンエ線維が用いられることが多い。各種心筋組織から記録した活動電位を解析することで、多くの電気生理学的パラメータを得ることができる。パラメータとして静止膜電位（resting membrane potential）、活動電位振幅（action potential amplitude）、最大立ち上がり速度（maximum rate of rise of the action potential）、30%、40%、60%及び90%再分極時点におけるAPD（APD_{30}、APD_{40}、APD_{60}及びAPD_{90}）がある。本ガイドラインの1.2節に示してあるように、活動電位の第0相では主にナトリウムイオン電流、第2相ではカルシウムイオン電流、第3相ではカリウムイオン電流が寄与することから、被験物質による活動電位波形への影響を評価することで各種のイオンチャネルに対する作用を類推することが可能である。一例として、I_{Kr}を抑制する薬剤はAPD_{90}を延長させ、I_{Ca}を抑制する薬剤はAPDを短縮させる。I_{Kr}とI_{Ca}の両方を抑制する被験物質では、APD_{90}は顕著に延長しない（不変あるいはわずかに短縮する場合もある）が、APD_{30}（APD_{40}）は短縮し、活動電位波形が三角形状に変化する現象（triangulation）が認められる[9]。すなわち、APD_{90}を延長しないが活動電位波形を三角形化させる被験物質はI_{Kr}（hERG電流）を抑制し、QT間隔延長作用を示す可能性があるが、このことはAPD試験でAPD_{90}だけを評価パラメータとすると、QT間隔延長リスクを正確に評価できないことを意味する。このため、オールジャパンのプロジェクトであるQT PRODACT（QT interval prolongation : project for database construction）において、APD試験における新規評価パラメータとしてAPD_{30}とAPD_{90}との差

（APD_{30-90}）を用いることが提唱され、APD_{90} とともに測定することで、心室再分極遅延の潜在的リスクをより正確に評価可能であることが報告された[10]。QT延長作用を有するテルフェナジンが明らかな APD 延長作用を示さないことが摘出心筋標本を用いた APD 試験の問題点として指摘されているが、テルフェナジンについては APD_{30-90} を用いても、その作用を明確に捉えることはできないものの、APD_{60} と APD_{90} との差（APD_{60-90}）では延長作用が認められている[11]。APD 試験では I_{Kr} 阻害作用だけでなく、他の作用機序を介する QT 間隔延長作用やその他のイオンチャネルへの影響も評価可能である。

④ 摘出心臓を用いた評価法

　各種の動物から心臓を摘出し、酸素を含む栄養液を大動脈から灌流し、ランゲンドルフ心臓標本を作製する。一般的にウサギやモルモットの心臓を用いることが多い。本法は心臓全体の電気的性質やポンプ機能を保存したまま、代謝、ホルモン、神経による影響を受けずに被験物質による催不整脈作用を直接評価することが可能である。また、心臓ペーシングや心電図、単相性活動電位の記録も可能である。これらから得られる電気生理学的パラメータが不整脈発生を予測する指標として注目されているが、本法で評価できる催不整脈作用が必ず TdP に至るかについては現段階では不明であるため、通常、催不整脈性とは TdP リスクに限定したものではなく、「臨床試験において評価される重篤な催不整脈作用」を意味していると理解すべきである。新しい電気生理学的パラメータの一例として beat-to-beat variability of repolarization（BVR）がある[12]。再分極過程の不均一性が催不整脈作用に関連していると考えられているが、従来、不均一性は空間的なもの、すなわち心臓の部位によるものとされ、三次元的に考えられてきた。しかし、1 心拍ごとにその再分極は変動し、これに伴い QT 間隔も変動していることがわかっている。さらに単相性活動電位の持続時間は、ペーシング時においても一定でないことが知られている。つまり APD には時間的／経時的／時系列的ばらつきがあり、これを心電図 QT 間隔の心拍ごとのばらつき、すなわち BVR と称している。ウサギ摘出ランゲンドルフ心臓標本では、APD の拍動ごとのばらつきがみられ、それが被験物質により変化し、催不整脈性に関連していることが明らかになっている。

⑤ 被験物質の濃度

　in vitro 試験における被験物質による処理濃度については、用量反応曲線の特性が明らかとなるまで、あるいは物理化学的な理由で濃度が限界となるまで、漸増的に濃度を上げて行うことが可能である。正当な理由を示すことが可能であれば高濃度で試験を行う必要はない。また、*in vitro* 試験においては、被験物質はタンパク質を含まない溶液として適用されることから、*in vitro* 試験の結果を評価するうえでは、ヒトの血漿中タンパクへの結合率を勘案する方がよい。なお、*in vitro* 試験における上限濃度が、正当な理由により *in vivo* である程度明確な有害作用を示す

用量を投与した時に得られる血中濃度と同等の濃度まで設定できない場合は、統合的リスク評価でヒトへの安全性を考察する必要がある。

⑥ 代謝物の評価

ヒトでみられた代謝物を非臨床試験で特徴づける必要があるのは、その代謝物の臨床での曝露量が、投与被験物質に関連する総ての物質の曝露量の 10 % を超え、かつ、ヒトにおける曝露量が毒性試験での最大曝露量よりも明らかに高い場合のみである[13]。しかし、ヒトで認められる主要代謝物もしくはヒト治療効果に寄与していると思われる活性代謝物が十分に全身曝露され、QT 間隔への影響がない場合には、代謝物そのものの試験を実施する必要はない。一方、ヒトにおいて QT 間隔が延長した場合、ヒト主要代謝物もしくは活性代謝物が試験対象動物で生成しない、あるいは最高用量でも十分曝露されておらず、非臨床試験で QT 評価が不十分であると判断される場合は、その代謝物を用いた試験の実施を考慮する必要がある。

親化合物の *in vivo* 試験で代謝物を十分に評価していない場合には、代謝物を用いた *in vitro* 試験系を用いることも考慮できる。すなわち、代謝物の *in vitro* 安全性薬理試験成績と毒性試験及び臨床試験から得られた情報を統合的に判断することでその後の臨床試験を支持できる場合には、必ずしも代謝物の *in vivo* 安全性薬理試験を必要としないケースもあると考えられる。

(2) *in vivo* 試験

生体位動物をそのまま用いた場合、心室再分極や関連する不整脈について、全てのイオンチャネル及び細胞タイプが受ける統合的な影響を検討することができる。また、生体位動物では薬剤の薬力学的作用に対する神経系やホルモン等の潜在的な影響も存在する。薬剤が、自律神経系や視床下部－下垂体－副腎皮質系に対して潜在的な作用を持つ場合、その作用は心筋のイオンチャネルに対して、間接的な作用を及ぼすことがある。

間隔は心室再分極に対する被験物質の影響を検討できる最も一般的な評価項目であり、RR 間隔に対しては正の非線形関係（心拍数に対しては逆向きの非線形関係）にある。これは QT 間隔を縦軸、RR 間隔を横軸とした QT-RR プロットにより視覚的に把握できる。心拍数の変化は QT 間隔に影響を及ぼすため、被験物質による心拍数の変化が認められる場合には QT 間隔自体に対する作用の評価を困難にする場合がある。自律神経緊張度の相違による変動も心拍数が変動する重要な要因である。理想的には、被験物質投与後の QT 間隔のデータは同じような心拍数において得られた対照投与群あるいは被験物質投与前値のデータと比較すべきである。

被験物質により心拍数が変動する場合の一般的な対処方法として、心拍数を 60 拍 / 分とした Bazett、Fridericia や Van de Water などの QT 補正式（補正 QT：QTc）が知られている。主な QT の補正式については次のとおりである。

- Bazettの補正式[14]：QTc＝QT/RR$^{1/2}$（RRは秒）。心拍数が早くなると過剰補正（頻脈になるとQTcが見かけ上延長）し、心拍数が遅くなると過小補正（徐脈になるとQTcが見かけ上短縮）する傾向がある。
- Fridericiaの補正式[15]：QTc＝QT/RR$^{1/3}$（RRは秒）。ヒトの場合、Bazettの補正法に比べて、心拍数の変動が過剰/過小な補正とならない傾向がある。
- Van de Waterの補正式[16]：QTc＝QT－0.087×(RR－1000)（RRはミリ秒）。麻酔人工呼吸下のイヌを用いて得たデータより導き出した補正式である。
  ※上記の補正方法の他にも種々の方法が提案されており、試験別補正法や個体別補正法がある。
- 試験別のQT補正法[17]：試験における動物集団の被験物質投与前値を用い、QTがHRの共変数であるとして、Log(QT)＝α＋βLog(HR)の式に適合させることにより傾きβを求め、このβを用いてLog(QTc)＝Log(QT)－β[Log(HR)－Log(HRm)]により補正する（HRmは参照心拍数）。
- 個体別のQT補正法：QT-RR関係を用いた補正法を個体ごとに行いβを求め、各個体特有のβを求め、被験物質投与後のQTを補正する方法である。Log(QT)＝α＋βLog(HR)といった直線相関の式だけではなく[18]、非線形の式による補正も行われている[19]。加えて、QTc＝RRref^{β}×QT/RR^{β} [20] やQTc＝QT/(RR/RRref)^{β} [21] など（RRrefは種特異的な参照心拍数）、多くの方法がある。

　QT間隔の補正式は多くの方法が報告されているが、どのような場合にも当てはまる最適な方法はない。そのため、いずれの方法を用いるにしても、各施設において陰性及び陽性対照物質を用いた背景データで、その補正式の性能を検討したうえで、適切な方法を用いる必要がある。各施設において、背景データにおけるQTcとRRの相関性を検討し、その傾きが0に近く（RRに対して、QTcの変化がない）、相関係数が1に近い（各RRに対してQTcのばらつきが少ない）ことを示すことによりQT補正式の適切性を検証することが可能である。

　心拍数の変動によるQTに対する影響を少なくする方法として、心臓ペーシングがある。しかしながら、正常動物に対しては固有の心拍数よりも早い間隔でペーシングを行う必要があり、RR間隔が短縮（QTも短縮）することから、逆頻度依存性（心拍数が遅くなるほど心室再分極過程を延長させる性質）を示す薬剤では検出力が低下する場合がある。

　再分極過程におけるヒトとのイオンチャネルの関与の類似性から、イヌ、サル、ブタ、ウサギ及びモルモット等がQT延長作用の評価に使用される。成熟したラットやマウスでは再分極をコントロールする主なイオン電流はI_{to}であり、一般毒性試験との用量・曝露量との比較検討のためにはイヌやサルが用いられることが多い。最も適切な$in\ vivo$試験系及び動物種を選択し、その選択の正当性を示すべきである。

　用量設定については、安全性薬理試験ガイドラインに記載されているように効力を

裏付ける薬力学的用量あるいは治療用量範囲を含み、かつそれ以上とすべきである。薬効モデル動物での薬理作用量または有効血中濃度を参考にした推定薬効曝露量、あるいは無毒性量（no observed adverse effect level：NOAEL）、推定最小薬理作用量（minimum anticipated biological effect level：MABEL）等を参考に決定される初回臨床投与量を基に、臨床における推定曝露量が求められる。この場合の推定曝露量は C_{max} または AUC の値が重要であり、モデル動物での用量反応関係を反映しているかなどによりどちらを選択すべきか判断されるであろう。ただし、病理組織学的な変化等、毒性影響の全般を評価する一般毒性試験とは異なり、安全性薬理試験では機能に対する影響をみているため、このような機能に対する作用は AUC に依存するというよりは C_{max} に依存する（具体的にはチャネル部位近傍の濃度に依存する）と考えられることから、臨床における推定 C_{max} を超えるように in vivo 試験の用量を設定する場合が多いと考えられる。近年、ヒト予測科学のモデリング＆シミュレーション技術が向上してきており、積極的な活用も望まれる。

　in vivo 試験における被験物質の用量範囲に関して、嘔吐、振戦、あるいは活動性亢進のような被験物質に対する動物の不忍容性により適切な心電図の測定が困難である場合には、このような用量制限毒性により投与量が限定されたことを明記し、曝露濃度、*in vitro* 試験の結果と併せて QT 延長の潜在的可能性を考察する必要がある。加えて、*in vivo* 試験における血中濃度がヒトにおける推定薬効曝露量を超えない場合については、ヒトへの外挿性を考慮したうえで、動物種や投与経路を変更したフォローアップ試験を実施し、評価することも意義がある。

　試験の実施及び試験成績の解釈に際しては、次のことに留意する。

① 　データの採取及び解析方法

　　適切な方法でデータを採取し解析することが必要である。例えば、イヌの心電図をヒトで常用される 25 mm/ 秒の速度で紙に記録した場合には、1 mm＝40 ミリ秒となり、ノギス等を使い心電図間隔を測定したとしても、読み取り精度は不十分と考えられる。具体的には 250 ミリ秒の長さの QT が 10 ％延長したとしても、記録紙上では 0.625 mm にすぎない。また、デジタル記録の場合では読み取り精度は、サンプリング周波数に依存することから、十分高いサンプリング周波数で記録する必要がある。1,000 Hz のサンプリング周波数であれば、1 ミリ秒の単位で読み取り可能となる。さらに、時間的な生理的変動（例えばイヌでの呼吸性不整脈）があることを考慮すると、十分な数の心電図波形から得られた平均値を使用する等、被験物質作用以外の偶発的な要因をできる限り排除しなければならない。

② 　試験系の感度及び再現性

　　試験系の感度、特異度及び再現性については、各施設において十分な背景データを用いて担保すべきである（ベストプラクティスについては後述）。

③ 投与期間及び測定時期

　安全性薬理試験は、一般には単回投与時の評価である。ただし、ヒトでの蓄積性の懸念があり、さらに動物試験における単回投与では、ヒトでの推定される蓄積曝露量に到達することが困難と考えられる場合には、反復投与時の影響も重要である。組織移行性（特に、心臓への蓄積性）、代謝物の影響、hERG トラフィッキングへの影響などが考えられる場合、血中濃度の上昇に遅れて QT 間隔が延長することもあるので、T_{max} を含む広い範囲による測定時点での解析を行うべきである。

④ QT 間隔データの解釈を困難にする心拍数及びその他の影響

　薬剤が間接的・直接的に心拍数に変動を及ぼす作用がある場合は、適切な QT の補正を行い、潜在的な QT 間隔延長の評価を行うべきである。また、振戦や過剰な活動性亢進等により心電図の測定が困難である場合には、*in vitro* 試験やその他のフォローアップ試験の結果を統合的に判断し、評価すべきである。

⑤ 動物種差及び性差

　心臓の再分極に関わるイオンチャネル、血行動態や薬物代謝など、ヒトと動物、性別での違いがある可能性がある。QTc 間隔の生理的な絶対値や代謝に関与する薬物代謝酵素の発現量の種間での違いや性ホルモンの関与などの考察が必要になる場合がある。例えば、テルフェナジンはプロドラックであり、チトクローム P450 により代謝されてカルボン酸体（フェキソフェナジン）となるが、QT 延長の原因は親化合物であると考えられているため、種間によるチトクローム P450 発現量の違いにより作用が異なることが考えられる。

⑥ 複数種のイオンチャネルに影響を及ぼす薬剤は解釈が困難かつ複雑な用量反応関係を示すことがある

　薬剤の I_{Kr} チャネル以外のイオンチャネルに対する *in vitro* の作用を検討し、*in vivo* の作用と総合的に評価することが必要である。例えば、ベラパミルは I_{Kr} 阻害作用に加え、I_{Ca} 阻害作用を有しているため、ネット再分極電流への影響がどのような *in vivo* の作用となるかが重要である。

6．病態モデルと不整脈

　被験物質による心室再分極の遅延と催不整脈リスクとの関係は複雑であるが、催不整脈作用を表す指標（早期後脱分極及び異所性興奮の発生、電気的不安定性、不応期の時間的／空間的ばらつき、逆頻度依存性、活動電位波形の変化など）及び催不整脈モデルは催不整脈作用を評価するのに有用である。

　電気的不安定性とは、心筋の一部に梗塞や自律神経系の抑制／興奮などが原因で、心筋や刺激伝導路系が異常に興奮しやすくなっている状態を指し、心筋の電気的不安定を反映する受攻性の指標も知られている。不応期の時間的／空間的ばらつき（不均一性）とは、

心筋の不応期は常に一定なわけではなく、一拍ごとに変動するといった時間的なばらつきや空間的ばらつき（貫壁性（心内膜細胞、M細胞、及び心外膜細胞）、心室間あるいは心基部－心尖部間）が存在する。多くのQT延長薬剤に特徴的な逆頻度依存性を検討することも重要である。一般的に第3群抗不整脈薬（ドフェチリド等）及び抗ヒスタミン薬（H_1ブロッカー）等はI_{Ks}ではなくI_{Kr}をブロックするが、これらの薬物では心拍数が上がるにつれて作用が減弱する。原因としては頻脈になると再分極相に対するI_{Ks}の相対的関与が上がるためと考えられており、これら逆頻度依存性を持つ薬剤においては、催不整脈作用が強い傾向がある。心室再分極の遅延と催不整脈のリスクとの正確な関係は完全に解明されていないことを踏まえ、催不整脈モデルや、催不整脈作用と関連する指標のヒトでのリスク予測における有用性を今後も検証する必要がある。

非臨床試験の進め方

　次に挙げる5つの試験結果や情報等に基づき、総合的かつ科学的にヒトでのQT間隔延長のリスクを被験物質ごとに個別にリスクを評価しなければならない。この際、測定法の感度等も考慮すべきである。例えば、hERG試験では、偽陽性の試験成績が得られる場合が多いので注意を要する。比較対照化合物に対する被験物質の作用の強さや、ヒトと動物との代謝の違い等も考慮しなければならない。

　これらの試験結果や情報等により、再分極に影響を及ぼす曝露量と、非臨床において主要な薬力学的効果を引き起こす曝露量あるいはヒトにおいて予想される治療効果を引き起こす曝露量との関係について評価できる。このとき、被験物質の非臨床試験結果と予定される臨床試験を想定した推定曝露量から、安全域を算出することが可能である。加えて、動物とヒトでの代謝速度や代謝物の違いの有無の推定や、代謝物がQT間隔に及ぼす影響も考慮すべきである。例えば *in vitro* の試験では陰性であるのに、*in vivo* ではQT間隔延長を疑わせる結果が得られた場合は、代謝物等の *in vitro* でのフォローアップ試験の実施を考慮する。

　これらの結果に基づく考察は、ヒトにおけるQT間隔延長の可能性（リスク）の裏付けとなる。なお、統合的リスク評価は治験薬概要書及び非臨床に関する総括評価等に記載し、臨床試験成績の解釈に役立てることが重要である。

① *in vitro* I_{Kr} 測定

　in vitro I_{Kr} 測定では、天然のI_{Kr}チャネルもしくはhERGによりコードされたhERGチャネルタンパク発現系等を介するイオン電流への影響を評価する。

② *in vivo* QT測定

　in vivo QT測定では、QT間隔等の心室再分極の指標を測定する。この測定は、ICH S7Aガイドライン及び本ガイドライン双方の目的に合わせて計画できる。

③ 化学的／薬理学的分類

被験物質が、ヒトにおいて QT 間隔延長を誘発するいくつかの医薬品と化学的／薬理学的に同じグループに属しているかどうかを考慮するべきである（例：抗精神病薬、ヒスタミン H_1 受容体拮抗薬、フルオロキノロン系抗菌剤）。該当する場合には、類似性を考慮のうえで比較対照化合物を選択するべきであり、統合的リスク評価にはこの要素を考慮すべきである。

④ 非臨床及び臨床関連情報

統合的リスク評価のための補足的情報には、薬力学的試験、毒性／安全性試験、被験物質及びその代謝物の血漿中濃度、タンパク質結合率等に関する薬物動態試験、薬物相互作用に関する試験、組織内分布及び蓄積に関する試験等の試験成績及び製造販売後調査（例：同種同効薬による QT 間隔延長の誘発作用が示されているケース）の結果が含まれる。

⑤ フォローアップ試験

フォローアップ試験は非臨床試験間で異なる結果が得られた場合や臨床試験と非臨床試験の結果が異なる場合等、安全性に対して懸念や問題点がある場合に行われ、これらに対応するように in vitro もしくは in vivo のさまざまな試験デザインが検討されるべきである。そして、フォローアップ試験の選択と計画にあたっては、非臨床及び臨床の関連情報とともに被験物質の反復投与、動物種と性別の選択、代謝促進剤もしくは阻害剤の使用、多時点における測定等を考慮すべきであり、フォローアップ試験の成績は、統合的リスク評価を構成する重要な要素となる。

臨床開発における本ガイドラインに関連する非臨床試験及び統合的リスク評価の実施時期

本ガイドラインに関連する非臨床試験は、ヒトに初めて投与する前に実施するよう考慮されるべきである。また、統合的リスク評価については、ヒトに初めて投与する前、さらに非臨床試験の追加データや臨床試験の成績が得られた場合に治験薬概要書等へ反映させるべきである。

ガイドライン Q&A

2005 年の ICH E14 ガイドライン及び本ガイドラインの制定後（日本では 2009 年に発出）、新たなデータの蓄積により、いくつかの課題が明らかとなり、ICH では 2018 年に ICH E14/S7B ガイドライン Q&A（以下、本 Q&A）作成のための実施作業部会（IWG）が結成され、コンセプトペーパー[22)]が公開された。このうち、ICH E14 ガイドラインでは、薬剤誘発性の心拍数の変化により適切な臨床 QT 評価ができない場合、陽性対照群を設定せ

ず十分に高い臨床曝露条件下で試験が実施できない場合（E14 ガイドライン Q&A 5.1）、健康成人による TQT 試験が実施できない場合（E14 ガイドライン Q&A 6.1）など、高品質の非臨床試験成績を活用することができる臨床シナリオがいくつか存在した。

一方、本ガイドラインでは、hERG 試験と in vivo QT 試験はコアバッテリー試験として、主にヒト初回投与（first in human：FIH）試験開始前に実施されヒトの安全性を評価してきたが、試験システム、実験条件、解析方法や報告様式、測定感度などが多岐にわたっていることがわかり、いくつかのデータの信頼性を低下させる要因となっていることが明らかとなった。また、本ガイドラインでは被験物質が hERG 電流を阻害する場合や QT 間隔を延長する場合には、統合的リスク評価のための情報を与えるフォローアップ試験（第 2.3.5 項）を推奨しているが、追加のマルチイオンチャネルアッセイ、in silico 心室筋細胞モデル、ヒト初代及び iPS 細胞由来心筋細胞などの新しい評価技術が、臨床開発に役立つ催不整脈リスクを決定するうえで、いつ、どのような役割を果たすかについての指針が存在しなかった。したがって、非臨床試験の設計、実施、分析、解釈、報告に関するベストプラクティスに関するガイダンスが必要となり、ステージ 1 とステージ 2 の 2 段階で Q&A を作成することが計画された。ステージ 1 では、in vitro、及び in vivo 試験法の標準化と適用に関するベストプラクティスの考慮事項及び催不整脈モデルの原則が示され、現在の ICH E14 ガイドラインの方法論が問題となる臨床状況に対し、非臨床試験の成績が有用である場合の統合的リスク評価に焦点を当てた。その理由として、例えば、臨床において、薬剤誘発性の心拍数変化がみられる場合、治療域を超える濃度の試験ができない場合、プラセボ群がない場合などは適切な臨床 QT 評価が困難になるからである。ステージ 2 では、低分子以外のモダリティの医薬品開発が行われている背景も考慮し、in vitro 試験方法の改良・最適化及び in silico モデルのヒト催不整脈リスク予測への活用に関する Q&A 作成の必要性について、ひき続き検討を行う予定である。

以下、ステージ 1 として 2022 年に公開された本 Q&A[23] の S7B ガイドライン Q&A について、これを補足するトレーニングマテリアル[24),25)] に記載された内容も踏まえ解説する。

ICH E14/S7B ガイドライン Q&A（S7B ガイドライン Q&A）
1．統合的リスク評価について
 Q&A 1.1 非臨床試験の成績を、臨床試験計画の立案及び成績の解釈に役立てるための一般的な進め方

  本ガイドラインでは、心室再分極遅延及び QT 間隔延長のリスクを評価するための非臨床試験の戦略が示されているが、致死性不整脈であるトルサード・ド・ポワンツ（TdP）のリスク評価に必要な情報については記載されていない。複数のイオンチャネル発現細胞を用いた評価法、in silico 心室筋細胞モデルでの予測やヒト心筋細胞を用いた評価法など、新規測定法が開発されたことにより、TdP 発生のメカニズムに関する理解が深まっている。心室再分極遅延及び QT 間隔延長を誘発す

る薬剤はTdPのリスクを高めることが知られており、フォローアップ試験を含む非臨床試験の評価は、臨床試験成績が得られた開発後期段階においてTdPの統合的リスク評価を実施する場合でも有用となりうる。E14ガイドラインQ&A 5.1及び6.1で示される臨床試験の状況において、統合的リスク評価の一環として、*in vitro* I_{Kr}/hERG及び*in vivo* QTデータと臨床QTデータを併せて利用する場合には、以下の点を考慮する必要がある。

① hERG阻害による心室再分極への影響またはTdPのリスクが生じるかを予測するため、ベストプラクティスで実施された試験結果（IC_{50}値）を用いて、hERGの安全域を評価することが推奨される。S7Aガイドライン2.6項に記載されているように、ヒトで全身曝露されるかもしくは曝露されると予想される全ての主代謝物が存在する場合は、代謝物のhERG安全域も評価すべきである。

② *in vivo*試験では、予想される高い臨床曝露量を網羅する曝露量においてQTc間隔に対する影響を評価する必要がある。また、ヒトの主要代謝物に対する曝露の適切性についても評価を行う。さらに、E14ガイドラインQ&A 6.1で示されている従来のQT/QTc評価試験を実施できない条件において、臨床試験及び非臨床試験の統合的リスク評価の一環として、試験を実施する場合には、*in vivo*試験においては、臨床におけるQT/QTc評価試験と同程度のQTc延長作用を検出できる十分な感度を有する必要がある（S7BガイドラインQ&A 3.4）。この追加的な考慮事項（QT評価に特化した臨床試験と同様の感度）は、FIH試験前またはE14ガイドラインQ&A 5.1に基づく意思決定には適用されない。

TdPリスクが低いと見込まれる薬剤は以下の❶及び❷の条件を満たす必要がある。

❶ 被験物質のhERGの安全域が、TdPを生じることが知られている一連の薬剤を用いて同一の実験プロトコールで算出された安全域に基づく閾値を上回ること。

❷ 臨床曝露量を上回る親化合物及びヒトの主要代謝物の曝露が得られる条件で実施した十分な感度を有する*in vivo*試験においてQTc延長が認められないこと。

代謝物及び心拍数変化など、非臨床試験の解釈に影響または限定的にする可能性のある要因が認められる場合には、これらの特定の問題に対処するために、本ガイドライン（2.3.5項）に記載されているフォローアップ試験が実施される。

hERG及び/または*in vivo* QT試験において、臨床曝露量におけるQTc延長作用が示唆される場合には、薬剤は心室再分極に影響するリスクがあると判断される。この場合には、必要ならば、心筋細胞に存在する各種イオン電流への影響やhERG

タンパクの発現量への影響、代謝物や QT 延長に関与するさまざまな因子について検討するためのフォローアップ試験を行い、そのメカニズムについて検討し、TdP リスクを評価することも可能である。その際には、可能な限り S7B ガイドライン Q&A のベストプラクティスに基づいて実施することを推奨する。*in vitro* 評価系や *in silico* モデルを使用することで、動物福祉の原則（3Rs：（動物数の削減／苦痛の軽減／代替法の利用））原則に従ってフォローアップ試験における動物の使用を減らすこともできる。このようなフォローアップ試験を用いた TdP リスクの評価を必要に応じて実施し、関連するその他の非臨床及び臨床から得られる情報と併せて評価に用いることは、以降の臨床試験計画及び試験成績の解釈に有用である。

Q&A 1.2 hERG の安全域に関して推奨する算出方法

被験物質の hERG の安全域を算出する場合には、50 % 阻害濃度（IC_{50}）と、薬剤の臨床的に意義のある曝露量推定値と比較する。IC_{50} を算出する試験はベストプラクティスに従って実施すべきである。生体において、QT 延長を引き起こす薬剤の血中濃度は、遊離薬物濃度を基準に考える。したがって、薬剤の総血漿中濃度及びタンパク結合率により算出することになるが、タンパク結合率が非常に高い（99 % 以上）薬物の場合には、ICH M12 ガイドライン*[26)]と同様に遊離体濃度は 1 % として計算することが推奨される。また、タンパク結合率が正確に算出できない場合には、定常状態における非結合型 C_{max} 及び総 C_{max} の両方について安全域を算出するべきである。E14 ガイドライン Q&A 5.1 または 6.1 の下での意思決定を裏付けるための安全域計算の分母に用いる曝露量に関しては、通常、E14 ガイドライン Q&A 5.1 に規定された高い臨床曝露量を用いることが推奨される。hERG 阻害により心室再分極遅延または TdP のリスクを生じるか否かを評価するため、上記の評価から得られた安全域について、TdP の陽性対照薬を用いて同一の実験プロトコールで算出された安全域の範囲と比較する。薬剤の TdP リスクが低いと定義するための安全域閾値を裏付けるデータは、提出された試験報告書中に含めるか、または添付するべきである。S7B ガイドライン Q&A 2.1 の原則に基づいて推奨される hERG 安全域の閾値が公表されている場合、同じ閾値を使用しようとする治験依頼者（または委託研究施設）は、同一の実験プロトコールの下で一連の対照薬を用いて算出した IC_{50} の施設間変動により、TdP について低リスクではない薬剤を検出するための安全域閾値の感度が有意に低下しないことを実証すべきである。試験で求めた IC_{50} の変動を定量化し、信頼／信用区間として安全域の不確実性を求めるためには、適切な統計解析方法を適用する。

*薬物相互作用試験に関するガイドライン（現在 Step 4）

2. in vitro 試験に関するベストプラクティスの考慮事項

Q&A 2.1　パッチクランプ法により、過剰発現細胞株を用いた心臓のイオンチャネル電流に影響する薬剤の作用の強さを評価

本項は、治験依頼者の化合物のスクリーニング及びヒトへの初回投与をサポートするための I_{Kr}/hERG 測定に対して具体的な推奨を行うことを意図するものではなく、E14 ガイドライン Q&A 5.1 及び 6.1 に示される特定の状況において、治験依頼者が臨床試験で得られた QT 間隔に関するデータの解釈を裏付けるために I_{Kr}/hERG データを使用する場合や催不整脈作用評価（S7B ガイドライン Q&A 1.1）の裏付けに $Ca_{V1.2}$ 及び $Na_{V1.5}$ を使用することを目的とした場合には、記載されているベストプラクティスに基づき実施した試験結果をもって論じるべきであることを示している。

心筋細胞の再分極過程に貢献しているイオンチャネルに対する薬物の影響を評価するためにパッチクランプ法が用いられているが、測定条件による IC_{50} 値のバラツキが存在することはよく知られており、この不確実性を可能な限り小さくするために以下に示すベストプラクティスでのデータ取得が推奨される。

① 生理的温度に近い温度で試験を実施すること。
② 心室筋活動電位の適切な要素が反映された電位プロトコールで測定すること、またその際には試験中の細胞の状態及び一貫した電気生理学的な記録のモニターが可能となるような手順を含めること。
③ 記録の質を保証するために、電流ピーク値、リークコンダクタンス及びシリーズレジスタンスの時間推移を示すこと。
④ 主要評価項目としては、IC_{50} 値（μM 及び ng/mL の両単位で報告）及び Hill 係数とするが、50 % 電流阻害を達成できなかった場合には、評価した最高濃度の抑制率を示すこと。
⑤ データの要約として、IC_{50} 及び Hill 係数の平均値とともに細胞ごとの被験物質の各濃度における阻害データについても示す必要があること。
⑥ 細胞へ曝露された被験物質濃度について、細胞チャンバーから採取した溶液をバリデートされた分析法を用いて測定すること。
⑦ 適切な陽性対照及び陰性対照を用いて評価し、陽性対照薬については十分な回数の試験及び 20 ～ 80 % の阻害を達成する 2 つ以上の濃度を用いて行うべきであること。

Q&A 2.2～2.5　in vitro ヒト心筋細胞再分極フォローアップ試験におけるベストプラクティス

本ガイドラインで示されているように、フォローアップ試験（2.3.5 項参照）として in vitro 心室再分極測定を用いてもよい。近年、ヒト生体心筋細胞及びヒト iPS 細胞由来心筋細胞を用いた新規評価法が開発されており、S7B ガイドライン

Q&A 2.2~2.5 に示すベストプラクティスに基づいて実施された試験結果を統合的リスク評価の非臨床データとして活用することが可能である。

ベースラインの電気生理学的特性及び薬剤反応を規定する生物学的標本及び技術プラットフォームを説明することが重要であり、用いる生物学的標本や技術プラットフォームについて説明する必要がある。

試験計画は、特定の問題点（再分極に対する濃度依存的な作用等）を解決できるように立案すべきである。合理的理由に基づいた添加方法（単回なのか連続投与）、生理的温度でも測定、データ収集時のサンプリング期間などを明確に規定するべきである。また、下記、いくつかの考慮すべき点がある。自律拍動標本を用いる場合には、薬剤の非存在下及び存在下における自発的拍動数を被験物質で誘発される拍動数変化の程度とともに明示すること、再分極作用を評価する場合に使用した補正式とその選択理由を示すべきである。一方、ペーシングされた標本については、ペーシングプロトコールを記載し、実施しなければならない。試験成績の質を確保するため、試験報告書には主要評価項目の経時推移プロットならびに標本及びシグナル記録の安定性の推測に使用可能なその他のパラメータを記載する必要がある。濃度依存的な作用を適切な方法で解析し、示す必要がある。S7B ガイドライン Q&A 2.1 と同様に被験物質の実濃度を明らかにする必要がある。

測定系の感度は陽性対照を用いて検証するべきである。一般によく知られている特定のイオン電流を阻害する薬剤を用いて薬物濃度－反応曲線を作成することで可能であり、hERG 阻害剤としては E-4031 またはドフェチリド等、L 型カルシウム電流（I_{CaL}）阻害剤としてはニフェジピンまたはニソルジピン等、遅延ナトリウム電流（I_{NaL}）阻害剤としては、メキシレチンまたはリドカイン等が推奨される。

3. *in vivo* QT 試験に関するベストプラクティスの考慮事項
Q&A 3.1　動物種の選択及び一般的なデザイン

最適な動物種を選択し、その選択の正当性を示す必要がある。通常、安全性薬理試験及び非げっ歯類の一般毒性試験は同一の動物種を使用して、心血管系の薬力学的な機能への影響と心臓への病理学的な構造的／器質的変化や電解質異常などの毒性発現との関係性について、より理解を深めるとともに、血中曝露量に対する補足的な情報（TK）を入手することが重要である。

一般的に覚醒下かつ自由行動下でテレメトリー機器を装着した動物を使用する。一方、十分な血中曝露下での評価ができない場合、化合物特有の問題点があり、心拍数の変化、覚醒下動物の忍容性またはバイオアベイラビリティに限界がある場合などには通常のモデルを代替するモデル（例えば、麻酔下またはペーシング動物）を用いたアプローチの選択が適切な場合がある。

Q&A 3.2 曝露評価に関して考慮すべき事項

本ガイドラインでは、被験物質の血中曝露量は、予想される治療濃度を含み、かつそれを超える濃度の設定を求めている。E14 ガイドライン Q&A 5.1 及び 6.1 で示される臨床試験において、統合的リスク評価の一環として *in vivo* QT データを使用する場合には、血中曝露量は予想される高い臨床曝露量を網羅する必要がある（S7B ガイドライン Q&A 1.1）。高い臨床曝露量は、定常状態における平均最高血中濃度の上昇に大きな影響を及ぼす内因性または外因性要因の存在下で、最大治療用量を投与した場合に得られる患者における曝露量と定義される[23]。また、用量範囲は、嘔吐、振戦、あるいは活動性亢進のような被験物質に対する動物の不忍容性により限定される場合があるが、親化合物及びヒト特有の主要代謝物の曝露が臨床曝露量を上回る条件下で実施されることが重要となる。薬力学的評価（QT 評価）に使用したものと同じ動物を用いて、被験物質の血中曝露量を評価することが推奨され、血液のサンプリングは、適切な時点において QT 評価の妨げにならないような方法を用いて実施する。血液のサンプリングは、動物を保定して行うことが多く、このことが心血行動態に影響を及ぼし、QT 間隔にも影響を与え、被験物質による純粋な影響を精査することが困難となるためである。被験物質投与後に十分な休薬期間を設定し、別の日に同じ動物を用い、同じ試験条件下で詳細な薬物動態プロファイルを目的とした血液サンプリングを行うか、別の動物から血液のサンプリングを行う。詳細な薬物動態プロファイルとの一貫性を示すために、QT 評価日には少なくとも 1 時点（例えば、T_{max} 時の QT 評価を行った後の試験への影響がない時点）の薬物動態評価用検体を採取する。QT 間隔の解析とともに十分な PK サンプリングを行うと、QT/QTc 評価臨床試験の被験物質濃度−QT 解析と類似した綿密な曝露−反応モデリングを実施可能な場合もある。これは、*in vivo* QT 試験において、QT/QTc 評価臨床試験と同程度の作用の検出力が求められる場合（例えば、E14 ガイドライン Q&A 6.1 で示される非臨床試験及び臨床試験の統合的リスク評価の一部として *in vivo* QT データを使用する場合）には有用となり得る。さらに、曝露−反応モデリングは、hERG 試験成績に基づき QT 延長が認められるまたは予想されるその他の状況でも有用なことがある。オールジャパンのプロジェクトである Japan activity for Improvement of Cardiovascular Evaluation by Telemetry system（J-ICET）において、精度の高い解析により、ヒトで 10 msec を延長する用量、濃度を予測し FIH 試験の用量や心電図測定時点の設定に役立たせることも可能であることが報告されている[27]。飼育環境（投与時間、給餌時間、動物室の清掃時間及び各投与間のウォッシュアウト期間など）、試験デザイン（ラテン方格デザインなど）及び解析方法を厳密に規定することによって、検出感度やヒトでのリスク予測精度の向上が可能である。

Q&A 3.3 心拍数によるQT補正方法

QTc間隔とRR間隔を対比するプロット及び付随するその他の情報(マッチさせたQTc-RRペア数、相関指標、95％信頼区間、p値等)によって、QTc間隔とRR間隔との間に関連性がないことを説明する必要がある。QT間隔とRR間隔の関係も重要な情報を与える。被験物質が心拍数に影響する場合には、QT測定値に対して使用する補正式が正当である理由を説明する必要がある。被験物質が心拍数に影響を及ぼす場合には、Bazett式、Fridericia式またはVan de Water式等の一般的な方法と比較して、精度及び感度が高いとされるQT-RR関係に基づく個体別のQT補正が望ましい方法とされる。これらの一般的な補正式を用いない主な理由は、心拍数の補正係数が固定されており、非げっ歯類では、QT-RR関係に動物種固有性と個体差が認められるためである。そのため、各動物種や施設ごとに決定した個体別のQT補正を用いることが望ましい。

Q&A 3.4 測定法の感度

in vivo QT試験では頑健な反応が得られることが必要である。関連する機能的評価項目の測定法の感度について評価を行い、それに基づきデータを解釈し(FIH試験の開始や、E14ガイドラインQ&A 5.1もしくは6.1の設定に基づき適用する非臨床試験及び臨床試験の統合的リスク評価の裏付けとして)、報告書を作成できるようにしておく。測定法の感度は、検出可能な最小差(minimal detectable difference：MDD)の定義及び陽性対照を用いた試験によって説明可能である。統計学的な検出力は、同一試験方法を用いた同一の検査施設における背景データを用いて算出することも可能である。陽性対照の背景データを用いて、測定法の感度の正当性を立証する場合または統計学的な検出力を算出する場合、実施した試験成績の分散が背景データの分散と一致することを示すことが必要である。MDDは、被験物質による影響があるかどうか、QTcの閾値を決定したり、測定法の感度のバリデーションのための一つの指標となり得る。

測定法の感度は、試験施設、動物種及び試験デザインなどによって異なり、例えば、使用動物数がn=4とn=8の場合でQTcの閾値は異なる。また、イヌとサルでQTc間隔の生理的変動範囲も異なるが、10 msecといった小さなQTc効果を検出可能である[28]。どのように被験物質による影響が陰性であるかを判断するかが重要であり、十分な検出感度を有する測定系において、分散分析(ANOVA)などの有意差検定により有意ではないという判断に加え、QTcの閾値を超えているかどうかを決定し、生物学的に関連のある影響を検出できたかどうかの判断のためにMDDを用いて補完することが可能である。MDDの算出方法はさまざまであるが、例えば、残差変動といったばらつき、サンプルサイズ、有意水準、検出力等から算出される。3Rs原則や動物愛護の観点から、試験ごとに陽性対照の設定は求められておらず、測定法の感度の検証は、各試験施設において、心電図の記録方法や使用

動物の変更など試験条件が変更となった場合に実施することで問題はない。

E14 ガイドライン Q&A 6.1 で示される非臨床試験及び臨床試験の統合的リスク評価の根拠として試験成績を用いる場合には、当該試験において QTc 間隔の正常範囲の種間差を考慮に入れたうえで、QT/QTc 評価臨床試験と同程度の QTc 延長作用の検出感度が認められることが必要である。QT/QTc 評価臨床試験と比較した非臨床試験の全体的な感度は、心電図評価及び高い臨床曝露量と比較した in vivo 試験で得られた曝露量の両方に依存する。特定の試験で選択した QTc 閾値及び曝露倍数の正当性は、ベストプラクティスの推奨事項と一致する条件下において、認められている基準となる化合物を用い、試験した特定の動物種で得たデータにより示すべきである。トレーニングマテリアルでは QTc の感度を示すために、陽性対照として moxifloxacin を用い、0、10、30 及び 100 mg/kg の用量でラテン方格クロスオーバー法によりイヌに経口投与し心電図評価を行った後、十分なウォッシュアウト期間の後に同じ動物を用い、薬物動態データを取得した例が示されている。QTc の経時変化ならびに濃度 – QTc の解析により、用量依存的に QTc の延長が認められ、QTc を 10 msec 延長させる濃度は QT/QTc 評価臨床試験において 10 msec 延長させる濃度に比較して約 3 倍高いことが示されている。すなわち、臨床 QT 試験と同程度の感度を持たせるためには、曝露量比が少なくとも 3 倍必要であることを示している。例えば、検討した被験物質が高い臨床曝露量の 5 倍の用量で QTc 間隔への影響がない場合は E14 ガイドライン Q&A 6.1 の in vivo QT 試験の「陰性」条件を満たすことを主張できる。

Q&A 3.5 薬力学及び薬物動態の試験成績の提示内容

得られた成績の規制当局による審査を容易にするための最終報告書への記載方法に関する一般的な推奨事項が示されている。

① 薬力学的パラメータに関する内容

個体ごとの変化を把握可能となるように要約表及び図等を用いて実測の絶対平均値、ベースラインからの平均変化量及び変化率、信頼区間、ならびにベースライン及び媒体対照からの変化量の p 値などを示すことが求められる。試験結果を E14 ガイドライン Q&A 6.1 の裏付けに用いる場合は、陽性対照のデータを含めるか添付し、過去の陽性対照データを使用する場合は、現在のデータの分散は過去に認められた分散と一致することを示す。これは、時間分析による MDD を報告することによって実証できる。同じ試験計画書及び統計解析計画書に従って収集されたことを説明し、逸脱がある場合は、その正当性を明確に示す必要がある。濃度 – QTc モデリングを実施する場合、ヒト濃度 – QTc モデリングと同様の原則に従う必要がある（E14 ガイドライン Q&A 5.1）。

② 薬物動態パラメータに関する内容

未変化体及び代謝物の C_{max}、AUC、及び T_{max} に関する要約統計量の集計表、

薬物動態データの算出結果を裏付ける十分な数のサンプルが得られた場合の血漿中濃度の経時推移プロットが必要である。

4．催不整脈モデルの原則
Q&A 4.1　一般原則

統合的リスク評価の進め方の一環として、催不整脈リスク予測モデルとしてさまざまなモデル（*in silico*、*in vitro*、*ex vivo* 及び *in vivo* モデル等）を使用することができる。*in vitro* モデルや *in silico* モデルを使用することで、3Rs 原則に従って動物の使用を減らすこともできる。モデルにインプットするデータはモデルによって異なるが、催不整脈リスクの予測としてのアウトプットは類似している。このような特徴から催不整脈リスク予測モデルの予測可能性を評価するための一般原則を規定することは可能であり、本項に示されている 6 つの一般原則を全ての催不整脈リスク予測モデルに適用すべきである。

① 評価項目が明確であり、モデル使用の状況と一致すること。
② 十分に開示されたアルゴリズムによって試験の測定値を催不整脈リスクに変換すること。
③ モデルの適用可能領域／適用範囲及び検討可能な限界が明確であること。
④ 解析計画及びモデルの予測可能性を評価する基準が事前に規定されていること。
⑤ 非臨床試験の測定値と不整脈の発現機序との関連性について作用機序の観点から説明すること。
⑥ 試験の測定値の不確実性を把握し、モデルの予測に反映すること。

不整脈誘発リスク予測モデルを開発した後、プロセスに従い、これらの原則に対する適合性について評価が必要である。そのために、モデル作製者は、モデルの適格性評価に関する具体的な手順について規制当局に相談することが望ましい。適格性評価済みのモデルは、適格性評価を行った試験施設に限定することなく利用可能である。ただし、適格性が評価済みであるモデルを別の試験施設で使用する場合には、モデル作成時に使用した基準となる化合物のサブセットを用いて、独自にモデルの校正及びバリデーションを実施する必要がある。

Q&A 4.2　規制当局への提出資料としてモデルの使用及びその際の制限

治験依頼者は、適格性が評価済みである催不整脈モデルを用いて得られた結果を使用することができる。施設が規制当局への提出資料のデータを得るためにモデルを使用する場合には、一連の対照化合物を用いた試験を実施し、新規に取得したデータと試験施設の背景値間に一貫性があることを評価する必要がある。催不整脈モデルを規制当局に提出する申請資料に含める場合には、試験報告書に S7B ガイドライン Q&A 4.1 の一般原則に従い、モデルの適格性を評価した旨の資料を添付

する必要がある。公表論文等においてバリデーションデータセットの詳細が十分に記載されており、モデルの適格性が評価可能な場合には、補足資料として公表論文を用いてもよい。

5. 規制当局対応・その他統合的リスク評価の活用・*in vitro*/*in vivo* 試験実施上の留意点

① 規制当局への対応

新たに S7B ガイドライン Q&A で示された新規の *in vitro* 試験系については、試験施設でのバリデーション等が十分に行われ、GLP 適用下で試験が実施可能となるまで、GLP 非適用の試験成績を承認申請時の資料として用いることは可能である。この場合における試験成績について、申請者の責任において承認申請に可能な信頼性を担保する。また、*in vivo* QT 試験における曝露−反応モデリング解析についても、GLP の適用は必須ではなく、解析結果については試験実施に関する最終報告書とは別に、評価結果を示した報告書等が作成されることは許容される。hERG 試験における試験施設で用いる試験系の陽性対照物質を用いた安全域閾値に関する評価や、*in vivo* QT 試験において陽性対照物質の MDD 等を用いた測定感度バリデーションについても GLP 適用は必須ではなく、規制当局への提出が必要な場合を考慮し、その評価結果を報告書等に取り纏めておく。催不整脈モデルを用いた評価について、「『潜在的発がんリスクを低減するための医薬品中 DNA 反応性（変異原性）不純物の評価及び管理ガイドラインについて』の一部改正について」(ICH M7(R1) ガイドライン) で示されている変異原性評価モデルと同様に GLP 適用は必要なく、当該モデルを用いた評価結果については、報告書等で申請者の考察を示す必要がある。モデルの適格性に関する規制当局への確認について、モデル単独の規制当局への適格性の確認に関する相談は適切ではなく、薬剤開発に利用される（された）ことを前提条件として適格性の確認を相談することは可能である。

② 統合的リスク評価のヒト初回投与時の非臨床評価への活用

E14 ガイドライン Q&A 5.1 及び 6.1 に該当する薬剤の他に、非臨床試験において hERG 試験と *in vivo* QT 試験の成績が一致しない場合や、hERG 試験で陽性を示し、*in vivo* QT 試験で QT 間隔の延長が認められる場合（ダブルポジティブシナリオ）において、S7B ガイドライン Q&A で示されたベストプラクティスを適用した試験を新たに実施し、治験開始前に統合的なリスク評価を行うことで、初回治験時のヒトへの綿密なリスク評価に対して有用となりうる場合がある。非臨床試験において hERG 試験と *in vivo* QT 試験の成績が一致しない場合、CaV1.2、NaV1.5 などの心臓イオンチャネル試験及び *in vitro* ヒト心筋細胞再分極フォローアップ試験や、催不整脈モデルを用いた評価は、その発生機序等を明らかにする目的で有用である。また、発生機序が明らかな条件において、*in vivo* QT 試験のベストプラクティス

として示されている MDD 等に基づく十分な測定感度が担保された *in vivo* QT 試験の成績から得られる無影響量（no observed effect level：NOEL）時の血中曝露濃度は、厳密なヒト初回投与量上限の推定に寄与すると考える。また、非臨床試験においてダブルポジティブを示し、あるいは QT 間隔延長リスクを有する薬剤について、ベストプラクティスを適用した hERG 試験及び安全域の閾値に基づくリスク評価を実施し、非臨床における QT リスクの程度を明らかにするとともに、ベストプラクティスを適用した *in vivo* QT 試験を実施し、MDD 等に基づく十分な測定感度を有する条件下の曝露－反応モデリング解析から、試験系の QTc 延長閾値（QTc threshold）に基づいた QT 間隔陰性の曝露上限を厳密に決定することは、QT 間隔延長リスクを有する薬剤のヒトへの初回投与時の曝露濃度上限を安全上の観点から厳密に規定するうえで非常に重要と考える。

③ その他、試験実施上の留意点

治験開始前に実施される hERG 及び *in vivo* QT 試験の全てに、S7B ガイドライン Q&A で示されているベストプラクティスを適用する必要性は低いと考える。一方、治験開始前において E14 ガイドライン Q&A 5.1 における薬物濃度－反応関係評価で臨床における心電図評価で高い臨床曝露量が得られる見込みが低い場合や、薬理作用や毒性発現の程度等から E14 ガイドライン Q&A 6.1 に該当する可能性が高い薬剤については、治験開始前にベストプラクティスを適用した試験実施が推奨される。また、E14 ガイドライン Q&A 5.1 を適用したヒトにおける薬物濃度－反応関係評価において、高い臨床曝露量が得られず、ベストプラクティス適用の hERG 試験が実施されていない場合には、ベストプラクティスを適用した hERG 試験を改めて実施し、安全域の閾値に基づく統合的なリスク評価を行ったうえで、臨床における QT/QTc 評価試験の実施要否を検討する必要がある。hERG 試験に関するベストプラクティスにおいて、バックグランド電流の補正が必要とされる場合のクライテリアについては、試験施設ごとに設定することは可能である。

in vivo QT 試験について、被験物質を経口投与した場合に、嘔吐等の被験物質の吸収性に影響を及ぼす要因により血中濃度にばらつきが認められ、曝露濃度と QT の関係性の検討が困難な場合には、QT 評価時の個体の血中曝露濃度を用いた同一個体間での曝露－反応モデリング解析が有用な場合がある。また、血中濃度にばらつきが認められる条件において、別個体の PK 試験の成績を QT 評価時の PK との比較評価に用いる場合には、QT 評価時の PK の比較を全個体で行うなど、曝露－反応モデリング解析が適切に実施可能な試験条件が必要である。曝露－反応モデリング解析において、被験物質のタンパク結合率に明らかな違いが認められる場合には、試験成績の解釈にヒトと動物との間で矛盾が生じないように非結合型における評価が推奨される。心拍数による QT 補正方法について、S7B ガイドライン Q&A 3.3 において心拍数による個体別の QT 補正を用いることが新たに推奨され

ている。従来の補正方法も含め補正式選択の理由については、最終報告書中に示す必要がある。

今後の動向・課題

　日本において、本Q&Aが2022年7月にStep 5に到達した。国内における本Q&A（S7Bガイドライン Q&A）の実効性を高めるために、日本毒性学会学術年会におけるシンポジウムでの議論（2022年7月）、日本安全性試験受託研究機関協議会（安研協）及び日本製薬工業協会（製薬協）基礎研究部会登録企業に対するアンケート実施（安研協は7・8月、製薬協は12月）、日本安全性薬理研究会学術年会におけるワークショップでの議論（2023年2月）、製薬協による国内説明会（2023年3月）など、継続的な活動が行われ、本Q&Aに対する理解は以前より深まったと考えられる。しかしながら、E14ガイドラインQ&A 5.1及び6.1対応を睨んだベストプラクティスに基づいた非臨床試験は、まさにこれから実行フェーズに移行する段階であり、製薬企業及び開発業務受託機関（CRO）は、ともに規制当局に相談しながら経験を積み上げていくことになると考えられる。

　本Q&AのStep 5到達後、ステージ2に移行し、ICH E14/S7B Q&A IWGはディスカッショングループ（DG）として活動が継続され、本Q&Aに基づいて実施される非臨床試験に関するさまざまな課題については、ICH E14/S7B Q&A DG内でステージ2のQ&Aの対象として引き続き議論が行われている。

参考文献

1) 厚生労働省医薬食品局審査管理課長：ヒト用医薬品の心室再分極遅延（QT間隔延長）の潜在的可能性に関する非臨床的評価について．平成21年10月23日薬食審査発1023第4号.
2) 厚生労働省医薬局審査管理課長：安全性薬理試験ガイドラインについて．平成13年6月21日医薬審発第902号.
3) 厚生労働省医薬食品局審査管理課長：非抗不整脈薬におけるQT/QTc間隔の延長と催不整脈作用の潜在的可能性に関する臨床的評価について．平成21年10月23日薬食審査発1023第1号.
4) 厚生労働省医薬・生活衛生局医薬品審査管理課：「QT/QTc間隔の延長と催不整脈作用の潜在的可能性に関する臨床的及び非臨床的評価」に関する質疑応答集（Q&A）について．令和4年7月22日事務連絡.
5) 熊谷雄治：QT延長作用が明らかでない薬物をどのように評価するか：臨床試験における基本的戦略．日薬理誌，**133**，8-13（2009）.
6) 加藤貴雄：薬物性QT延長症候群の患者背景：医薬品開発及び臨床試験における留意点．日薬理誌，**133**，19-21（2009）.
7) 厚生労働省医薬食品局審査管理課長：「バイオテクノロジー応用医薬品の非臨床における安全性評価」について．平成24年3月23日薬食審査発0323第1号.
8) 厚生労働省医薬食品局審査管理課長：抗悪性腫瘍薬の非臨床評価に関するガイドラインにつ

いて．平成 22 年 6 月 4 日薬食審査発 0604 第 1 号．

9) Hondeghem LM., *et al.* : Instability and triangulation of the action potential predict serious proarrhythmia, but action potential duration prolongation is antiarrhythmic. *Circulation*, **103**, 2004-2013 (2001).

10) Hayashi S., *et al.* : QT PRODACT : a multi-site study of *in vitro* action potential assays on 21 compounds in isolated guinea-pig papillary muscles. *J. Pharmacol. Sci.*, **99**, 423-437 (2005).

11) Kii Y., *et al.* : QT PRODACT : evaluation of the potential of compounds to cause QT interval prolongation by action potential assays using guinea-pig papillary muscles. *J. Pharmacol. Sci.*, **99**, 449-457 (2005).

12) Thomsen MB., *et al.* : Increased short-term variability of repolarization predicts d-sotalol-induced torsades de pointes in dogs. *Circulation*, **110**, 2453-2459 (2004).

13) 厚生労働省医薬食品局審査管理課長：「医薬品の臨床試験及び製造販売承認申請のための非臨床安全性試験の実施についてのガイダンス」について．平成 22 年 2 月 19 日薬食審査発 0219 第 4 号．

14) Bazett HC. : An analysis of the time-relations of electrocardiograms. *Heart*, **7**, 353-370 (1992).

15) Fridericia LS. : Die systolendauer im elektrokardiogramm bei normalen menshchen und bei herkranken. *Acta. Med. Scnd.*, **53**, 469-486 (1920).

16) Van de Water A., *et al.* : An improved method to correct the QT interval of the electrocardiogram for changes in heart rate. *J. Pharmacol. Methods*, **22**, 207-217 (1989).

17) Spence S., *et al.* : The heart rate-corrected QT interval of conscious beagle dogs : A formula based on analysis of covariance. *Toxicol. Sci.*, **45**, 247-258 (1998).

18) Miyazaki H., *et al.* : QT PRODACT : sensitivity and specificity of the canine telemetry assay for detecting drug-induced QT interval prolongation. *J. Pharmacol. Sci.*, **99**, 523-529 (2005).

19) Watanabe H., *et al.* : A new approach to correct the QT interval for changes in heart rate using a nonparametric regression model in beagle dogs. *J. Pharmacol. Toxicol. Methods*, **53**, 234-241 (2006).

20) Miyazaki H., *et al.* : Rate-correction technique for QT interval in long-term telemetry ECG recording in beagle dogs. *Exp. Anim.*, **51**, 465-475 (2002).

21) Holzgrefe H., *et al.* : Preclinical QT safety assessment : Cross-species comparisons and human translation from an industry consortium. *J. Pharmacol. Toxicol. Methods*, **69**, 61-101 (2014).

22) https://database.ich.org/sites/default/files/E14S7B_IWG_Concept_Paper.pdf
23) https://database.ich.org/sites/default/files/E14-S7B_QAs_Step4_2022_0221.pdf
24) https://database.ich.org/sites/default/files/ICH_E14-S7B_TrainingMaterial_2022_0407.pdf
25) https://database.ich.org/sites/default/files/ICH_E14-S7B_TrainingMaterial_ExamplesSupplementalFile_2022_0331.pdf
26) https://database.ich.org/sites/default/files/M12_Step1_draft_Guideline_2022_0524.pdf
27) Komatsu R., *et al.* : Exposure-response analysis of drug-induced QT interval prolongation

in telemetered monkeys for translational prediction to human. *J. Pharmacol. Toxicol. Methods*, **99**, 106606 (2019).
28) Baublits J., *et al.* : The *in vivo* QTc core assay : An evaluation of QTc variability, detection sensitivity and implications for the improvement of conscious dog and non-human primate telemetry studies. *J. Pharmacol. Toxicol. Methods*, **109**, 107067 (2021).

3 薬物動態評価

3-1
非臨床薬物動態評価

通知

・非臨床薬物動態試験ガイドラインについて（平成 10 年 6 月 26 日医薬審第 496 号）

目的

　医薬品の開発、評価及び臨床使用において、被験物質が標的部位にどのような形態、濃度及び時間経過で存在するかを知ることは、薬理作用発現機序を明らかにするのに役立ち、臨床での有効性を裏付けるのに有用な情報を与える。すなわち、被験物質を投与して、吸収、分布、代謝、排泄について十分な検討を加えることは被験物質の投与と薬理作用または副作用との関連を科学的に証明する一助となる。さらに、*in vivo* 及び *in vitro* での広範な非臨床試験結果を評価するためにも必要である。薬物動態試験の結果は医薬品の効果及び持続時間ならびに作用機序等の予測に有用であるばかりでなく、副作用の発現の推定にも多大な情報を与える。最初にヒトに被験物質を投与する際（first in human：FIH）の安全性を確保するためには、薬理作用や毒性に関するデータとともに、トキシコキネティクス（toxicokinetics：TK）を組み込んだ毒性試験から得られる投与量や投与期間と血中濃度との関係及び全身的曝露と毒性との関係について把握することが必要である。

　非臨床薬物動態試験ガイドライン[1]（以下、本ガイドライン）の適用範囲は医薬品の製造販売承認申請に際して添付すべき吸収、分布、代謝、排泄に関する資料のうち、非臨床試験に限定される。なお、これには動物及びヒト組織に由来する試料や培養細胞、遺伝子組換え等により作製されたタンパク質等を用いた *in vitro* 試験も含むものとする。これらの試験は、動物における被験物質の体内動態を明らかにし、ヒトとの比較や予測に役立てることを目的としている。

　薬物動態は、生体側の反応である薬理作用や毒性発現と表裏一体の関係をなすという認識から、本試験は薬理作用、毒性と関連づけて実施されることが望まれる。また、薬物相互作用予測のための多くの基礎資料が、本試験から得られることを認識し、試験の内容を検討して、その結果を考察する必要がある。

ガイドラインの沿革 / 経緯

　新医薬品に関して吸収、分布、代謝、排泄に関するデータが要求されることとなったのは、1967年10月に医薬品承認審査制度の抜本的な整備、見直しが図られ、厚生省薬務局長通知により「医薬品の製造承認等に関する基本方針」が定められてからのことである。この基本方針によって、医薬品の承認申請に必要な添付資料の範囲が明確化され、さらに1975年3月には「新医薬品の製造（輸入）承認申請に際しての留意事項について」により、吸収、分布、代謝、排泄に関するデータとして、次に示す①～⑤の資料が要求されることとなった。

① 標識化合物にあってはその製法、純度（比放射能）について記載すること。
② オートラジオグラフィーの写真から分布傾向について充分な説明を行うこと。
③ 原則として連続投与による血中濃度、主要臓器への蓄積性について検討し、また、胆汁サイクルがある薬剤かどうかについても検討すること。
④ 主要代謝産物の同定、定量ならびに毒性、一般薬理作用についても検討すること。
⑤ 胎盤通過、胎児への移行について検討すること。

　さらに1980年に薬事法（当時）が大幅改正され、薬事法施行規則による医薬品の承認申請に必要な添付資料の範囲が規定された。そして、同規則に基づいて昭和55年5月30日薬発第698号厚生省薬務局長通知「医薬品の製造又は輸入の承認申請に際し添付すべき資料について」により、添付資料の充実化がはかられ、現在では「新医薬品の製造販売の承認申請に際し承認申請書に添付すべき資料の作成要領について」[2]として薬物動態試験として次のようにまとめられている。

・分析法
・吸収
・分布
・代謝
・排泄
・薬物動態学的薬物相互作用
・その他の薬物動態試験

　このような法制上の規制とも相まって、微量分析、測定技術の発展により、被験物質の吸収、分布、代謝、排泄に関する試験は技術的に急速に進歩した。その結果、徐放性製剤の設計及び評価が可能となり、また、Drug Delivery System (DDS) を応用した医薬品の開発等の製剤学的な工夫も行われるようになってきた。

　以上のような状況を踏まえ、厚生省（当時）では、1987年12月に「吸収、分布、代謝、排泄に関するガイドライン研究班」を設置し、新医薬品の製造（輸入）承認申請のために必要な添付資料作成のための標準的試験法の検討を開始し、「新医薬品等の製造（輸入）承認申請に必要な薬物動態試験のガイドライン」[3]（以下、旧ガイドライン）として通知し

た。その後、医薬品規制調和国際会議（ICH）での合意に基づき、反復投与組織分布試験を考慮すべき内容として「反復投与組織分布試験ガイダンス」[4]及び「トキシコキネティクス（毒性試験における医薬品の全身的暴露の評価）に関するガイダンス」[5]が厚生省から通知された。そこで、これら２つのガイダンスとの整合性を図る目的で、平成８年度に厚生科学研究班が設置され、旧ガイドラインの見直しを開始した。旧ガイドライン改正に際しては、非臨床薬物動態試験を対象とし、ヒトにおける薬物動態試験については別途ガイダンスを作成することとした。また、正常な動物で試験を行うことを原則とし、疾病や食事の影響等についてはヒトで検討することが適切とされ、旧ガイドラインから削除された。そして、1997年7月の「薬物動態試験ガイドライン（改正案）」の公表を経て、本ガイドラインが通知された。なお、このガイドラインは主に低分子の医薬品の薬物動態試験について規定したものであり、バイオテクノロジー応用医薬品の薬物動態試験については「バイオテクノロジー応用医薬品の非臨床における安全性評価」[6]（ICH S6(R1) ガイドライン）に準拠する。

ガイドライン各項解説

1．基本的な考え方

　被験物質の体内動態の特性を明らかにするための検討項目が掲げられている。試験にあたっては、それらの項目を単に個別に試験するのではなく、動物における薬物動態試験の結果ならびに in vitro 試験系等の活用により、最終的にはヒトを含めた動物間で、総合的に考察できるように試験を実施することが望まれる。このことは、薬理作用、毒性、臨床効果に関するデータの客観性を高め、理解を容易にし、医薬品の適切な使用方法を定めるのに有用である。

　本ガイドラインは、被験物質の性質に応じ、科学的な考察に基づき必要とされる事項について、その時点の科学的水準に即応した試験が行われることを期待するものである。したがって、被験物質の物理化学的特性や薬理作用、毒性、さらには臨床効果、適用方法などの特性に応じて適切な試験方法を考慮し、それぞれの目的に応じた試験をケースバイケースで取捨選択し、意味のない試験を実施しないように心がけることが大切である。TK等、他の試験に付随して得られた結果も有効に活用し、不必要な試験の重複は避けるべきである。ヒトへの予測にあたっては動物試験の限界を考慮し、ヒト組織に由来する試料や培養細胞、遺伝子操作等で作製されたタンパク質等も用いて行うことが望ましい。また、得られた結果を関連する文献とも対比し、総合的に幅広く考察することも望まれる。

　なお、本ガイドラインでは、試験を実施する際の一般的留意事項が（注釈）として掲載されているので参照されたい。

2．被験物質

　被験物質としては通常、原薬を用いるが、必要に応じて臨床で用いる製剤あるいは放射性同位元素標識体を使用する。被験物質に関しては、その同一性、純度、投与条件下での安定性等を明確にしておくことが薬物動態試験の信頼性を高めるうえで重要である。

　吸収性の改善等のために特殊な工夫を行った製剤を用いて薬理作用や毒性の評価を行う場合は、同様の製剤を用いて薬物動態を調べる必要がある。

　被験物質として、放射性同位元素標識体を用いた試験を行うことにより、被験物質の体内動態をより詳細に把握することができる。放射性同位元素標識体を用いる場合、標識核種及び標識位置、ならびに使用時の比放射能及び放射化学的純度、安定性を明確にする必要がある。高分子化合物を放射性同位元素で標識した場合には、標識位置が明確でないことがあるが、この場合でも標識されている領域を調べるなどの工夫が必要である。また、標識体について in vivo 及び in vitro 試験系での生物学的安定性（代謝や交換反応などによる標識の離脱）についても調べ、得られた結果の解釈に反映させることは重要である。また、放射線分解による純度低下を回避するために被験物質を用時精製することがある。

3．試験系

　動物種及び in vitro 試験系は、毒性試験、薬理試験及び臨床試験との対応を考えて適切に選択する。また、ヒトにおける有効性、安全性の評価の観点から、動物とヒトとの薬物動態の類似性について考察できるような配慮が望まれる。

　使用する動物数に関しては、試験の精度を考慮し、各検討項目の目的に適した例数で実施する必要があるが、TK データ等を有効に利用し、動物福祉の原則（3Rs）から使用数を少なくするための努力が望まれる。

　ヒト組織に由来する試料や培養細胞、遺伝子組換え等により作製されたタンパク質等を用いた試験を実施することは、ヒトにおける代謝及び薬物相互作用等を予測するうえできわめて有用である。また、ヒトにおける有効性、安全性を予測するための適切な動物種を選択するうえでも有用である。

4．投与経路

　臨床適用経路に準ずることが原則であるが、動物試験での実施が困難な場合がある。その際は、毒性または薬理試験との対応も考えて適切な代替投与経路を工夫する。また、静脈内投与もしくは吸収過程を無視しうる投与方法で試験を行った結果を対照として用いると、被験物質の体内動態が理解しやすくなる。

5．投与量

　一般的には毒性、薬効及び臨床用量との対応を考慮した適切な投与量を選択する。各検討項目の目的や状況に応じ、その他の投与量を設定する場合もある。例えば、十分な定量感度を確保できない場合には、測定が可能となる高投与量を用いて試験してもよい。

　本ガイドラインでは、非線形性の有無を検討することとされているが、これは基本的な投与量付近での薬物動態に関し、どの程度、直線的推定が可能であるかを知ることを目的とするもので、厳密な統計学的検定を求めているものではない。なお、この目的にTKデータを利用してもよい。

6．投与期間・投与間隔

　単回投与ならびに必要に応じて反復投与を行う。なお、反復投与時の投与期間及び投与間隔は、血中濃度の定常状態が推定できるように、適切に設定することが望ましい。この目的にTKデータを利用してもよい。また、反復投与組織分布試験を実施する際の投与期間及び投与間隔については本書「3-2　反復投与組織分布評価」を参照されたい。

7．定量法

　薬物動態試験のデータの信頼性は、用いた定量分析法の真度、精度、特異性、定量限界等に依存するので、試験に用いる分析法は「医薬品開発における生体試料中薬物濃度分析法のバリデーションに関するガイドライン」[7]、「医薬品開発における生体試料中薬物濃度分析法（リガンド結合法）のバリデーションに関するガイドライン」[8]（「生体試料中薬物濃度分析バリデーション及び実試料分析ガイドライン」（ICH M10 ガイドライン)[9]が国内適用になった場合には、これらのガイドラインは廃止される予定で、ICH M10 ガイドラインが適用となる）を参考にされたい。なお、放射性同位元素標識体を用いた場合、総放射能は未変化体の量に換算して示すのが一般的であるが、必要に応じて、血中あるいは組織中の代謝物の割合やその構造を明らかにすることが重要である。

8．検討項目

　被験物質の体内動態の検討においては、最高血中濃度（C_{max}）、最高血中濃度到達時間（T_{max}）、血中濃度時間曲線下面積（AUC）、消失半減期（もしくはこれに準じた定数、例えば、速度定数もしくはモーメント解析から求めた平均滞留時間（MRT））、クリアランス、分布容積及び生物学的利用性等のパラメータを求めることが望ましい。

　薬物動態は投与量によって変化することがあるので、投与量と薬物動態パラメータとの

関係を調べ、薬物動態の非線形性の有無について検討する。なお、この目的に TK データを利用してもよい。

　代謝物が目的とする薬理活性を有したり、副作用、毒性の原因になったりしている可能性が考えられる場合には、代謝物の体内動態についても詳細な検討が必要である。例えば、プロドラッグの活性体及びヒトで多く認められる代謝物についての検討が求められるが、その点については「医薬品の臨床試験及び製造販売承認申請のための非臨床安全性試験の実施についてのガイダンス」[10]（ICH M3(R2) ガイダンス）を参考にされたい。

9. 吸収

　本試験の目的は、被験物質がどのように吸収され、生体に利用されるかを知ることにある。被験物質の吸収率を直接測定することは困難であるが、被験物質の血中濃度（血清中濃度、血漿中濃度または全血中濃度）を測定して C_{max}、T_{max}、AUC を求めることによって、吸収の程度と速度を推定することができる。また、放射性同位元素標識体を用いた試験では、尿、糞、胆汁、呼気等への放射能の累積排泄率を総合的に評価することにより吸収率を推定できる。そして、吸収率と生物学的利用性を比較して初回通過効果の程度を推定することができる。初回通過効果が大きい場合には、未変化体及び代謝物、または総放射能の血中濃度を経時的に求めることで、吸収の程度と速度を推定できる。薬物の吸収は投与量によって変化することがあるので、投与量と薬物動態パラメータの関係を調べることにより、吸収の非線形性の有無について検討する。

　薬物の吸収は種々の要因によって変化することが知られている。また、動物種によりその影響も異なる。摂食などの吸収変動要因に関しては必要に応じて主にヒトで検討すべきものである。そのため、本ガイドラインの策定において、旧ガイドラインに規定されていた変動要因に関わる検討項目が削除された。なお、被験物質の吸収性を評価する際には、その物理化学的性状や、試験に用いた製剤や投与媒体の特性等についても留意する必要がある。

10. 分布

　本試験では、被験物質の体内分布の経時的変化を知るために、原則として単回投与により、臓器内及び組織内濃度を測定する。被験物質の性質に応じて反復投与により組織分布試験を行う場合もあるが、その趣旨や実施を考慮する条件等は本書「3-2　反復投与組織分布評価」に示す。

　分布試験において検討すべき臓器・組織は、臨床での投与経路や類薬の情報などに基づいて判断することができる。また、他の検討項目とは異なり、組織分布試験は相応するデータがヒトからは得られないという特徴を有する。分布の経時的変化を知るためには、

最高血中濃度を示す時点と分布部位からの消失を確認するのに十分な時点を含む数時点での分布を測定する必要がある。なお、ヒトマスバランス試験やマイクロドーズ臨床試験を実施する際のヒトでの被曝量推定に際しては、有色動物を用いた組織分布試験が有用である。

　放射性同位元素標識体を用いた試験では、全身オートラジオグラフィーの技法を用いることによって、分布の全体像及び小さな臓器・組織への分布や臓器内の局在を知ることができる。なお、組織分布試験法については、従来の摘出方法に加えて、定量的全身オートラジオグラフィー（quantitative whole body autoradiography：QWBA）も利用することができる。本ガイドラインに示されている「適切にバリデートされれば」とは、施設ごとに定量法としての特性を明らかにしておくことで、組織切片を作成する際の厚みの均一性、組織内濃度を評価する際の脱血の有無、標準面線源の材質と実際の切片とが異なることによる補正及び画像解析装置自身の特性（プレートの面一様性、精度、真度、直線性等）に留意することを意味する。具体的な方法及び問題点については、関連資料[11]を参考にされたい。これらの試験で得られたデータから臓器・組織への蓄積性や残留性の有無を判定する基準は一律に規定できないが、一般的に血中濃度データとの比較で判断することになる。単回投与から予測される定常状態の血中濃度（予測値）より反復投与による定常状態の血中濃度（実測値）の方が著しく上回る場合には、さらに検討すべき蓄積性と考え、代謝の飽和、酵素阻害、吸収性の変化等について考察することが重要である。また、血中濃度が無視できるほどの低レベルとなった後でも、長期にわたり組織内に検出される時には、残留性があると判断される。また、分布試験を実施するにあたっては、対象組織の大きさ、定量法の特異性の欠如、測定点の不足等、技術上の問題により、見かけ上、実測値が予測値を上回る結果となることもあるので、この点について注意する必要がある。

　分布を検討するにあたって、放射性同位元素標識体を用いる場合には、測定されているものが必ずしも被験物質のみであるとは限らない。本ガイドラインに示されている「化学的存在形態につき検討すること」とは、どのようなものが測定されているかについて検討することを意味する。すなわち、放射能がどの程度被験物質（不純物、分解物を含め）もしくはその代謝物に由来するのか、あるいは放射性核種が組み込まれた生体成分に由来するのか、その場合には、どの画分（タンパク質、脂質、核酸等）に由来するのか等を明らかにすることである。

　血中濃度に比べて高濃度に分布するか、または反復投与組織分布試験で放射能の蓄積がみられた臓器及び被験物質の薬理作用や毒性に関連する組織について化学的存在形態を検討することは、薬効を裏付ける試験や毒性試験の結果を評価、解釈するうえで有用な情報となりうる。ただし、これらに該当する全ての臓器・組織において化学的存在形態の検討を望むものではなく、分布や蓄積の程度及び科学的知見に基づく考察によりその必要性を判断すべきである。

　胎盤・胎児移行性試験とは、被験物質またはその代謝物が胎盤を通過して、母体から胎

児へ移行する経時的変化を調べる試験である。被験物質が妊娠中の女性に適応される可能性のある場合や母体及び胎児に対する毒性試験の結果を解釈するうえで必要な場合に実施する。被験物質の胎児への移行性は、受胎後の日数によっても変化する可能性が考えられるが、胎児の大きさ等、濃度測定上の技術的な問題もあるので測定日は特定しない。しかし、一般的には、妊娠後期における試験によって胎盤通過性を推定する。

　一般的に、臓器や組織に移行し、薬理作用及び毒性に関与するのは血漿または血清タンパク質と結合していない遊離型薬物である。したがって、被験物質の血漿または血清タンパク質との結合率や血球への分配率は、薬理作用や安全性を考察するうえで有用な情報となる。特に、タンパク質結合率が非常に高い場合、結合タンパク質種を調べるとともに、in vivo において総薬物濃度と併せて非結合型濃度を調べることは、薬理試験ならびに毒性試験の結果を評価するうえできわめて有用である。

11. 代謝

　本試験の目的は、被験物質の主たる代謝経路及び代謝の程度と速度を明確にすることにある。本ガイドラインの策定において、新たにヒトの主たる代謝に関与する酵素を明らかにすることが目的の1つに加えられた。代謝物の性質に応じて安全性評価を行う場合もあるが、その趣旨や実施を考慮する条件等は本書「7　医薬品の臨床試験及び製造販売承認申請のための非臨床安全性試験の実施」に示す。

　代謝プロファイルは、動物に投与した後、経時的に採取した血液、尿、胆汁、糞等の生体試料中ならびに in vitro 試験で得られた試料中の被験物質及び代謝物を定量することによって得られる。また、代謝経路、代謝部位、不安定な中間代謝物や生体成分と結合した代謝物の存在等を明らかにするためにも、in vitro 試験との併用が有用である。代謝物が毒性学的にあるいは薬理学的に活性を有する場合は、その活性と血中濃度あるいは組織分布量から、臨床での意義を考察しておく必要がある。さらに、代謝には種差があるので、ヒトを含めた動物種間の代謝プロファイルを比較することも重要である。また、代謝は喫煙、食事成分、併用される医薬品等、種々の要因により変動し、毒性や薬理作用の発現に影響を及ぼすことがある。動物における被験物質の酵素阻害能、酵素誘導能の有無、投与量及び投与間隔に依存した非線形性の有無に関する情報は、薬理及び毒性試験結果の解釈に有用である。

　代謝に関与する主たる酵素や P450 分子種を推定することは、ヒトの代謝物及び代謝経路の推定に重要である。また、被験物質自身が主たる代謝酵素や P450 分子種に対して影響を与えるかどうかを明らかにすることは、ヒトでの代謝に関連した薬物相互作用等を予測するうえで有用な情報を与える。これらの主たる代謝酵素に関する情報は、遺伝的多型との関連性や人種差の有無の推定にも有用である。

　動物での代謝試験結果をヒトに外挿することには限界がある。したがって、ヒト組織に

由来する試料、主として肝由来試料を用いた *in vitro* 試験により、ヒトの *in vivo* における代謝の程度と速度を予測することが重要となる。なお、結果を解釈する場合、用いたヒト試料の由来（人種、性及び年齢等）や臨床上の血中濃度域、正確には代謝組織内濃度域を加味することが重要である。なお、ヒト組織を用いた試験は、「手術等で摘出されたヒト組織を用いた研究開発の在り方について（答申）」[12]に準じ、適切な倫理的配慮のもとで実施する。

12. 排泄

　本試験の目的は、被験物質とその主要な代謝物の排泄経路及び排泄の程度と速度を明らかにすることにある。一般的には、尿、糞、呼気中排泄量を経時的に測定する。放射性同位元素標識体を用いた尿、糞、呼気中排泄試験では、単回投与の場合、投与した放射能の95%が尿、糞、呼気中に排泄されるか、もしくは7日間のいずれか短い期間にわたって測定することが望ましい。総排泄率が低い場合は、被験物質またはその代謝物が体内に残留する可能性を示唆しているが、屍体残存率を含めた総回収率は、試験の信頼性を示す指標ともなる。

　組織分布試験や尿・糞中排泄試験等で得られた結果から、胆汁中排泄が薬物動態を評価するうえで重要であると推測される場合、胆汁中への排泄試験の実施が必要である。胆汁中排泄試験の結果、胆汁中への排泄量が多く、しかも、血中濃度推移から腸肝循環が薬物動態に重要な影響を与えると考えられる場合には、その可能性について実験的に検討し、動物での排泄プロファイルを明らかにすることが必要である。

　乳汁移行性試験とは、被験物質及びその代謝物が授乳により母体から新生児へ移行する経時的変化を調べる試験である。被験物質が授乳中の女性に適応される可能性のある場合や、毒性試験結果を解釈するうえで必要な場合に実施する。

　薬物の排泄は尿pH変動等、種々の要因によって変化することが知られており、その程度は動物種、病態等によって大きく異なる。これらは必要に応じて主にヒトで検討すべきものであり、本ガイドラインの策定にあたって、旧ガイドラインに規定されていた動物による変動要因に関する検討項目の記述が削除された。

13. その他の検討項目及び留意点

　薬物相互作用の検討は、「医薬品開発と適正な情報提供のための薬物相互作用ガイドライン」[13]を参考にされたい。

　初回通過効果とは、消化管からの吸収過程における代謝や、肝における取り込みや代謝及び胆汁への移行によって、消化管から吸収された被験物質の全身循環血中への移行率が低下することをいう。したがって、初回通過効果の程度を知ることは、特に経口剤の評価

のうえでは重要であり、必要に応じて実施するべきである。

　被験物質がラセミ体であるときには、光学異性体ごとの体内動態を明らかにする必要がある。この場合、ラセミ体を投与し、血漿あるいは尿等の試料中の光学異性体濃度を分離分析することにより、各光学異性体の体内動態を検討する必要がある。また、個別の光学異性体を投与して検討してもよい。光学異性体が体内で相互変換するかどうかについての検討も望まれる。

　いずれの検討においても、その時点の科学研究の水準に見合った検討が期待される。

参考文献

1) 厚生省医薬安全局審査管理課長：非臨床薬物動態試験ガイドラインについて．平成10年6月26日医薬審第496号．
2) 厚生労働省医薬・生活衛生局医薬品審査管理課長：「新医薬品の製造販売の承認申請に際し承認申請書に添付すべき資料の作成要領について」等の一部改正について．平成29年7月5日薬生薬審発0705第4号．
3) 厚生省薬務局新医薬品課長：新医薬品等の製造（輸入）承認申請に必要な薬物動態試験のガイドラインについて．平成3年1月29日薬新薬第6号．
4) 厚生省薬務局審査課長：反復投与組織分布試験ガイダンスについて．平成8年7月2日薬審第442号．
5) 厚生省薬務局審査課長：トキシコキネティクス（毒性試験における医薬品の全身的暴露の評価）に関するガイダンスについて．平成8年7月2日薬審第443号．
6) 厚生労働省医薬食品局審査管理課長：「バイオテクノロジー応用医薬品の非臨床における安全性評価」について．平成24年3月23日薬食審査発0323第1号．
7) 厚生労働省医薬食品局審査管理課長：「医薬品開発における生体試料中薬物濃度分析法のバリデーションに関するガイドライン」について．平成25年7月11日薬食審査発0711第1号．
8) 厚生労働省医薬食品局審査管理課長：「医薬品開発における生体試料中薬物濃度分析法（リガンド結合法）のバリデーションに関するガイドライン」について．平成26年4月1日薬食審査発0401第1号．
9) ICH HARMONISED GUIDELINE BIOANALYTICAL METHOD VALIDATION AND STUDY SAMPLE ANALYSIS M10 (2022).
https://database.ich.org/sites/default/files/M10_Guideline_Step4_2022_0524.pdf
10) 厚生労働省医薬食品局審査管理課長：「医薬品の臨床試験及び製造販売承認申請のための非臨床安全性試験の実施についてのガイダンス」について．平成22年2月19日薬食審査発0219第4号．
11) RLG研究会事務局：Radioluminography研究会バリデーション検討分科会最終報告書．平成10年4月10日．
12) 厚生科学審議会：手術等で摘出されたヒト組織を用いた研究開発の在り方について（答申）．平成10年12月16日厚科審第13号．
13) 厚生労働省医薬・生活衛生局医薬品審査管理課長：「医薬品開発と適正な情報提供のための薬物相互作用ガイドライン」について．平成30年7月23日薬生薬審発0723第4号．

3-2 反復投与組織分布評価

通知

- 反復投与組織分布試験ガイダンスについて（平成8年7月2日薬審第442号）
- 「遺伝子治療用製品の非臨床生体内分布の考え方」について（令和5年10月23日医薬機審発1023第1号）

目的

　組織分布試験は生体の各種臓器・組織に曝露した被験物質あるいはその代謝物を定性的及び定量的に明らかにするものであり、薬理試験や毒性試験結果の評価に有用である。また、被験物質あるいはその代謝物の蓄積部位に関する情報は、その臓器・組織について詳細な安全性評価を行う必要があるか否かを判断するうえで重要である。

　一方、反復投与組織分布試験の目的は、被験物質を反復投与した場合の定常状態や蓄積性について把握することにある。したがって、臨床で単回投与される医薬品においては原則として反復投与組織分布試験を必要としない。また、多くの場合、単回投与組織分布試験の結果から反復投与後の組織分布についての十分な予測が可能であり、単回投与組織分布試験で排泄が速く、臓器への蓄積性が示唆されない場合には、必ずしも反復投与組織分布試験は必要ではない。

　このように、反復投与組織分布試験は全ての被験物質について一律に要求されるものではなく、被験物質の特性や事前に得られた情報に基づき、実施の必要性について考慮すべきものである。

　また、遺伝子治療用製品の生体内分布の考え方については、ICH（医薬品規制調和国際会議）の議論に基づき2023年10月23日に「『遺伝子治療用製品の非臨床生体内分布の考え方』について」（医薬機審発1023第1号）としてガイドライン（ICH S12ガイドライン）が通知されている。

ガイダンスの沿革 / 経緯

　本書「3-1 非臨床薬物動態評価」を参照。

ガイダンス各項解説

1．反復投与組織分布試験の実施を考慮すべき状況

「反復投与組織分布試験ガイダンス」[1]（以下、本ガイダンス）では、反復投与組織分布試験の実施を考慮すべき状況として以下の要件が挙げられている。

まず「臓器あるいは組織中の被験物質の見かけの半減期が、血中濃度の消失相の見かけの半減期より明らかに長く、かつ毒性試験の投与間隔の2倍より大きい」場合である。一般に組織中の被験物質濃度は、血中濃度によって規定されるが、「臓器あるいは組織中の被験物質の消失相の見かけの半減期が血中濃度の消失相の見かけの半減期より明らかに長い」場合には、臓器、組織中への蓄積性や残留性が考えられる。また、見かけの半減期が「毒性試験の投与間隔の2倍より大きい」場合には、反復投与時の定常状態の予測値が初回投与時のC_{max}の3倍を超えると推測され、また、半減期がこれ以上長い場合には実測値と予測値がずれる場合が多いことから、反復投与組織分布試験の実施を考慮すべきと考えられる。なお、分布の経時的変化を知るためには、最高血中濃度を示す付近と分布部位からの消失過程を確認できる数時点での測定が必要となる。単回投与組織分布試験で臓器あるいは組織中に長時間貯留するために半減期が求められない等、本条件に該当する可能性が高い場合は反復投与組織分布試験の実施を考慮すべきである。

次に「反復投与薬物動態試験あるいはトキシコキネティクスデータにおいて体循環中の被験物質/代謝物の定常状態レベルが単回投与の薬物動態試験から予測された値よりも著しく高い場合」としたのは、そのような状況では単回投与組織分布試験結果からの予測の信頼性も低いと考えられることから、反復投与組織分布試験を実施して確認する必要があるとした。また、「被験物質の安全性評価に重要と思われる病理・形態的変化が観察され、それらが短期の毒性試験、単回投与組織分布試験及び薬理試験から予想されない場合」では、ヒトでの安全性評価を慎重に行う必要があり、毒性発現機構についても多面的に検討すべきである。さらに「標的指向型薬剤」は、もともと特定の組織への親和性が高くなるように設定されており、そのような特性を反復投与組織分布試験において確認するとともに、目的とする組織以外の部位への蓄積の有無も検討する必要がある。なお、標的指向型薬剤を適切に評価するために、反復投与組織分布試験は臨床試験と同等の製剤で実施することが望ましい。

なお、毒性試験で高用量の被験物質を投与した場合には被験物質の代謝や排泄が飽和し、単回投与組織分布試験結果からの予測がずれることがある。このような場合でも、反復投与組織分布試験を行う必要性は低く、毒性学的意義について考慮したうえで、実施の可否を決定する必要がある。

2. 反復投与組織分布試験の計画と実施

　反復投与組織分布試験の必要性と試験のデザイン、実施の時期については、被験物質の特性や状況に応じて、適宜柔軟に判断すべきであり、全ての被験物質において一律に決められるものではない。

　投与期間は通常1週間以上とし、血中濃度が定常状態に達しないときは延長するが、通常3週間以上の投与は必要としない。これは、従来3週間以内の試験で目的に関わる情報が得られたとの判断によるものである。なお、定常状態に達した判断は統計学的に厳密な確認を求めるものではない。投与用量及び用いる動物種は「反復投与組織分布試験を実施するに至った理由に基づいて選択」する。多くの場合、組織分布試験はラットで行われているが、それ以外の動物種の毒性評価のために反復投与組織分布試験を行う場合は、当該動物種を用いるのが原則である。また、検討すべき組織も反復投与組織分布試験を行うこととなった理由に基づき、選択することを考慮する。

　反復投与による蓄積性の有無を判断する方法の1つは、単回投与後と反復投与後の血中濃度を比較することである。一方、組織内濃度の血中濃度に対する比が、反復投与に伴い上昇する場合には、被験物質（放射性同位元素標識体を用いて放射能を測定している場合には、代謝物を含む）による組織内への蓄積性があると推定される。反復投与終了後の血中濃度が、単回投与組織分布試験で予測された半減期よりもはるかに長い半減期で消失するとき、もしくは血中濃度が無視できるほどの低レベルとなった後でも、長期にわたり組織内で検出されるときには、残留性があると判断される。なお、蓄積性や残留性の認められた組織の毒性評価は慎重に行い、ヒトでの十分な安全対策を講じることが望まれる。

　毒性試験の結果より安全性評価に資する試験を実施する場合は、原則としてGood Laboratory Practice (GLP) に準ずるが、薬物動態試験の一部として実施する場合は非GLPでも可能である。いずれの場合でも、結果は被験物質の安全性評価のうえで重要であり、該当する毒性試験結果と併せて考察する必要がある。放射性同位元素標識体の使用は有効な手段であるが、他の方法で目的が達成されるならば、必ずしも使用する必要はない。また、定量的全身オートラジオグラフィー (quantitative whole body autoradiography：QWBA) を代替法として選択することも考えられる。

　毒性試験の結果と併せて考察する場合、各測定時点で使用する動物は、少なくとも3匹以上であることが望ましい。しかし、臓器毒性との関連性が低いと判断される場合等で、臓器における定常状態または蓄積性の評価を目的とする場合、動物数を削減することも可能である。また、測定時点においては、反復投与期間中のトラフ時点に加え、最高血中濃度を示す付近と、最終投与後に分布部位からの消失を確認できる時点を測定する必要があるが、目的や被験物質の特性に応じて適宜測定時点（数）を設定することが望ましい。

　なお、放射性同位元素標識体を用いた試験で、蓄積物質が被験物質か、代謝物か、あるいは不純物によるものか判断できない場合には、高濃度で蓄積がみられた臓器における蓄

積物質の存在形態や毒性発現機構の解明のために、臓器や組織中の蓄積物質を単離して検討することも考慮する。

参考文献

1）厚生省薬務局審査課長：反復投与組織分布試験ガイダンスについて．平成8年7月2日薬審第442号．

3-3
トキシコキネティクス（毒性試験における全身的曝露の評価）

通知

・トキシコキネティクス（毒性試験における全身的暴露の評価）に関するガイダンスについて（平成8年7月2日薬審第443号）
・「トキシコキネティクス（毒性試験における全身的暴露の評価）に関するガイダンス」におけるマイクロサンプリング手法の利用に関する質疑応答集（Q&A）について（平成31年3月15日医薬・生活衛生局医薬品審査管理課事務連絡）

目的

　トキシコキネティクス（毒性試験における全身的暴露の評価）に関するガイダンス」[1]（ICH S3Aガイダンス（以下、本ガイダンス））では、トキシコキネティクス（toxicokinetics：TK（毒性試験における全身的曝露の評価））の目的を一義的なものとそれに次ぐものに分けており、一義的には「動物において得られた全身的曝露及びそれと毒性試験の用量及び時間経過との関係を記述すること」としている。すなわち、用量との関連とは、薬物動態が用量との関係において直線性を示すか否かを、時間経過との関連とは、被験物質により薬物動態に関与する酵素等の阻害や誘導のほか、投与期間の延長により臓器障害等による影響が現れるか否か等を念頭においたものである。また、それに次ぐその他の目的として以下の3項目を挙げている。

① 投与量ではなく、毒性試験で得られた曝露を毒性知見と関係づけて評価するとともに、これらの知見と臨床上の安全性との関連性の評価に役立てること。
② 毒性試験における動物種と投与方法の選択をサポートすること。
③ 毒性知見と併せて、以降の毒性試験の計画に役立つ情報を供給すること。

　すなわち、毒性試験のうち必要な試験については投与量に加えて全身的曝露と毒性知見を関連づけ、結果を解析、評価する。さらに、これらの毒性知見と臨床上の安全性との関連性を評価する場合には、曝露量（血中濃度）を介して評価することに役立つデータを得ることを意図している。また、得られた結果は実施された毒性試験における動物種の選択、用量設定、投与方法等が妥当であったのかを確認するために用いるとともに、引き続き行われる毒性試験の計画に、得られた毒性所見とともに役立てる。なお、TK試験は被験物

質の薬物動態学的パラメータを明らかにすることを目的とするものではない。

本ガイダンスでは「TK データは毒性試験に用いた全ての動物から入手してもよいし、あるいは代表となりうる群やサテライト群の動物から得てもよい」としている。すなわち、実施する毒性試験の目的や非臨床試験、ときには臨床試験を含めての TK データの位置付けや、得られた TK データをどのように使用するかを考慮して TK データの収集方法を決定する必要がある。

また、現在は、コンコミタント TK として、毒性試験に使用している動物について TK データを収集するが、その方法は以下の3つの場合に分けられる。

① 各群の全ての動物について実施する場合

　　各群の全動物について TK データが得られるので、試験群ごとに全動物について平均値と標準偏差が求められる。さらに、動物ごとに毒性所見と TK 値を対比して解析することが可能なので、動物ごとに程度の異なる毒性所見が得られている場合、動物ごとの曝露量との関係で評価することができ、両者の因果関係についてよりきめ細かい考察が可能になる場合も考えられる。

② それらを代表するサブグループについて実施する場合

　　代表するサブグループのサイズと得られた測定値の偏りの度合いにもよるが、サブグループの平均値をその群の平均的な値とみなして群別の論議を行うことができる場合が多い。また、測定動物数は上記に比べて少ないが、場合により、個別に毒性所見と TK データを対比して解析することもできるであろう。ただし、サンプルサイズによっては毒性所見と TK データの関係に偏りを生じる可能性も考えられる。

③ サテライト群を設けて実施する場合

　　一般的にサテライト群では毒性的な検査は行われないので、毒性所見について個体ごとに関連性を調べることはできない。毒性評価に使用されたものと同一の条件で飼育された動物の被験物質に対する全身的曝露の状況について平均値レベルで比較することになる。

これらの特徴に伴う長所・短所を十分勘案したうえで、必要とするデータが適切に得られる試験計画を立案すべきである。

本ガイダンスでは、TK データ収集を計画する毒性試験について「TK 情報によってサポートされるのが有効と思われる毒性試験には、単回及び反復投与毒性試験、生殖発生毒性試験、遺伝毒性試験及びがん原性試験が含まれる。また、TK 情報は臨床投与経路の変更に伴う諸問題の考察にも有用であろう」としている。この表現からわかるとおり、従来のガイドラインのように「単回及び反復投与毒性試験、生殖発生毒性試験、遺伝毒性試験及びがん原性試験に適用する」といった表現は用いられておらず、「有効と思われる試験にはこれらが含まれる」と述べるにとどまっている。これは、基本的にはこれらの試験群について適用することにより有効な成果が得られると考えるが、実際の試験への適用は試

験実施者が被験物質及び毒性試験ごとに TK データ収集を行うことの必要性を検討し、その結果に従って判断するという原則を反映したものである。毒性試験ごとに、TK データ収集の実施が必要であるか否かの判断理由は、十分な科学的裏付けをもって説明できることが必要である。

ガイダンスの沿革 / 経緯

医薬品規制調和国際会議（ICH）において、TK に関するガイドラインを作成する作業は 1992 年 9 月に日米 EU 三極の専門家グループ（ICH S3A 専門家作業部会（EWG））により開始された。その結果、毒性試験を実施中の動物から採血して、被験物質による全身的曝露の状況を把握し、毒性所見と対比して評価することの重要性が確認された。さらに、この情報を基にして、より適切な動物種の選択や用量設定を行ううえでも TK データの利用が重要である点について EWG での合意が達成され、1994 年 10 月に ICH としての最終合意（Step 4）に至った。これを受け、本邦では本ガイダンス[1]（ICH S3A ガイダンス）が発出され、1997 年 1 月 1 日以降に開始された試験については全面的に本ガイダンスが適用されている。その後、15 年程度を経て、質量分析装置をはじめとする分析機器の進歩により分析法の感度が向上したことで、TK 評価において少量採血を行うマイクロサンプリング技術を適用することが可能となった。マイクロサンプリング技術の適用により毒性評価への利点や動物福祉への貢献が期待されることから、本ガイダンスの質疑応答集としてマイクロサンプリングに焦点を当てた文書作成が 2014 年より開始された。その後、パブリックコメントを経て、2017 年 11 月に ICH としての Step 4 に至った。本邦では「『トキシコキネティクス（毒性試験における全身的暴露の評価）に関するガイダンス』におけるマイクロサンプリング手法の利用に関する質疑応答集（Q&A）」[2]（以下、本ガイダンス質疑応答集）として発出された。

ガイダンス各項解説

1．要点

「毒性試験に使用している動物あるいはそれと同様の条件下にある動物から採血し、薬物濃度を測定することにより、薬物による全身的曝露の状況を明らかにし、毒性試験結果と臨床での血中濃度を顧慮した、ヒトでの安全性評価に資することを主に意図したものである。TK から得られた結果は毒性試験における動物種の選択や用量設定にも利用できる」とある。例えば、経口投与の毒性試験ではそれまでは投与した量を基準に毒性を評価していたものを、実際に体内に入った量（主として血中濃度を指標）をもとにして毒性を評価する方法が示されている。

さらに「TK 情報によって毒性試験の計画を薬物動態学の面から検証または確認すること。すなわち、試験動物が投与された被験物質、代謝物によって適度な全身レベルにまで曝露されたことの検証、確認と使用動物種の代謝プロファイルに問題がないことを確認することが有効であると考えられる毒性試験には、単回投与毒性試験、反復投与毒性試験、遺伝毒性試験、がん原性試験及び生殖発生毒性試験が含まれ、TK データの収集はこれらの試験の一部として実施する必要があり、得られる TK データは安全性試験に不可欠のものと考えており、毒性試験の場合と同様に Good Laboratory Practice（GLP）基準に則してデータの収集を行う必要がある」としている。

　また、まとめとして「定量法は適切に妥当性の確認された方法を用いなければならない。なお、TK データの収集を行う毒性試験の範囲やその内容は細部まで固定されたものではなく、被験物質の特性やそれ以前に得られた情報に応じて、科学的に判断することが必要である。また、統計学的な意味での高い精度を求めることは必ずしも必要ではない」としている。

　本ガイダンスの内容を詳細にみると、まず「1. はじめに」の項では、TK の定義について示した後、TK の意義と適用に関する見解が示され、本ガイダンスが TK データ収集計画立案のための手引きとして作成されていることが述べられている。さらに、適切なデータ収集計画を立案、実施することにより、重複するデータの省略や試験に必要な動物数の削減が可能であるとしている。また、TK データ収集の位置付けと、その成果の活用及び臨床試験との関連について言及している。すなわち、単に毒性試験のうちの1試験に付随する TK 試験という考え方ではなく、非臨床試験及び臨床試験の計画や結果の解釈にまで役立てるものとして TK データを位置付けている。

　投与した被験物質の体内動態についてはほとんど考慮せず、その物質によって引き起こされた生体側の反応及び毒性所見のみを調べて、投与した量との関係をベースに毒性を論ずる方法と比べて、薬物動態の面から被験物質及び活性代謝物の作用部位における濃度推移を念頭において、認められた毒性所見との関係を論じる方法は、毒性試験結果をヒトに外挿するうえで有益である。さらに、被験物質の体内動態を用い、非臨床試験で認められた毒性と臨床試験でみられる有害事象との関連性を解析し、評価することの意義は大きいものと考える。

2. 一般原則

　TK とは「全身的曝露を評価するために、薬物動態データを得ること」であり、一般的には毒性試験に用いている動物について、被験物質の血中濃度推移を測定することにより行われる。さらに本ガイダンスにおいては「曝露は、未変化体あるいは代謝物の血漿（血清あるいは血液）中濃度、あるいは AUC によって表すことができる。場合によっては組織内濃度を測定するような試験が計画されることもあろう」とも記述されている。一般に

は被験物質の血中濃度推移を測定することにより、全身的曝露の状態を推測することができると考えるが、組織分布量に比較して血中濃度がきわめて低く、全身的曝露量の推定が困難な場合も想定される。また、被験物質の作用部位における濃度推移等の概略推定が必要なことも考えられる。この場合、別途に行われる同一動物種による非臨床薬物動態試験の吸収、血中濃度推移、分布等に関する成績から有効な情報を得られるであろう。なお、ごく稀に重要な毒性所見との関係で、作用部位における濃度推移等のより詳細な情報が必要な場合も考えられる。

一方、動物種によっては投与可能な最高用量であってもヒトでの曝露レベルに達しないこともある。このような場合には、その理由と、被験物質による十分な全身的曝露がなされていないことを踏まえた毒性試験結果の考察が必要である。また、投与方法や動物種の選択等を再考せざるを得ない状況も考えられる。

TKデータ収集の必要性とその内容は被験物質の特性や先行する毒性試験、他試験におけるTKデータ、非臨床薬物動態試験及び臨床試験成績に基づいて、適宜、段階的に決定する。また、臨床試験を含む他の試験と常に結果の突き合わせを行いながら、引き続き実施される毒性試験での適切な動物種の選択、投与方法、投与量等の選択にも用いられる。

GLPにより行われるべきTKデータ収集の範囲には、TK試料のサンプリングや分析だけでなく、検量線作成や精度管理用のサンプル（QCサンプル）の測定も含まれる。なお、GLP下で行ったTKの試料及び資料はGLPに従って保存する。資料は必要に応じて迅速に取り出し、閲覧できるようにしておくべきことは言うまでもない。

全身的曝露は一般的には血中の未変化体濃度の推移により評価されるが、後述するように、代謝物の測定を考慮すべき場合もある。なお、通常、被験物質の血中濃度は血清、あるいは血漿中のタンパク質との結合型及び非結合型を含むトータルの被験物質濃度を測定することにより行われるが、結合型と非結合型の割合が動物種、毒性、用量等の状況により大きく変わり、安全性評価において重要と思われる場合には、タンパク質と結合していない非結合型分画の測定も考慮する必要がある。

TKデータ収集における動物数は、サテライト群を用いない毒性試験で全ての動物から採血する場合は、毒性試験で使用されている動物数と等しくなる。一方、サテライト群を用いる場合はその目的がプロファイリングであるか、モニタリングであるかによって必要な動物数は異なる（プロファイルとモニターの定義は本ガイダンスに記載されている）。

サンプリングの量や頻度は、試験の目的及び被験物質の物理化学的特性や薬理作用、毒性、薬物動態など、すでに得られているデータに基づき判断する。なお、毒性試験結果に影響するような過度の生理的ストレスを動物に与えることは好ましくなく、TK試料の採取方法を十分工夫する必要がある。また、妊娠動物からの採血では、血液量の過度の減少が胎児に影響を及ぼすことにも留意する必要がある。毒性試験途中での採血により体重や血液像、血清生化学値等の検査値に影響がみられても、それが一過性のものであり、最終的な毒性評価に影響しないよう留意する必要がある（ときには、その妥当性を説明するこ

とが必要となる)。なお、試料採取にあたっては動物へのストレスを和らげるようにし、動物福祉の観点や、技術的な理由から麻酔薬を使用することも考えられるが、そのような場合は、麻酔薬の作用が一過性で毒性評価に影響しないものを用いる。場合によっては、先に示したようなサテライト群の設置が必要となる。

　毒性試験においては対照群と被験物質投与群との間は被験物質投与以外の全ての条件が同一になるように設定されることから、全群を同じ条件にするために、被験物質を投与しない対照群からの TK 試料採取も考慮する必要がある。対照群から得られた TK 試料の分析の必要性については、被験物質を投与した動物との近接飼育による影響、呼気等を介しての対照群への曝露等や、稀にではあるが誤投与の可能性等を考慮して判断する。もともと血液中に存在する内因性物質の場合や血液中に定量に影響する物質がある場合は、対照群から得られた試料についても同じ条件での検体の分析が必要である。

　得られた TK データの活用範囲にもよるが、一般的に、以前に実施された毒性試験でTK データが得られており、その試験と比較し、用量や投与方法が基本的に変わらず、かつ投与期間がより短期間である試験に対しては、TK データの取得は必ずしも要求されない。しかし、TK プロファイリングが不十分である場合や定常状態の評価を目的とする全身的曝露が定常状態に達しなかった場合には、投与期間中の数時点でモニタリングすることが必要である。また、長期の試験においても同様のモニタリングを行うことにより、短期の試験結果に基づく評価からの「ずれ」の有無を確認することが望ましい。

　全身的曝露量の測定は投与した未変化体で行うのが原則であるが、代謝物を指標とせざるを得ない場合もある。薬理試験や非臨床薬物動態試験の成績あるいは TK データを検討し、もしヒトのデータがあればそれも考慮に入れて、いずれかまたは両方で曝露評価を行うことが適切か決めるべきであろう。例えば、速やかに代謝される被験物質やプロドラッグでは未変化体の分析は困難であり、代謝物あるいは活性本体の測定が曝露評価の唯一の実際的な方法であるような場合は、それらを定量して全身的曝露の指標とする。

　なお、ヒトでの代謝物について「医薬品の臨床試験及び製造販売承認申請のための非臨床安全性試験の実施についてのガイダンス」[3] (ICH M3(R2) ガイダンス) に従うと、非臨床試験で別途その安全性を確認すべき代謝物は、臨床における代謝物の曝露量が、投与された薬物に関連する総曝露量の 10 % を超えており、しかも毒性試験にて、その代謝物の曝露が十分に担保されなかった場合に対象となる。ただし、臨床試験において 1 日の投与量が 10 mg 未満の薬物では、代謝物の割合を 10 % よりも高く設定して非臨床試験を考慮するのが適切であるとされている。また、ヒト特異的な代謝物等の懸念があると判断された代謝物についても、個々の状況に応じて考慮する必要がある。以上の判断は、通常、非臨床及び臨床薬物動態試験結果に基づいて行われるものであるが、場合によっては TK で得られた試料や結果の利用も考えられる。

　TK に用いられる分析法は、一連の分析過程を通して妥当性が適切に確認され、十分な信頼性を有することが必要である。分析法の信頼性を保証するためのバリデーション及び

その分析法を用いた実試料分析については、本邦において「医薬品開発における生体試料中薬物濃度分析法のバリデーションに関するガイドライン」[4]及び「医薬品開発における生体試料中薬物濃度分析法（リガンド結合法）のバリデーションに関するガイドライン」[5]が発出されている。TK 試料の測定に先立ち、測定方法に応じたガイドラインに従ってバリデーション試験を実施する必要がある。なお、2022 年 5 月に、「生体試料中薬物濃度分析法バリデーション及び実試料分析」（ICH M10 ガイドライン）が ICH としての Step 4 に至ったことから、本邦における ICH M10 ガイドラインの発出と既存のガイドラインの廃止が予定されている[6]。

本ガイダンス質疑応答集では 7 つの質疑応答を設け、緒言及び適用範囲、マイクロサンプリングの適用に関する基本原則、安全性評価への影響、生体試料中薬物濃度分析法に関する課題から構成されている。

① マイクロサンプリングの定義

マイクロサンプリングの定義は、ごく微量の血液（一般的には 50 μL 以下）を採取する手法とし、非血液由来のマトリックスに関するマイクロサンプリングは適用範囲外とされている。従来では採取された血液及び血液由来の血漿または血清は、液体状態で利用されることが主であったが、乾燥状態での利用にも言及されている。本ガイダンス質疑応答集で対象となる動物種は、毒性試験に使用される動物種全般であり、ヒトは対象外となる。

② マイクロサンプリングの利点

マイクロサンプリングの利点として、採血量を最小限にとどめることによる苦痛の軽減や、特にげっ歯類の TK 試験で設定されるサテライト群の動物数を減らす、あるいはなくすことによる使用動物数の削減に貢献できることが挙げられている。特にマウスでは、従来の採血量による TK 試験において非常に多くの動物が必要とされることから、マイクロサンプリングを適用することが有用と考えられる。また、主試験群の動物を用いて TK 評価を行った場合には、安全性に関するデータと薬物曝露との関連性を同じ動物で直接評価できるという科学的メリットもある。なお非げっ歯類においても採血量を減らすことにより動物に対する負荷を軽減することが可能であり、動物福祉の原則（3Rs）の観点から有効な場合もある。

③ マイクロサンプリングを適用できる被験物質及び毒性試験の種類

マイクロサンプリングは、バイオテクノロジー応用医薬品を含む被験物質の大部分に適用できる。ただし、マイクロサンプリングから得られる少量の試料において、適切な分析感度を得られるかを個々の事例で検討する必要がある。そのため、十分な分析感度が得られない場合には、従来通りの採血法による TK 評価も許容されると考えられる。

マイクロサンプリングは多くの毒性試験に対して適用可能と考えられる。また、TK 採血を行う動物は本ガイダンスに記載されているように、毒性試験に用いた全

ての動物、代表となり得る群やサテライト群の動物から選択することができる。TK採血の対象とする動物は、後述する毒性試験への採血の影響等も考慮して、試験ごとに適切な動物を設定することが重要である。マイクロサンプリングから得られた少量の試料を用いた分析法では、局所投与や吸入投与など全身的曝露が低いことが想定される投与経路の試験において、大部分あるいは全ての試料で定量下限未満となることも想定される。この場合、マイクロサンプリングのための分析法が、従来の試料量による分析法と同じ定量下限濃度を有していればマイクロサンプリングを利用することができる。しかし、定量下限濃度がマイクロサンプリングのための分析法で高くなる場合には、マイクロサンプリングの利用は容認されず、従来の試料量による分析法でTK評価が必要となる。

④ マイクロサンプリングを適用する場合の注意点

マイクロサンプリングにより得られたTK試料を測定する場合、「生体試料中薬物濃度分析バリデーション及び実試料分析ガイドライン」[4),5)]（ICH M10ガイドライン[6)]が国内適用になった場合には、これらのガイドラインは廃止される予定となっている）に従ったバリデーションを行った測定法を用いることが必要である。バリデーションにおける試料量や試料形態に由来する留意点は後述する。ある被験物質のTK評価を従来通りの採血法で行っていたが、途中からマイクロサンプリングに切り替えるということも考えられる。この場合、TK採血方法を変更する前後における曝露評価の類似性を示すことが必要となる場合がある。曝露量の類似性評価は、提供される試料の状態が大きく異なる場合（例えば、マイクロサンプリングによる乾燥試料と、従来法による液体試料の比較）に特に重要と考えられる。2種の方法間の類似性は必ずしもTK評価として実施する必要はなく、適切な濃度範囲でAUCやC_{max}を解析できる独立した薬物動態試験（pharmacokinetics（PK）試験）を用いることもできるが、比較のための独立したPK試験は、適切な科学的妥当性が認められる場合には省略できるとされている。例えば、採血量が異なるものの採血部位及び試料形態（血液、血漿または血清）が同じであり、同様の分析条件で測定する場合などは省略が可能と考えられる。比較のための独立したPK試験が必要な場合は、マイクロサンプリングが含まれる試験の実施前に行っておくべきである。その他、異なるマトリックスを用いた試験間の評価における留意点についても記載されている。

⑤ マイクロサンプリングで使用できる採血法

マイクロサンプリングにおける採血操作は、キャピラリーチューブやデッドボリュームの小さい針埋め込み式シリンジなど微量採取に適した器具を用いて行うことができる。シリンジを用いて採血する場合、液体状態の抗凝固剤を使用することも想定されるが、採取する血液が少量であることから血液の希釈につながる可能性があるため、その影響には注意が必要である。採血部位としては、尾静脈、在伏静

脈や鎖骨下静脈（頸静脈）などが対象になると考えられる。採血部位を選択する際には、投与部位との関係や採血操作が組織に与える影響などを考慮することが必要である。例えば、げっ歯類で静脈内投与を尾静脈から行った場合には、後述するコンタミネーション（汚染）の危険から採血部位として尾静脈を用いることは避けるべきであるし、鎖骨下静脈では採血に際して筋組織を通して穿刺するため、組織の損傷や血腫を伴うことを考慮する。採取された血液及び血液由来の血漿や血清を液体状態で利用する場合、微量試料の取り扱いを改善するために、保存や輸送の前に適切な溶媒やブランクマトリックスで希釈することもできる。このとき、分析感度などの面から希釈してもTK評価に影響しないことは必須である。乾燥状態で取り扱う場合、セルロース基剤や他の基剤のカード/デバイスに直接塗布する。測定の際には、カード/デバイス上の試料の一部を打ち抜いて、あるいは、試料全部を抽出及び分析に用いる。マイクロサンプリングに用いるデバイスについては、技術進歩により新たなものも開発されている。例えば、血液を採取したデバイスをそのまま遠心することで一定量の血漿を得られるものや、一定量の血液を直接基剤に採取して測定に使用できるものなどがある。また、新たに開発される技術についてもその妥当性を確認することで利用が可能である。

⑥ 主試験群の毒性データや採血の影響評価

マイクロサンプリングの利点の1つとして、主試験群の動物から採血することで毒性情報と曝露情報を直接比較できることが示されている。しかしながら、主試験群の動物においてマイクロサンプリングを実施する際には、動物の生理学的状態に及ぼす血液採取の影響を考慮することが重要である。考慮すべき主な要因として次の4項目が挙げられる。

① 一定期間内における採血量と採血回数
② 被験物質の特性（例えば、赤血球への影響、抗凝固作用や血液力学的特性）
③ 試験系（例えば、動物種、週齢、体重、総血液量）
④ 採血部位

たとえ微量であっても短期間に頻回の採血は、血液学的パラメータなどの生理学的データに影響を及ぼす可能性があるため、マイクロサンプリングであっても試料採取のプロトコールは適切に設定する必要がある。また、試験においては、体重、摂餌量、血液学的パラメータの変化や、採血部位への影響（例えば、組織の損傷や炎症）など、関連する動物データを記録することが推奨される。主試験群の動物から採血を行う場合には、対照群の動物からも同じ回数及び量の採血を行い、記録した動物データについて投与群と対照群で比較することで、何らかのパラメータの変化が投薬に起因するものか、あるいは採血回数や採血量などの試験手順によるものかを明らかにすることが可能と考えられる。採血回数や採血量などの試験手順により対照群の動物にも毒性学的評価に影響する変化が認められるのであれば、サテラ

イト群の動物を使用する必要がある。あるいはその代替として、科学的に妥当であるならば、マイクロサンプリングと共にスパースサンプリング（少数回の試料採取）を用いることも可能である。スパースサンプリングを組み合わせることで、1個体あたりの採血回数及び採血量を軽減できるため、動物への影響を最小限に抑えることができる。

⑦ 生体試料中薬物濃度分析法開発及びバリデーションにおいて考慮すべき点

マイクロサンプリングにより採取された試料を分析する場合、「生体試料中薬物濃度分析法のバリデーションに関するガイドライン」[4),5)]に従ってバリデーションを実施するが、試料量が微量であることや試料形態（液体または乾燥状態）に応じて考慮するべき点がある。ただし、ICH M10 ガイドライン[6)]の国内通知発出に伴い、これらのガイドラインは廃止される予定で、以降は ICH M10 ガイドラインに従うこととなる。測定試料が血漿、血清等の液体の場合、以下の点を考慮するべきである。

- 少量の試料からさらに一部を採取するときには、ピペッティングなどを十分に行い試料の均一性を確保する。
- 試料が少量であることに起因する、凍結保存中に凍結/乾燥効果による影響を受ける可能性や、ごく短時間であっても融解することから凍結融解の影響を受けやすい可能性がある。
- 分析に使用する試料量が限られるために、定量下限の濃度が従来の分析法よりも高くなる可能性がある。
- 採血に際して液体の抗凝固剤を使用する場合、採取した血液に対する比率が相対的に大きくなることがある。このとき、試料は希釈を受けるためその影響を考慮する必要がある。
- 一般に、粘性のある液体は容量が小さくなると表面積の割合が大きくなるため、保存容器への接触面積が増大する。これにより容器への吸着が増える可能性がある。
- 試料の適切な保管状態を維持する。
- 数種の採取方法を使用した場合における試料の汚染リスク及び反復的な試料採取の困難性がある。

血液をセルロースまたは非セルロースカード、ポリマーマトリックスなどにスポットする乾燥試料技術では、被験物質の回収率が十分で再現性があり、被験物質の検出時にマトリックスによる妨害効果が十分に小さい方法を選択することが重要である。乾燥スポットの一部を採取する方法を用いる場合、特に低分子の被験物質では、分析対象物質の検出がヘマトクリット値の違いによる影響を受けないことも重要である。ヘマトクリットによる影響を評価するためには、ヘマトクリット値が異なる血液を使用し、既知濃度の被験物質を添加して測定するなどの方法がある。

また、スポットの均一性も担保する必要があり、これは同一のスポットから採取した複数の試料を分析することや、あるいは例えば放射性同位元素標識体を用いた評価により確認できる。なお、正確な量の血液をデバイス上に採取し、試料全体を分析に使用するのであれば、均一性の問題は最小限にすることができる。

マイクロサンプリングにより採取された試料の分析においても、分析法バリデーション及び実試料分析のガイドラインに従って投与後試料の再分析（incurred sample reanalysis：ISR）を実施するべきである。このとき、ISRの実施を考慮した十分な試料量または複製数（例えば、スポット、容器、またはチップ）を確保するよう注意が必要である。

⑧　その他

PK試験結果はTK試験計画に有用であるが、PKデータを主要なTKデータとして利用できることは少ない。これは通常、PK試験が毒性試験ときわめて類似した条件で行われていないこと、またGLP下で行われていないことによる。一方、TKデータをPKデータとして使用することは可能であり、適切な試験計画によりTKデータを得て、PK試験との重複を避けることが望ましい。

毒性試験におけるTK試験の位置付けについては、「新医薬品の製造販売の承認申請に際し承認申請書に添付すべき資料の作成要領について」[7]の別紙4補遺Bに示されているサマリー表のひな型によると、TK試験の成績は毒性試験成績の前にまとめるようになっている。このことは、まずTK試験成績を評価したうえで、各毒性試験の成績を評価すると考えられていることによる。

参考文献

1）厚生省薬務局審査課長：トキシコキネティクス（毒性試験における全身的暴露の評価）に関するガイダンスについて．平成8年7月2日薬審第443号．
2）厚生労働省医薬・生活衛生局医薬品審査管理課：「トキシコキネティクス（毒性試験における全身的暴露の評価）に関するガイダンス」におけるマイクロサンプリング手法の利用に関する質疑応答集（Q&A）について．平成31年3月15日事務連絡．
3）厚生労働省医薬食品局審査管理課長：「医薬品の臨床試験及び製造販売承認申請のための非臨床安全性試験の実施についてのガイダンス」について．平成22年2月19日薬食審査発0219第4号．
4）厚生労働省医薬食品局審査管理課長：「医薬品開発における生体試料中薬物濃度分析法のバリデーションに関するガイドライン」について．平成25年7月11日薬食審査発0711第1号．
5）厚生労働省医薬食品局審査管理課長：「医薬品開発における生体試料中薬物濃度分析法（リガンド結合法）のバリデーションに関するガイドライン」について．平成26年4月1日薬食審査発0401第1号．
6）ICH HARMONISED GUIDELINE BIOANALYTICAL METHOD VALIDATION AND STUDY SAMPLE ANALYSIS M10（2022）．

7）厚生労働省医薬・生活衛生局医薬品審査管理課長：「新医薬品の製造販売の承認申請に際し承認申請書に添付すべき資料の作成要領について」等の一部改正について．平成29年7月5日薬生薬審発0705第4号．

3-4
生体試料中薬物濃度分析法バリデーション及び実試料分析

通知

- パブリックコメント:「ICH M10 生体試料中薬物濃度分析法バリデーションガイドライン(案)」に関する御意見の募集について(令和元年5月21日厚生労働省医薬・生活衛生局医薬品審査管理課)
- 2022.5.24. ICH Guideline Step 4 BIOANALYTICAL METHOD VALIDATION AND STUDY SAMPLE ANALYSIS (M10)

目的

生体試料中薬物濃度分析は、医薬品の体内動態、生物学的利用能、生物学的同等性、投与量、薬物相互作用の評価等を目的とした非臨床試験及び臨床試験において実施される。「生体試料中薬物濃度分析バリデーション及び実試料分析ガイドライン」(以下、本ガイドライン)は、生体試料中の化学薬品及び生物薬品(バイオテクノロジー応用製品/生物起源由来製品)の定量に用いる生体試料中薬物濃度分析法のバリデーション及び実試料分析において推奨される指針を示したものである。本ガイドラインに示される原則を順守することにより、化学薬品及び生物薬品の開発及び製造販売承認における生体試料中薬物濃度分析データの質と一貫性を保証することができる。

ガイドラインの沿革/経緯

生体試料中薬物濃度分析法バリデーションに関する初めてのガイドラインは2001年にアメリカ食品医薬品局(FDA)から発出された。2013年に改訂版のドラフトガイダンスが発出された後、パブリックコメントを踏まえ、2018年に改訂された[1]。欧州医薬品庁(EMA)では2011年[2]、本邦においても厚生労働省から、主として低分子化合物の濃度分析に用いられる液体クロマトグラフィー(liquid chromatography:LC)、ガスクロマトグラフィー(gas chromatography:GC)、またはそれらと質量分析法(mass spectrometry:MS)を組み合わせた分析法を対象としたガイドライン[3]が2013年に、リガンド結合法(ligand binding assay:LBA)を対象としたガイドライン[4]が2014年にそれぞれ発出され

た。上記以外の地域からもいくつかのガイドラインが発出されている。

　生体試料中薬物濃度分析法に関する規制当局からの要件が示される一方、各地域のガイドライン間には一部の相違があった。このため、グローバル開発を行う製薬企業では、各バリデーション項目で、最も厳しい要求事項や許容基準を採用して試験を実施するケースや、国内ガイドラインに準じてバリデーション試験を実施した後、他の地域での申請を考慮し、追加のバリデーション試験が必要となるケースが想定され、非効率なリソースの使用や、医薬品開発の遅延が懸念されてきた。

　このような背景のもと、医薬品規制調和国際会議（ICH）において生体試料中薬物濃度分析法バリデーションに関するガイドラインの国際調和を行うに至った。本トピックは本邦の規制当局からの提案により、2016年6月に新規トピックとして採択された。2016年11月にICH M10専門家作業部会（EWG）として議論が開始され、2019年1月にStep 2に到達し、パブリックコメント対応を経て、2022年5月にICHとしての最終合意（Step 4）[5]に至った。本ガイドラインの理解を促進するため、EWGではFAQsを作成し、2022年7月に公開に至った。その後、FAQsの一部の項目がQ&As[6]に移行され、2022年11月に公開された。さらに、具体例等が含まれるTraining slidesも公開されている。現在、各地域での本ガイドラインの実装が進められており、本邦でもガイドラインとして発出予定である。

ガイドライン各項解説

1．ガイドラインの適用範囲

　本ガイドラインは、全ての相の臨床試験に加え、Good Laboratory Practice（GLP）の原則に従って実施される非臨床トキシコキネティクス（toxicokinetics：TK）試験、もしくは臨床試験の代替として実施される非臨床ファーマコキネティクス（pharmacokinetics：PK）試験において得られる生体試料（血液、血漿、血清、その他体液、組織等）中の化学薬品及び生物薬品とその代謝物の濃度測定に用いる生体試料中薬物濃度分析法のバリデーション及び実試料分析に適用される。既存の国内のガイドラインで適用対象であった非臨床TK試験に加え、非臨床PK試験についても今回新たに適用対象となった。適用対象となる非臨床PK試験は、そのデータの使用目的によって判断する必要があるが、倫理的にヒトでの臨床試験の実施が認められないような場合（例えば、急性放射線症または炭疽のレスキュー剤）に、臨床試験の代替として実施される非臨床PK試験等が該当する。また、薬物動態評価の一環として実施される *in vitro* 試験（タンパク結合試験、*in vitro* DDI試験等）は目的に応じて適切にバリデートされた分析法で対応可能な場合があると考えられる。代謝物については、他のICHガイドライン（例えば、ICH M3(R2)ガイダンス[7]）の内容も踏まえて、本ガイドラインを適用する試験と測定対象を判断する。

規制当局への提出を目的とする場合、主要なマトリックスについてはフルバリデーションを実施することが求められるが、その他の付加的なマトリックスについては必要に応じてバリデーションを実施することでよい。また、規制当局に提出しない試験や、医薬品の安全性、有効性もしくは添付文書への記載に関する規制当局の意思決定に用いられない試験（例えば、探索的に実施する試験）に関しては、目的に応じて試験の適格性評価のレベルを決定することができる。

本ガイドラインの適用対象となる測定方法として、リガンド結合法ならびに通常、MSとの組み合わせで用いられるLCまたはGC等のクロマトグラフィーによる定量分析が挙げられる。

なお、バイオマーカーの生体試料中濃度分析法や免疫原性の評価で用いられる分析法は、本ガイドラインの範囲外となる。

2．分析法開発

生体試料中薬物濃度分析法を開発する際には、分析対象物質の性質（物理化学的特性、$in\ vitro$ 及び $in\ vivo$ での代謝や安定性、赤血球と血漿間の分布及びタンパク結合等）を十分考慮し、分析法を最適化することが望まれる。例えば、実試料に抱合体代謝物が含まれることが想定される場合、その抱合体代謝物から未変化体への変換が試料の前処理や分析時に起こらないことを確認する必要がある。また、本ガイドラインでは、実試料の濃度範囲を考慮した適切な検量線範囲の設定や安定性の評価が推奨されているため、分析法の開発段階からこれらの点に留意して検討を行う必要がある。

生体試料中薬物濃度分析法の開発に際し、広範な記録の保存は求められていないが、回収率及び minimum required dilution（MRD）等の分析法の開発段階のデータについても申請資料のサポートに用いる可能性を考慮し、データの適切な取り扱いが必要である。また、実試料の分析前もしくは分析過程で分析法が変更された場合には、変更の妥当性を示すことができるように、分析法の変更点や変更の経緯に関する記録を残しておくべきである。

3．分析法バリデーション

生体試料中薬物濃度分析法の妥当性を証明するためには、分析法バリデーションが必要である。本ガイドラインの適用対象となる臨床試験及び非臨床試験において新たに被験物質及びその代謝物の生体試料中濃度分析法を確立する際には、フルバリデーションを実施する。生体試料中薬物濃度分析法のバリデーションは、分析性能の許容度及び分析結果の信頼性を保証するために必須であり、文献で公表された分析法を用いる場合や市販キットを利用する場合でも、ガイドラインに準じた水準でのフルバリデーションを必要と

する。

　バリデーションで実施する評価は、実試料分析の作業工程に則した内容とし、実試料と同じマトリックスを用いる。脳脊髄液や胆汁等の希少マトリックスなど、実試料と同じマトリックスの入手が困難な場合には、代替マトリックスを使用することができる。代替マトリックスの選択にあたっては、実マトリックスと代替マトリックスの回収率やマトリックス効果を比較する等、科学的な妥当性を示す必要がある。

　生体試料中薬物濃度分析法及びバリデーションの手順は、具体的かつ詳細に文書化しておく必要があり、文書化の形態としては試験計画書や試験報告書、ノートまたは標準操作手順書（SOP）が想定される。

　フルバリデーションが実施された分析法の変更については、パーシャルバリデーションで評価することができる。パーシャルバリデーションの評価項目は、分析法の変更の程度やその性質を考慮し、変更が分析法に与える影響を適切に評価できるように設定する。

　クロスバリデーションは、複数の生体試料中薬物濃度分析法及び／または複数の分析施設が関わる場合に、それぞれの分析法／分析施設で生じるデータの関係性やバイアスの有無を評価するために実施する。

4．クロマトグラフィー

(1) 標準物質

　　分析対象物質を分析するうえで基準となるものが標準物質である。標準物質は分析法バリデーション及び実試料分析において、検量線用標準試料、Quality Control（QC）試料を調製するために用いられる。これら試料を調製する際には、標準原液から調製した標準溶液をブランク生体マトリックスに添加する。検量線用標準試料及びQC試料の調製に用いる標準原液は別々に調製する。ただし、標準原液の正確な調製及び安定性が確認できれば、同じ標準原液から検量線用標準試料とQC試料を調製することも可能である。

　　標準物質の純度等の品質情報や、保存条件、有効期限もしくはリテスト日、ロット番号等は分析証明書（certificate of analysis：CoA）もしくはそれに代わる文書に記載する必要がある。

　　内標準物質（internal standard：IS）については、IS自身あるいはIS中の不純物が分析を妨害しないことが重要である。MSを用いた分析では安定同位体で標識した分析対象物質をISとして用いることが推奨される。ただし、その同位体純度が十分に高く、同位体交換反応が起こらないことが必須となる。IS中に非標識体が含まれる場合には、分析に影響を与える可能性を評価し、必要に応じて添加量を考慮することが必要である。なお、使用するIS自身または不純物が分析を妨害しないこと等、使用に適していることが示されれば、ISに対するCoAは必要としない。

(2) バリデーション

① 選択性

選択性とは、生体マトリックス中に潜在的な妨害物質が存在する条件下で、分析対象物質を区別して定量することができる分析法の能力のことである。選択性の評価には少なくとも 6 個体/ロットのブランク試料を用いる。これらに加え、溶血性ブランク試料及び高脂質性ブランク試料を少なくとも 1 個体/ロット用いて評価する。

非臨床試験において、高脂質性ブランク試料を用いた評価は、分析対象物質が脂質代謝に影響を与える場合、もしくは高脂血症を有する特殊な系統の動物を用いる場合に必要であるが、通常は必要ではない。

溶血は、非臨床試験、臨床試験問わず、採血もしくは全血の処理中に発生しうる事象のため、その影響をバリデーションで確認する。評価の際は、マトリックスに溶血させた全血（少なくとも 2 %v/v）を添加して調製した溶血マトリックスを使用する[8]。

② 特異性

特異性とは、分析対象に妨害を与える可能性のある物質（分析対象物質と構造的に類似した物質、代謝物、異性体、不純物、試料調製中に生成する分解物、目的とする適応症の治療に用いられることが想定される併用薬等）と分析対象物質を区別して検出する分析法の能力のことである。

代謝物については、一連の分析過程（抽出操作または MS イオン源を含む）の間に代謝物が親化合物に逆変換する可能性も考慮し検討する必要があるが、開発初期段階では代謝物の詳細が判明する前にバリデーションが行われることも多いため、フルバリデーションの実施後、必要に応じてパーシャルバリデーションを実施する。

③ マトリックス効果

マトリックス効果とは、試料中の妨害物質による、分析対象物質のレスポンスへの影響のことである。マトリックス効果は、少なくとも 6 個体/ロットから得られたブランクマトリックスを用いて調製した低濃度及び高濃度 QC 試料を、少なくとも 3 回繰り返し分析することで評価する。マトリックス効果の評価方法として、これまではマトリックスファクターによる評価が用いられてきたが、本ガイドラインでは、各個体/ロットについて真度と精度を算出し、マトリックスの個体差が測定値に与える影響を直接的に評価する方法が採用されている。臨床試験においては、必要に応じて、対象患者集団または特別な患者集団（肝機能障害患者、腎機能障害患者等）から得られるマトリックスを用いて評価する必要がある。また、高脂質性及び溶血性試料でのマトリックス効果もケースバイケースで評価することが推奨されている。非臨床試験、臨床試験問わず、少なくとも溶血は想定されるので、溶血

マトリックスを用いた評価は意義のあるものと考えられる。

④ **検量線及び定量範囲**

検量線は既知濃度の分析対象物質をマトリックスに添加し調製した検量線用標準試料の濃度をX軸に、分析機器からのレスポンスをY軸にプロットし作成する。回帰式は単純なモデルを使用することが推奨される。一般的には、適切な重み付け（例：$1/x$ もしくは $1/x^2$）を行った最小二乗法による回帰式が用いられる。

検量線は、ブランク試料、ゼロ試料（ISを添加したブランク試料）及び定量下限と定量上限を含む6濃度以上の検量線用標準試料から構成する。ただし、検量線の回帰式の算出には、ブランク試料及びゼロ試料を含めるべきではない。各検量線用標準試料をn＝2以上で繰り返し分析することも許容されるが、バリデーションと実試料分析で同じ繰り返し数となるようにする。繰り返し分析を行う場合は、濃度ごとに検量線用標準試料の少なくとも50％が判定基準を満たす必要がある。

⑤ **真度及び精度**

QC試料は実試料を模したものであり、マトリックスに既知量の分析対象物質を添加して調製する。調製したQC試料は、実試料で予想される条件下にて保存し、分析法の妥当性を評価するため分析される。

バリデーションにおいては、検量線の範囲内の少なくとも4濃度でQC試料を調製する。4濃度とは、定量下限、定量下限の3倍以内（低濃度QC）、検量線の範囲の約30～50％（中濃度QC）及び定量上限の75％以上（高濃度QC）である。中濃度QC試料の設定については、予想される実試料分析での濃度を考慮して検量線範囲を設定することが前提となっている。

分析単位内の真度及び精度は、各QC濃度あたり少なくとも5回の繰り返し分析をすることにより評価する。分析単位間の真度及び精度は、少なくとも2日をかけ3分析単位以上でQC試料それぞれの濃度を分析し評価する。

実試料分析では多数の実試料を分析するため、分析単位が長くなることが想定される。このため、1つの分析単位内での経時的な変化を評価するために、実試料で予測される分析単位と同等のサイズの分析単位で少なくとも1回は分析を行い、QC試料の真度と精度を確認することが推奨されている。この評価では、他のバリデーション項目で評価に用いる試料を利用したり、QC試料やブランク試料を連続注入したりすることで必要な分析（注入）本数を確保し、分析単位内のQC試料の結果を用いて真度と精度を確認する。

⑥ **キャリーオーバー**

キャリーオーバーとは、1つ前までに分析した試料中の分析対象物質が分析機器に残留することに起因する測定濃度の変化である。分析法の開発段階において十分な検討及び評価を実施し、その影響を最小限に抑えるべきである。バリデーションでは、定量上限の検量線用標準試料を測定した後にブランク試料の測定を実施する

ことでキャリーオーバーを評価する。

　洗浄溶媒の検討等によっても、キャリーオーバーを解消できない場合、キャリーオーバーが次の試料以降の測定に影響を及ぼさないよう具体的な対応策を検討する必要がある。例えば、高濃度と想定される実試料の分析後にブランク試料を注入すること等が考えられる。

⑦　**希釈の妥当性**

　希釈の妥当性の評価では、試料の希釈手順が分析対象物質の定量値の真度及び精度に影響を与えないことを確認する。試料を希釈して分析する場合、希釈妥当性の評価が必要である。希釈 QC 試料は定量上限を超える濃度で調製する。バリデーションでは、同一分析単位内で、希釈倍率ごとに少なくとも 5 回の繰り返し分析を実施し、真度及び精度を評価する。実試料分析では、バリデーションで評価した希釈倍率及び濃度の範囲内で、希釈を実施することができる。バリデーションで評価した希釈倍率を超える希釈が必要となった場合は、その希釈妥当性について事前にパーシャルバリデーションで真度と精度を評価するか、実試料分析時に希釈 QC 試料を追加して評価する。

⑧　**安定性**

　安定性の評価では、試料の採取、調製、保存、前処理及び分析に至るまでの各手順や保存条件を考慮してバリデーション項目を決定し、これらが分析対象物質の濃度に影響を及ぼさないことを確認する。

　マトリックス中の分析対象物質の安定性は、低濃度及び高濃度の安定性評価用 QC 試料を用いて評価する。低濃度及び高濃度のバルク QC 試料を各濃度につき 1 つずつ調製し、保存条件ごとに 3 つ以上に分注して保存する。QC 試料は調製時と所定の条件で保存後に分析し、評価を行う。調製時の分析は、QC 試料が正確に調製されていることを確認する目的がある。

　実試料の濃度が検量線の定量範囲の定量上限よりも一貫して高い場合は、そのような高濃度試料を反映する高濃度の QC 試料を調製し、安定性を評価することも考慮する。ただし、マトリックスへの溶解度の限界等でこのような高濃度の QC 試料の調製ができない場合には、調製可能な範囲の QC 試料を用いて評価することとなる。

　安定性評価用 QC 試料を分析する際の分析単位には、検量線用標準試料に加え、分析単位の採用または棄却の判断に用いるため、使用時に新たに調製した QC 試料または安定性が証明された QC 試料も含める必要がある。

　配合剤あるいは用法として併用が前提とされている薬物については、共存下での安定性を評価すべきである。すなわち、マトリックスに全ての投与薬物を添加した状態で、各安定性評価を実施する。

ア　マトリックス中凍結融解安定性

　　安定性評価用QC試料は、実試料が取り扱われる条件と同じ手順に従って凍結、融解及び分析を行い評価する。融解サイクルの間に凍結状態を少なくとも12時間は保つ。凍結融解は、少なくとも3サイクルは実施する。

イ　マトリックス中ベンチトップ（短期保存）安定性

　　マトリックス中ベンチトップ安定性評価は、実試料が取り扱われる条件（融解方法、温度、期間）を考慮して計画し、実施する。実試料は試験施設での採取から分析施設での測定までの間、凍結保存で取り扱われることを考慮すると、一旦凍結保存したQC試料を用いてベンチトップ安定性を評価することが適切と考えられる。

　　ベンチトップで保存する時間は、実試料がベンチトップで実際に取り扱われる時間（積算）をカバーするように設定する。

ウ　マトリックス中長期保存安定性

　　冷凍庫保存時におけるマトリックス中の分析対象物質の長期保存安定性では、ある温度（例えば−20℃）で安定であることが確認された化学薬品の場合、それより低い温度（例えば−70℃）の安定性に外挿することができる。すなわち、−20℃で安定性を確認すれば、それより低い温度（ドライアイスでの輸送、−70℃）で取り扱うことが可能となる。生物薬品については、低分子化合物と異なり、低温下で高次構造の変化が起きる可能性も考えられるため、2点の保存温度の安定性を取得するブラケット法で安定性を確認する。例えば、安定性が−70℃と−20℃で確認されている場合には、この温度間においては安定性が確保されていると考えることができる。

エ　前処理後試料中安定性

　　前処理後試料の安定性評価は、実試料の分析が完了するまでの時間（実試料がオートサンプラー／分析機器内にある時間）を考慮して実施する。

　　評価すべき実施項目としては、実試料分析での設定温度における前処理後試料の分析機器内／オートサンプラー中安定性や、実試料分析で使用する保存条件下（抽出乾固物等）における前処理後試料の安定性等がある。

オ　標準原液及び標準溶液中安定性

　　分析対象物質及びISの標準原液と標準溶液中の安定性は、最低濃度と最高濃度の溶液を用いて、実試料の分析中に用いる保存条件で評価する。分析対象物質の安定性がすでに確認されている安定同位体標識ISについては、分析対象物質の保存条件下で同位体交換が起こらない限り、安定性評価は必要としない。標準原液の調製後に標準物質の有効期限が切れた場合、標準原液に対して設定された有効期限に従って標準原液を取り扱うことができる。ただし、信頼性のあるデータの確保のため、標準物質の有効期限を延長することのみを目的に標準原液を調

製することは避けるべきである。

　カ　全血中安定性

　　使用するマトリックスが血漿である場合、採血直後から血漿分離されるまでの全血中の分析対象物質の安定性に注意を払う必要がある。全血中安定性評価は分析法バリデーション内で実施する他に、分析法の開発段階のデータを引用することも可能であるが、その場合には、分析法の開発段階で適切なデータの取り扱いが必要となる。全血中安定性評価においては、全血に標準溶液を添加することで調製した全血試料を、実試料分析で想定される保存条件で保存したあと、全血のまま、あるいは血漿を分離して測定する。全血試料の保存前後のレスポンスや濃度を比較することで、全血中での安定性を評価することができる。この評価においては、薬物の血液／血漿中濃度比（Rb）を考慮して全血試料の濃度を設定することや、分析対象物質の血球移行の時間を考慮して適切な平衡化時間を設ける必要がある。

⑨　**再注入再現性**

　予期せぬ測定の中断または測定機器の故障等の理由により、試料が再注入される可能性がある場合、再注入再現性を評価する。バリデーションでは、実試料分析で再注入が必要になった場合を想定し、検量線用標準試料と低濃度QC試料、中濃度QC試料及び高濃度QC試料の最低5回の繰り返しからなる分析単位を分析後、一定時間経過（保存）後に、これらの試料を再分析することで評価する。この際に、初回注入時と再注入時の検量線の両方を用いて、再注入したQC試料の真度及び精度を評価し、これらの両方が基準を満たすことを確認できれば、実試料分析において再注入が必要になった際の対応がしやすくなると考えられる。

(3) 実試料分析

　分析単位は、ブランク試料、ゼロ試料と少なくとも6濃度の検量線用標準試料、少なくとも3濃度のQC試料（低濃度、中濃度、高濃度）の2セット（または実試料数の少なくとも5％のいずれか多い方）及び分析対象の実試料から構成される。QC試料は、分析単位全体の真度と精度が保証できるように分析単位全体に配置し、実試料が常にQC試料により挟まれているようにする。

　実試料の分析は、バリデーションの完了後に実施する。バリデーションの一部パラメータ（例えば長期保存安定性等）については、実試料分析と並行してデータを取得することも可能である。この場合、規制当局に実試料分析のデータを提出するまでに評価を完了している必要がある。

　実試料分析においては、ISのレスポンスをモニタリングすることが推奨される。ISのレスポンスの変動は実試料分析におけるIS添加時の誤操作の確認のほか、ISのレスポンスに系統的な変動性があるかどうかを確認するうえでも重要な指標となりう

る[9]。ISのレスポンスの変動は、各分析試料のISのレスポンスをプロットするほか、実試料のISのレスポンスの平均と、検量線用標準試料及びQC試料のISレスポンスの平均を比較することでも確認できる。

希釈して再分析される試料を含む分析単位には、実試料分析における希釈操作の真度と精度を検証するため、希釈QC試料を含める。希釈QC試料の濃度は、希釈される実試料の濃度（または定量上限）以上とし、実試料と同じ希釈倍率で希釈する。

予定される臨床用量において、実試料分析の開始後に、実試料の測定値が予期せず検量線の一端に集まってしまった場合、実試料の濃度を適切に反映させるために、検量線の範囲を狭くするか、QC試料の濃度を変更するか、異なる濃度のQC試料を追加する。なお、少なくとも2つのQC試料濃度が実試料の濃度範囲内に入ることが求められているため、実試料濃度範囲に応じて、異なる濃度のQC試料を追加することが現実的と考えられる。

実試料中の分析対象物質濃度の多くが定量上限を超えている場合も、同様の対応を行う。すなわち、検量線の範囲を変更するか、QC試料の追加またはその濃度を変更することになるが、この場合、検量線の範囲を変更することが現実的と考えられる。

① 実試料の再分析及び再注入

実試料分析の開始前に、再分析を定義する。すなわち実施理由、再分析の回数及び報告する定量値を判断する基準を試験計画書またはSOPに事前に定義する。比較バイオアベイラビリティ／生物学的同等性（BA/BE）試験においては、薬物動態学的な理由（実試料の濃度プロファイルが予測されるプロファイルと一致しない等）による実試料の再分析は認められない。

再注入再現性がバリデーションで確立されている、または以前に実施した生体試料中薬物濃度分析報告書に報告されている場合、実試料の再注入ができる。また、新たに再注入再現性の評価を実施した場合、当該試験の生体試料中薬物濃度分析報告書に記載する。

② クロマトグラムの波形処理

クロマトグラムの波形処理と再波形処理の手順を、事前に試験計画書またはSOPに記載する。再波形処理を必要としたクロマトグラムの一覧と再波形処理の理由を生体試料中薬物濃度分析報告書に記載する。

5．リガンド結合法

(1) 標準物質

標準物質は、クロマトグラフィーの項で述べたとおり、その特性（例えば、構造、物理化学的性質、免疫化学的性質、生物学的性質、純度及び不純物）が十分に検討されていることが重要であり、それらの情報は、CoAもしくはそれに代わる文書に記

載されるべきである。検量線用標準試料及びQC試料の調製に用いる標準物質の製造バッチは投与に使用されるものと同じ原薬バッチ由来であることが推奨される。生体試料中薬物濃度分析に用いる標準物質のバッチが変更された場合は、分析法の性能に関するパラメータが判定基準内にあることを保証するため、その新しい標準物質を使用する前に、生体試料中薬物濃度分析による評価を実施すべきである。

(2) **重要試薬**

結合試薬（結合タンパク質、アプタマー、抗体、コンジュゲート抗体等）や酵素成分を含む試薬等の重要試薬は、分析結果に直接的な影響を及ぼすため、その品質を保証することが求められている。重要試薬の元のバッチと新しいバッチとの一貫性を保証するため、重要試薬のライフサイクルマネジメントの手順が必要である。試薬の性能は生体試料中薬物濃度分析法を用いて評価されるべきである。重要試薬の軽微な変更では、1回の真度及び精度の比較で十分であるとされているが、大きな変更（例えば、抗体製造法の変更等）では、追加のバリデーション試験が求められる。重要試薬については、その重要度がケースバイケースで異なってくるため、変更内容に応じて、試験項目を選択し実施すべきである。例えば、検出抗体の標識体変更では少なくとも、選択性、分析単位内真度及び精度の評価、希釈直線性等は評価すべきと考えられる。

重要試薬の使用期間延長または変更を行う場合、リテストを実施し、バリデーションパラメータを文書に記録する必要がある。

(3) **バリデーション**

リガンド結合法では、これまで、1試料あたり複数ウェルで分析することが多かったが、1ウェルで分析可能な場合もある。分析法開発及び分析法バリデーションを1試料あたり1ウェルまたは複数ウェルを用いて実施する場合、実試料分析も同数のウェルで実施する。1試料あたり複数ウェルを用いる場合は、複数ウェルからのレスポンスの平均値を計算するか、各レスポンスから計算された濃度を平均することにより報告値を決定する。

① **特異性**

分析対象物質の検出に妨害を与える可能性のある物質（分析対象物質と構造的に類似した物質等）の影響は、特異性として評価を行う。

クロマトグラフィーと同様、実試料中で予測される構造的な類似物質を予想される最高濃度で添加したブランクマトリックス試料を用いて評価する。

試料中に共存する類似物質が妨害を起こさないことが重要であるが、非特異的な反応が見られた場合、検量線範囲の変更または新たな方法を検討する等の対応策が求められる。

② 選択性

　選択性は、少なくとも 10 個体から得た個別のブランク試料を用いて評価する。リガンド結合法ではその性質上マトリックスの影響を受けやすいため、クロマトグラフィーと比べてより多くの個体数を用いて評価する必要がある。

　クロマトグラフィー同様、これらに加え、少なくとも 1 個体の溶血性ブランク試料を用いて評価する。高脂質性ブランク試料等の取り扱いは、クロマトグラフィーの項で述べた内容に準ずるが、クロマトグラフィーと比べて、前処理による精製を行わないため、より影響を受けやすいことも考えられる。選択性は、関連する患者集団の試料でも評価すべきである。

③ 検量線及び定量範囲

　検量線は、分析対象物質をマトリックスに添加し調製した検量線用標準試料の濃度を X 軸に、分析機器からのレスポンスを Y 軸にプロットし作成する。

　また、検量線は、クロマトグラフィー同様、定量下限と定量上限を含む 6 濃度以上の検量線用標準試料とブランク試料から構成する。ただし、検量線の回帰式の算出には、ブランク試料を含めるべきではない。リガンド結合法の多くは、抗原抗体の結合を利用した免疫学的な測定法（イムノアッセイ）であるため、シグモイド型の用量反応曲線が得られ、4 または 5-パラメーターロジスティックモデルが当てはまることが多い。そのため、カーブフィッティングの向上や安定化のため、検量線の定量下限未満及び定量上限を超える濃度のアンカーポイントを検量線作成の試料として加えることも可能である。バリデーションによって妥当性を示せる場合は、他のモデルを使用してもよい。

④ 真度及び精度

　QC 試料は、検量線内の少なくとも 5 濃度で調製する。すなわち、分析対象物質を定量下限、定量下限の 3 倍以内（低濃度 QC 試料）、検量線の範囲の幾何平均値付近（中濃度 QC 試料）、定量上限の 75 % 以上（高濃度 QC 試料）及び定量上限で添加する。リガンド結合法では分析法の性質上、検量線が直線ではないため、定量上限での評価も必要である。

　真度と精度は、各濃度（定量下限、低濃度、中濃度、高濃度及び定量上限）の QC 試料で少なくとも 3 回の繰り返し分析を 2 日以上にわたり、少なくとも 6 回の分析単位で実施して評価する。リガンド結合法では、その性質上、分析単位間での変動が大きくなることが多いため、クロマトグラフィーよりも多くの分析単位を必要とする。

　リガンド結合法に関しては、トータルエラー（すなわち、真度（%）及び精度（%）における誤差の絶対値の合計）も評価する。リガンド結合法は、クロマトグラフィーと比較して、真度及び精度の許容幅が広いため、測定誤差が大きくなることが予想される。そのため、トータルエラーも考慮に入れ、分析法を構築する必要が

あると考えられる。

⑤ キャリーオーバー

　リガンド結合法では通常、キャリーオーバーは問題とはならないが、キャリーオーバーを生じる可能性のある分析プラットフォームの場合はキャリーオーバーの検討を実施する。

⑥ 希釈直線性とフック効果

　リガンド結合法による分析では、定量範囲が狭いため分析対象物質の濃度が検量線の定量範囲内となるよう実試料の希釈が必要となる場合がある。

　希釈直線性の評価では、測定濃度が定量範囲内の希釈により影響されないこと及び検量線の定量上限を超えた実試料濃度がフック効果（すなわち、高濃度の分析対象物質によるシグナルの抑制）の影響を受けないことを確認する。希釈直線性の評価では、定量上限を超える濃度の分析対象物質をマトリックスに添加したQC試料を用い、少なくとも3種の希釈倍率について評価する。QC試料を少なくとも3つの独立した希釈系列で希釈を行い分析する。すなわち、希釈前の試料でフック効果の有無を評価し、希釈試料における真度及び精度により、希釈直線性を評価する。

⑦ 安定性

　各バリデーション項目については、クロマトグラフィーの項で述べた点に留意し、バリデーションを実施する。

　リガンド結合法による分析では、定量範囲が狭いことに起因して、実試料の濃度が検量線の定量上限よりも高くなり、実試料の希釈が必要となることが想定される。クロマトグラフィー同様、実試料の濃度が検量線の定量範囲の定量上限よりも一貫して高い場合は、そのような高濃度試料を反映できるよう安定性評価用の高濃度QC試料の調製とその安定性評価も考慮する。

　安定性評価用のQC試料を分析する際には、新たに調製した検量線用標準試料及びQC試料を共に分析することが推奨されるが、高分子化合物の場合、一晩凍結しておく必要があるものも認識されている。

　リガンド結合法の安定性の検討においては、室温または試料前処理時の温度におけるベンチトップ安定性と凍結融解安定性を含めるべきである。また、長期保存安定性も検討する必要がある。

　冷凍庫保存時におけるマトリックス中の分析対象物質の長期保存安定性では、ある温度（例えば$-20℃$）で安定であることが確認された化学薬品の場合、それより低い温度（例えば$-70℃$）の安定性に外挿することができる。生物薬品については、2点の保存温度の安定性を取得するブラケット法で安定性を確認する。例えば、安定性が$-70℃$と$-20℃$で証明されている場合には、この温度間においては安定性が確保されていると考えることができる。

(4) 実試料分析

分析単位は、ブランク試料、少なくとも6濃度の検量線用標準試料、少なくとも3濃度のQC試料（低濃度、中濃度、高濃度）の2セット（または実試料数の少なくとも5％のいずれか多い方）及び分析対象の実試料から構成される。

リガンド結合法ではプレート（96ウェルプレート等）が用いられるが、各プレートに検量線用標準試料とQC試料のセットが個別に含まれている場合、プレートごとに検量線及びQC試料を評価する。分析機器によってはプレートあたりの測定試料数が制限される場合もある。その場合、検量線用標準試料のセットは最初と最後のプレートに配置してよいが、QC試料は個々のプレートの全てに、実試料を挟み込むように配置する。各検量線用標準試料を統合して1回の回帰分析により検量線を作製することが推奨されている。

実試料分析において、バリデーションで評価した希釈倍率の範囲外の希釈が必要になった場合は、新たな希釈倍率を含めてパーシャルバリデーションで希釈直線性を評価するか、実試料分析の分析単位に希釈QC試料を追加することで評価する。

◆実試料の再分析

クロマトグラフィーと同様、実試料分析の開始前に、再分析を定義する。リガンド結合法による分析では、クロマトグラフィーと比べて、複数ウェルを用いた分析を実施するケースも多いため、複数ウェル間での数値の乖離時の対応等も、試験計画書及びSOP等に規定する。

6．ISR（incurred sample reanalysis）

実試料の挙動は、分析法バリデーションに用いられたブランクマトリックスを添加して調製した検量線用標準試料及びQC試料の挙動とは異なる場合がある。タンパク結合の違い、代謝物の逆変換、試料の不均一性、併用薬または実試料特有の生体成分等は、実試料分析における分析対象物質の測定濃度に影響する可能性がある。実試料における分析値の再現性や信頼性を確認するうえでISRの実施が必要となる。

臨床試験においてはISRを実施すべき試験がいくつか例示されているが、非臨床試験においては動物種ごとに1回実施することでよい。

ISRのための実試料は、実薬投与群の動物個体あるいは被験者から無作為に選択するとともに、PKプロファイル全体が適切に含まれるよう、最高血中濃度（C_{max}）付近と消失相の試料を選択することが推奨される。ISRの試料数は実試料総数が1,000以下の場合は少なくとも試料数の10％、実試料総数が1,000を超える場合には1,000を超える試料数の5％を加えて算出する。なお、実試料総数のカウントの際には、媒体対照群もしくはプラセボ群の試料数を含めなくてよい。

ISRの結果が判定基準を満たさなかった場合は、原因の調査を行う。また、ISRの結果

が判定基準を満たしていても、複数の試料の結果に大きな乖離や系統的な乖離がある場合には、分析上の問題がないか調査を実施することが望ましい。なお、元の実試料データをISR試料のデータに置き換えるべきではない。

7. パーシャルバリデーション及びクロスバリデーション

(1) パーシャルバリデーション

パーシャルバリデーションでは、すでにフルバリデーションを実施した生体試料中薬物濃度分析法の変更について評価する。パーシャルバリデーションは、1回の分析単位内真度及び精度による評価から、ほぼフルバリデーションまでの広範囲に及ぶ。ある施設で安定性が確立されていれば、移管後の施設で同様の取り扱いが可能な場合、安定性データを取り直す必要はない。

生体マトリックス中の抗凝固剤を変更した場合、例えばヘパリンからEDTA（エチレンジアミン四酢酸）への変更では標準原液及び標準溶液安定性以外のパーシャルバリデーションが必要であるが、カウンターイオンの変更（例えば、ヘパリンNaからヘパリンLiへの変更）ではパーシャルバリデーションは不要である。

クロマトグラフィーで分析機器の変更をする場合では、同一機器内での変更（シリアル番号）、検出器の機種変更及び原理の変更（UVからMS）、分析機器の一部変更（LCのポンプ等）などさまざまなケースが考えられる。同一機器内での変更（シリアル番号）では、分析単位内（必要に応じて分析単位間）における真度及び精度の評価及び定量下限で評価可能であると考えられるが、それ以外のケースではそれに加えて、選択性、マトリックス効果、キャリーオーバー等の項目の評価を検討すべきである。

定量範囲の変更でも、定量範囲の幅を狭めるケース、定量上限をより高濃度に変更するケース、定量下限を低濃度に変更するケース等が考えられる。定量範囲の幅を狭めるケースでは1回のみの分析単位内真度及び精度の評価で十分であると考えられるが、定量下限を低濃度に変更するケースでは、希釈の妥当性を除くほとんどの試験項目が必要になると考えられる。

(2) クロスバリデーション

同一試験内でそれぞれフルバリデーションされた異なる方法によりデータを取得する場合、同一の試験内で複数の異なる施設から同一の生体試料中薬物濃度分析法を用いてデータを取得する場合等は、クロスバリデーションを実施することが求められている。また、特定の用法・用量または安全性、有効性、添付文書の記載内容に関する規制当局による意思決定を支持するために統合または比較される予定の複数の試験間において、それぞれフルバリデーションされた異なる分析法によりデータを取得する

場合にも、クロスバリデーションの実施が必要である。

クロスバリデーションでは、3セットの同一QC試料（低濃度、中濃度、高濃度）に加え、入手可能であれば実試料（実試料の濃度範囲全体を反映するもの（n≧30））をそれぞれの分析法あるいは各施設において分析し評価することが求められている。

これらの結果から得られた分析法もしくは施設間のバイアスについては、Bland-AltmanプロットやDeming回帰等の統計的な手法などを用いて評価する。不均衡なバイアスが観察された場合は、実試料分析データの解釈に対する影響を評価することが求められている。データの使用目的にもよるが、必要に応じて、補正を考慮すべきケースも考えられる。なお、1つの比較BA/BE試験において、同一の分析対象物質の測定に複数の生体試料中薬物濃度分析法の使用を避けることが強く推奨されている。

8．考慮すべき追加事項

(1) 内因性分子でもある分析対象物質のための分析法

分析対象物質が内因性分子であり、分析法が治療薬と対応する内因性分子を識別することができない場合、分析対象物質の測定真度の評価が課題となる。さらに、分析対象物質の内因性レベルは、年齢、性別、人種、日内変動、疾病または薬物治療の影響で変動することがある。内因性分子でもある分析対象物質のための分析法を確立するには、検量線用標準試料及びQC試料の調製に使用するマトリックスの選択が重要となる。実試料と同じ生体マトリックスで、マトリックス効果や妨害のないマトリックスを準備できる場合、もしくは妨害物質が含まれていてもバリデーション可能な生体マトリックス（クロマトグラフィーで定量下限の20％未満等）が準備できる場合、それらの真のマトリックスを用いてバリデーションを実施すべきである。そのようなマトリックスを準備できない場合、代替マトリックス法、代替分析対象物質法、バックグラウンド減算法、標準物質添加法により、実試料中の分析対象物質の濃度を算出する。それぞれの方法には長所短所があるため、分析対象物質の性質、生体マトリックスの性質、入手可能な生体マトリックスの量等を考慮し方法を選択する。代替マトリックスを用いる方法では、真のマトリックスと代替マトリックスの性質の違いが分析に与える影響を十分考慮し、分析法を構築する必要がある。代替マトリックスの例として、マトリックスを活性炭もしくは抗体で処理したもの、緩衝液、水等があるが、分析対象物質及び生体マトリックスの性質に応じて選択する必要がある。代替分析対象物質法において、安定同位体標識した分析対象物質を検量線として用いる際には、分析対象物質と必ずしも同一の挙動を示すとは限らないことに留意すべきである。標準物質添加法もしくはバックグラウンド減算法では真のマトリックスを必要とするが、標準物質添加法ではより多くの真のマトリックスを必要とする。

QC試料は実試料に類似すべきであり、実試料と同じマトリックスで調製される必要がある。QC試料を調製する前に生体マトリックス中の分析対象物質の内因性濃度を評価する。内因性濃度によっては、低濃度QC試料の調製が困難なケースが想定されるが、この場合は希釈マトリックスあるいは代替マトリックスを使用して低濃度QC試料を調製してもよい。

選択性、回収率及びマトリックス効果の評価では、妨害物質の存在、内因性分子と標準物質の同一性、代替マトリックスと真のマトリックスの差に留意する。

内因性レベルの分析対象物質を含むマトリックスに分析対象物質を添加して調製したQC試料を用いる場合、真度は以下の式で算出することが推奨される。

真度（％）＝100×（添加試料中の総濃度－内因性濃度）/添加濃度

安定性評価においては、実試料を可能な限り再現するために、真の生体マトリックス中の真の分析対象物質、内因性QC試料（内因性分子を含むブランクマトリックス）及び添加調製した低濃度及び高濃度QC試料を用いて評価する。

(2) **平行性**

平行性は、分析対象物質の測定に対する希釈の影響を検出するための検量線と系列希釈した実試料との平行な関係と定義される。TKもしくはPK測定では平行性が認められないことは多くはないものの、マトリックス成分の影響（内因性結合タンパク質の有無）もしくは代替マトリックスの使用時等、平行性の欠如が懸念される場合には、必要に応じて評価する。

平行性は実試料を用いて実施することから、通常、分析法の開発段階もしくはバリデーション時に評価することは困難であると考えられる。したがって、実試料分析時に実施し、生体試料中薬物濃度分析報告書で報告することでよい。

(3) **回収率**

分析法に抽出操作が含まれている場合、回収率を評価する。バリデーションの必須試験項目ではないが、回収率の確認は、分析法の構築にあたり重要な情報となる。また、実試料分析時に起こりうるトラブルの解決等にも役立つものとなる。したがって、少なくとも分析法開発時に回収率を確認すべきと考えられる。

(4) **MRD**

MRDとは、リガンド結合法を使った分析において、バックグラウンドシグナルやマトリックス干渉を軽減するため、生体試料を緩衝液で希釈する際に適用される希釈倍率である。MRDは、検量線用標準試料及びQC試料を含む全ての試料で同一とし、分析法の開発段階で決定する必要がある。分析法を確立した後にMRDを変更する場合は、パーシャルバリデーションが必要となる。

(5) 市販及び診断キット

市販のキットまたは診断キット（医療用）を、医薬品の開発段階において生体試料中の薬物濃度分析に利用する場合、本ガイドラインに準じて適切にバリデーション及び実試料分析を実施する必要がある。

分析法バリデーションの実施前に、キット内の標準物質（検量線試料等）の品質を検討すべきである。キット内の標準物質が実試料の標準物質と異なる場合や、検量線用標準試料が少数（1ないし2点の検量線等）である場合は、分析法バリデーションの要求事項を満たすよう、適切な品質かつ適当な数の検量線用標準試料を準備するべきである。

同一試験中で複数ロットのキットを用いる場合は、ロット間差の確認が必要である。少なくとも、1回のみの分析単位内真度及び精度の評価によるパーシャルバリデーションの実施は必要と考えられる。

(6) 新技術または代替技術

分析プラットフォームや分析技術の変更は、薬物濃度に影響を及ぼす可能性がある。一つの医薬品の開発において分析プラットフォームや分析技術を変更する場合、それまでのプラットフォームや技術から得られたデータと、新規または代替プラットフォームや技術から得られたデータについて、クロスバリデーションを実施する。なお、比較BA/BE試験においては、2つの分析法または技術の使用を避けることが強く推奨される。

マイクロサンプリング技術の一つである乾燥試料法（dried matrix methods）を規制当局への申請を目的とした試験に用いる場合は、ヘマトクリットの影響や試料の均一性、乾燥マトリックスからの試料抽出等を分析法バリデーションで評価する。また、同一の臨床試験または非臨床試験において液体の試料に加えて乾燥試料法を用いる場合は、2つの分析法のクロスバリデーションを実施する。

9．文書化

本ガイドラインでは、分析法バリデーションにおけるバリデーション報告書及び実試料分析における生体試料中薬物濃度分析報告書に記載すべき内容のみならず、分析施設での関連するSOPや文書保存に関する推奨事項が表形式で記載されている。これらについては、適切な記載と管理が求められており、規制当局による監査及び査察への利用を可能とする必要がある。

CTD（common technical document）またはeCTD（electronic CTD）、あるいは各報告書に含めるべき情報としては、各非臨床試験及び臨床試験で用いられた分析法の要約やそのバリデーション内容の要約、分析法の開発や変更の経緯等が挙げられる。比較BA/

BE試験では、過去3年間及び試験終了後1年間に規制当局による施設査察が実施されている場合、査察の時期や結果の情報も必要となる。

分析施設における文書化項目、バリデーション報告書及び生体試料中薬物濃度分析報告書に記載すべき項目は本ガイドラインに詳細に記載されており、主な情報は網羅されていると考えられるが、必要に応じて情報を追加すべきである。

なお、クロマトグラムは、バリデーション報告書では代表的なクロマトグラムを添付することでよいが、生体試料中薬物濃度分析報告書では5%のクロマトグラムの添付が求められている。一方、比較BA/BE試験では、バリデーション報告書及び生体試料中薬物濃度分析報告書とも100%のクロマトグラムの添付が必要となる。なお、クロマトグラムは各報告書の添付資料として提出することも許容される。

ガイドラインQ&A

Q&Aでは以下の内容について記載されている。

・マトリックスの入手が困難なため代替マトリックスを使用する場合には、代替マトリックスが真度及び精度、妨害物質の影響がないこと等、本ガイドラインの基準を満たす必要がある。
・実試料分析において定量範囲は変更せずに新たな濃度のQC試料を追加する場合には、実試料分析で使用する前にその新たなQC試料濃度の真度及び精度を示す必要がある。
・ISそのものや不純物、同位体の安定性に起因する分析上の妨害がないことは、ゼロ試料の分析結果を用いて示すことができる。
・長期保存安定性の評価において、基準を満たさない時点が生じた場合には、そこで評価を中止する必要はなく、追加の時点を評価することができ、その根本原因や安定性評価における影響を明らかにするために調査を実施する。
・MSでの分析時に、類縁物質が分析対象物質と共溶出しないことや測定を妨害しないことを、類縁物質の物理化学的性質に基づいて説明することが可能な場合がある。
・標準原液が正確に調製されていることは、別々に調製した標準原液を分析し、レスポンスの乖離度を用いて検証する。
・分析対象物質が免疫グロブリンであり、分析時に特異的な捕捉試薬/検出試薬(抗イディオタイプ抗体等)を用いる場合、それらの試薬の特異性が評価されていれば、分析対象物質と関連のない免疫グロブリンを用いて特異性を評価する必要はない。
・ISRで判定基準を満たさない、あるいは懸念すべき傾向が認められた場合の調査においては、試料の取り扱いや前処理、分析を含む実試料分析のプロセス全体を考慮し、分析への妨害や安定性の懸念等について科学的な評価を含める。
・非臨床試験において、クロマトグラフィーを用いた分析法としてN-in-1 approach

（複数の動物種あるいはマトリックスを1つのバリデーションで評価すること）を用いることは可能とされているが、用いる場合は、その妥当性を十分示す必要がある。

今後の動向・課題

本ガイドラインにより各国のガイドライン／ガイダンスの相違点が解消された。今後、各国での実装が進められることで、医薬品のグローバル開発の効率化が期待される。医薬品のモダリティは多様化しており、さまざまな分析技術が用いられている。本ガイドラインではクロマトグラフィー及びリガンド結合法による分析が対象となっているが、他の分析技術についてもガイドラインの整備や国際調和が進むことで、医薬品開発のさらなる効率化が期待される。

参考文献

1）FDA : Guidance for Industry-Bioanalytical Method Validation. 2018.
2）EMA : Guideline on bioanalytical method validation. 2011.
3）厚生労働省医薬食品局審査管理課長：「医薬品開発における生体試料中薬物濃度分析法バリデーションに関するガイドライン」について．平成25年7月11日薬食審査発0711第1号．
4）厚生労働省医薬食品局審査管理課長：「医薬品開発における生体試料中薬物濃度分析法（リガンド結合法）バリデーションに関するガイドライン」について．平成26年4月1日薬食審査発0401第1号．
5）ICH : ICH M10 Bioanalytical Method Validation and Study Sample Analysis. 2022.
6）ICH : ICH M10 Questions and Answers（Q&As）. 2022.
7）厚生労働省医薬食品局審査管理課長：「医薬品の臨床試験及び製造販売承認申請のための非臨床安全性試験の実施についてのガイダンス」について．平成22年2月19日薬食審査発0219第4号．
8）Hughes NC., *et al.* : Assessing the matrix effects of hemolyzed samples in bioanalysis. *Bioanalysis*, Sep., **1**(6), 1057-1066（2009）.
9）Tan A., *et al.* : Internal standard response variations during incurred sample analysis by LC-MS/MS : Case by case trouble-shooting. *J. Chromatogr. B Analyt. Technol. Biomed. Life Sci.*, Oct. 1, **877**(27), 3201-3209（2009）.

4 毒性評価

4-1
単回投与毒性評価

通知

・医薬品の製造（輸入）承認申請に必要な毒性試験のガイドラインについて（平成元年9月11日薬審1第24号）
・単回及び反復投与毒性試験ガイドラインの改正について（平成5年8月10日薬新薬第88号）
・「医薬品の臨床試験及び製造販売承認申請のための非臨床安全性試験の実施についてのガイダンス」について（平成22年2月19日薬食審査発0219第4号）
・「医薬品の臨床試験及び製造販売承認申請のための非臨床安全性試験の実施についてのガイダンス」に関する質疑応答集（Q&A）について（平成24年8月16日医薬食品局審査管理課事務連絡）

目的

急性毒性評価の目的は、高用量の被験物質を2種の哺乳動物に単回あるいは短期間投与し、一般状態の変化を主な評価項目として被験物質による毒性の量的変化を概略的に解明することにある。さらにヒトに過量投与された際の影響を予測する際にも有用である。

ガイドラインの沿革 / 経緯

昭和59年2月15日に「医薬品のための毒性試験法ガイドライン」（薬審第118号別添）として発出され、平成元年9月11日には「医薬品毒性試験法ガイドライン」（薬審1第24号別添）として、急性毒性試験は「単回投与毒性試験」に改称された。さらにその後、平成5年8月10日に「単回及び反復投与毒性試験ガイドラインの改正について」（薬新薬第88号（以下、本ガイドライン））において、医薬品規制調和国際会議（ICH）などにおける動物福祉に関する議論に基づき、概略の致死量の概念が導入された。また、平成22年2月19日に「『医薬品の臨床試験及び製造販売承認申請のための非臨床安全性試験の実施についてのガイダンス』について」（薬食審査発0219第4号）で、急性毒性に関する情報は、最大耐量（maximum tolerated dose：MTD）を明らかにするために適切に実施さ

れた用量漸増試験もしくは短期間反復投与の用量設定試験からも得られることから、当該試験は再度「急性毒性試験」とされ、非 GLP*試験でよいことが明記された。

*Good Laboratory Practice

ガイドライン各項解説

1．一般原則

医薬品の急性毒性に関する情報は、一般にヒトに初めて投与する以前の必須条件とみなされておらず、2010年に通知されたICHの結論に基づくガイダンス「医薬品の臨床試験及び製造販売承認申請のための非臨床安全性試験の実施についてのガイダンス」[1]（ICH M3(R2) ガイダンス）では、医薬品の急性毒性に関する情報は、多くの患者を用いる臨床第Ⅲ相試験の実施までに入手すべきものであるとされた。ただし、過量投与の危険性が高い患者集団（例えば、うつ病、疼痛、認知症）などにおける外来での臨床試験を行う場合には、より早期に急性毒性の評価を行うことが重要である。

また、以下に述べるように、急性毒性に関する情報が他の非臨床試験から得られるならば、必ずしも単独での単回投与毒性試験を実施しなくともよいとされた。すなわち、反復投与毒性試験の予備試験として適切な用量と観察による単回または少数回投与の試験（MTD）を明らかにするために適切に計画された、用量漸増投与もしくは短期間反復投与による用量設定試験等）が行われる場合、その試験において急性毒性に関する情報も得ることができる。なお、従来の LD_{50} を求めるような致死性を評価指標とする試験は推奨されない。

2．動物種

動物種の選択にあたっては、反復投与毒性試験に用いる動物種との対応についても考慮し、薬効の認められる動物、あるいは代謝がヒトに類似した動物を選ぶことが望ましい。

本ガイドラインでは2種以上の動物を使うことを求めており、そのうち1種はげっ歯類、1種はウサギ以外の非げっ歯類から選ぶこととされている。通常、げっ歯類としてマウスやラットが汎用される。非げっ歯類としてはイヌ、ミニブタやコモンマーモセット、カニクイザル等のヒト以外の霊長類（non-human primate：NHP）等があるが、動物福祉の観点やその被験物質の毒性をより明らかにするための種として、何が適切かを十分に考慮して選定することが肝要である。

本ガイドラインでは用いる動物の年齢（週齢）を特定していないが、通常は成熟動物が用いられる。

3．性

　試験における毒性の発現に性差が認められる例が、単回投与あるいは反復投与毒性試験を問わず報告されている。性差の生ずる背景としては、性ホルモンに依存する代謝系の関与や、性周期の関与などが考えられる。したがって、少なくとも1種の動物では、性差の検討が求められている。

4．動物数

　使用する動物数は、その試験の目的によって変わる。すなわち、設定する試験用量の段階数によっては少数の動物で十分な情報が得られる場合もあり、また、性差・日齢差・絶食の有無の影響などを検討するような場合にはその目的に合った動物数を用いればよい。

5．投与経路

　急性毒性評価の目的は過量投与した時の毒性を明らかにすることにあり、一般に、その投与経路は臨床適用経路に限ることができる。しかし、投与経路によって、被験物質の吸収率、吸収速度や代謝などに変化が生じ、そのために毒性に差を生ずることが多いため、より高濃度での曝露を得る目的で臨床投与経路以外の投与経路での毒性試験が求められることもある。

　経口投与に際して、げっ歯類では、被験物質を適当な溶媒、例えば、水・オリーブ油などの植物油・アラビアゴム液・カルボキシメチルセルロース液・ポリエチレングリコールなどを用い、溶液・懸濁液・乳化液などを調製して投与する。非げっ歯類では、ゼラチンカプセルなどを用いて被験物質を投与することもある。なお、懸濁液として投与する場合や被験物質をカプセルに充填して投与する場合は、粒子の大きさにより吸収が大きく異なる場合があることに留意する。

　経口投与する前には、一定時間絶食させることが多い。これは、胃に内容物があると経口ゾンデ等を用いて大量の被験物質を投与することが難しいことと、胃内容物によって毒性発現に差が生ずることがあるからである。しかし、絶食時間によっては、げっ歯類で薬物代謝酵素の活性が変動したり、あるいは、被験物質によって腸管吸収が変動したりすることも知られている。本ガイドラインでは、絶食時間を特定していないが、少なくとも胃内容物が空になる最小限の時間、絶食することが必要であろう。マウスあるいはラットでは、普通4～6時間の絶食でその目的が達せられる。Scientists Center for Animal Welfare（SCAW）においても水の自由摂取下において10数時間程度までの絶食は認められているが、必要以上の長時間の絶食は動物に苦痛を与えることを留意しなくてはならない。

経皮投与では、総体表面積の10％程度の範囲を剪毛し、一定量の被験物質を塗布し、24時間にわたってフィルム状の材料で被覆するとよい。

髄腔内や関節腔内に用いる被験物質、点眼剤・吸入剤のような被験物質などを臨床適用経路に準じて投与するとき、動物種によっては、単回投与毒性試験として急性の毒性徴候を把握するのに十分な量を投与することが困難な場合がある。このような場合には、他の投与経路を選ぶことを考慮する。

6．投与回数

一度に投与することが困難な被験物質については、24時間以内に分割投与する場合も単回投与に含めることになっている。なお、分割して投与した場合、その理由を明らかにすることが必要である。

7．用量段階

本ガイドラインには用量段階に関する記載があるが、ICH M3(R2) ガイダンス[1]において「一般毒性試験のための高用量選択」の指針が示されたことから、最高用量を同ガイダンスに準拠して設定したうえで、急性毒性を調べる試験として目的達成に必要な用量段階を設定する。

投与用量としては、アメリカの環境保護庁（EPA）、食品医薬品局（FDA）、消費者製品安全委員会（CPSC）、労働安全衛生局（OSHA）及び食品安全品質サービス（FSQS）共同のげっ歯類を用いた経口投与による急性毒性試験ガイドラインでは、水溶液で体重100 gあたり2.0 mL、懸濁液や水以外の溶媒で同じく1.0 mLを超えない量としている。

8．観察期間

通常、被験物質投与後72時間位までに生死が決定する場合が多いが、抗炎症薬や副腎皮質ステロイドのように、かなり長期にわたって死亡の発現が分布する例がある。また、有機リン系化合物のように遅発性神経毒性が現れることがあるため、観察期間は2週間とされている。この観察期間の間に一般状態や体重増減の推移から毒性発現の推移を見極めることが必要である。

9．観察及び測定

一般状態の観察と毒性発現の推移を時間経過とともに詳細に記録する。そのために、投与後数時間は連続して、またその後は1日1回以上の観察が必要である。

一般状態の観察では、各種の刺激に対する反応・運動（行動）・呼吸・痙攣・被毛及び皮膚・排泄物などの変化の状態・程度・発現時期と経過を観察・記録する。非げっ歯類については、脈拍・体温・瞳孔反射など、げっ歯類で観察が難しい点について、特に注意して十分な検査を行う。

　体重変動も毒性徴候の中に当然含まれると理解される。体重測定の頻度は、その推移がわかるようにすることが原則で、全ての例で画一的に規定すべきではない。

　途中死亡動物についてはその時点で、またげっ歯類については観察期間が終了した時点で生存していた全ての動物を、それぞれ剖検する。肉眼的に変化が認められた器官・組織は必要に応じて摘出し、病理組織学的検査を行う。

　ガイドラインでは非げっ歯類に関し、観察期間終了時に生存していた動物の処置について規定していないが、これは予備試験などでその動物の再使用を可能としたものである。さらに、大量単回曝露の影響が可逆的で被験物質の影響が残存しないとする客観的データを示したうえで、本試験におけるその動物の再使用を考慮してよいとの考えに基づいている。

10. 概略の致死量

　概略の致死量（approximate lethal dose：approximate LD）とは、毒性試験法ガイドラインでは、いくつかの異なる用量で観察された動物の生死及び毒性の兆候から判断される最小致死量を意味すると定義されている[2]。

留意事項

　急性毒性試験は非 GLP でよいとされたが、臨床試験における初回投与量設定やリスク評価に用いる場合には、GLP 適用下での実施が求められる。

　マイクロドーズ臨床試験や、単回投与の早期探索的臨床試験を実施するために行われる拡張型単回投与毒性試験に関しては、ICH M3(R2) ガイダンス[1]を参照されたい。

Q&A

　Q　実施時期はいつ
　　A　通常は第Ⅲ相臨床試験が始まる前までに実施する。治験は厳重な管理のもとで実施されるので、過量投与のリスクは考えにくい。ただし、在宅での治験の場合には治験薬は被験者が管理するため、急性毒性情報は早期の取得が望ましい。

　Q　単独での試験は必要か
　　A　以前は LD_{50} 値の提出が求められていたが、国際情勢や動物福祉の観点から

LD_{50}値の必要性が小さくなった。また、再現性が乏しく動物種ごとに数値が異なりリスク評価への利用価値は低い。その代わりに1匹でも動物が死亡する量（概略の致死量）が有用とされている。反復投与を行うための用量設定試験など予備試験等で算出可能であれば単回投与での単独試験は不要である。

今後の動向・課題

　医薬品開発において、被験物質の特性に応じた単回投与による毒性評価は必要である。ただし、単回投与毒性試験によって得られる情報は限定的であり、他の毒性試験で得られた情報を元に評価可能であることから、今後、単独試験としての実施の意義はますます低下するものと考えられる。本邦では医薬品の毒物劇物指定の根拠としても、LD_{50}値や概略の致死量だけでなく、近年、臨床での副作用情報などを含めて総合的に判断している。

　また、新規モダリティ等で動物試験が無効の場合、ヒトに直接投与する前の動物への投与経験は倫理的な説明に用いられる可能性がある。

参考文献

1) 厚生労働省医薬食品局審査管理課長：「医薬品の臨床試験及び製造販売承認申請のための非臨床安全性試験の実施についてのガイダンス」について．平成22年2月19日薬食審査発0219第4号．
2) 厚生省薬務局新医薬品課長、審査課長：単回及び反復投与毒性試験ガイドラインの改正について．平成5年8月10日薬新薬第88号．

4-2 反復投与毒性評価

通知

- 医薬品の製造（輸入）承認申請に必要な毒性試験のガイドラインについて（平成元年9月11日薬審1第24号）
- 単回及び反復投与毒性試験ガイドラインの改正について（平成5年8月10日薬新薬第88号）
- 「医薬品の臨床試験及び製造販売承認申請のための非臨床安全性試験の実施についてのガイダンス」について（平成22年2月19日薬食審査発0219第4号）
- 「医薬品の臨床試験及び製造販売承認申請のための非臨床安全性試験の実施についてのガイダンス」に関する質疑応答集（Q&A）について（平成24年8月16日医薬食品局審査管理課事務連絡）

目的

ヒトにおける毒性予測のため、被験物質を哺乳動物に繰り返し投与したときに生じる毒性変化を用量とその変化の質及び時間との関係や、毒性変化の認められない用量を求めることである。

ガイドラインの沿革／経緯

反復投与毒性試験法ガイドラインは、医薬品規制調和国際会議（ICH）での投与期間に関する議論を経て、1999年にICH S4を反映させた「反復投与毒性試験に係るガイドラインの一部改正」[1]（以下、本ガイドライン）として通知され、以降、改訂されていない。しかし、2010年に「医薬品の臨床試験及び製造販売承認申請のための非臨床安全性試験の実施についてのガイダンス」[2]（ICH M3(R2) ガイダンス）、さらに2012年に「『医薬品の臨床試験及び製造販売承認申請のための非臨床安全性試験の実施についてのガイダンス』に関する質疑応答集（Q&A）」[3]（ICH M3(R2) 質疑応答集）が通知され、一般毒性試験（単回投与毒性試験、反復投与毒性試験）の最高用量選択方法・臨床試験及び製造販売承認申請に推奨される反復投与毒性試験の投与期間・回復性についての考え方が示され

た。また、「バイオテクノロジー応用医薬品の非臨床における安全性評価」[4]（ICH S6(R1)ガイドライン）、「抗悪性腫瘍薬の非臨床評価に関するガイドライン」[5]（ICH S9 ガイドライン）及び「『抗悪性腫瘍薬の非臨床評価に関するガイドライン』に関する質疑応答集（Q&A）」[6]（ICH S9 質疑応答集）の通知により、バイオテクノロジー応用医薬品（以下、バイオ医薬品）や抗悪性腫瘍薬のための一般毒性試験に関する考え方が示された。

ガイドライン各項解説

1．動物種

反復投与毒性試験に用いる動物種または系統としては、薬効量と毒性量の比から安全域を推定するために、主薬効の認められる動物種が望ましい。また、薬物動態の面からの考慮も必要である。種または系統によって薬物反応に差があることが知られており、本ガイドラインでは2種以上の動物を使うことを求めている。そのうち1種はげっ歯類、1種はウサギ以外の非げっ歯類から選ぶこととしている。ただし、バイオ医薬品あるいは抗悪性腫瘍薬の場合の動物種の選定については、一般的な医薬品と異なる場合もあるので、それらのガイドラインを参照されたい[4),5)]。

本ガイドラインでは動物の試験開始時における年齢（週齢）を特定していないが、通常は成熟動物が用いられている。

2．性

原則として、毒性発現の性差及び雌雄それぞれの生殖器官・組織に対する影響を明らかにするため、通常は両性について試験を行う必要がある。

臨床において片性のみの適用を目的とする医薬品について、動物試験でも対象となる性のみで試験をすることの可否が問題となるが、毒性発現メカニズムの観点や、適応外使用・効能追加などの可能性も考慮し、実施する意義があれば両性を利用することを検討する。一方、特別な理由がなければ臨床適用を考慮した片性で十分であるが、その場合においてもいずれかの反復投与毒性試験においては両性を用いた試験を実施する必要がある。

3．動物数

本ガイドラインでは、投与期間の如何にかかわらず、げっ歯類で雌雄各10匹以上、非げっ歯類で雌雄各3匹以上としている。使用する動物数を決める場合、基本的には、試験の最終段階で評価に耐える動物数を確保すること、動物福祉の原則（3Rs）の推進を考慮することが必要である。

なお、途中で剖検して検査を行う場合、または回復性試験を実施する等の場合には、それらに要する動物数も考慮する必要がある。

4．投与経路

投与経路は、原則として臨床投与経路とすべきである。

臨床適用において静脈内注射・舌下投与・皮膚塗布・点眼・吸入投与・髄腔内・関節腔内等、経口経路以外で投与される被験物質では、動物種により、該当する投与経路を用いて長期反復投与することが困難である場合が多い。このような場合は、被験物質の薬物動態等を考慮して、妥当な代替投与経路により実施するとともに、その妥当性や試験結果に与える影響について説明することが必要である。

経口投与には、大別して二通りの方法がある。一つはゾンデを用いるか、カプセル剤または錠剤の形で強制的に投与する方法（強制経口投与）であり、他の一つは、飼料または飲水に添加して与える方法である。強制経口投与の場合は、体重あたりの投与量を正確に把握できる利点がある一方、投与ミスや術者の熟練度により動物に過度のストレスを生じさせるおそれがあるので、投与技術の習熟と、群間に差を生じさせないような投与条件の設定が肝要である。飼料や飲水へ添加する方法は、長期間連日投与する場合に選択されることが多いが、飼料や飲水中での被験物質の安定性や均等分散性が保証されなければならず、個体ごとの投与量が当該個体の体重と摂餌量または摂水量により算出されることから、厳密な投与量の管理と把握は困難である。この方法を用いる場合には、忌避行動の有無の確認とともに、摂餌量または摂水量を頻繁に測定し、被験物質の摂取量を調整したり、血漿中薬物濃度を測定したりしてその推移と実際の曝露量を把握し、臨床試験の場合と比較することが重要である。

皮下または筋肉内投与の場合は、局所反応により被験物質の吸収が変動する可能性を考慮して、投与部位を逐次変えることがある。また、投与液の pH や浸透圧等の物理化学的性質による影響についても十分配慮しなければならない。なお、非経口投与の場合には、投与液・投与器具・投与部位の滅菌・消毒を行い、感染を防止する対策が必要である。

経皮投与の際の投与面積については、体表面積の10％程度を目安に算定するとよい。

5．投与期間

反復投与毒性試験の投与期間に関する一般的な指針は、ICH M3(R2) ガイダンス[2]に示されているように、臨床試験の実施や製造販売承認申請に必要な期間によって異なるので、その概略を表に示す。なお、バイオ医薬品及び抗悪性腫瘍薬の反復投与期間については、ICH M3(R2) ガイダンス[2]に示された一般的な医薬品の場合と異なるので、それぞれのガイドラインを参照されたい[4)~6)]。

ICH M3(R2) ガイダンス[2]によれば、臨床試験の実施に推奨される反復投与毒性試験の最短期間は、臨床試験が2週間以内の場合は2週間、臨床試験の最長期間が2週間を超えて6ヵ月までの場合は当該臨床試験期間と同じ期間、臨床試験の最長期間が6ヵ月を超える場合はげっ歯類6ヵ月・非げっ歯類9ヵ月である。

製造販売承認申請に推奨される反復投与毒性試験の期間は、臨床適用における使用期間が2週間以内の場合は1ヵ月、臨床適用における使用期間が2週間を超えて1ヵ月までの場合は3ヵ月、臨床適用における使用期間が1ヵ月を超えて3ヵ月までの場合は6ヵ月、臨床適用における使用期間が3ヵ月を超える場合はげっ歯類6ヵ月・非げっ歯類9ヵ月である。

また、被験物質が高度の体内蓄積性を有する場合には、臨床試験や臨床での投与／使用期間よりも、薬物の曝露期間を重視して反復投与毒性試験の投与期間を選択することが望ましい。

表　臨床試験の実施及び製造販売承認申請にあたって推奨される反復投与毒性試験の期間*

臨床試験実施・製造販売承認申請		げっ歯類	非げっ歯類
臨床試験の最長期間	2週間まで	2週間	2週間
	2週間を超えて6ヵ月まで	臨床試験期間と同じ	
	6ヵ月を超える	6ヵ月	9ヵ月
臨床適用における使用期間	2週間まで	1ヵ月	1ヵ月
	2週間を超えて1ヵ月まで	3ヵ月	3ヵ月
	1ヵ月を超えて3ヵ月まで	6ヵ月	6ヵ月
	3ヵ月を超える	6ヵ月	9ヵ月

*詳細についてはICH M3(R2) ガイダンス[2]を参照のこと。

ここで用いる臨床適用における使用期間とは、医薬品が市販された後に患者に投与される平均的な期間を意味している。通常4週間以内で投与が終了すると考えられるが、まれに4週間を超えて投与されるケースもある医薬品の場合には、4週間以内を臨床適用における使用期間と考えることができる。例えば、抗生物質の場合、経口剤であっても注射剤であっても、通常は長くても2～3週間で投与を終了し、4週間を超える投与例はまれである。このような場合は、4週間以内を臨床適用における使用期間と考えてよい。ただし、反復性尿路感染症（腎盂腎炎、前立腺炎）に選択的な効力を有し、それに対して開発されることが明らかな抗菌薬のように、通常で4週間～6ヵ月ぐらいの投与が予測される場合や、精神安定剤またはうつ病・慢性疼痛を適応とする薬剤のように断続的に長期に投与されることが予想される場合には、長期の反復投与毒性試験を実施すべきであろう。

臨床適用において間歇投与が想定される被験物質については、間歇投与を行う理由を考慮して動物での投与間隔を決めるべきである。一般に、間歇投与の間隔が1ヵ月間等のようにかなり広く、かつ、その毒性が可逆的な場合には、通常1回（または1クール）に相

当する期間を臨床適用における使用期間とみるのが適当と考えられる。しかし、数クールで終了すると予想される場合はそれでよいが、2年・3年と長期にわたる使用が予想される場合には長期連続投与の範疇に入れるべきである。また、薬剤が長時間作用型であることから間歇投与が行われている場合は、血中濃度や効果が持続しているので、連続投与と同様に考えるのが妥当である。

被験物質の投与頻度は、原則として週7日としている。これは各国のガイドラインに共通するものであり、反復投与された被験物質の生体内における定常状態を維持するためである。被験物質の体内動態の差によっても異なるが、週5日または6日の投与では、投与の中断により、それまで被験物質によって惹起された変化が修復され、結果的に成績の評価を誤る可能性がある。

6. 用量段階

投与量を設定する際には、明らかな毒性変化が認められる用量（毒性量）と、毒性変化が認められない用量すなわち無毒性量（no observed adverse effect level：NOAEL）が含まれる必要がある。また、用量反応関係がみられるよう少なくとも3段階の投与群を設定することが望まれており、用量設定試験の結果等、明確な用量設定根拠をもとに用量を設定する必要がある。ただし、進行がん患者を対象とした抗悪性腫瘍薬においては、臨床試験の実施にあたって必要な毒性試験情報が一般的な医薬品と異なるため、毒性試験の用量段階の考え方も異なる[5]。ICH M3(R2) ガイダンス[2]には、反復投与毒性試験を含む一般毒性試験の最高用量選択に関する考え方が示され、一般毒性試験の最高用量として、最大耐量（maximum tolerated dose：MTD）・血中濃度が飽和する投与量・投与可能な最大量（maximum feasible dose：MFD）・臨床における全身的曝露（一般的にAUCの群平均値）のいずれかに対して予定臨床用量の50倍のマージンが確保される投与量であることを選択理由とすることが可能とされている。また、一部の例外を除けば、1,000 mg/kg/日を最高用量として設定することが妥当とされた。この50倍のマージンは全身曝露を目的とした薬物（経皮投与を含む）について適用され、局所での効果を目的とした薬物における最高用量は一般にMFDまたはMTDに基づいて設定すべきである[3]。なお、溶解性に限界のある被検物質の場合、投与可能な溶媒に完全に溶解することが求められる投与経路（静脈内投与等）では、MFDの設定根拠になり得る。ただし、吸入や経口投与などでは、溶解性の限界のみでMFDの十分な設定根拠とすることはできない。ICH M3(R2)質疑応答集では、動物に投与する前に、通常3種類程度の媒体を用いて被験物質を調製し、そのうちのどの媒体で最大の曝露が得られるかを検討すべきことが推奨されている[3]。その他、全身での作用を目的とした吸入薬や、肺で局所的に作用するようにデザインされた吸入薬では、ヒトにおける推定肺曝露量と全身曝露の両方に基づく最高用量の設定が推奨された[3]。さらに、飼料に添加して投与する場合の最高濃度は、栄養上の考慮から5％を

限度とすることが望ましい。

　実際の毒性試験において、有効成分だけを投与するケースはまれで、通常は臨床使用される製剤に類似した溶媒や、乳化剤・賦形剤等の添加剤と一緒に投与されるので、これらの溶媒や添加剤等が、試験の成績に与える影響を考慮し、被験物質を投与せず当該溶媒・添加剤等のみを投与する対照群を設けるのが一般的である。なお、このような溶媒や添加剤等は、その使用条件下において問題となる毒性を引き起こさないことが十分に示されたものか、使用経験が試験実施者や規制当局の情報によって裏付けられたものであることが望ましい。しかし、もし何らかの影響がある疑いを否定できないのであれば、さらに無処置対照群をおく必要があろう。また、特殊な被験物質を投与する場合には、陽性対照群をおくことが、毒性評価上、より有益なことがある。なお、製造販売承認申請にあたって、製剤処方中に新規添加剤が含まれる場合や過去の使用実績を超える添加量である場合には、添加剤に関する毒性評価が必要となる。

7．観察及び検査

(1) 一般状態の観察

　　反復投与毒性試験で毒性徴候の発現時期を特定することは重要であり、毎日1回以上動物を観察し、何らかの異常を積極的に検出するように努め、必要に応じて十分な獣医学的ケアを実施する。

　　動物死亡の原因は被験物質による直接的あるいは間接的な中毒死、自然発生的病死、投与や飼育管理のミスによる事故死等、さまざまであるが、いずれの場合であっても、死亡動物を発見したときはできるだけ速やかに剖検して死因の解明に努める。また、人道的エンドポイント等を設定し、瀕死状態と判断された動物は、可能な限り、血液学的検査、血液生化学的検査用の試料採取後に、剖検して所見を記録し、変化を認めた臓器は病理組織学的検査を行う。特に被験物質の標的臓器については詳細に観察する。

　　なお、非げっ歯類では、げっ歯類より多くの項目について情報収集が可能である。例えば、同一個体から経時的に試料を採取し、げっ歯類では見出し得ない刺激に対する反応、さらに、より高次の挙動等の変化も観察することが可能である。

(2) 体重測定

　　体重の変動は、正常な発育の指標であるのみならず、健康状態の敏感な指標であり、毒性評価に欠かせないものである。一般状態や検査値の変化が認められない時期に先行して体重の変動が観察されることもしばしば経験するところである。したがって、被験物質投与の開始時及び投与開始後は、試験の経過と体重変動の推移に合わせて測定頻度を考慮する。また、被験物質を投与する場合には、直近の体重に基づいて投与量を算定することが必要である。

(3) 摂餌量

飼料効率（増加体重(g)／摂餌量(g)）や、飼料要求率（摂餌量(g)／増加体重(g)）は、毒性指標としても、体重変動の原因を究明するうえでも重要な指標である。このため、体重と同時に摂餌量を測定する。また、被験物質を混餌で投与する場合には、被験物質の摂取量をできるだけ正確に測定することが必要であり、個別ケージによる飼育も有用である。ただし、非げっ歯類では、正確な摂餌量の測定が困難な場合や、餌の性状により摂餌量が異なる場合があるので、大まかな摂餌状況を把握するよう努めることが望ましい。

(4) 摂水量

被験物質を飲水に混ぜて投与する場合や、口渇を起こしたり尿量に影響を及ぼしたりする可能性のある被験物質を投与する場合には、摂水量と尿量を測定することが必要となる。ただし、非げっ歯類では、正確な測定が困難な場合もあるので、変動の傾向を把握するよう努めることが望ましい。

(5) 臨床病理検査（血液学的・血液生化学的検査等）

被験物質の影響を正確に把握するためには、できるだけ多くの情報を得ることが重要である。多くの検査項目について頻繁に調べることが理想であるが、動物種によっては検体量に制約があるので、試験に与える影響が極力少ないと考えられる方法で実施することになる。すなわち、げっ歯類（特にマウス）では、同一個体における検査値の推移を観察することが困難であるため、剖検前に検査を実施し、群間での観察比較を行う。一方、非げっ歯類では、同一個体で変化の推移を観察することが可能であるので、投与開始前のみならず、投与期間中及び剖検前にも検査を実施する。本ガイドラインでは、非げっ歯類での1ヵ月を超える試験（つまり、1ヵ月反復投与毒性試験を含まない）に関して、投与期間中に少なくとも1回は採血して途中検査することとしている。

臨床病理検査に用いる血液を採取するにあたっては、摂餌状態・麻酔の有無・採血部位等、種々の要因が測定値に影響することを考慮し、測定値のばらつきを小さくするため、常に同一条件によって採血することを心がけなければならない。

安楽死させるような状態の動物からの採血は困難になることが予想されるが、臨床病理検査により得られる情報がきわめて貴重であることから、そのような場合でも可能な限り採血し、検査を行うことが望ましい。

測定に際しては多項目について調べることが望ましいが、採血量に限度があることから、げっ歯類（特にマウス）では限られた項目にならざるをえない。被験物質によって影響されやすい項目やマーカーとなる項目が予測できれば、測定項目を限定することも可能であるが、それが不可能な場合には、本ガイドラインに示す、一般に実施さ

れている項目の中からできるだけ多くの項目を選ぶことになる。比較的多量の血液の採取が容易な非げっ歯類では、被験物質の毒性を明確にするため、可能な限り多項目にわたって調べることが望ましい。

なお、各項目の測定法には、用手法と自動分析法があるが、いずれの場合も国際的に多用されている方法及び単位を採用することが望まれる。

(6) 尿検査

尿量及び尿成分の変化からは、腎臓・尿路系ばかりでなく、心臓・内分泌腺等の機能異常をも推測することが可能である。尿は腎臓で濃縮されること及び異常成分の排出閾値が一般に低いことから、体液中の正常成分の変動または異常成分の存在をより鋭敏かつ早期に尿中で検出することが可能であるといわれている。動物では随時、必要な量の新鮮尿を得ることが困難な場合があるが、目的に適した尿を採取して検査を行うことが重要である。

(7) 眼科学的検査

肉眼及び検眼鏡の両方を用いる手法によって、可視範囲の検査を実施することが求められている。最近は、動物に利用できる機器が開発されているので、それらを積極的に活用することを考慮する。

(8) その他の機能検査

その他の機能検査は、用量設定のための予備試験や短期の反復投与毒性試験の結果を十分に考慮して、必要に応じて実施を検討すべきである。被験物質の類薬等で知られている機能の変化については、薬理学的特性についても考慮し、通常の検査で検出できない場合に実施する。ただし、その検査自体が動物に負担となるような場合には、検査のためのサテライト群を用意する等の配慮が必要である。ある種の安全性薬理のエンドポイントを考慮して検査項目を追加する場合もある。

(9) 剖検及び病理学的検査

動物を剖検する場合、動物に苦痛を与えない安楽死の方法を採用し、組織損傷を最小限に抑える配慮をしながら、可能な限り迅速に実施する。

一般的には、深麻酔後、頸動脈切断または腹大動脈からの放血によって安楽死させる方法が、器官・組織に与える影響が少ない。

(10) 肉眼的観察

動物の剖検は、まず体幹・皮膚・口腔・眼等の外表を観察した後、剥皮し皮下組織の状態を観察する。その後、腹腔・胸腔・頭蓋腔を開き、内部臓器及び器官の状態を

調べる。被験物質を注射によって投与した場合には、その部位の観察を注意深く行う。摘出した臓器及び器官は、それぞれの場所を記入した配置図の上に置くなどして、取り残し・紛失を防止し、さらに乾燥の回避にも配慮する。肉眼的観察では臓器及び器官の位置・形・色調・大きさ・硬度、及び病変の有無等を観察すると同時に、一部の臓器では割面についても観察する。なお、色調は、放血の状態や摘出後の取り扱い方によって変化することがあるため、注意が必要である。

⑾ **器官重量測定**

器官重量の実測値（絶対重量）とともに比体重値（相対重量）も計算し、器官重量の変化の意義を考察することが重要である。実測値が適切な指標となる場合もあるが、体重比や脳重量比を参照することが有意義な場合もある。

⑿ **病理組織学的検査**

毒性試験における病理組織学的検査は、形態異常を把握することであり、それによって機能変化を推測するためのものである。病理組織診断を正確なものとするため、一般状態観察や剖検時の詳細な記録を残すことが肝要である。また、死亡例・安楽死例・計画剖検例における病理組織学的検査は、それぞれ条件が異なり、場合によって死後融解等により病理組織学的検査が実施できないこともあるが、可能な限り実施することで正確な毒性評価の一助となる。

⒀ **回復性試験**

回復性試験を設ける毒性試験は特に限定せず、いずれかの反復投与毒性試験で回復性を評価すればよい。

ただし、反復投与毒性試験で発現した毒性変化が可逆性であるか非可逆性であるかは、毒性の重篤度を評価するうえで重要なポイントである。回復性試験の期間とは、各変化の可逆性が判定できる十分な期間ということになるが、被験物質投与期間より長期に設定しない。また、ICH M3(R2) 質疑応答集[3]によれば、毒性所見の回復性は、必ずしも完全に投与前の状態に戻ることを確認する必要はなく、発生頻度または重篤度の軽減により、回復傾向にあることを示すか、最終的に完全に回復することが予想されることを、科学的根拠に基づいて示せば十分であるとしている。この回復性に関する考え方は、ICH S9 ガイドライン[5]及び質疑応答集[6]においても、本質的に踏襲されている。

⒁ **その他の検査**

動物福祉の観点も考慮し、反復投与毒性試験においては、免疫毒性・安全性薬理・遺伝毒性・生殖器毒性・局所刺激性等に関する検査項目を組み込んで評価することが

推奨されている。そのような場合に、各検査は、単独で試験を実施した場合と同様の精度で実施しなければならず、さらに、反復投与毒性試験の他の試験項目に与える影響についても十分に考慮して行わなければならない。また、バイオ医薬品では、投与に伴って産生される抗体の測定が必要な場合がある[4]。

毒性変化と薬理作用

　反復投与毒性試験の目的の一つは、NOAELを求めることにある。毒性変化の一部は薬理作用に起因すると考えられ、薬理作用の中には薬効として利用できる作用とそれ以外の作用がある。しかし、発現した変化を毒性ととらえるか、または薬効ととらえるかの判断が難しい場合が往々にしてある。正常な動物に投与して過剰な薬理作用が原因で死亡した場合、その用量は毒性量となる。しかしながら、例えば、糖尿病治療薬による低血糖症のように、目的とする薬効に起因する場合や副次的な影響による場合は、毒性の概念に含めないのが一般的であるが、時にはその重篤度を勘案して毒性と判断することも必要となる。また、抗悪性腫瘍薬による骨髄抑制性の変化は主薬効と不可分であるが、通常は毒性変化に含められる。

　このように、薬効とするか、毒性とするかの判断は一律ではない。さらに、適応する疾患の状態や重篤度によっても毒性と判断する基準が異なる。したがって、発現した変化が被験物質に特異的な生物学的変化であるかどうかを見極めるとともに、「薬理作用から予期される変化であるのか」、「それ以外の投与に起因した副次的変化であるのか」、「可逆的な変化であるのか」、「重篤度がどの程度か」などを十分考慮したうえで、それらに加え、使用動物種における背景データや類薬でみられた所見との比較、発現した所見が器質的変化を伴っているか否かなどを総合的に評価して、薬理作用と毒性所見を判断することが肝要である。

Q&A

Q　使用動物種の選択

　A　基本的には主薬効に反応する動物を使用するのが理想であるが、どれくらいの反応を有する動物種を検討すればよいかは議論がある。

　　さらに、通常毒性試験に利用しない種が存在しても（例えばチンパンジーなど）、毒性試験の実施可能性について検討する必要がある。

　　必要数の確保、飼育条件、基礎的データ、結果への解釈等を考慮して選択することになる。

Q　片性動物での毒性試験

　A　臨床使用で片性にしか効能がない場合、基本的には毒性試験も片性で許容さ

れる．しかし、被検物質の毒性学的プロファイルを明らかにするうえで、いずれかの反復投与毒性試験では両性で行い、臨床使用性以外で認める変化を把握することも重要である．将来、効能追加や変更により毒性試験資料が必要になる場合もあり、片性の使用には注意が必要である．

Q 反復投与試験での留意事項

A 短期の試験で見つかった所見がより長期の試験でどう推移したか考察することは重要である．

最高用量で何らかの変化がなかった場合でも「毒性がない」とは限らない．当該実験系では検出されなかっただけの可能性がある．最高用量の設定根拠などを十分に満たしているかを再考し、必要であれば適切な手法を用い生体への影響を検討することも考慮する．

今後の動向・課題

本ガイドラインは基本的には低分子の化学合成品を念頭においた内容になっている．また、発出から20年以上経過し、医薬品開発モダリティの多様化や新しい検査手法など科学技術のめざましい進歩と相まって、現状とガイドラインとの乖離がみられ、現在の医薬品開発に適さない箇所もある．他の最新のガイドラインも参照しつつ、開発を企図する被験物質の特性を適正に評価するための試験計画を検討するべきである．

参考文献

1) 厚生省医薬安全局審査管理課長：反復投与毒性試験に係るガイドラインの一部改正について．平成11年4月5日医薬審第655号．
2) 厚生労働省医薬食品局審査管理課長：「医薬品の臨床試験及び製造販売承認申請のための非臨床安全性試験の実施についてのガイダンス」について．平成22年2月19日薬食審査発0219第4号．
3) 厚生労働省医薬食品局審査管理課：「医薬品の臨床試験及び製造販売承認申請のための非臨床安全性試験の実施についてのガイダンス」に関する質疑応答集（Q&A）について．平成24年8月16日事務連絡．
4) 厚生労働省医薬食品局審査管理課長：「バイオテクノロジー応用医薬品の非臨床における安全性評価」について．平成24年3月23日薬食審査発0323第1号．
5) 厚生労働省医薬食品局審査管理課長：抗悪性腫瘍薬の非臨床評価に関するガイドラインについて．平成22年6月4日薬食審査発0604第1号．
6) 厚生労働省医薬・生活衛生局医薬品審査管理課：「抗悪性腫瘍薬の非臨床評価に関するガイドライン」に関する質疑応答集（Q&A）について．平成31年3月27日事務連絡．

4-3 遺伝毒性評価

通知

- 医薬品の遺伝毒性試験に関するガイドラインについて（平成11年11月1日医薬審第1604号）
- 「医薬品の臨床試験及び製造販売承認申請のための非臨床安全性試験の実施についてのガイダンス」について（平成22年2月19日薬食審査発0219第4号）
- 医薬品の遺伝毒性試験及び解釈に関するガイダンスについて（平成24年9月20日薬食審査発0920第2号）

ガイドラインの沿革 / 経緯

　医薬品規制調和国際会議（ICH）の遺伝毒性専門家会議において2011年11月9日に最終合意に達したS2(R1) "Genotoxicity testing and data interpretation for pharmaceuticals intended for human use" に基づき、「医薬品の遺伝毒性試験及び解釈に関するガイダンス」[1]（ICH S2(R1) ガイダンス）が通知された。

　ICH S2(R1) ガイダンスは、「医薬品のための遺伝毒性試験の特定項目に関するガイダンス」（ICH S2A ガイダンス）及び「遺伝毒性試験：医薬品の遺伝毒性試験の標準的組合せ」（ICH S2B ガイダンス）により取り扱ってきたものを1つにまとめ見直したものである。ICH S2(R1) ガイダンスの通知に伴い、「ICH S2A ガイダンス」及び「ICH S2B ガイダンス」は廃止された。なお、医薬品承認申請に関連する「医薬品の遺伝毒性試験に関するガイドライン」[2]（遺伝毒性試験ガイドライン）は廃止されていないが、ICH S2(R1) ガイダンス通知に、「本通知日以降、医薬品の製造販売承認申請に際して添付すべき遺伝毒性に関する資料は、新ガイダンスに基づいて実施されたものであること」と記載されているので、今後の遺伝毒性試験はICH S2(R1) ガイダンスに従って実施することとなる。なお、ICH S2(R1) ガイダンスは「遺伝毒性試験ガイドライン」とは異なり、各試験方法の詳細が記載されていないため、試験法についてはOECD*ガイドラインを参照すること。

*経済協力開発機構

ガイドライン各項解説

1. 標準的組み合わせ及び試験の選択

　細菌を用いる復帰突然変異試験（Ames 試験）と *in vitro* 哺乳類培養細胞を用いる試験を実施する従来のように標準的試験の組み合わせのオプション1に加えて、*in vitro* 哺乳類培養細胞を用いる試験の代わりに2種の異なる組織における *in vivo* 試験を実施するオプション2が設定された。*in vivo* 試験の第一選択は、骨髄細胞での小核あるいは染色体異常試験が推奨されている。ただし、オプション2を選択した場合、第1の *in vivo* 試験は、異数性も検出できる骨髄の小核試験とされ、染色体異常試験は推奨されていない。また、第2の *in vivo* 試験は同一臓器での試験を実施するのではなく、臓器特異性も考慮し、異なる組織で異なるエンドポイントの試験を実施することが推奨される。基本的に代謝や曝露を考慮して肝臓の使用が推奨されており、これはオプション1での追加 *in vivo* 試験の場合も同様である。また、第2の *in vivo* 試験として、「遺伝毒性試験ガイドライン」に記載されているアルカリ溶出試験、DNA 共有結合試験、肝 UDS 試験、コメット試験及びトランスジェニックマウス突然変異試験が挙げられている。

　細菌に強い毒性を示す化合物でも、Ames 試験は実施すべきであるが、毒性が発現しない低濃度で変異原性が誘発されることもあるため、評価が難しいことがある。適切に *in vitro* で評価するためには *in vitro* 哺乳類培養細胞を用いる試験を実施する必要があることから、必然的にオプション1を選択することになる。

　in vivo 試験での曝露量が臨床試験と同等かそれより低いと予想される場合は、*in vivo* 試験でヒトに対する安全性を十分に評価できないことになるため、*in vitro* での評価が重要になり、*in vitro* 哺乳類培養細胞を用いる試験を実施するオプション1を選択すること

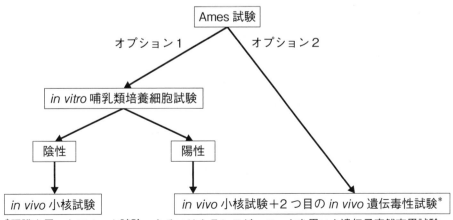

*肝臓を用いたコメット試験、あるいはトランスジェニックを用いた遺伝子突然変異試験。

図　標準的組み合わせのオプション

になる。一方、in vitro では生成されないが、in vivo では寿命の短い反応性の高い代謝物ができることが推定される場合は、適切な評価をするためにオプション2が推奨される。

2. in vitro 試験

理想的には試験結果は陽性または陰性と確定すべきであるが、判定基準を満たさない場合があり、どちらとも判定できないことがある。その際は、統計学的手法に頼りどちらかに決めてしまうのではなく、生物学的解釈を重視して判定し、それでも判定が難しいのであれば「不確か」としてよい。その場合、再試験が必要で、その結果をもって最終判定とできる。再試験でも「不確か」な結果が出た場合は、最終判定を「不確か」としてよい。

(1) 細菌を用いる復帰突然変異試験（Ames 試験）

細菌を用いる復帰突然変異試験は、試験手技も十分に確立され、試験結果も安定している。したがって、明らかな陰性または陽性結果が出た場合、確認試験で相反する結果となることは経験的にもないため、そのような場合、用量設定試験の後に実施する本試験は1回のみでよい。ただし、不明確な点がある場合は確認試験を実施する必要がある。

(2) 哺乳類培養細胞を用いる試験

試験の標準的組み合わせに含まれる細菌を用いる復帰突然変異試験と in vivo 遺伝毒性試験の組み合わせは遺伝毒性発がん物質を検出することに最適化されているため、いずれの試験でも遺伝毒性が検出されず、in vitro の哺乳類培養細胞を用いる試験の1 mM 以上の濃度でのみ検出されるDNA損傷性を有する発がん物質が存在する可能性は低い（ICHで、最高処理濃度を1 mM または 0.5 mg/mL に下げることで偽陽性が減り、検出感度も下がらなかったことが確認された）ことから、染色体異常試験及び小核試験の最高処理濃度を1 mM または 0.5 mg/mL のいずれか低い濃度に下げた。なお、既知医薬品の組織中の濃度を含めた臨床曝露量は1 mM より低いことから[3]、上限値はハザード同定のための濃度である。ただし、分子量がきわめて小さい（200未満）被験物質ではモル濃度換算ではなく、0.5 mg/mL を上限として、より高濃度での試験を考慮すべきである。

in vitro の哺乳類培養細胞を用いる染色体異常を検出する試験では、遺伝毒性を持たない化合物でも、細胞毒性の強い濃度では高頻度に陽性となることが従来から知られている。これも in vitro の哺乳類培養細胞を用いる染色体異常試験の偽陽性率を高くしている原因であると考えられる。遺伝毒性を有する化合物のほとんどの細胞増殖抑制が50％未満の濃度で陽性となっている[4]。また、50％を超える細胞増殖抑制が現れる濃度では、遺伝毒性を持たないと考えられる化合物でも陽性となるものが出て

くる。したがって、50％までの細胞毒性が現れる濃度を上限としたことにより、検出力はほとんど変わらずに、偽陽性の結果が減少することが期待される。しかし、マウスリンフォーマ TK 試験では毒性の基準を下げると検出力が下がるため[5]、細胞毒性基準が 80〜90％（10〜20％相対増殖率（relative total growth：RTG））のままとされ、変更されなかった。

ICH S2(R1) ガイダンス以前には、株化細胞を用いる染色体異常試験での細胞増殖抑制の指標として、処理後の生細胞数を測定し、その数の陰性対照との比率により細胞毒性を評価する方法（relative cell count：RCC）が多く採られていた。現在では、in vitro 小核試験と同様に相対細胞数増加（relative increase in cell count：RICC）あるいは相対細胞集団倍加指数（relative population doubling：RPD）が推奨される。例えば、陰性対照の細胞が処理開始から 2 倍に増える条件で、全く細胞死が起こらなくとも細胞分裂しない場合は、RCC では 50％の毒性となり、細胞がほとんど分裂できないような強い毒性が現れる濃度での結果も評価対象となるので、正しい遺伝毒性の評価ができない場合が出てくる。そのため、細胞数ではなく細胞の増殖を指標にすることが有用であると考えられている[4]。

細胞毒性評価式

$$\text{RICC} = \frac{\text{細胞増加数}_T{}^*}{\text{細胞増加数}_C{}^{**}} \times 100$$

細胞増加数＝培養終了時細胞数－培養開始時細胞数

*細胞増加数$_T$＝被験物質添加群の細胞増加数

**細胞増加数$_C$＝溶媒対照群の細胞増加数

$$\text{RPD} = \frac{\text{細胞集団倍加数}_T{}^*}{\text{細胞集団倍加数}_C{}^{**}} \times 100$$

*細胞集団倍加数$_T$＝被験物質添加群の細胞集団倍加数

**細胞集団倍加数$_C$＝溶媒対照群の細胞集団倍加数

細胞集団倍加数＝[log(処理終了後細胞数／処理開始時細胞数)]/log 2

細胞毒性がない場合は、被験物質の沈殿が認められる最低濃度を最高濃度とできるが、その沈殿の観察は、肉眼だけではなく顕微鏡下でもよいとされたため、より厳密な沈殿の判定が可能となった。

陽性対照の目的は、その試験系が正常に反応しているかを確かめるためのものである。したがって、非代謝活性化系と代謝活性化系の試験を同時に行う場合、代謝活性化を含む試験系において、使用した細胞と代謝活性化系の妥当性確認が同時にできるため、代謝活性化系の試験にのみ陽性対照をおくことで確認できる。

3. in vivo 試験

　原則として、造血細胞の小核は、骨髄ではどんな動物種においても評価可能である。しかし、マウスを除き多くの動物種で小核を有する赤血球は脾臓で壊されてしまうことから、末梢血では小核の誘発が検出できない可能性がある。またそのような動物種では、小核を有する赤血球は、末梢血を循環する時間が長くなるほど減少することから、ラットの末梢血で小核を観察する場合は、新生（より幼若な）赤血球を観察対象にすべきである。加えて、このような理由により小核を有する赤血球の比率が低いので、統計学的に十分な検出力を得るには骨髄を用いる場合より、多くの赤血球を観察する必要がある[6]。

　可能であれば、反復投与毒性試験に遺伝毒性評価を組み込むことが奨励されている。これにより、非臨床試験で使用する動物数が削減される。

　遺伝毒性評価を反復投与毒性試験に組み込む場合、遺伝毒性評価が可能とされる反復投与毒性試験の最高投与量の条件が設けられている。オプション1を選択し in vitro 哺乳類培養細胞試験で陰性の場合は、その被験物質が染色体異常誘発能を持っていないと考えられるため、反復投与毒性試験の投与量あるいは曝露量が、臨床試験の実施を担保するための基準を満たしていれば、その試験の投与量は遺伝毒性評価においても適切であると判断される。しかし、オプション2を選択した場合は、in vitro 哺乳類培養細胞試験が実施されていないため、潜在的な染色体異常誘発能は不明である。したがって、in vivo 試験では被験物質の染色体異常誘発能を検出できる十分な投与量が必要である。短期投与試験では最高用量が高いことから小核誘発能の検討が可能であるが、長期反復投与試験では、短期投与に比べ投与量が低くなる、あるいは投与期間が長くなるに従って曝露量が下がる等、染色体異常誘発能を評価できる十分な曝露が得られない場合がある。そのため、遺伝毒性の評価を組み込める反復投与毒性試験の最高投与量には短期投与試験と同等の評価ができるように条件が設けられている。この条件は、オプション1を選択し in vitro 哺乳類培養細胞試験が陽性の場合に実施する追加の in vivo 試験にも適用される。

　試験実施施設が当該試験について十分な経験を持つ場合は、試験ごとの陽性対照群を設ける必要はないとされた。これにより、陽性対照群の動物が不要となり、動物数の削減となる。しかし、十分な経験がない試験では、十分な経験が得られるまで試験ごとに陽性対照群を設ける必要がある。一方、十分な経験を持つ場合でも、小核試験等ブラインド化しての観察には陽性対照標本を観察標本に混ぜ込む必要がある。観察にあたって、陽性標本がないはずという先入観による影響を排除するためである。陽性対照群を設けた試験を実施したときに陽性対照群の標本を多数作製しておき、陽性対照群を設けない試験での観察に用いる。

　体内吸収が起こらない被験物質の場合は、動物での評価は適切に実施できないため、in vitro 試験のみでの評価でもよいとされた。

　観察に関しては、適切であると評価されたものであれば、自動解析装置（画像解析及び

フローサイトメトリー）の使用も可とされた[7)～9)]。これは、ラットの末梢血での小核試験等、多数の細胞の観察が望ましい試験に有用である。フローサイトメーターを用いた *in vivo* 小核試験の概要については本項の「今後の動向・課題」に記載した。

　in vivo 小核試験で、赤血球系に強い細胞毒性を示す場合は、用量間隔は約2倍を超えないとされているので、適切な用量間隔でない反復投与毒性試験には組み込めなくなり、別途の試験が必要となる。

　in vitro 遺伝毒性試験及び単独で実施する *in vivo* 遺伝毒性試験の方法はOECDガイドライン[7)]に従うとされた。反復投与毒性試験に組み込む小核試験及びDNA鎖切断試験（コメット試験）はOECDガイドラインに規定がないため、ICH S2(R1)ガイダンス中に試験の内容が記載されており、標本作製時期は、反復投与の小核試験では最終投与翌日、DNA鎖切断試験では、反復投与の場合は通常、最終投与の2～6時間あるいは単回投与の場合は投与後数時間と24時間後の2回とされた。

　反復投与毒性試験で遺伝毒性を評価する場合は、最高用量／曝露量が適切な試験であればどの投与期間の試験でも組み込み可となる。

　また、反復投与毒性試験に組み込んだ場合は、雌雄両性で評価可能だが、遺伝毒性試験単独で実施する場合と同様に、毒性または代謝において雌雄差が認められない場合は雄のみの評価でよい。

試験結果の評価

　科学的根拠の重みづけ（weight of evidence：WoE）を考慮して遺伝毒性がないと考えられる場合として、統計学的に有意であるが、適切な背景データの範囲内の軽度な増加及び再現性のない、弱い／不確かな反応が挙げられた。この場合、結果は陰性あるいは生物学的に妥当性がないと判断され、追加試験は不要とされた。

　哺乳類培養細胞を用いる *in vitro* 試験で構造的な染色体異常がなく、倍数性のみがみられる場合は、適切に実施された *in vivo* 小核試験が陰性であれば、*in vivo* では異数性誘発能を有さないことが十分に担保されるとされ、追加の試験は必要ないとされた。

　ICH S2(R1)ガイダンスに哺乳類培養細胞を用いる *in vitro* 試験の陽性結果に対する追加検討について記載されていることは、細菌を用いる復帰突然変異試験が陰性であることを前提としており、この試験が陽性の場合は、記載されている検討だけでは、哺乳類培養細胞の結果に妥当性がないものだと判断することはできない。

　哺乳類培養細胞を用いる試験の陽性結果の評価として、pHを変化させる化合物については、処理時のpHを調整することが推奨された。また、評価基準の細胞毒性よりも高い濃度でのみ陽性となる場合は、WoEから遺伝毒性の可能性がないと判断できれば追加の試験は不要とされた。

　in vivo 試験の陽性結果の評価に関し、偽陽性結果を引き起こすものとして、造血障害

による小核の増加、コメット試験での内因性付加体量や細胞毒性の影響を考慮することが挙げられた。

陽性結果に対する追加検討

　ICH S2(R1) ガイダンスでは、細菌を用いる復帰突然変異試験が陰性である場合に、その他の試験における陽性結果に対する追加検討についての考え方を示している。ICH S2(R1) ガイダンスを作成した時点の考え方が現在までに一部変わっているので、以下に解説する。

　哺乳類細胞を用いる in vitro 試験での陽性結果に妥当性がないことを示す WoE が不十分である場合、追加の試験を実施することが推奨される。哺乳類細胞試験陽性に対しては、他の試験系での陰性結果や、化学構造に関する考察から、陽性結果の妥当性を判断することができる。陽性結果が妥当であっても、例えば、異数性誘発物質のように閾値が存在する場合もある。追加検討では機序の理解ができるよう、動原体染色や直接 DNA 傷害がないことを示すための試験系などをうまく組み合わせる必要がある。

　妥当性がないと判断しうる十分な WoE がない場合、または作用機序に関する情報がない場合には、2種類の in vivo 試験が要求される。この場合、適切な遺伝毒性の指標及び組織で行う。in vivo モデルでは観察対象となる臓器に十分な曝露があることが重要である。曝露が確認された適切な in vivo 試験の陰性結果は、遺伝毒性を示さない十分な証拠となる。1つ目の in vivo 試験として小核試験が選択されていれば、2つ目の試験としては肝臓を用いたコメット試験あるいはトランスジェニックげっ歯類（TGR）を用いた遺伝子突然変異試験を選択することが多いと考えられる。Pig-a 試験も多くの化学物質に関する知見が蓄積されており[10]、追加試験として有用と考えられる。Pig-a 試験は2022年6月30日に国際的に合意され、OECD テストガイドライン No. 470 として標準試験法が確立した。

　S9活性化系の存在下のみで陽性結果がみられた場合には、in vitro での結果の in vivo 条件に対する妥当性を確認することが重要である。すなわち、遺伝毒性試験における代謝プロファイルとヒトの代謝プロファイルの解析から、ヒトにおけるリスクを判断する。あるいは、肝臓を試験材料としたコメット試験や TGR 試験を実施して、in vitro と in vivo の関連を明らかにする。in vivo 試験で陰性だった場合、in vivo では活性代謝物が産生されないか、産生量が少なく速やかに分解されたり排泄されたりすることで、in vivo では遺伝毒性を発揮しないと考えられる。

　in vivo で小核の増加がみられる場合には、遺伝毒性以外の原因が関与している可能性がないか、遺伝毒性以外の毒性試験データもチェックすべきである。投与による高体温または低体温の症状[11,12]や赤血球産生に対する影響、脾臓の機能変化などによって、小核含有赤血球頻度が増加することが知られている。小核の増加が遺伝毒性によると考えられる

場合、その増加が染色体の数的異常によるものか染色体の切断に起因するかは、安全性の閾値の有無に関わる重要なポイントになる。異数性の機序については、動原体染色を施した *in vitro* または *in vivo* 小核試験によって証明するが、異数性誘発と同時に染色体切断する化合物も多いので、染色体切断がないことの確認も大切である。

　がん原性試験で腫瘍の発生頻度の増加を示した場合に、遺伝毒性によるものか非遺伝毒性機序によるものかを区別するため、追加試験の実施が望まれる。多くの場合、腫瘍が誘発された標的臓器における、TGR 試験あるいはコメット試験が実施される。標的臓器で突然変異が増加していなければ、遺伝毒性発癌物質ではない強力な裏付けになる。ICH S2(R1) ガイダンスにはアルカリ溶出試験、肝 UDS 試験、^{32}P ポストラベル法が記載されているが、今日では、これらの試験は通常の場合推奨されない。

　なお、細菌を用いる復帰突然変異試験が陽性の場合には、追加検討として TGR 試験が適切である。骨髄への曝露が十分であれば *Pig-a* 試験も有用である。哺乳類培養細胞を用いる *in vitro* 試験の陽性結果に対しては追加検討として *in vivo* コメット試験も選択できるが、細菌を用いる復帰突然変異試験が陽性の場合は、機序によってはコメット試験ではフォローできない可能性があるため、遺伝子突然変異を検出する TGR 試験などを積極的に選択することになる。

今後の動向・課題

1. 基本的な注意事項

　ICH S2(R1) ガイダンスは 2011 年に ICH で Step 5 化されて以降、改定されていないため、今日までの科学の進歩を反映していない部分が存在するので注意が必要である。現在では、ここに記載されるアルカリ溶出試験、UDS 試験及び DNA 共有結合試験は、特定の場合以外に有用とはみなされない。それよりもコメット試験（DNA 鎖切断試験）やトランスジェニックげっ歯類を用いた遺伝子突然変異試験が適切と考えられている。また、*Pig-a* 試験も有用な情報をもたらす可能性があるが、ICH S2(R1) ガイダンスでは触れられていない。近年急速に進歩している（定量的）構造活性相関（(quantitative) structure-activity relationship：(Q)SAR）による構造活性相関の知識も、ICH S2(R1) ガイダンスの内容（2.3.3　構造的に遺伝毒性が予想される化合物）に加えて積極的に評価に利用すべきであろう。ICH S2A 及び S2B ガイダンスが廃止に至った理由は、*in vitro* の哺乳類培養細胞を用いる試験で、ヒトに対する危険性と関連ないと考えられる陽性結果が多すぎることへの対応、遺伝毒性試験での試験動物に対する動物福祉の原則（3Rs）の推進及び遺伝毒性試験ガイドライン[2]が制定されて 20 年以上経ち、*in vitro* 小核試験や *in vitro* 試験の陽性結果に対する考えのような新しい技術及び知見が出てきたことへの対応である。*in vitro* の哺乳類培養細胞を用いる試験で、ヒトに対する危険性と関連ないと考えられる

陽性結果が多すぎることへの対応としては、*in vitro* 哺乳類培養細胞を用いる試験を実施しない標準的試験の組み合わせも設定された。また、*in vitro* の哺乳類培養細胞を用いる試験で求められる絶対最高処理濃度及び最高濃度を選択する際の指標となる細胞毒性の基準が下げられた。遺伝毒性試験での動物に対する 3Rs の推進に対しては、試験の質とヒトへの危険性の評価に影響を与えない範囲で、可能な限り考慮するとされ、試験施設が試験を行うのに十分な能力がある場合には *in vivo* 試験では試験ごとの陽性対照群は不要とされた。また、条件が合えば遺伝毒性試験を他の毒性試験（反復投与毒性試験）に組み込むことができるようになった。*in vitro* 試験の処理濃度及び必要とされる細胞毒性の基準を下げたため、偽陽性結果が減少し、追加の *in vivo* 試験が不要となることが期待される。新しい技術及び知見への対応としては、*in vitro* 哺乳類培養細胞試験として *in vitro* 小核試験の利用が認められた。また、第 2 の *in vivo* 試験として一般的には肝臓の DNA 鎖切断を検出できるコメット試験が推奨されることとなった。加えて、新しい評価法として *in vitro* 哺乳類培養細胞を用いる試験を実施しなくても、適切な 2 種類の異なる組織での *in vivo* 試験を行えば同等に遺伝毒性の有無を評価できるとされた。

2．遺伝毒性に関するエンドポイントの一般毒性試験への組み込みの留意事項

ICH S2(R1) ガイダンスには、反復投与毒性試験に組み入れる場合の考慮点等が追記されているので参照すること[1]。

3．フローサイトメーターを用いた *in vivo* 小核試験の概要

in vivo 小核試験は小核（DNA）を染色した標本を顕微鏡で観察する方法が広く用いられてきたが、抗 CD71 蛍光標識抗体と DNA 特異的染色液（Propidium Iodide や Hoechst 33258 など）の使用により、幼若赤血球及び小核（DNA）をそれぞれ染色し、フローサイトメーターで評価する方法が開発されている[13]。また、ラットの末梢血を用いたフローサイトメーターによる *in vivo* 小核試験はバリデーション試験が実施されている[14]。

末梢血液を用いた小核試験は、1 匹の動物から数回のサンプル採取が可能なことから小核誘発の経時的推移を追うことができ、一般毒性試験に組み込むことが可能であるため、使用動物数の削減にもつながる有用な試験である。また、フローサイトメーターは操作が簡便であり、短時間に多量のサンプルを測定することが可能であるため、積極的に評価に利用すべきであろう。

なお、小核を有する幼若赤血球の出現率を算出するには、各個体あたり 4,000 個以上の幼若赤血球を計測する必要がある。一方、フローサイトメトリー法では、各個体あたり 20,000 個以上の幼若赤血球の計測が推奨されている[14]。

4. (定量的)構造活性相関((Q)SAR)による遺伝毒性の予測

　化学物質の規制に関わる国際機関や、各国規制当局の最近の関心の焦点は、規制の対象となる全ての化学物質を実験的に試験することなく、有害作用を引き起こす化学物質を同定するための簡易的なスクリーニング系を確立することにある。(Q)SAR は、コンピュータトキシコロジーの重要な研究分野であり、有害作用を引き起こす可能性が高い化学物質を、その化学構造から *in silico* で予測する手法である。(Q)SAR は統合型毒性評価システムの重要な構成要素の一つであり、安全性評価が必要とされる化学物質の優先順位付けや絞り込みに有用である。また、動物実験の代替、もしくは最小化にも貢献できる。特に不純物については、2006 年の欧州医薬品庁（EMA）ガイドライン「Guideline on the Limits of Genotoxic Impurities」及び 2008 年のアメリカ食品医薬品局（FDA）ドラフトガイダンス「Genotoxic and Carcinogenic Impurities in Drug Substances and Products：Recommended Approaches」より (Q)SAR の使用が推奨されるようになり、2014 年に ICH M7 ガイドライン（「潜在的発がんリスクを低減するための医薬品中 DNA 反応性（変異原性）不純物の評価及び管理ガイドライン」）が発出された[15]。また、(Q)SAR は創薬における探索試験段階での医薬品候補化合物の選択にも利用されている。現在、工業化学物質、農薬、食品添加物、化粧品材料、医薬品候補化合物の毒性予測のため多くのエキスパートシステムや (Q)SAR ツールが開発されている。

　一般的に利用される (Q)SAR は、次のとおりである。

① 既知データから陽性をもたらす特徴的な部分構造を定義し、経験則から、定性的に Ames 試験結果の予測を行うルールベースシステム

② 化学物質の構造をフラグメントに分解し、パラメータ（数値データ）に変換して、Ames 試験陽性と相関性の高いパラメータを用いることで、多変量解析、パターン認識、ニューラルネットワークにより試験結果を予測する人工知能システム

これらの具体的な内容については、ICH M7 ガイドラインを参照されたい。

参考文献

1) 厚生労働省医薬食品局審査管理課長：医薬品の遺伝毒性試験及び解釈に関するガイダンスについて．平成 24 年 9 月 20 日薬食審査発 0920 第 2 号．
2) 厚生省医薬安全局審査管理課長：医薬品の遺伝毒性試験に関するガイドラインについて．平成 11 年 11 月 1 日医薬審第 1604 号．
3) Goodman & Gilman : "The Pharmacological Basis of Therapeutics" J.G. Hardman, L.E. Limbird, A.G. Gilman (Eds.), McGraw-Hill Professional, New York, 10th edition (2001).
4) Greenwood S.K., R.B. Hill, J.T. Sun, M.J. Armstrong, T.E. Johnson, J.P. Gara, S.M. Galloway : "Population Doubling : A simple and more accurate estimation of cell growth suppression in the *in vitro* assay for chromosomal aberrations that reduces irrelevant positive results" *Environmental and Molecular Mutagenesis*, **43**, 36-44 (2004).

5) Moore M.M., Honma M., Clements J., Harrington-Brock K., Awogi T., Bolcsfoldi G., et al. : Mouse lymphoma thymidine kinase locus gene mutation assay : follow-up international workshop on genotoxicity test procedures-New Orleans, Louisiana, April 2000. *Environ. Mol. Mutagen.*, **40**, 292-9 (2002).

6) Kissling G.E., S.D. Dertinger, M. Hayashi, J.T. MacGregor. : "Sensitivity of the erythrocyte micronucleus assay : Dependence on number of cells scored and inter-animal variability" *Mutation Research*, **634**, 235-240 (2007).

7) OECD : OECD Guidelines for Genetic Toxicology (1997).

8) Hayashi M., J.T. MacGregor, D.G. Gatehouse, I. Adler, D.H. Blakey, S.D. Dertinger, G. Krishna, T. Morita, A. Russo, S. Sutou : "*In vivo* Rodent Erythrocyte Micronucleus Assay. II. Some Aspects of Protocol Design Including Repeated Treatments, Integration With Toxicity Testing, and Automated Scoring" *Environmental and Molecular Mutagenesis*, **35**, 234-252 (2000).

9) Hayashi M., J.T. MacGregor, D.G. Gatehouse, D.H. Blakey, S.D. Dertinger, L. Abramsson-Zetterberg, G. Krishna, T. Morita, A. Russo, N. Asano, H. Suzuki, W. Ohyama, D. Gibson : "*In vivo* erythrocyte micronucleus assay. III. Validation and regulatory acceptance of automated scoring and the use of rat peripheral blood reticulocytes, with discussion of non-hematopoietic target cells and a single dose-level limit test" *Mutation Research*, **627**, 10-30 (2007).

10) Gollapudi B.B., Lynch A.M., Heflich R.H., Dertinger S.D., Dobrovolsky V.N., Froetschl R., Horibata K., Kenyon M.O., Kimoto T., Lovell D.P., Stankowski L.F. Jr., White P.A., Witt K.L., Tanir J.Y. : "The *in vivo* Pig-a assay : A report of the International Workshop On Genotoxicity Testing (IWGT) Workgroup" *Mutation Research*, **783**, 23-35 (2015).

11) Asanami S., and Shimono K. : "Effects of chemically- and environmentally-induced hypothermia on micronucleus induction in rats" *Mutation Research*, **471**, 81-86 (2000).

12) Shuey DL., Gudi R., Krsmanovic L., Gerson RJ. : "Evidence that oxymorphone-induced increases in micronuclei occur secondary to hyperthermia" *Toxicol Science*, **95**, 369-375 (2017).

13) Asano N, Katsuma Y, Hironobu T, Higashikuni N, Hayashi M. : "An automated new technique for scoring rodent micronucleus assay: computerized image analysis of acridine orange supravitally stained peripheral blood cells" *Mutation Research*, **404**, 149-154 (1998).

14) Dertinger SD., Bishop ME., McNamee JP., Hayashi M., Suzuki T., Asano N., Nakajima M., Saito J., Moore M., Torous DK., Macgregor JT. : "Flow cytometric analysis of micronuclei in peripheral blood reticulocytes : I. Intra- and interlaboratory comparison with microscopic scoring" *Toxicological Sciences*, **94**, 82-91 (2006).

15) 厚生労働省医薬・生活衛生局審査管理課長：潜在的発がんリスクを低減するための医薬品中DNA反応性（変異原性）不純物の評価及び管理ガイドラインについて．平成27年11月10日薬生審査発1110第3号．

4-4 がん原性評価

通知

- 「医薬品の臨床試験及び製造販売承認申請のための非臨床安全性試験の実施についてのガイダンス」について（平成22年2月19日薬食審査発0219第4号）
- 「医薬品の臨床試験及び製造販売承認申請のための非臨床安全性試験の実施についてのガイダンス」に関する質疑応答集（Q&A）について（平成24年8月16日医薬食品局審査管理課事務連絡）
- 医薬品のがん原性試験に関するガイドラインの改正について（令和5年3月10日薬生薬審発0310第1号）

目的

がん原性試験は、動物でのがん原性を検索することにより、ヒトでの発がんリスクを評価するために行われる。さらに製造販売承認申請のために実施される各種非臨床毒性試験において、長期がん原性試験は最も多くの動物数を要する。そのためガイドラインの目的の一つを「がん原性試験に必要以上の動物が使用されないよう、試験が必要とされる条件を規定すること、及びがん原性に関する行政評価を世界的に統一させること」としているが、現時点（2024年現在）では行政評価手順の統一にとどまっており、がん原性試験の必要性の判断については各規制当局で独立して実施される。

ガイドラインの沿革／経緯

1．がん原性試験のためのガイドライン

ICH（医薬品規制調和国際会議）において医薬品のがん原性試験の試験方法を標準化するための議論が続けられ、がん原性試験の必要性をICH S1A、がん原性試験法をICH S1B(R1)及びがん原性試験の用量をICH S1C(R2)として合意されている。本邦ではS1A、S1B(R1)及びS1C(R2)ガイドラインは、これらのがん原性試験に関するガイドラインを統合し「がん原性試験ガイドライン」として扱っており、今般のICH S1B(R1)ガイドラインの合意に

より「医薬品のがん原性試験に関するガイドラインの改正について」が通知された（**表1**）。

10年以上の調査及び議論を経て2023年3月に通知されたICH S1B(R1) ガイドラインでは、2年間ラットがん原性試験によらないヒト発がんリスクの評価法及びrasH2-Tgマウス試験の高用量設定のクライテリア、2年間マウス試験よりも6ヵ月間rasH2-Tgマウス試験の選択を強調する文言が追加され、より動物福祉の原則（3Rs：使用動物数の削減／苦痛の軽減／代替法の利用）を意識した内容の記載になっている。

表1　ICH-S1 がん原性試験ガイドライン一覧

名称	Step 5 通知日
医薬品のがん原性試験に関するガイドライン（がん原性試験ガイドライン）	S1A〜C を統合・補完 1999.11.1
	S1C(R2) に基づく改訂 2008.11.27
	S1B(R1) に基づく改訂 2023.3.10
S1A：医薬品におけるがん原性試験の必要性に関するガイダンス*	1997.4.14
S1B：医薬品のがん原性試験を検出するための試験に関するガイダンス*	1998.7.9
	改訂 2022.8.4（Step 4）
S1C：医薬品のがん原性試験のための用量選択のガイダンス*	1996.8.6
	改訂 1998.7.9
	改訂 2008.11.27

*統合ガイドラインに含まれる。

2．ICH S1B(R1) ガイドライン通知までの経緯

2010年以降、Reddyら、Sistareらによるアメリカ研究製薬工業協会（PhRMA）が保有するデータの調査結果[1),2)]を根拠として、ラットがん原性試験の予測性と実施の価値に関する議論がICHにおいて開始された。まずPhRMAの提案により2011年に非公式作業部会が結成され、weight of evidence（WoE：科学的根拠の重みづけ）アプローチによりラットがん原性試験の結果が十分な根拠に基づき予測できる場合にはラットがん原性試験を省略可能とする仮説が立てられた。次いで、2012年4月にICH S1専門家作業部会（EWG）が結成され、その仮説の検証のために2013年8月から前向き評価が開始された（**表2**）。

表2　前向き評価及びICH S1B(R1) ガイドライン策定の経緯

2011 年 2 月	PhRMA による S1A ガイドライン改訂提案
3 月	非公式作業部会結成
2012 年 4 月	S1 EWG 結成
2013 年 8 月	前向き評価、CAD 募集開始
2017 年 12 月	前向き評価、CAD 募集終了（48件（カテゴリー3（24件）を受領））
2020 年 12 月	前向き評価終了（カテゴリー3（24件）を含む要約報告書45件受領）
2021 年 2 月	EWG で Step 1 合意
2022 年 5 月	EWG で Step 4 承認
2023 年 3 月	国内 Step 5 発出

前向き評価は、まず製薬企業が開発品のラットがん原性試験の結果を試験開始後14ヵ月までにWoE評価に基づいて予測し、5つの規制当局（厚生労働省／医薬品医療機器総合機構（MHLW/PMDA）、アメリカ食品医薬品局（FDA）、欧州医薬品庁（EMA）、スイス医薬品局（SwissMedic）、カナダ保健省（Health Canada））が製薬企業による予測の妥当性を精査することで進められた。がん原性試験終了時には、規制当局が予測と実際のラットがん原性試験の試験結果を比較することにより予測の妥当性を確認した。製薬企業の予測はCarcinogenicity Assessment Document（CAD）という指定のフォーマットを用いて、表3に示す4つのカテゴリーに分類された。8年に及ぶ前向き評価期間中に48件のCADが提出され、うち45件で試験結果と予測が比較された。

表3　CADによるがん原性予測

Cat.	WoE評価による発がんリスク評価	ラットがん原性試験の意義	提出数	規制当局の評価*
1	ヒトに対する発がん性あり	ラベル記載により省略可	3	1
2	ヒトに対する発がん性不明	実施が必要	11	15
3a	ラットで発がん性が予測されるがヒトに外挿性がない	実施の価値低い	14	7
3b	ラット及びヒトに発がん性なし	実施の価値低い	17	5

*総件数（5規制当局の評価が完全一致）

　表3に示すとおり、全規制当局間で評価が完全一致で製薬企業の予測に合意できたのはカテゴリー1の3件中1例、カテゴリー3aの14件中7例、カテゴリー3bの17件中5例に留まる。カテゴリー3aの2件及びカテゴリー3bの2件については製薬企業の予測に全規制当局が合意せず、カテゴリー2として分類された。それら以外のCADについては少なくとも1規制当局が合意したものの判断が分かれることとなった。これらの不一致の原因としては、WoE評価の根拠として記載された内容が十分でなかったこと、当該開発品が新たな治療標的を有する化合物（First in Class）であったにもかかわらず根拠が十分でなかったことなどが挙げられる。これはCADによる発がん性評価において、製薬企業側と規制当局側のいずれにとっても教訓であった。すなわち、実際に開発品のがん原性試験の要否を規制当局と相談する際には、製薬企業側が各WoE評価項目についてより十分な根拠に基づいて詳細な記載をすることが、各規制当局間で一致した合意を得るために重要だからである。一方、EWGの状況報告書（2021年）によると、これらのカテゴリー3a/bのCADに記載された発がん予測は、実際のラットがん原性試験結果と概ね一致していた。発がん予測が不一致だったCADについては、EWGはその原因について追加調査を行い、データの解釈とWoE評価におけるその重み付けの違いによるものと解釈している。このようなデータ調査及び実際のがん原性試験を用いた前向き調査の結果、EWGはヒト発がんリスク評価においてWoEアプローチによりラット2年間がん原性試験実施の価値を判断することが可能なケースもあると結論した。

ICH S1B(R1) ガイドラインでは WoE アプローチによるヒト発がんリスク評価だけでなく、rasH2-Tg マウス試験の高用量選択についての記載も追加された。ラット及びマウスの2年間がん原性試験では、薬物動態学的指標（臨床曝露の25倍）を根拠に高用量を選択可能であることが示されている。しかし、この指標は、短期、中期 in vivo 試験系には適用できず、低毒性化合物で最大耐量（maximum tolerated dose：MTD）を指標として高用量を選択すると臨床用量からかけ離れた投与量になることがしばしばあった。そこで短・中期 in vivo げっ歯類試験系として事実上標準モデルになっている6ヵ月間 rasH2-Tg マウスがん原性試験において適用可能な薬物動態学的指標を検討するため、EWG は上市済み53化合物の6ヵ月間 rasH2-Tg マウスがん原性試験結果を収集し、発がん感受性を調査した。調査の結果は以下のとおりである。

- rasH2-Tg マウスがん原性試験において陽性となった化合物の発がん用量は、臨床曝露に対する AUC 比または体表換算用量比の50倍未満であった。
- 検討した53化合物のうち、2化合物で過形成等の腫瘍関連病変が AUC 比50倍以上で認められたが、rasH2-Tg マウス試験における発がん、あるいはラットがん原性試験における発がんとの関連がみられない病変であった。また、前述2化合物以外では腫瘍関連病変はいずれも AUC 比または体表面積換算用量比の50倍未満で認められた。

以上の調査結果をもって、rasH2-Tg マウスの高用量として AUC 比50倍を超える投与量には価値がないと結論されている[3]。

ガイドライン各項解説

1．がん原性評価の実施が必要な医薬品

　本邦では、がん原性試験ガイドライン[4]（ICH S1B(R1) ガイドライン（以下、本ガイドライン））において、化学構造や化学的性質、動物を用いた反復投与毒性試験等の成績、あるいはヒトでのデータなどから発がんとの関連性が懸念される場合、あるいは臨床での使用が少なくとも6ヵ月以上継続される場合にがん原性試験が必要となる。

　開発品の製造販売承認申請のためにがん原性試験が必要と考えられる場合、WoE アプローチにより、製薬企業は2年間ラットがん原性試験実施の価値を精査するよう推奨されている。WoE アプローチにより、ヒトにおける医薬品の発がん性が「『なし』の可能性が高い」と考えられる場合はラット2年間試験を実施し、「『あり』の可能性が高い」と考えられる場合はラット及びマウスがん原性試験を規制当局と相談のうえ、省略することが可能となっている（本ガイドライン第2部 2．項参照）。

　あまり頻回使用されない、あるいは適応が短期間に限られる医薬品（例えば麻酔薬や放射性診断薬等）は、がん原性試験を必要としない。一方、連続的な使用が6ヵ月未満であっても、期間をおいてくり返し使用される医薬品や、曝露が長期間に及ぶようなある種のデ

リバリーシステムを使う医薬品では、がん原性試験が必要となる場合がある。ただし、臨床での使用期間が単に長いということは、懸念される明確なリスクとはされないと「医薬品の臨床試験及び製造販売承認申請のための非臨床安全性試験の実施についてのガイダンス」(ICH M3(R2) ガイダンス)に明記されている。

本ガイドラインでは以下のような場合に被験物質の発がん性が懸念されるとしている。
① 同種同効の医薬品にヒトにも関連すると思われるがん原性が知られている
② がん原性の懸念が示唆されるような構造活性相関がある
③ 反復投与毒性試験において前がん病変がみられる
④ 未変化体あるいは代謝物が長期間組織に停滞し、局所的な組織の反応やその他の病態生理学的反応を引き起こしている

上記の他、遺伝毒性が明らかな化学物質は、一般的に動物種を越えた発がん性物質としてヒトに対する危険性があるものとみなされる。本ガイドラインでは、このような開発品では長期がん原性試験は必要ではないものの、ICH S1A においてヒトで長期間投与する場合には初期の腫瘍性変化を見つけるために1年までの長期間の反復投与毒性試験が必要とされている。しかし、このような長期試験の必要性についても遺伝毒性試験成績、適応症、開発戦略などを視野に入れ、WoE アプローチにより柔軟に考えるべきであり、実施の要否は規制当局と相談のうえ確認することが望ましい。

局所(例えば皮膚や眼)に適用される被験物質においては、全身曝露や蓄積性を考慮してがん原性試験の要否を判断し、試験デザインを検討する。局所に適用される被験物質でがん原性試験が必要な例としては、光毒性評価において光発がん性のリスクが懸念された場合などにおける、経皮投与によるがん原性試験(一般にマウス)が挙げられる。このようなケースでもインフォームド・コンセントや製品情報に警告を記載するなどの対策により、通常、そのリスクを適切に管理可能である。

また、バイオテクノロジー応用医薬品(以下、バイオ医薬品)の発がん性評価に関しては、「バイオテクノロジー応用医薬品の非臨床における安全性評価」(ICH S6(R1) ガイドライン)に詳細に記載されているように、標準的ながん原性試験の実施は一般的に不適当である。ただし、本ガイドラインに準じて発がん性評価が必要と判断された被験物質は、入手可能な情報源や、臨床での投与期間、患者集団、医薬品の生物学的活性(例えば、増殖因子、免疫抑制剤等)から得られるデータを検討し、WoE に基づくリスクアセスメントを実施することが必要である。抗悪性腫瘍薬のがん原性試験については、「抗悪性腫瘍薬の非臨床評価に関するガイドライン」(ICH S9 ガイドライン)に記載されている。

がん原性試験の実施時期については、通常、製造販売承認申請をするまでに終了する必要がある。ただし、ある種の難治性疾患を対象とするような被験物質においては、製造販売承認申請時にがん原性試験の最終報告書を添付する必要はない。生命を脅かすような疾患等に用いられる被験物質で、代替の治療法がなく、上市が急がれるようなケースではがん原性試験は承認後になることも許容される。

2．WoE アプローチ

　本ガイドラインで示された考察すべき WoE アプローチとは、以下の 6 項目である。本ガイドラインには appendix として前向き評価期間で提出された CAD をベースにしたケーススタディも紹介されている。

① 　薬物標的の生物学的特性、ならびに親化合物及びヒトの主要代謝物の主な薬理学的機序に基づく、発がんの可能性を示すデータ。これにはラット及びヒトにおける薬物標的の分布に加え、これらの動物種における親化合物及び主要代謝物の薬理活性及び薬効；遺伝子改変モデルから利用可能な情報；ヒト遺伝子関連研究；がん遺伝子データベース；また、利用可能であればクラス効果に関する発がん性情報が含まれる。

② 　親化合物及び主要代謝物の選択性及びオフターゲット作用を示す副次的薬理学的スクリーニング結果、特に発がんリスクに関する結果（例：核内受容体への結合性）。

③ 　親化合物及び主要代謝物の血漿曝露マージン評価を含む、特に 6 ヵ月間のラット試験を重視した、当該化合物を用いた実施済みの反復投与毒性試験の病理組織学的データ。

④ 　薬物標的及び代償性内分泌反応機序の情報を含むホルモン変動の証拠；反復投与毒性試験における内分泌器官及び生殖器官の重量、肉眼的及び病理組織学的変化；ならびに、利用可能であれば、生殖発生毒性試験に関連する結果。

⑤ 　ICH S2(R1)（医薬品の遺伝毒性試験及び解釈に関するガイダンス）に基づく遺伝毒性試験データ；ICH S2(R1) の推奨事項に従っても解決できない不確かな遺伝毒性データは、発がん性に関する不確実性を増大させる。

⑥ 　ICH S8（医薬品の免疫毒性試験に関するガイドライン）に従った免疫調節の証拠。広範な免疫抑制の証拠は、標準的なラット及びマウスがん原性試験からは追加の情報が得られないヒトへのリスクに対する十分な懸念を提起する可能性がある。

　2 年間ラットがん原性試験免除の申請にあたっては、製造販売申請の時期を考慮し、規制当局への相談に必要な資料、相談のタイミングなどのスケジュールを計画する必要がある。WoE 要素③を考慮すると、2 年間ラットがん原性試験の免除を実際に申請できるのはラット 6 ヵ月間試験の病理組織学的検査結果確定以降となる。これら全ての WoE 要素を網羅した免除申請用の相談文書を作成し、規制当局に申し込んでから回答を得るまでには数ヵ月の期間を想定しておく必要がある。本申請は、製造販売承認申請を予定している各規制当局に対し地域ごとに必要である。また、申し込みから回答に至るまでの過程も規制当局ごとに異なるため、申請を予定している規制当局には早めに申請方法について詳細を問い合わせることを推奨する。国内での申請方法については本項の「今後の動向・課題 / 最近の動向」に概略を示した。

　本項の「ガイドラインの沿革 / 経緯」で記載のとおり、本ガイドラインの Step 1 以前に行われた前向き評価期間において、製薬企業のカテゴリー 3a/b の CAD（ヒトでの発が

ん性が「なし」の可能性が高い）に対して、しばしば一部または全部の規制当局が2年間ラットがん原性試験は必要と判断したケースがあった。したがって実際の運用においても、製薬企業は、開発品のヒトにおける発がん性が「『なし』の可能性が高い」と判断される場合、特に規制当局間の意見が分かれる場合も考慮し、免除申請が受理されない可能性を念頭においた対処をすべきである。

各規制当局と2年間ラットがん原性試験の免除申請で合意に至るためには、当該化合物／代謝物のon/off target及び毒性所見について、自社で実施した試験のデータだけではなく、論文などの各種情報も盛り込んでラット及びヒトの発がん性について考察し、総合的に資料を作成する必要がある。特に類薬の情報がないことも予想される新たな治療標的を有する化合物（first in class化合物）であっても、WoE評価は可能であるが、既存類薬がある化合物より詳細に考察することが必要になるであろう。また2024年1月現在、各規制当局がそれぞれの免除申請に対する判断結果を共有し、相互に受け入れるスキームは存在していないが、本邦では「海外規制当局におけるICH S1B(R1)に基づくラットがん原性試験の免除に関する判断結果及び判断の根拠となった提出資料」がある場合には、相談資料に盛り込むこととされている。

一方、ヒトにおける発がん性が「不確か」と考えられた場合は、従来どおり2種の動物によるがん原性試験を実施することになる。2年間ラットがん原性試験の実施が必要と判断した場合、規制当局と合意する必要はない。また、2年間ラットがん原性試験の免除申請をする際にはWoE要素③にあるようにラット6ヵ月間試験の病理組織学的検査結果が重要視されるが、実施の判断をする際にはより短期のラット試験の結果を根拠として判断することも可能である。

WoEアプローチにより免除申請ができるのは原則2年間ラットがん原性試験だけであるが、特定の条件ではマウスがん原性試験が免除されることがある。本ガイドラインではマウスがん原性試験の実施が不適切と考えられるケースとして以下の例を挙げている。

・ヒトで発がん性が予測されず、さらにマウスで十分な曝露が得られない場合
・ヒトで発がん性が予測される場合

3．げっ歯類を用いたがん原性試験

(1) 動物種の選択

動物種の選択にあたって、薬理作用、反復投与毒性、代謝、トキシコキネティクス（toxicokinetics：TK）、投与経路などを考慮して適切な動物を選択するよう求めているが、実際に選択できる動物種は限られる。寿命が比較的短く、小型で入手しやすく、さらに豊富な背景データがあるという理由から、ラット及びマウスが主に選択されており、本ガイドラインでは1種のげっ歯類を用いる長期がん原性試験と短・中期 *in vivo* げっ歯類試験系を基本的な選択としている。さらに明らかな根拠がなければ長

期がん原性試験ではラットの選択が推奨されている。本ガイドラインにおいては、マウスで2年間試験を実施する科学的根拠がなければ、遺伝子改変マウスモデルの選択を優先すべきとし、数種類の遺伝子改変マウスによる試験系が紹介されているが、現在はrasH2-Tgマウスの26週間試験を選択する製薬企業が多く、背景病変の蓄積も進んでいる。さらにその用量設定についてのガイダンスも追加されたため、今後は長期がん原性試験の動物種として2年間ラット試験とrasH2-Tgマウス26週間試験の組み合わせが主流になると考えられる。

　2年間試験に用いる系統については、原則、発がん物質に対する感受性が高く、自然発生腫瘍や非腫瘍性病変の発生が少ない系統の動物を選択することが望ましい。適切な近交系、クローズドコロニーあるいはF1交雑系のラット、マウスを用いて試験を行うことになるが、同種の動物であっても系統が異なると発がん性に対する感受性や、自然発生腫瘍の種類とその発生率が変わってくるので、系統の選択に際しては、既知の発がん物質に対する反応性及び自然発生腫瘍の発生率を考慮する必要がある。しかし、現在のところそれらの情報には限界があるので、文献等も参考にして適切な系統を選択する。

　動物の寿命も系統を選択する際の大切な要素である。死亡原因が系統に起因し、対照群と低用量群の動物の多くが早期に死亡してしまうような試験では、被験物質の評価に影響を与えることになる。評価が可能な条件として、ラットでは24ヵ月時点で、マウスやハムスターでは18ヵ月時点で、腫瘍以外の原因による死亡率が各々50％以内であることが望ましいとされている。また、最低用量群または対照群の動物の雌雄いずれかで累積死亡率が75％になった時点で、その性の生存例を安楽死させ試験を終了させる。

　がん原性試験の開始時の週齢は特に定められていないが、生涯曝露の考え方からみれば、離乳後なるべく早い時期に開始することが望ましいとされ、検疫や馴化期間を考慮に入れて、通常6週齢までに開始する。しかし、離乳後から6週齢までに2週間の開きがあり、その間の体重増加は比較的大きいので、飼料に被験物質を混入して投与する場合などは、この2週間の差が結果に影響することがある。したがって、予備試験等を実施した場合、本試験の開始週齢は予備試験時の週齢と同一にすることが望ましい。

　長期がん原性試験で使われるラットの系統としては、Sprague Dawley（SD）系またはWistar Hannover（WH）系が一般的である[5]。どちらの系統も製造販売承認申請をするうえで支障はないが、以下のようなポイントを考慮して選択する。

① 一般毒性試験と同じ系統を選択し、がん原性試験のための用量設定試験を省略できる可能性
② 各製薬企業内またはがん原性試験を実施予定のCROにおける背景値、病理担当者の経験
③ 開発品で予想される腫瘍と各系統の自然発生腫瘍の関係

国内では SD 系ラットを選択する製薬企業が多い。SD 系ラットと WH 系ラットの長所短所はこれまでにも関連学会で広く議論されており、特に WH 系ラットの生存率／体重／自然発生腫瘍などの良質なプロファイルが強調されたこともあったが、国内では SD 系ラットから WH 系ラットへの移行は進まなかった。特に①のポイントを考慮すると、SD 系ラットを使用していた製薬企業にとっては一般毒性試験、生殖発生毒性試験、*in vivo* 遺伝毒性試験のラット系統も変更することが負担になったものと推察される。

表4　WH 系ラットと SD 系ラットの比較

	WH 系ラット	SD 系ラット
長所	・生存率（雄 69.6％、雌 65.5％） ・適度な体重	・世界的に豊富な背景値、経験 ・豊富な生産体制
短所	・国内では生産数ががん原性試験実施に不十分 ・CRO の背景値の規模、経験	・生存率（雄 41.9％、雌 37.0％） ・乳腺腫瘍など自然発生腫瘍 ・顕著な体重増加による被験物質必要量の増加

また、短・中期 *in vivo* げっ歯類試験系として、げっ歯類の 2 段階発がんモデル（イニシエーション・プロモーションモデル）や Tg 動物ないし新生児げっ歯類を用いた発がんモデルが挙げられる。本ガイドラインでは、遺伝子改変動物として、rasH2-Tg マウス、p53$^{+/-}$ マウス、Tg.AC マウス、XPA 欠損マウスが示されている。これらのマウスモデルや新生児マウスを用いる短期がん原性試験モデルについて、国際生命科学研究機構／環境健康科学研究所（ILSI/HESI）の主催による国際共同検証試験が 1997 年から 2000 年に実施された[6]。この検証試験やその他の研究から、それぞれのマウスモデルの特徴が明らかになった。このうち、現時点で使用可能な rasH2-Tg マウスと p53$^{+/-}$ マウスの発がん感受性は表 5 のとおりである。

表5　rasH2-Tg マウスと p53$^{+/-}$ マウスの発がん感受性

モデル	rasH2-Tg マウス	p53$^{+/-}$ マウス
特徴	・遺伝毒性発がん物質に対する感受性が高い[7]〜[9] ・一部の非遺伝毒性発がん物質にも反応するが、げっ歯類特異的な非遺伝毒性発がん物質の多くには感受性がない[8]〜[11] ・弱い遺伝毒性発がん物質である phenolphthalein やヒト発がん物質である ethinylestradiol に十分には反応しない[12] ・遺伝毒性試験の成績にかかわらず、非発がん物質による腫瘍発生はみられない[7]〜[11]	・遺伝毒性発がん物質に対する感受性が高いが、遺伝毒性発がん物質である phenacetin、glycidol 等の発がん性が検出されない[9],[13],[14] ・非遺伝毒性発がん物質の検出力は低く、遺伝毒性の有無にかかわらず、非発がん物質による腫瘍発生はみられない[9],[13]

表 5 の特性に基づいて、rasH2-Tg マウスは遺伝毒性及び非遺伝毒性物質の発がん

性評価に、p53$^{+/-}$マウスは遺伝毒性物質の発がん性評価に適していると考えられ、医薬品の発がん性評価では遺伝子改変マウスモデルとして、近年はrasH2-Tgマウスが選択されるケースが増加している[15]。

Tgマウスを用いる短期がん原性試験の特徴として、次の3点がある[9),15),16)]。

- 全てのヒト発がん物質を検出できるわけではないが、非発がん物質の予測が可能である
- ラット特異的な非遺伝毒性発がん物質の多くに反応しない
- 2年間がん原性試験に比して投与期間が短くかつ発がん感受性が野生型と異なることから、試験の結果に基づく定量的なリスク評価が困難である

これらの特徴を踏まえて、選択した試験系における所見とともに、ラットがん原性試験の成績やその他の発がんに関連するあらゆる知見について、それらのWoEを考慮して、ヒトにおける発がんリスクを総合的に評価することが求められる[9),15),17)]。

また、短期がん原性試験を医薬品開発の初期に実施することで、開発継続の是非の早期判断、ラットがん原性試験が偽陽性あるいは陽性になった場合の機序解明やリスク評価をより戦略的に進めることが期待される[9),12),15)]。

(2) **動物数**

試験の感度と精度をどの程度求めるかによって、使用する動物数が異なる。本ガイドラインでは各群の動物数を雌雄各50匹以上と定めているが、これは統計学的に対照群の発生率が1％で、被験物質投与群の発生率が11％以上の場合に95％の信頼限界で有意差を検出できる動物数である（ED$_{10}$ Study）。

Tg動物を用いる短期がん原性試験に使用する動物数は本ガイドラインでは規定されていないが、投与期間終了時の背景病変が少ないこと、投与終了時の生存率や統計学的検出力[18)]を考慮して通常1群25匹で実施される[19)]。

(3) **動物への曝露経路**

被験物質の投与経路は、可能な限りヒトでの臨床適用経路と同じであることが望ましいが、技術的に困難なことも少なくない。経口投与、皮下投与及び皮膚塗布については技術的な面からのみで言えば実施上の問題は少なく、直腸内、膣内投与も製剤上の工夫をすれば、動物においても実施が全く不可能ではない。また、吸入法による長期間の経気道投与も、現在では装置にかかる費用を問題にしない限り可能である。しかし、静脈内注射、筋肉内注射、特殊部位への局所投与（関節腔内注射など）については長期間にわたって投与を続けることは困難である。このような場合、被験物質の体内動態を参考にして、臨床投与経路と最も類似性が高いとみなされる別の投与経路が選択されることになる。また、異なった投与経路でも、類似の代謝及び全身的曝露が示されていれば、その経路でがん原性試験を実施する。臨床的に関連が予想される

器官が被験物質に適切に曝露されることが重要であり、曝露が適切であることの証明は薬物動態学的データから得られることが多い。

経口投与には、飼料もしくは飲水に混じて摂取させる方法と強制経口投与とがある。飼料に混入する方法（混餌投与）においては、被験物質が飼料中で安定であること、動物が被験物質混入飼料を忌避しないことなどが条件になる。混餌投与には被験物質をマイクロカプセル化する方法もある。被験物質を飲水に混じて与える（飲水投与）場合には、被験物質の水に対する溶解性及び安定性（48時間程度安定であれば実施可能）などが条件となるが、被験物質を混じたことによる味や臭いの変化があっても動物がその飲水を摂取するか否かについて、事前の検討が必要となる。一方、強制経口投与は混餌や飲水による方法に対して、定められた量を正確に投与できる利点がある。また、経口における摂取では、混餌、飲水あるいは強制経口投与によって血中濃度の推移が異なるため、経口からの投与であっても投与手法によって感受性が異なる場合について注意する必要がある。

皮膚に塗布するような外用剤の場合、ラットあるいはマウスのいずれかを経皮投与とし、他方の動物種で経口投与等の全身曝露される投与経路を選択する。皮膚の表面は角質層で覆われているので、直接、深部の基底細胞層に作用させるには治験で用いられる外用製剤が経皮投与の試験で用いられることが多く、被験物質（原薬）を溶媒に溶かして投与される場合もある。外用製剤あるいは被験物質（原薬）に刺激性があるような場合、毎日塗布することは適当でなく、週2〜3回の塗布にするなど投与間隔を考慮する。局所刺激性が軽度の場合は問題とならないが、潰瘍形成など傷害が強い場合には腫瘍発生の場を破壊してしまうので避けなければならない。

注射によって投与する場合には、被験物質の局所に対する刺激及び局所からの吸収を十分に検討する必要がある。溶媒としては水または植物油を使用することが多く、その他の溶媒は刺激性を考慮して慎重に選択する。皮下投与は簡便な方法であり利点も多いが、皮下に反復注射するとその注射局所に非特異的な肉腫が発生する場合があり注意が必要である。腹腔内投与は、被験物質の刺激性が強い場合や、投与時に腸管を傷つけたりした場合、腹膜炎を起こす危険性がある。また、盲腸内に誤投与する場合もあるので注意が必要である。腹腔内投与や静脈内投与は長期反復投与に適した方法ではないので、この方法を採用する場合には十分注意を払う必要がある。なお、被験物質が固形物であって皮下に埋植した場合には、被験物質の大きさや形状に基づく非特異的な慢性刺激反応による異物発がんを引き起こすことがあり、その評価が困難なことが多い。

4．試験計画

(1) 対照群

　試験の結果は対照群と被験物質投与群との比較によって評価されるものであるから、必ず対照群を設けなければならない。被験物質を単に混餌あるいは飲水に溶解等させて投与する場合には無処置対照群のみでよい。しかし、各種溶媒、賦形剤などを用いた場合には、それのみを与える溶媒対照群が、被験物質投与群と直接比較する対照群となるので、本ガイドラインでは「その他に無処置対照群を設けることが望ましい」としている。2種類の対照群を用いるべきか否かは試験責任者の判断によって決められるべきである。溶媒あるいは賦形剤が試験に影響を及ぼす可能性がない場合には、溶媒対照群のみでもよい。反対に、溶媒あるいは賦形剤が試験結果に何らかの影響を与える可能性があると予想される場合には、無処置対照群を同時に設けるべきであろう。

　遺伝子改変動物を用いる短期がん原性試験には陽性対照群が必要であるが、野生型あるいは同一コロニー由来非遺伝子改変動物の試験群を設ける必要性に関してはさまざまな議論がある[20]。陽性対照群の動物数や野生型あるいは同腹児非遺伝子改変動物群の設定に関しては、用いる遺伝子改変動物の特性や被験物質の毒性発現機序などを考慮してケースバイケースで決定するべきである[21]。rasH2-Tgマウス試験に関しては、陽性対照物質としてウレタンあるいはメチルニトロソウレア（MNU）が一般的に用いられる。ウレタンでは肺腫瘍や脾臓血管肉腫が投与開始数週間で発生することから、10匹/性の動物を用い、10週目での剖検が推奨されている[22),23]。一方、MNUでは、胸腺由来の悪性リンパ腫の発生率が高いことから、動物数を10～15匹/性とし、胸腺のみの病理組織学的検査が提案されている[24]。

(2) 投与期間

　強力な発がん物質を用いる発がん実験と異なり、発がん性のないことの推定、あるいは弱い発がん性の検索を目的とする長期がん原性試験では、動物の生涯の大半に及ぶ長期間の投与が必要である。がん原性試験において、被験物質を一生涯投与し続けるか、一定期間の投与の後、生存動物を一斉に解剖するかは、過去においてしばしば議論された問題であった。前者では試験が煩雑となり、さらに長期生存動物ほど自然発生腫瘍の発生率が高くなってくるため、結果の解析が困難になる。他方、後者においては、あまり早期に試験を終了すると弱い発がん性を見逃す危険性がある。これらの意見を考慮に入れて、投与期間に上限と下限が採用され、投与期間は少なくともラットで24ヵ月、マウス及びハムスターでは18ヵ月が必要であり、また、動物の死亡率が低かった場合でも、試験期間はラットで30ヵ月（130週間）、マウス及びハムスターで24ヵ月（104週間）を超えてはならないとしている。なお、投与は原則と

して週7日となっている。

遺伝子改変動物を用いる短期がん原性試験では、対照群に腫瘍がほとんど発生せず、発がん物質により腫瘍が発生する26週間の試験期間が選択された[6),19)]。

(3) 検査の詳細

① 一般的事項

がん原性試験では、マウス、ラットなどに定められた試験期間中、被験物質の投与と動物飼育を適切に維持することが必須条件であり、動物の一般状態には十分に注意を払い、状態に応じて適切な獣医学的ケアを行うが、げっ歯類では原則治療せず、適切に安楽死させる必要がある。一般状態は、試験期間中、毎日、全動物について観察、記録し、死亡例については、速やかに剖検して器官・組織の肉眼的観察及び病理組織学的検査を行う。感染、衰弱などにより状態が悪化した動物は、速やかに隔離または安楽死させ、剖検して器官・組織の肉眼的観察及び病理組織学的検査を行う。共食いや死後変化などによる病理組織学的検査の不能例が10%を超えた場合には、試験として成立しなくなる可能性もあるので注意を要する。

体重は全身状態を評価するのに適切な指標となるので、全群について動物ごとに3ヵ月までは週1回以上、以降は少なくとも4週に1回測定する。混餌投与あるいは飲水投与する場合には、投与期間中、個別もしくは群ごとに飼料あるいは飲水を計測し、その消費量から被験物質の摂取量を算出する。投与期間中、動物に負担がかかるような検査は最小限にとどめるべきであるが、泌尿器系の腫瘍の疑いがある場合の尿検査などは、試験結果を最終的に評価するのに役立つ。剖検時に血液学的検査、特に血液塗抹標本作製を実施することは、白血病及び関連病変が疑われる場合に病理診断の助けとなる[25)]。

試験終了時の生存例については、各群の全例について剖検し、器官・組織の肉眼的観察を行う。また、器官重量の測定については、本ガイドラインでは規定されていないが、主要器官及びその他の器官についても重量変化が客観的なデータとして参考になることがある。なお、長期の反復投与毒性試験と異なり、がん原性試験では、血液化学的検査や各種機能検査の実施については特に規定されていない。

② 剖検と病理組織学的検査

がん原性試験の評価は、各動物についての病理組織学的検査に基づいて行われる。

(ア) 剖検

がん原性試験における動物の剖検手技は、基本的には他の毒性試験と同様である。まず、腫瘍はあらゆる器官・組織から発生し得るので、可能な限り全ての臓器について剖検を行う必要がある。例えば本ガイドラインの注10では、病理組織学的検査対象臓器として以下を列挙している。

> 皮膚、乳腺、リンパ節、唾液腺、胸骨、椎骨または大腿骨（骨髄を含む）、胸腺、気管、肺及び気管支、心臓、甲状腺及び上皮小体、舌、食道、胃及び十二指腸、小腸、大腸、肝臓、膵臓、脾臓、腎臓、副腎、膀胱、精嚢、前立腺、精巣、卵巣、子宮、腟、眼球、脳、下垂体、脊髄、その他肉眼で腫瘍性病変が認められた器官・組織

　上記の器官・組織に、通常の毒性試験ではあまり観察を行わない鼻腔、外耳道、外耳道腺、涙腺及びハーダー腺、包皮／陰核腺などについても腫瘍の発生がみられることがあるので十分に検索しておくことが望ましい。両側性の器官（腎臓、副腎など）は両側とも検査する。剖検においては、外表及び触診の所見も記録しておく。腫瘍は摘出前に、その位置、大きさ、外観などを記録する。周辺部との癒着が強く、摘出あるいは剥離が不可能な場合には、無理に剥離せず周辺の正常組織と一緒に摘出するべきである。正確な重量の測定はできなくなるが、周囲の非腫瘍部組織と連続性のある標本を作製することにより、腫瘍の発生母組織や浸潤の有無の検索には役立つ。さらに、腫瘍によって生ずる器官・組織の機能障害の程度（例えば、消化管腫瘍による通過障害、膀胱や子宮の腫瘍による尿管拡張の有無など）についても併せて記録する。

　病理組織学的検査を実施するうえでの技術的な注意点として、消化管、膀胱などの内腔を有する器官及び肺に発生した腫瘍は、当該器官や肺を摘出する際に適当量の固定液を注入し、膨らませて軽く固定した後、観察及び標本作製をした方が病理組織学的診断を容易にする。また、神経系腫瘍に関しては、剖検時に適切に摘出することが望ましいが、死亡例での自己融解などにより摘出が困難な場合は、頭蓋骨や椎骨から無理に外さず摘出し固定してもよい。さらに大きな腫瘍塊は、固定を十分に行うために、摘出した塊をそのまま固定液に入れるのではなく、割面を入れるか、あるいは小さく分割して固定する。一方、小さな腫瘍塊の場合には、摘出時に傷を付けないように注意し、組織標本作製までの過程で紛失することのないような工夫が必要である。

(イ) 病理組織学的検査

　病理組織学的検査について、本ガイドラインでは、まず最高用量群と対照群の全例について行い、腫瘍発生率に差のある器官・組織が認められる場合には、他の試験群の全例についても当該器官・組織の病理組織学的検査を行うと規定されている。OECD*ガイドラインに準じた内容であるが、発がん物質の作用には一般的に用量反応関係がみられるので、このような簡略法は作業の省力化の面から合理的である。しかし、実際に行われるがん原性試験では、被験物質に発がん性がないことの評価を目的とする場合が多い。非発がん性あるいは弱い発がん性の

評価が理論的にきわめて困難であることを考えると、できる限り全群の全動物について病理組織学的検査を行っておくことが評価の一助となる。

病理専門家によって診断及びその解釈が異なる可能性がある。このような例として腫瘍病変と非腫瘍病変の鑑別等が挙げられる。したがって、がん原性試験における病理組織学的検査では、ピアレビューなどを有効に利用することが望ましい。

*経済協力開発機構

5．結果の評価

(1) 評価の手順

がん原性試験は多数の動物を用いた、長期間にわたる試験であるため、試験条件のわずかな変動により試験全体が大きな影響を受けることがある。試験結果の評価にあたっては、種々のデータをもとに、実施された試験を詳細に解析し、その成績が評価に耐えるものか否かを検討する。

動物試験の結果を判定する手順として、一般的には被験物質に対する生体反応を数量的なデータで表し、次にそれら対照群と被験物質投与群の差、あるいは用量反応関係を、統計学的解析を行って検討する。がん原性試験の評価においても、原則的には個々の病理組織学的検査所見に基づいて、各群の数量的データ、例えば、ある特定部位の腫瘍発生率あるいは腫瘍発生までの期間などが算出され、それに基づいて統計学的解析が実施される。

(2) がん原性試験の陽性判定根拠

① 試験結果の判定基準

がん原性試験において発がん性を示唆する重要な所見として、まず、被験物質投与群において腫瘍発生率が対照群に比し統計学的に有意差をもって増加していることがある。さらに用量相関が証明されれば陽性所見であると考えられる。一般に、条件を変えた試験においても腫瘍の発生が認められる場合、偶発的所見とはいえない。また、悪性度、病理所見における重篤度なども重要な指標である。なお、発がん性の判定においては、次のような所見にも注目するべきであろう[26]。

・自然発生ではみられない稀な組織型の腫瘍
・多くの器官・組織における腫瘍発生
・複数の動物種、系統または両性における腫瘍発生
・前がん病変あるいは良性腫瘍から悪性腫瘍への進展過程
・腫瘍性病変の発生時期が短縮しており、早期からみられること
・誘発腫瘍に転移が認められること

・腫瘍サイズの増加

・腫瘍発生個数の増加

・悪性腫瘍の発生率増加

がん原性試験の評価においては、自然発生腫瘍との鑑別が最も大切となる。そのためには、無処置対照群の自然発生腫瘍の背景データ（historical control data）を集積しておくことも必要である[27]。自然発生が認められる腫瘍であっても、「腫瘍の発生の早期化」が認められた場合には、がん原性と結論される場合もある。例えば、ラットの乳腺腫瘍や精巣腫瘍、マウスの肝腫瘍や肺腫瘍は自然発生腫瘍として知られているが、がん原性物質投与により腫瘍発生が早期化することがある。また、ラットに好発する下垂体腫瘍、乳腺腫瘍及び精巣腫瘍などは、体重によりその発生頻度や発生時期が影響されるので、評価にあたり留意すべきである。

② 統計学的判定基準

がん原性試験においては、途中死亡例による偏りを考慮し、腫瘍発生率の差を試験群と対照群の間で検討する。累積生存率の差の有無は、通常、Kaplan and Meier 法により解析され、用量相関については Cox-Mantel 法が用いられている。腫瘍発生率については、ある部位における特定の組織型の腫瘍発生率が示された後、試験群と対照群との間の発生率を検討／評価するために統計学的検定が行われる。群間の累積生存率に差がみられない場合は、Fisher の直接確率検定法のような累積生存率とは無関係な検定法が用いられる。複数の群を対象とする場合は、Cochran-Armitage 法のような腫瘍発生率の用量依存的な増加傾向、すなわち、用量・反応曲線での傾きが検定され、ゼロからどの程度逸脱しているかが解析できる。累積生存率に差がある場合には Peto の検定が用いられるが、剖検日、腫瘍の組織分類のほか、その腫瘍によって試験動物が致死的であったか否かなどの情報を記録しておく必要がある。統計学的判定は、ここで述べた検定法に限定されるものではなく、適切な検定法を選択する。なお、詳細な統計学的解析法については世界保健機関（WHO）による解析法及び FDA のガイダンス[28],[29]を参考にされたい。

Tg 動物を用いる短期がん原性試験では、試験終了時の生存率がきわめて高いことから、腫瘍発生率の統計学的検定には、Fisher の直接確率検定法や Cochran-Armitage 法が用いられることが多い[30]。

6．用量設定

がん原性試験の用量設定は試験デザインの中でも最も重要な要素である。曝露が不十分であれば発がんリスクを見落としかねず、曝露が高すぎると死亡例が多発してがん原性評価に十分な期間を継続して投与できない。死亡例が多発しなくとも臨床曝露からかけ離れた曝露条件は、一般的にヒトでの発がんリスク評価に不適切と考えられている。本ガイドラインでは、がん原性試験の用量設定で考慮すべき曝露条件として以下の4点を挙げてい

る。
① 臨床用量における曝露量との間に十分な安全域を与えるものであること
② 明らかな慢性的な生理機能の異常がなく、また、生存率に影響がないこと
③ 被験物質の性質や動物の適切性を広く考慮に入れた動物実験や臨床に関する広範なデータから導かれること
④ 臨床適用に則したデータの解釈ができること

さらに、これらの曝露条件を満たすための高用量設定の指標として本ガイドラインには以下の7点が挙げられている。
① 毒性学的指標（MTD）
② 薬物動態学的指標
③ 吸収の飽和する量
④ 薬力学的指標
⑤ 限界量
⑥ 投与可能最大量（maximum feasible dose：MFD）
⑦ その他の指標

これらの指標の定義については本ガイドラインに詳述されているので参照されたい。また、これらの指標はラットまたはマウスの2年間試験を意図して設定されたものであり、従来rasH2-Tgマウス6ヵ月がん原性試験の投与量設定では、特に②の薬物動態学的指標に基づいた高用量設定に合意された考えはなかった。しかし、本ガイドラインではrasH2-Tgマウスにも適用可能な薬物動態学的指標として血漿曝露比（げっ歯類：ヒト）50倍が示された。その他の指標はラットまたはマウスの2年間試験と同様にrasH2-Tgマウスにおいても、適用可能である[22),23)]。

いずれの指標を用いる場合においても、用量設定試験が必要である。用量設定試験の実施にあたっては以下の点を考慮すべきである。
① 現実には、がん原性試験は自然発生腫瘍の発生率に関する情報が明らかである限られた系統のラットやマウスが用いられる。理想的には、ヒトとなるべく類似した代謝様式を示すげっ歯類の種及び系統が望ましい。
② 用量設定試験では、がん原性試験に供される種及び系統の雌雄両性を用いるべきである。
③ ラットまたはマウスの2年間試験の用量設定は、通常、がん原性試験で用いられる投与経路と投与方法による3ヵ月毒性試験で行う。
④ 投与計画と投与方法は、臨床適用、曝露様式、薬物動態及び実際面を考慮して選択する。
⑤ 理想的には、毒性プロフィールと投与限界を規定する毒性を明らかにすべきである。また、一般毒性、前がん病変ないしは組織特異的な増殖性作用や内分泌の恒常性（ホメオスターシス）に関する障害の有無を考慮すべきである。

⑥ 試験を適切に解釈するために、経時的な代謝プロフィールの変化や代謝酵素活性の変化（誘導または阻害）を明らかにすべきである。

rasH2-Tg マウス試験の用量設定試験では Tg 動物、または Tg 動物同腹もしくは同一コロニー由来の non-Tg 動物、あるいは同系統の野生型動物が用いられる。rasH2-Tg マウス 6 ヵ月試験の場合、4 週間で実施される。

アメリカでの製造販売承認申請を予定している場合は、FDA・Center for Drug Evaluation and Research（CDER：医薬品評価研究センター）の Carcinogenicity Assessment Committee（CAC：発がん性評価委員会）に試験デザインの妥当性を相談することが望ましい。FDA のガイダンス[31]では、製薬企業がデータ提出の 30 日以上前に相談申込を行うことにより、投与量設定を中心に試験デザインの妥当性について、データ提出後 45 日以内に CAC からアドバイスを受けることができるとされている。相談に必要な資料は用量設定試験のレポート、代謝プロファイル、TK データ、ヒト臨床用量との曝露比較データ、タンパク結合、遺伝毒性情報などである。WoE アプローチによるがん原性試験の相談のタイミングも考慮し、開発スケジュールに遅延を生じないよう相談のタイミングを考慮されたい。

がん原性検出のための in vivo 追加試験

がん原性試験は動物を対象として実施されるが、その最終目的は被験物質のヒトにおけるリスクもしくは安全性を評価することにある。しかるべき科学的根拠がない場合「動物に発がん性を示す物質はヒトに対しても同様の作用を示す可能性がある」という前提をとる。この前提は「疫学的調査によって、ヒトに発がん性が示唆される物質のほとんど全てが動物に対しても発がん性を示す」という事実に基づいている。しかしながら、動物に発がん性が認められた事実だけから、その物質がただちにヒトにおいても発がんの危険性があるとは限らない。その場合、動物からヒトへの外挿という問題が絡んでくる。動物に発がん性がみられた場合、その種特異性や発がん機序、安全域、既存の情報等と共に、必要に応じて追加試験の実施を考慮し、総合的に判断したうえでヒトにおけるリスクを評価すべきであろう。

追加試験として考えられることは、第一に被験物質の動物に対する発がん性のメカニズムを解明することである。被験物質もしくはその代謝物が標的細胞の DNA に直接作用してがん化させたもの（遺伝毒性（遺伝子傷害性）発がん物質と呼ばれる）か、生体にがん化しやすい条件が作られ、その結果として DNA に作用してがんの発生に至ったものか、あるいは発がんプロモーターのようなものか（いずれも非遺伝毒性（非遺伝子傷害性）発がん物質と呼ばれる）を判断することが大切である。必要に応じ組織・細胞レベルの指標として、発がん標的器官・組織における DNA 付加体形成の有無、細胞増殖活性、アポトーシス、細胞間連絡、酸化ストレス、$\alpha 2\mu$-globulin、発がんとの関連が知られているレセプ

ターへの結合性などの検討、生化学的指標として血漿中ホルモン量、成長因子、恒常性維持に関連する酵素活性などの検討の他、活性代謝物の同定、二段階発がんモデルを用いたプロモーター作用の検索、内分泌環境への影響などの検討を行う場合もある。

　第二に、予想されるメカニズムによる作用がどの程度ヒトに外挿性があるかどうかを評価（リスクアセスメント）するため、種々の測定指標の追加あるいは追加試験により、予想されるメカニズムによる作用の用量相関性を検討する。例えば、種々の低用量群における適切な生体指標（例えば、肝の薬物代謝酵素の誘導、細胞増殖活性、アポトーシスの誘導・阻害、細胞間連絡の阻害、変異肝細胞巣の誘導など）の変動を検討することにより評価できる場合がある。また、より低用量の長期試験や中期発がん性検索法などの実施、あるいは被験物質の代謝についての種差の検討、特に代謝活性がヒトにおいて強く発現することの有無などの情報収集が重要となる。

　また、薬物による薬理作用が長期間作用して動物に腫瘍が発生したとの報告もあり、そのような事例は集積されてヒトへのリスクアセスメントに役立っている[32]。

メカニズム研究・追加の遺伝毒性試験の必要性

　遺伝毒性発がん物質か非遺伝毒性発がん物質かを見極めることは、動物に発がん性がみられた場合の機序解明において大切であるが、標準的な遺伝毒性試験の組み合わせにおいて陰性であった物質ががん原性試験で陽性になり、非遺伝毒性的な発がんメカニズムの実証が不十分な場合には、適切な遺伝毒性試験の追加が必要なこともある。また、腫瘍発生において遺伝毒性作用が発がんの MoA（mode of action）であるのかについて、全ての科学的データを基礎として、WoE の観点から十分に検討し、さらにリスク・ベネフィットバランスを考慮して、被験物質のヒトにおける安全性を評価する必要がある。例えば、被験物質の化学構造、代謝プロファイル、動物でみられた腫瘍発生の特徴などの毒性プロファイルを WoE の観点から解析し、遺伝毒性作用が MoA である可能性を十分に排除できない場合は、遺伝毒性試験の追加を考慮する[33]。腫瘍が発生した標的器官・組織における遺伝毒性評価を検討する場合は、例えば、レポーター遺伝子をもつ遺伝子改変動物を用いた突然変異試験、コメットアッセイ、DNA 付加体形成試験などが有用と考えられている[30]。さらに、被験物質によっては *in vitro* の遺伝毒性試験における代謝活性化条件の検討が必要なケースもあることに留意する[34]。

ガイドライン Q&A

本ガイドラインに係る説明会が2023年11月27日に実施された。PMDAのwebサイトに掲載されている資料を基に、主な質疑応答の内容を以下に紹介する。

> Q　2年間ラット試験の実施をはじめから決めている場合はWoEアプローチによる考察は不要か？

> A　S1B(R1)ではがん原性試験が必要となる全ての開発品に対してWoEアプローチにより2年間ラット試験実施の価値を検討するよう推奨している。ルーチン的に2年間ラット試験を実施することは3Rsの観点からも推奨されない。なお、WoEアプローチにより2年間ラット試験が必要と判断した場合は医薬品規制当局との合意を求める必要はない。

> Q　オフターゲット作用のスクリーニングでは、具体的にどのような受容体結合の評価が必要か？

> A　薬物の特性に応じて評価対象が決定されるべきであることから、評価すべき受容体の詳細はガイドラインに記載されていない。

> Q　6ヵ月ラット試験成績が得られていない開発の早期に、その時点での利用可能なデータに基づき、2年間ラット試験の要否について相談することは可能か（例えば、3ヵ月ラット試験が完了しているが、6ヵ月ラット試験は実施していないまたは実施しているが成績が得られていない場合など、6ヵ月ラット試験で懸念が生じなかった場合という条件の下で、試験免除を相談することは可能か）？

> A　2年間ラット試験の実施を決定するのではなく、免除を検討する場合には、WoE評価では反復投与毒性試験の病理検査は6ヵ月ラット試験が重要視されるため、その結果が存在しない場合、2年間ラット試験の免除を相談することは基本的に困難であることに留意する必要がある。なお、ラット2年間がん原性試験が実施できないまたは実施を不要と考える特別な理由が存在する場合もあるため、そのような場合には、まずは事前面談で、相談区分の該当性を確認することが重要である。

> Q　WoE評価実施後に、新たな長期毒性試験結果が出た場合はWoE評価の再評価が必要か？

> A　2年間ラット試験の免除を検討する場合には、WoE評価では反復投与毒性試験の病理検査は6ヵ月試験が重要視されるため、免除申請の後に新たなラット長期試験結果は一般的に想定されない。また、6ヵ月より短期の試験ではがん原性試験不要の判断はできない。

Q　WoE に基づく2年間ラット試験の省略は、グローバル開発の場合でも一つの当局との相談でよいか？

A　承認申請を行う規制当局ごとに、WoE に基づく2年間ラット試験の省略について協議する必要がある。そのため、規制当局間で判断が異なる可能性は否定できない。

Q　「血漿中 AUC 曝露量比」の計算は、S1C(R2) で説明されているように、血漿中のタンパク非結合型薬物濃度を使用しているのか？

A　ICH S1C(R2) では、タンパク結合における種差の可能性を考慮すべきであるとし、タンパク非結合型あるいは結合型のいずれの血漿中濃度を比較すべきかが明記されている。本補遺では、ICH S1C(R2) を踏まえて、血漿全身曝露 AUC 50 倍のみを規定し、それ以外は ICH S1C(R2) に従うとしている。そのため、ICH S1C(R2) の記載に従い、いずれを使用するかは個々のケースで判断すべきと考えられる。

Q　WoE 評価の結果、2年間ラットがん原性試験が不要と判断された後に、rasH2-Tg マウス試験で「がん原性あり」となった場合に、追加で2年間ラットがん原性試験の実施は求められないという理解で良いか。

A　WoE 評価を提出した規制当局に当該成績を報告し、対応の協議が必要である。

今後の動向・課題

　本ガイドラインでは「WoE 評価により、2年間ラット試験の実施はヒト発がんリスク評価に価値を付与しないという結論が裏付けられた場合、医薬品開発者は、申請予定の規制当局と確立された相談手順に従って相談を求めるべきである」と記載されている。そうした背景から、MHLW/PMDA では、本邦での本ガイドラインの実装に係る作業と並行して、2年間ラットがん原性試験の免除の可否を議論するための相談をどのように受け付けるのか検討が重ねられ、PMDA で従来受け付けてきた医薬品安全性相談や新医薬品の治験相談の一相談項目ではなく、2年間ラットがん原性試験の免除の可否に係る相談に特化した相談枠を新設したうえで議論することが適切と判断された。そして、本ガイドラインの発出と同日に、対面助言の実施要綱が改正され、医薬品安全性相談（ICH S1B(R1) ガイドラインに係る相談（以下、本相談））が新設された。本相談では、ラットがん原性試験の免除可否の妥当性またはこれに加え、マウスがん原性評価を含む医薬品のがん原性評価の適切性等についての指導及び助言に特化して相談が受け付けられ、それ以外の内容については、従来の医薬品安全性相談や新医薬品の治験相談の一相談項目として対応されることになる。

　本相談は、次のような流れに沿って実施される。

① 事前面談の実施
② 日程調整依頼書の PMDA への申し込み
③ PMDA からの日程等の案内
④ PMDA への手数料振込みと相談申し込み
⑤ 対面助言資料の提出
⑥ 対面助言の実施
⑦ 相談記録の伝達

また、留意すべき点については以下のとおりである。なお、本相談の具体的な手順については、PMDA の web サイトに掲載されているので参照されたい。

・事前面談の実施について、本相談の実施を希望する場合は、相談の申し込みに先立ち、事前面談を申し込む必要がある。事前面談では、本相談の該当性、提出資料の内容、相談申し込みの妥当性、相談実施予定時期等について、PMDA の担当者と事前の打合せを行い、事前面談で提出された資料及び事前面談での論点整理を踏まえ、本相談の申し込みが可能と判断されたものについて本相談の申し込み手続きが行われる。また、事前面談では実施要綱に示す相談資料（案）を提出することが推奨されているが、困難な場合は概略（概略の補足説明を含む）でも可とされている。相談資料の概略（概略の補足説明を含む）を提出する場合、提出される資料の内容によっては、事前面談での論点整理が困難と判断され、改めて資料の提出が求められる場合があることに留意する必要がある。

・日程調整依頼書の PMDA への申し込みについて、通常の対面助言の日程調整に関しては、「医薬品対面助言日程調整依頼書（医薬品安全性相談（ICH S1B(R1) ガイドラインに係る相談）」に必要事項を記入し、電子メールにより提出する。一方、優先対面助言品目に指定された医薬品のうち対面助言の優先的な取り扱いを希望するものにあっては、従来の相談と同じく、通常の対面助言とは別に、随時、対面助言の日程調整が行われる。

・対面助言資料の提出は、対面助言実施日の 13 週間前に行い、対面助言資料を事前面談での論点整理も踏まえたうえで、実施要綱に記載されている提出すべき資料を提出する。

・なお、本相談では、ラットがん原性試験免除の妥当性等の評価にあたっては、専門委員（必須）の意見を踏まえ、免除の妥当性等が判断される。

参考文献

1) Reddy M.V., *et al.* : An evaluation of chronic 6- and 12-month rat toxicity studies as predictors of 2-year rat tumor outcome. *Vet. Pathol.*, **47**, 614-629 (2010).
2) Sistare F.D., *et al.* : An analysis of pharmaceutical experience with decades of rat carcinogenicity testing : support for a proposal to modify current regulatory guidelines.

Toxicol. Pathol., **39**, 716-744 (2011).
3) Hisada S., et al., : Survey of tumorigenic sensitivity in 6-month rasH2-Tg mice studies compared with 2-year rodent assays. *J. Toxicol. Pathol.*, **35**, 53-73 (2022).
4) 厚生労働省医薬・生活衛生局医薬品審査管理課長：医薬品のがん原性試験ガイドラインの改正について. 令和5年3月10日薬生薬審発0310第1号.
5) Taylor I. and Mowat V. : Comparison of longevity and common tumor profiles between Sprague-Dawley and Han Wistar rats. *J. Toxicol. Pathol.*, **33**, 189-196 (2020).
6) Robinson D.E. and MacDonald J. : Background and framework for ILSI/HESI's collaborative evaluation program on alternative models for carcinogenicity assessment. *Toxicol Pathol.*, **29** (Suppl), 13-19 (2001).
7) Yamamoto S., et al. : Validation of transgenic mice harboring the human prototype c-Ha-ras gene as a bioassay model for rapid carcinogenicity testing. *Toxicol. Lett.*, **102-103**, 473-478 (1998).
8) Usui T., et al. : CB6F1-rasH2 mouse : overview of available data. *Toxicol. Pathol.*, **29** (Suppl), 90-108 (2001).
9) Storer R.D., et al. : An industry perspective of short-term carcinogenicity testing in transgenic mice in pharmaceutical development. *Toxicol. Pathol.*, **38**, 51-61 (2010).
10) Jin M., et al. : Carcinogenic susceptibility of rasH2 mice to troglitazone. *Arch. Toxicol.*, **81**, 883-894 (2007).
11) Morton D., et al. : Regulatory forum commentary : Alternative mouse models for future cancer risk assessment. *Toxicol. Pathol.*, **42**, 799-806 (2014).
12) Mitsumori K. : Possible mechanism on enhanced carcinogenesis of genotoxic carcinogens and unsolved mechanisms on lesser carcinogenic susceptibility to some carcinogens in rasH2 mice. *J. Toxicol. Sci.*, **28**, 371-383 (2003).
13) Storer R.D., et al. : $p53^{+/-}$ Hemizygous knockout mouse : overview of available data. *Toxicol. Pathol.*, **29** (Suppl), 30-50 (2001).
14) Pritchard J.B., et al. : The role of transgenic mouse models in carcinogen identification. *Environ. Health Perspect.*, **111**, 444-454 (2003).
15) Jacobs AC, Brown PC. : Regulatory Forum Opinion Piece : Transgenic/Alternative Carcinogenicity Assays : A Retrospective Review of Studies Submitted to CDER/FDA 1997-2014. *Toxicol. Pathol.*, **43**, 605-610 (2015).
16) Eastmond D.A., et al. : The use of genetically modified mice in cancer risk assessment : challenges and limitations. *Crit. Rev. Toxicol.*, **43**, 611-631 (2013).
17) Cohen S.M. : Alternative models for carcinogenicity testing : weight of evidence evaluations across models. *Toxicol. Pathol.*, **29** (Suppl), 183-190 (2001).
18) Morton D. : The Tg rasH2 mouse in cancer hazard identification. *Toxicol. Pathol.*, **30**, 139-146 (2002).
19) MacDonald J., et al. : The utility of genetically modified mouse assays for identifying human carcinogens : a basic understanding and path forward. *Toxicol. Sci.*, **77**, 188-194 (2004).
20) Paranjpe M.G., et al. : Tg. rasH2 Mice and not CByB6F1 Mice Should Be Used for 28-Day

Dose Range Finding Studies Prior to 26-Week Tg.rasH2 Carcinogenicity Studies. *Int. J. Toxicol.*, **36**, 287-292 (2017).

21) Long G., *et al.* : Alternative mouse models for carcinogenicity assessment : Industry use and issues with pathology interpretation : a basic understanding and path forward. *Toxicol. Pathol.*, **38**, 43-50 (2010).

22) Shah S.A., *et al.* : Reduction in the number of animals and the evaluation period for the positive control group in Tg. rasH2 short-term carcinogenicity studies. *Int. J. Toxicol.*, **31**, 423-429 (2012).

23) Paranjpe M.G., *et al.* : Historical control data of spontaneous tumors in transgenic CByB6F1-Tg (HRAS) 2Jic (Tg.rasH2) mice. *Int. J. Toxicol.*, **32**, 48-57 (2013).

24) Nambiar PR., *et al.* : Spontaneous tumor incidence in rasH2 mice : review of internal data and published literature. *Toxicol. Pathol.*, **40**, 614-623 (2012).

25) Young J., *et al.* : Best Practices for Clinical Pathology Testing in Carcinogenicity Studies. *Toxicol. Pathol.*, **39**, 429-434 (2011).

26) U.S. EPA : Proposed guidelines for carcinogen risk assessment. *Federal Register*, **61**, 17959-18011 (1996).

27) Haseman, J.K., *et al.* : Use of historical control data in carcinogenicity studies in rodents. *Toxicol. Pathol.*, **12**, 126-135 (1984).

28) WHO : Statistical Methods in Cancer Research. Volume III – The design and analysis of long-term animal experiments. IARC Scientific Publications No. 79 (1986).

29) U.S. FDA : Guidance for Industry, Statistical aspects of the design, analysis, and interpretation of chronic rodent carcinogenicity studies of pharmaceuticals (draft). (2001).

30) Popp J.A. : Criteria for the evaluation of studies in transgenic models. *Toxicol. Pathol.*, **29** (Suppl), 20-23 (2001).

31) U.S. FDA : Guidance for Industry, Carcinogenicity Study Protocol Submissions. U.S. Department of Health and Human Services (2002).

32) 高橋道人：実験動物からヒトへの外挿；発がん性の外挿，毒性試験講座 – 安全性評価の基礎と実際，地人書館，247-258 (1990).

33) Kasper P., *et al.* : Follow-up testing of rodent carcinogens not positive in the standard genotoxicity testing battery : IWGT workgroup report. *Mutat. Res.*, **627**, 106-116 (2007).

34) Ku W.W., *et al.* : Strategy for genotoxicity testing-Metabolic considerations. *Mutat. Res.*, **627**, 59-77 (2007).

4-5
生殖発生毒性評価

通知

- 「医薬品の臨床試験及び製造販売承認申請のための非臨床安全性試験の実施についてのガイダンス」について（平成22年2月19日薬食審査発0219第4号）
- 「医薬品の臨床試験及び製造販売承認申請のための非臨床安全性試験の実施についてのガイダンス」に関する質疑応答集（Q&A）について（平成24年8月16日医薬食品局審査管理課事務連絡）
- 「医薬品の生殖発生毒性評価に係るガイドライン」について（令和3年1月29日薬生薬審発0129第8号）

目的

「医薬品の生殖発生毒性評価に係るガイドライン」（ICH S5(R3) ガイドライン（以下、本ガイドライン））は、医薬候補品のヒトの生殖発生におけるハザードの特定とリスク評価のための試験戦略における重要事項を提供することを目的に発出された。

ガイドラインの沿革 / 経緯

サリドマイド禍を契機として、1963年に最初の生殖発生毒性試験法ガイドラインである「胎児に及ぼす影響に関する動物試験法」[1),2)]（胎児試験法）が制定され、1975年にこの胎児試験法は全面的に改正され、三節構成の生殖発生毒性試験法（三節生殖発生毒性試験法）[3)]が新しく制定された。この三節生殖発生毒性試験法は、国際調和などを考慮して1984年[4)]と1989年[5)]に一部改正を行い、見直しが図られた。特に1989年の見直しにあたっては海外のガイドラインに従って実施された試験データを積極的に受け入れるという基本的な考え方が報告書として示された。一方、1993年には医薬品規制調和国際会議（ICH）において「Harmonized Tripartite Guideline on Detection of Toxicity to Reproduction for Medicinal Products」[6)]が、また1995年のICHで「Toxicity to Male Fertility, An Addendum to the ICH Tripartite Guideline on Detection of Toxicity to Reproduction for Medicinal Products」[7)]がそれぞれ合意されたことを受けて、これらのICHガイドラインとの

整合性を図るために、従前の三節生殖発生毒性試験法が全面的に改定され、さらに2000年のICHにおいて、雄の交配前投与期間について合意されたことを受けて[8]、「医薬品の生殖発生毒性試験についてのガイドライン」[9] (ICH S5(R2) ガイドライン（以下、旧ガイドライン））が発出された。その後、しばらくの間、当該ガイドラインについては改定の機運はなかったが、2010年のICHタリン会合における生殖発生毒性試験の代替法としての in vitro assay に関するワークショップでの議論が呼び水となり、2013年のICH大阪会合における Safety brainstorming では、以下の観点から、生殖発生毒性試験法ガイドラインはアップデートの必要性が高いトピックとされた。

・生殖発生毒性試験法ガイドラインは10年以上改定されていない
・科学技術が進歩し、新しい検査方法の情報が蓄積した
・ICH M3(R2) ガイダンス、ICH S6(R1) 及び ICH S9 ガイドラインに新たな生殖発生毒性試験の考え方が記載された
・動物福祉の原則（3Rs）の推進

これにより、2015年のICH福岡会合から全面改定に向けた議論が始まり、2017年のパブリックコメント募集を経て、2020年2月に「Detection of Reproductive and Developmental Toxicity for Human Pharmaceuticals」[10]（ICH S5(R3)）が最終合意された。なお、本ガイドライン発出に伴い、医薬品毒性試験法ガイドライン[5]の「(3) 生殖・発生毒性試験」は廃止された。

ガイドライン各項解説

1．基本的考え方

被験物質の生殖発生毒性試験とは、被験物質のヒトへの適用が生殖及び発生過程における何らかの影響を誘発するかどうかに関する情報を得るための試験である。得られた試験結果はヒトに外挿され、ヒトでの生殖発生に対する被験物質の安全性の評価に利用される。反復投与毒性試験で認められる毒性所見については、臨床試験あるいは製造販売後調査によりヒトでの影響が評価可能である。しかしながら、生殖発生毒性試験の結果はヒトで検証することが難しいため、動物試験の結果はヒトに起こりうる懸念として、リスクコミュニケーションのための情報として提供されることになる。生殖発生毒性試験では、生殖細胞の形成、受胎、妊娠の維持、分娩及び哺育などの親世代の生殖機能に対する影響、胎生期の死亡及び発育遅滞、発生異常あるいは出生後の成長と発達などについての次世代に対する影響が評価される。

2．ガイドラインの適用範囲

　全ての医薬品を適用対象とし、特にバイオテクノロジー応用医薬品（以下、バイオ医薬品）、感染症予防ワクチン及び添加剤が含まれることが明記された。一方、細胞加工製品及び遺伝子治療用製品については、他のICHガイドラインと同様、本ガイドラインは適用されない。なお、がんワクチンは、感染症予防ワクチンとは非臨床安全性評価の考え方が異なることから本ガイドラインの適用範囲には含まれていない。しかしながら、本ガイドラインに記載されている「ワクチンの用量設定及び試験デザイン」の原則は、がんワクチンを開発する際の参考になる。

3．生殖発生毒性評価に関する一般的考慮事項

　医薬品の生殖発生毒性試験は生殖発生過程の諸段階（A～F（図））への影響を全て網羅し、ICH M3(R2) ガイダンス[11]に示された医薬品開発のタイミングに従って実施されることが基本となる。これに加えて、本ガイドラインでは被験物質のリスク評価に最適な試験の立案や実施時期を考慮することが求められている。同時に、動物の使用を最低限に抑える3Rsへの強い配慮も示されており、試験の組み合わせによる動物数削減の可能性、さらに胚・胎児発生に関する試験（embryo-fetal development study：EFD試験）を適

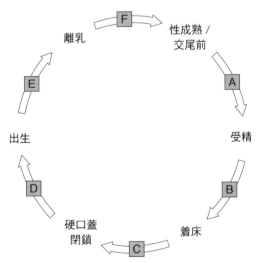

図　生殖発生のステージと代表的な試験

切な時期に実施することによる試験削減の可能性が盛り込まれている。また、ヒトのリスク評価に用いる試験は原則 Good Laboratory Practice（GLP）下での実施が求められるが、試験の信頼性基準についても合理的な考え方が示されている。ただし、非 GLP 下で実施された試験（用量設定試験など）において臨床曝露量に近い曝露で明らかな胎児毒性が認められる場合、適切なリスク評価が可能であれば、GLP 下での再評価を求めないとしている。

4．生殖発生毒性試験の必要性と実施時期

本ガイドラインでは、生殖発生毒性試験の必要性及び実施時期に関する基本的な考え方が記載されているが、併せて、ICH S6(R1) ガイドライン[12]で述べられているバイオ医薬品、ICH S9 ガイドライン[13]で述べられている抗悪性腫瘍薬、及び感染症予防ワクチンに関しても総括されている。

(1) 本ガイドラインにおける基本的な考え方

生殖発生毒性試験の必要性については ICH M3(R2) ガイダンスに従うが、さらに、臨床試験あるいは製造販売承認取得後において生殖発生毒性リスクが患者集団へ及ぼす影響の程度（例えば閉経後の女性、疾患の重症度）あるいは妊娠を回避する予防的措置を勘案したうえで、生殖発生毒性試験の実施を考慮することが可能とされている。例えば、男性のみを適応とする医薬品では、EFD 試験の実施は基本的に要求されない。実施時期についても基本的には ICH M3(R2) ガイダンスに従うが、本ガイドラインでは日本・EU における EFD 試験の実施時期の延期戦略が記載された。

(2) バイオ医薬品における考え方（ICH S6(R1) ガイドライン[12]）

生殖能を有する者、妊婦、妊娠可能な女性（women of childbearing potential：WOCBP）に適用されるバイオ医薬品については、生殖発生毒性を評価する必要がある。ただし、生殖及び発生に関して有害作用を示唆する十分な情報がある場合には、生殖発生毒性試験を省略することも可能である。実施時期については、基本的に ICH M3(R2) ガイダンスに従うが、ヒト以外の霊長類（non-human primate：NHP）のみに薬理作用を示し、ICH M3(R2) ガイダンスに記載されている妊娠を回避する十分な予防的措置が講じられている場合には、EFD 試験または拡張型出生前及び出生後の発生毒性試験（enhanced pre-and postnatal development 試験：ePPND 試験）を第Ⅲ相臨床試験期間中に実施し、最終報告書を製造販売承認申請時に提出する。妊娠を回避する十分な予防的措置を講じることが困難な場合には、第Ⅲ相臨床試験の開始までに EFD 試験あるいは母体及び出生児に関するデータを含めた ePPND 試験の中間報告書のいずれかを提出する必要がある。

(3) 抗悪性腫瘍薬における考え方（ICH S9 ガイドライン[13]）

生殖能を有する者、妊婦、WOCBP に適用される抗悪性腫瘍薬については、生殖発生毒性を評価する必要がある。1種目の動物種で胚・胎児の死亡及び形態異常の発現（malformations or embryo-fetal lethality：MEFL）が認められた場合には、2種目の動物種を用いた試験の実施を求めない。本ガイドラインにおいては、この考え方が基本的に全ての医薬品に適用されるため（本ガイドラインの「6 哺乳類を用いた in vivo 試験のデザインと評価」）、抗悪性腫瘍薬に限定したものではなくなった。バイオ医薬品の抗悪性腫瘍薬では、薬理作用を示す動物種1種を用いて評価することで通常十分と考えられている。これらの試験の実施時期は、基本的には ICH M3(R2) ガイダンスに従う。進行がんの治療を目的として開発される抗悪性腫瘍薬では、製造販売承認申請時までに EFD 試験を実施して最終報告書を提出すればよい。さらに、遺伝毒性試験の結果や類薬の情報から MEFL を有することが明らかな場合には、EFD 試験を実施する必要はない。

(4) 感染症予防ワクチンにおける考え方（感染症予防ワクチンの非臨床試験ガイドライン[14]）

受胎能及び着床までの初期胚発生に関する試験（fertility and early embryo development 試験：FEED 試験）は反復投与毒性試験において生殖器官への影響が懸念されない限り必要ない。EFD 試験及び出生前及び出生後の発生ならびに母体の機能に関する試験（pre-and postnatal development 試験：PPND 試験）の必要性については本ガイドラインに記載されている基本的な考え方、つまり、対象患者に生殖能を有する者、妊婦、WOCBP が含まれるか否かで判断される。なお、WOCBP に接種するワクチンでは、妊娠検査と避妊により妊娠中の被験者に接種されることが避けられれば、これらの生殖発生毒性試験を実施しなくとも WOCBP を臨床試験に組み入れることが可能とされている。なお、国内の感染症予防ワクチンガイドラインについては改定が検討されているので、その動向に留意されたい。

5．試験内容に関する考慮事項（薬理学的、毒性学的考慮事項及び TK）

本ガイドラインでは、適切な試験計画を立案するにあたり、被験物質の薬理学的及び毒性学的側面から検討を求めている。すなわち、薬理学的側面としては、薬理作用が生殖発生毒性試験のエンドポイントに及ぼす影響を推定し、その影響が生殖発生毒性試験の評価を妨げないように配慮する必要がある。一方で、薬理作用が生殖機能あるいは胚・胎児発生に影響を及ぼす可能性がある場合には、これを評価するために通常のエンドポイントの修正あるいは追加を考慮することが求められている。毒性学的側面としては、被験物質の反復投与毒性試験や類似構造を有する化合物の情報から、生殖発生毒性が予測される場合

には、試験方法を適切に検討することが望まれている。FEED 試験における雄の投与期間については、反復投与毒性試験の投与期間と精巣毒性の発現及び生殖器の病理組織学的検査結果も考慮して、適切な試験を計画することが重要である。トキシコキネティクス (toxicokinetics：TK) については、ICH S5(R2) ガイドラインでは単なるハザード評価を念頭においた手段として捉えられていたが、本ガイドラインでは MEFL に対してもリスク評価が可能とされ、妊娠動物を用いた TK 評価が有用とされている。

6．哺乳類を用いた in vivo 試験のデザインと評価

(1) 受胎能及び着床までの初期胚発生に関する試験（FEED 試験）

　　FEED 試験は、交配前（雌雄）から交尾、着床に至るまでの被験物質の投与に起因する生殖発生毒性を評価する試験であり、生殖発生過程の段階 A 及び B の評価を含むもので、通常げっ歯類が用いられる（p.153 図参照）。少なくとも 2 週間の反復投与毒性試験の結果は、FEED 試験の投与量の設定に有用であるが、雌の投与量については EFD 試験の投与量との整合性も考慮する。反復投与毒性試験の結果から、雌雄ともに受胎能に影響がないと想定される際には、両性に投与する試験を計画することで動物数の削減が可能である。精巣毒性が示唆される際には、生殖器の病理組織学的所見を精査し、交配前投与期間を完全な精子の形成と成熟を網羅できる 10 週間に延長することを検討する。雌雄の生殖機能への影響については回復性を確認することが重要であり、薬理作用や類薬の情報から悪影響が懸念される場合には、あらかじめ回復性の評価を試験計画に組み込むことも検討する。

　　げっ歯類またはウサギで薬理学的活性を有するバイオ医薬品の場合、本ガイドラインではこれらの動物種のいずれかを用いた FEED 試験が推奨される一方、イヌや NHP を用いた評価は現実的ではないことが示されている。

(2) 胚・胎児発生に関する試験（EFD 試験）

① in vivo 試験

　　EFD 試験は、着床から硬口蓋の閉鎖までの期間、雌動物に被験物質を投与し、妊娠動物及び胚・胎児の発生に及ぼす影響を評価する試験であり、生殖発生過程の段階 C 及び D の評価を含むものである（p.153 図参照）。EFD 試験の特徴は、げっ歯類と非げっ歯類（主にウサギ）の動物種 2 種での評価を求めていることである。

　　このことはバイオ医薬品についても基本的に同様である。3Rs の観点から、ICH S5 専門家作業部会（EWG）においても非げっ歯類での実施意義について議論された結果、ウサギを使用する意義が認められ、ウサギでの試験が引き続き求められることになった。本ガイドラインの動物種選択の項で述べられているように、使用動物を選択する際には、バイオ医薬品以外の被験物質であっても意図する薬理作用の

発現を考慮する必要があるが、げっ歯類及び非げっ歯類のいずれか一方の動物種で薬理作用が認められる場合には、他の動物種で必ずしも薬理作用を示す必要はない。したがって、本ガイドラインでは、EFD試験における2種目の動物種の位置づけは、主にオフターゲット毒性の検出を目的としたMEFL評価であることの必要性が明確にされた。通常使用される動物種（ラット、ウサギ、またはマウス）において薬理作用を示さない場合、その他の動物種、遺伝子改変動物、またはサロゲート（相同タンパク質など）の使用が考慮できる。しかしながら、遺伝子改変動物やサロゲートを用いた場合、ハザードの同定には有用であるが、量的なリスク評価には限界があることにも留意する。また、薬理作用を示す適切なモデルが存在しない場合であっても、オフターゲット毒性を評価する必要があるため2種の動物種を用いてEFD試験を実施する。バイオ医薬品の場合、標的に対する特異性が非常に高いことから、薬理作用を示す動物種が1種の場合、当該1種のみを用いたMEFLの評価は可能である（ICH S6(R1)ガイドライン）。一方、薬理作用を示す動物種、遺伝子改変動物またはサロゲートなどが得られない場合には、EFD試験の実施意義は低い。しかしながら、このような場合であっても、被験物質の生殖発生に及ぼす影響に関する評価は必要であり、その科学的根拠が規制当局に受け入れられる必要がある。

一方、本ガイドラインでは、2種の動物種のいずれかにおいて、ヒトの臨床曝露量と同等の曝露量でMEFLが認められた場合には、2種目の動物種を用いた試験が不要であること、さらに代替法の利用及びEFD試験の延期戦略が記載されたことにより、3Rsへの配慮が具体化された。また、ICH M3(R2)ガイダンスで述べられているEFD試験の実施時期について、アメリカと他の地域（日本・EUなど）とのギャップが軽減された。

② 代替法の利用

本ガイドラインでは、次のいずれかに該当する場合において、代替法の利用が可能とされている。

・胚・胎児毒性が予測される医薬品
・生命を脅かす疾患または重篤な疾患を適応とする医薬品
・高齢期発症疾患を適応とする医薬品

しかしながら、これらに該当する被験物質であっても、代替法を利用する場合には、それぞれに該当するフロー（附属書2の図1及び図2）に示された試験戦略に沿って評価しなければならない。

本ガイドラインでは、さらなる代替法の利用も容認されている。ICH M3(R2)ガイダンスでは、日本・EUにおいては、第Ⅲ相臨床試験の前の臨床試験にWOCBPを人数や試験期間など制限せずに組み入れるためには、2種の動物種（げっ歯類及び非げっ歯類）を用いたEFD試験の実施が必要であるとされている。

一方、WOCBP の組み入れが制限された条件（150人、3ヵ月間）の場合、2種の動物種（げっ歯類及び非げっ歯類）を用いた予備的な胚・胎児発生に関する試験（preliminary embryo-fetal development 試験：pEFD 試験）が必要となるが、本ガイドラインでは、2つの pEFD 試験のうち1つを代替法に置き換えることを可能としている。

③　EFD 試験の延期戦略

　本ガイドラインでは、ICH M3(R2) ガイダンスで述べられている2種の動物種を用いた pEFD 試験について、少なくとも1種の動物種での妊娠動物数を増やし、骨格検査を追加して、GLP 下で試験を実施すれば、日本・EU でも第Ⅲ相臨床試験前までの臨床試験の実施が可能とされた。臨床試験への WOCBP 組み込みに必要な生殖発生毒性試験パッケージは、未だハーモナイズされていないが、本ガイドラインにより EFD 試験の延期戦略が合意されたことは、ハーモナイズに向けての重要な一歩となろう。

(3) 出生前及び出生後の発生ならびに母体の機能に関する試験（PPND 試験）

　PPND 試験は、着床から離乳までの間、雌動物に被験物質を投与し、妊娠／授乳期の雌動物、受胎産物及び出生児に及ぼす影響を評価する試験であり、生殖発生過程の段階 C から F の評価を含むものである（p.153図参照）。出生前及び出生後の発達に関する評価の際に、PPND 試験デザインを変更することで小児用医薬品の開発をサポートできると考えられる場合には、ICH S11 ガイドラインを参考に検討することも可能とされている。

　バイオ医薬品に関しては、NHP を用いた ePPND 試験による評価が可能とされているが、出生児を成熟までの期間を通して評価することは現実的ではないことが示されている。

7．試験系の選択

　生殖発生毒性試験に供される動物種は、他の毒性試験と同様に、試験の実施が比較的容易で、代謝様式、解剖学的及び繁殖学的な特徴がよく知られており、検査項目の背景データが豊富なものが用いられるべきである。また、被験物質の薬理作用の発現及びヒトにおける代謝物の生成について考慮することも動物種選択の重要なポイントとなる。一方、生殖発生毒性試験に特有の観点として、交尾行動、哺育行動、胎児観察などの生殖機能や発生への影響に関する各エンドポイントの評価が可能な動物種が求められる。さらに、EFD 試験においては、げっ歯類で検出されない発生毒性を評価する目的で、2種目の動物種として非げっ歯類を用いる試験も求められる。

　本ガイドラインでは動物種の選択について、通常選択すべき動物種とそれ以外の動物種

が分けて述べられている。通常選択すべき動物種としてラットが示されているが、これは、試験動物種としての歴史が長く、生殖生理に関する知見がよく知られていることに加えて、成熟に至るまでの期間と妊娠期間や授乳期間が比較的短いこと、生殖発生毒性試験の背景データが豊富で、安定的な供給が可能であることが要因である。ラットだけでなく、マウスも同様の理由で、げっ歯類として選択することが可能である。反復投与毒性試験に用いられたげっ歯類を選択することにより、投与量設定等の追加の動物試験を回避することが可能となり、さらに非妊娠動物との比較も容易になる。EFD試験に用いる非げっ歯類としてウサギを推奨している理由は、げっ歯類で検出できない生殖発生毒性がウサギで検出できた事例が知られており、EFD試験での実績が豊富で背景データも多いためである。なお、同じ動物種であっても系統によっては発生毒性のエンドポイントに違いがあるため、試験に用いる際には当該系統の背景データを精査する必要がある。通常選択すべき動物種以外を選択する場合、附属書1に示された各動物種の利点と欠点を考慮する。

　被験物質の薬理作用を示す動物種がなく、当該薬理作用がヒトの生殖発生に影響すると考えられる場合には、遺伝子改変動物あるいはサロゲートなどを利用することによって、被験物質の標的を介した影響を評価することが可能となり、被験物質の潜在的な生殖発生毒性評価に有用である。一方、正常動物を用いた試験の結果がヒトへの安全性評価に外挿できない場合（例えば、血糖降下作用）には、疾患モデル動物の使用も考慮される。

　バイオ医薬品については、薬理作用がげっ歯類（ラット及びマウス）及び非げっ歯類（主にウサギ）で認められる場合は、通常用いられる動物種の使用が推奨され、げっ歯類及び非げっ歯類の両方で評価する。一方、ICH S6(R1)ガイドラインを踏まえ、げっ歯類とNHPの両方で薬理作用を示す場合は、そのいずれかで評価すればよいが、FEED試験及びPPND試験の実施を勘案すると、被験物質の毒性プロファイルを明らかにするうえでは、げっ歯類を優先させることが好ましい。なお、同ガイドラインでは、NHPを用いた生殖発生毒性試験については、ハザードを同定するための試験として位置付けられていることに留意する。

　ワクチンの生殖発生毒性試験に用いる動物種は、評価するワクチンの抗原に対して抗体価の上昇（免疫反応）を示す動物種の中から選択する。通常、げっ歯類（ラット及びマウス）あるいは非げっ歯類（ウサギ）が用いられ、NHPは他に免疫反応を示す動物種がいない場合にのみ使用すべきである。免疫反応は、同じ動物種でも系統や投与スケジュールによって異なるため、抗体価の上昇が実際の生殖発生毒性試験の中で示されれば理想的であるが、他の試験のデータまたは文献情報により、当該動物種の免疫反応を示すことで許容される場合がある。アジュバントを含むワクチンの場合、アジュバントによる免疫反応の増強作用がヒトと同様の動物種を選択すれば、より的確な安全性評価が可能になると考えられる。

　ワクチンの生殖発生毒性試験に用いる動物種は、評価するワクチンの抗原に対して抗体価の上昇を示す動物種の中から選択するのが基本である。しかし動物種により投与可能な

容量（液量）が投与経路ごとに推奨されていることから[15]、感染症予防ワクチンでは、可能な限りヒトでの1回投与量（投与容量）が投与可能な動物種を考慮することも重要である。複数の部位への分割投与は、投与可能な最大耐量や動物福祉等の観点から、臨床での1回投与量を動物で1ヵ所に投与できない合理的な理由があれば、許容される。

　動物種の数において、ワクチンの生殖発生毒性試験は、通常、1種の動物種を用いた評価で十分とされており、ワクチンに関する他の非臨床安全性試験ガイドライン[14),16),17)]でも、生殖発生毒性試験は1種の動物種で実施すればよいとされている。さらに、WHO*ガイドライン2014[18)]では、新規アジュバントが含まれていても1種の動物種でよいことが明確になっている[19)]。しかしながら、新規アジュバントに生殖発生毒性の懸念がある場合や、逆に全く毒性情報がない場合には、動物種などについて、より詳細に検討することが適切である

*世界保健機関

8．用量設定、投与経路及び投与スケジュール

(1) 用量設定

　生殖発生毒性試験の用量設定には、入手可能な全ての情報（例えば、薬理作用を示す投与量、反復投与毒性試験の無毒性量（no observed adverse effect level：NOAEL）及び最小毒性量（lowest observed adverse effect level：LOAEL）、薬物動態試験及び他の生殖発生毒性試験の用量設定試験の情報など）に基づき検討すべきである。

　本ガイドラインでは、本試験の高用量設定のための指標として、以下の5つのうち1つ以上を満たすことが示されている。

① 毒性に基づく用量設定指標
② 全身曝露の飽和に関する用量設定指標
③ 曝露マージンに基づく用量設定指標
④ 投与可能な最大用量（maximum feasible dose：MFD）に基づく用量設定指標
⑤ 投与限界量に基づく用量設定指標

　毒性に基づいた高用量の設定の考え方としては、例えば、体重変動については、母動物における体重への影響が一過性ではなく、全投与期間にわたることが例示されている。その他の毒性所見として、母動物の標的臓器毒性や過剰な胚・胎児死亡も挙げられている。過剰な薬理作用の発現についても高用量の設定理由になり得るが、軽度な臨床検査値の変動や適応性変化は、高用量の設定根拠とされていない。

　全身曝露の飽和に関する高用量の設定の考え方としては、全身曝露の飽和がみられる場合は、当該用量以上に用量を増加する必要はないとされている。

　曝露量に基づく用量設定については、最大推奨臨床用量（maximum recommended human dose：MRHD）における被験物質の全身曝露量（AUCまたはC_{max}）を基準

とし、動物試験においてその25倍を上回るような全身曝露量が確保される用量を高用量に選択するものである。バイオ医薬品では、ICH S6(R1) ガイドラインを踏まえて、最大の薬理作用を示す用量またはMRHDにおける被験物質の全身曝露量（AUCまたはC_{max}）の10倍を上回る曝露量となる用量を高用量に選択することが可能である。いずれの場合も、基準となるTKデータは妊娠動物を用いたGLP試験で取得される必要がある。

MFDの考え方については「『医薬品の臨床試験及び製造販売承認申請のための非臨床安全性試験の実施についてのガイダンス』に関する質疑応答集（Q&A）」[20]（ICH M3(R2) 質疑応答集）に準じる。

また、投与限界量は1 g/kg/日とされ、旧ガイドラインの考え方が踏襲されている。用量段階については附属書1に記載されているように、げっ歯類及びウサギに関しては高用量、中間用量及び低用量の3段階が標準である。用量段階の設定にあたっては、用量反応関係やNOAELが把握できるよう考慮するべきであるが、低用量はMRHDの数倍（1～5倍など）を設定することが推奨される。

(2) 投与経路

投与経路は臨床適用経路と同一であることが望ましいが、十分な曝露量が得られない場合や臨床適用経路での投与が困難な場合には、臨床適用経路以外の投与経路も検討すべきである。動物での投与経路が臨床適用経路と異なる場合であっても、動物での全身曝露量が代謝物も含めて臨床投与量の全身曝露量を十分上回る場合には、臨床適用経路による追加の検討は不要と考えられている。臨床適用経路と異なる経路を選択する場合には、被験物質に対する生体の反応やキネティクスなどを考慮し、当該投与経路を選択した理由及び得られた毒性所見への影響を評価する。腹腔内投与は子宮への直接作用や胚・胎児への影響が懸念されることから、代替経路を検討することが必要な場合もある。

(3) 投与スケジュール

投与スケジュールはリスク評価における曝露量を担保するうえで重要である。特にEFD試験においては器官形成期全期間を通して、十分な曝露が得られていることが求められることから、臨床での投与頻度と同等、あるいはより高頻度とすることが適切である。例えばヒトと比べて動物で迅速に代謝される被験物質では、高頻度での投与が適切であるが、その際には試験の実施可能性や動物に与えるストレスなどについても考慮する。

(4) **ワクチンの用量設定及び試験デザイン**
　① ワクチンの安全性評価
　　ワクチンの安全性に影響する要因としては、次の4点が挙げられる。
　　❶　ワクチン製剤に固有の毒性
　　❷　不純物の毒性
　　❸　製剤中に存在する成分の相互作用に起因する毒性
　　❹　ワクチンにより惹起された免疫反応から生じる有害作用
　　ワクチンに対して免疫反応を示す動物種を用いて生殖発生毒性試験を実施した場合は、これら4点全てについて評価が可能であるが、たとえワクチンに対して免疫反応を示さない動物種で実施したとしても「ワクチン製剤に固有の毒性」、「不純物の毒性」、「製剤中に存在する成分の相互作用に起因する毒性」の3点については評価が可能であり、生殖発生毒性試験を実施する意義はあると考えられる。

　② 用量設定
　　ワクチンの生殖発生毒性試験における投与用量は、ヒトにおける投与容量（液量）が0.5 mLの場合、動物においても同容量（0.5 mL/匹）を1用量で投与することが原則となる。しかしながら、動物種及び投与経路によっては0.5 mL/匹の容量を投与することが不適切な場合があり、その場合の用量設定は、動物福祉の観点から考慮するべきである。例えば、欧州製薬団体連合会（EFPIA）及び欧州代替法バリデーションセンター（ECVAM）の推奨[15]では、皮下投与の場合はヒトにおける投与容量と同容量の0.5 mLをラットに投与することが可能である。しかしながら、筋肉内投与の場合、ラットの1ヵ所へ投与可能な容量は0.2 mLであり、2ヵ所までしか投与できないことから、ヒトにおける投与容量である0.5 mLを投与することができない。その場合には、体重換算（mg/kg）で用量を設定することが許容されている。例えば、成人（体重50 kgとする）に0.5 mLを筋肉内投与するワクチンの場合は、体重換算では0.01 mL/kgとなる。同様にラット（体重0.25 kgとする）に0.4 mLを筋肉内投与する場合は、1.6 mL/kgとなり、160倍量を投与することになる。

　③ 投与スケジュール
　　投与スケジュールについては、胎児の器官形成期開始時（例えばウサギでは妊娠6/7日）に抗体価が十分に上昇するように、第1回目の投与時期を設定する。例えば、被験物質の投与後約2週間で抗体価の上昇が認められるのであれば、妊娠6/7日の2週間前すなわち交配1週間前に投与する。一方、1回の投与だけでは抗体価の上昇がみられない場合、例えば2週間間隔で2回目投与1週後に抗体価が上昇する場合には、第1回投与を交配2週間前、第2回投与を交配直前に投与することにより、妊娠6/7日における抗体価の上昇が期待できる。なお、アジュバントの中には妊娠早期の着床または胎盤の形成に影響を及ぼすものも報告されていることから[21]、ア

ジュバントを含むワクチンでは妊娠1日目に投与することも検討する必要がある。出生後の影響を調べるためには、授乳期間中の母体においても高い抗体価を維持することが望ましい。抗体価の持続期間が短いワクチンの場合、分娩前の妊娠末期または授乳期間中に投与を行うことで離乳までの抗体価を維持することを考慮する。

げっ歯類を用いた組み合わせによる試験計画法

生殖発生毒性試験を組み合わせることにより、より少ない動物数で、生殖過程における全ての段階での毒性を評価できる可能性がある。一般的な組み合わせ試験としては、FEED試験とEFD試験を組み合わせた単一の試験で生殖発生過程の段階A〜Dを評価し、PPND試験での段階C〜Fの評価と併せて全ての段階の評価とするものや（p.153図参照）、反復投与毒性試験とFEED試験を組み合わせる（反復投与毒性試験の供試動物を利用する）ものがある。反復投与毒性試験において、生殖器への毒性が認められず生殖能に影響しないと考えられる場合には、これらの組み合わせ試験を考慮することで動物数の削減が期待できる。また、FEED試験における雄の投与期間が10週を超えて設定するべきと判断される場合には、反復投与毒性試験とFEED試験を組み合わせた試験が有用と考えられる。ただし、当該組み合わせ試験での交配には、1群あたり雌雄16組を設定することに留意する。

試験結果の解析

データの報告及び統計学的解析においては、一般に使用されている統計学的手法を用いることで差し支えないが、各検査項目に適した方法を採用することが重要であり、評価に用いた統計学的解析法は試験計画書及び最終報告書に記載されなければならない。胎児及び授乳期の出生児に関するデータは、同腹児を標本単位として取り扱うことが一般的であり、用量と所見との関連性を評価する必要がある。対照群と比較して統計学的に有意差が認められた検査項目については、被験物質との関連性を詳細に考察する。しかしながら、統計学的解析結果が生殖発生毒性の最終的な判断基準となるわけではなく、入手可能な薬理学的及び毒性学的データを踏まえてその結果の妥当性を判断し、毒性を評価することが重要である。背景データと比較検討することは有用であるが、その場合は試験実施施設における直近5年間のデータを使用することが望まれている。被験物質の影響は、非妊娠雌動物と妊娠動物との間で必ずしも同様ではないと考えられるが、妊娠期や授乳期にある動物に対する被験物質の影響は、生殖発生毒性試験以外では評価できないため、生殖発生毒性試験で親動物の一般毒性を評価することが重要である。したがって、NOAELについては、親動物の一般毒性及び生殖への影響、ならびに次世代の発生への影響をそれぞれで評価する必要がある。これらのNOAELの算出にあたっては、その根拠を明確に提示する

ことが重要である。なお、親動物の一般毒性に関するNOAELについては、算出されていなくても差し支えないと考えられるが、非妊娠雌動物と妊娠期や授乳期にある雌動物との毒性の相違については十分に考察するべきであり、そのうえで、ヒトに対する安全性について説明する必要がある。

リスク評価の原則

　被験物質のヒトにおける生殖発生リスクを評価するためには、利用可能な全ての情報を最大限活用すべきである。これには被験物質の非臨床毒性データのみならず、同様の薬理作用／標的、構造、またはモダリティなどを持つ既存医薬品や化合物の情報、標的分子に関連するヒトの遺伝性疾患や生殖発生における機能などの情報が含まれる。生殖発生毒性試験を用いてリスク評価する際は、試験計画、曝露量の適切性、試験群内でのデータのばらつきや各毒性試験間での毒性所見の差異、収集されたデータの充足性などについて注意する。また、当該評価において、背景データと比較検討することは有用であるが、対照群の意義を軽視して、被験物質のリスクを否定するような結論を導く場合には注意を要する。結果の解釈が困難な場合には、追加試験を実施することを検討する。生殖発生毒性が認められた場合、リスク評価に際しては、科学的根拠の重みづけ（weight of evidence：WoE）に基づいて、曝露マージン、生物学的妥当性、用量相関性、可逆性、親動物を介した二次的影響の有無、種差などについて考慮すべきである。なお、稀にしか見られない胎児の形態異常については、用量増加に伴う発現頻度の変化がみられない場合であっても、必ずしも安全性上の懸念が低いとは限らないことから、慎重に評価すべきである。

　本ガイドラインでは、生殖発生毒性の安全域を用いたリスク評価が述べられており、生殖発生毒性試験のNOAELにおける曝露量がヒトのMRHDでの曝露量の10倍未満である場合は、生殖発生毒性に関する懸念は増大し、この値より大きい場合（10倍以上の場合）は、当該懸念は減少するとされている。また、曝露量の25倍を超える用量で発現する生殖発生に関する毒性学的な影響は、通常、臨床使用における安全性上の懸念は低いと考えられている。本ガイドラインにおいて、MEFLについて閾値の設定が可能と示されたことは、医薬品の発生毒性評価において重要な意義がある。ただし、生殖発生毒性と被験物質の薬理作用との関連性が疑われる場合には、これらのリスク評価の基準を安易に適用するのではなく、臨床使用上のリスクを慎重に評価すべきである。

　生殖発生毒性試験のリスク評価においても、毒性試験で認められた所見が可逆的か否かは重要である。したがって、胚・胎児発生に関する影響においても毒性所見の回復性を評価し、考察する必要がある。骨化遅延を除く骨格変異所見のリスクについては、ICH内でも意見の分かれるところであるが、被験物質がMEFLを誘発する場合には、骨格変異を伴う可能性が高いとの共通認識が得られている。したがって、被験物質による形態異常出現率が統計学的に有意でなくとも増加傾向が認められる場合には、形態変異の発現頻度

も評価に加えて総合評価することが必要である。

　母体毒性が認められる投与量における胎児への影響については、医薬品が臨床現場で使用されることを想定してリスクを評価する必要がある。医薬品の臨床使用においては、母体に重篤な毒性を惹起するような薬物曝露は想定されていないことから、母動物に重篤な毒性を引き起こす投与量でのMEFLについては、ヒトでのリスクとして評価する意義は限定的と考えられている。もし、母動物の毒性による二次的影響と考えられる場合には、母動物毒性と胎児毒性の重篤度を確認するだけでなく、その関連性を評価することが重要である。

　PPND試験あるいはePPND試験において出生児にのみ毒性が認められる際には、被験物質の乳汁移行性を確認することが、試験結果の解釈に役立つ場合がある。しかしながら、乳組成には種差があり、ヒト乳汁中の薬物量と動物の乳汁中の薬物量を定量的に相関させることは困難である。なお、PPND試験における出生児のTKデータは、小児用医薬品の開発をサポートする情報となる場合がある。

附属書1：*in vivo*試験デザイン

　本ガイドラインの附属書1の*in vivo*試験デザインには、旧ガイドラインの「4．試験計画－試験の組合わせ」に相当する内容が記載されている。基本的には旧ガイドラインから大きな変更はないが、より理解しやすく詳細な内容となっている。

　生殖発生毒性試験に用いられる動物種の主な利点と欠点が表として総括され、通常用いられる動物種としてラット、ウサギ及びマウス、通常用いられない動物種としてカニクイザル及びミニブタ、また研究目的で限定的に用いられる動物種としてハムスター及びイヌが例示されている。本ガイドラインでは、ラットでは精子数が減少しても交配成績に影響が少なく、受胎能への影響が検出しにくいこと、ウサギでは母体抗体の胎児への移行がヒトに近くワクチンの試験で有用であること、マウスでは遺伝子改変動物及びサロゲート利用の観点からバイオ医薬品の評価に有用であることなどが述べられている。また、旧ガイドラインでは、NHPの利点と欠点が記載されていたが、本ガイドラインでは生殖発生毒性試験で繁用されるカニクイザルについて具体的に記載されている。なお、NHPはヒトとの類似性はあるが、欠点も指摘されており、試験に用いるためには十分な科学的根拠を示す必要があろう。

　1群あたりの動物数については、旧ガイドラインと同様に16～20匹とすることが推奨されている。これまでNHPを用いる生殖発生毒性試験では、1群の動物数を16匹未満として実施されることもあったが、本ガイドラインではカニクイザルでも最低動物数は16匹とされ、評価可能な胚・胎児あるいは出生児を各群10匹程度は確保するための目安になる。

　FEED試験について、性周期は旧ガイドラインでは「少なくとも交配期間中は毎日記

録すること」とされていたが、本ガイドラインでは「交配2週間前から交尾確認まで毎日」となった。実際には交配期間中だけでは性周期の評価は行えず、交配前から観察されるのが一般的であることから、実情に合わせた記載になった。雄動物への投与期間については、精子形成期間と成熟期間をカバーする期間としてラットでは10週間が例示された。したがって、旧ガイドラインで「他に試験データがない場合には、より広範囲にわたる試験の必要性について検討しなければならない」とされていたことについて、「広範囲」とは投与期間の延長を意味していることが明確になった。

EFD試験については、新たにカニクイザルの試験デザインが記載された。投与期間については、旧ガイドラインでは明確ではなかったが、本ガイドラインでは、ラットでは妊娠6/7〜17日、マウスでは妊娠6/7〜15日、ウサギでは妊娠6/7〜19日と具体的に例示されている。胎児の内臓及び骨格検査について、本ガイドラインでは、可能であれば全ての胎児で内臓と骨格の両方の検査を行うことが望ましいとされているが、国際的にはげっ歯類の胎児でも同じ胎児で内臓と骨格の両方を検査することが一般的になってきている実情を反映している。また、高用量での被験物質投与と関連した影響が認められない場合、旧ガイドラインでは中間用量及び低用量での検査は求められていなかったが、本ガイドラインでは全ての用量で検査が求められることになった。

PPND試験について、身体分化のエンドポイントとして、本ガイドラインでは、旧ガイドラインに記載されていた毛生、切歯萌出がなくなり、新たに眼瞼開裂が例示された。また、学習と記憶については「複雑な学習課題」で評価すべきであること、自発運動量及び驚愕反応のプレパルス抑制の検査には「十分な馴化の必要性」が追記された。これは、二者択一のような単純な学習課題では、被験物質の影響の評価が困難であることが背景にある。ただし、あまりに複雑な学習課題では、基準達成に時間を要するため、試験の遂行の障害となりうることに留意する必要がある。また評価に用いる試験法については、実施経験及び背景データが豊富なものを選択することが望ましく、現状では国内で比較的汎用されている受動的条件回避反応試験や複式T型水迷路試験などは許容されるものと考えられる。

附属書2：代替法

今回のガイドライン改定では、発生毒性試験代替法を用いる評価が附属書2に記載され、医薬品の安全性評価における発生毒性試験の一部として代替法の利用が可能となった。旧ガイドラインでは、「現在のところ、丸ごとの動物を用いた試験の代替となる試験系はない」と記載されていたことを踏まえると、医薬品の非臨床安全性評価における代替法利用の扉が開かれたことになる。発生毒性試験代替法の開発はこれまで長年にわたりECVAMにおけるバリデーションや欧米のコンソーシアムによる共同研究などで検討され、数多くの当該データを踏まえて、発生毒性ハザードの特定に利用することについては一定の理解が

得られていると考えられる。しかしながら、医薬品の非臨床安全性評価としての実績が乏しいことから、代替法の利用には限界があることを常に念頭におく必要がある。また、代替法によって検出される発生毒性は、胚・胎児の形態異常の誘発性（teratogenicity）と致死性（lethality）に限定されることを理解したうえで試験戦略を構築し、試験成績を評価する必要がある。現時点ではこのようにさまざまな限界がある代替法であるが、今後の技術的進歩、評価経験の蓄積なども踏まえて、発生毒性試験代替法を確立することは、産官学一体となって取り組むべき重要な課題である。

1．発生毒性試験代替法の利用法（シナリオ）

　本ガイドラインの「4　哺乳類を用いた in vivo 試験のデザインと評価」で述べられているように、現状においては、発生毒性リスク評価に代替法を適用できるのは、明らかに MEFL が予測される被験物質を評価する場合、特定の患者集団の治療を目的とする場合（生命を脅かす疾患または重篤な疾患や高齢期発症疾患を適応とする場合）、あるいは ICH M3(R2) ガイダンスに記載されている2種の動物種を用いた pEFD 試験のうちの1種の試験を代替とする場合のいずれかである。明らかに MEFL が予測される被験物質や特定の患者集団の治療を目的とする場合には、本ガイドラインに示されるフロー（附属書2の図1及び図2）に準じて、以下のように評価する必要がある。

(1) 明らかに MEFL が予測される被験物質を評価する場合

　　MEFL が予測される被験物質では、作用機序、薬理学的なクラス及び標的に基づく科学的根拠が示されていれば、代替法により MRHD 相当の曝露（濃度／量）付近で陽性結果が確認されれば in vivo 試験による評価を必要としない。一方、代替法により MEFL が予測されない場合、被験物質が MEFL 陰性であることを示すためには、2種の動物種（げっ歯類及び非げっ歯類）を用いた in vivo 試験で MEFL 陰性を示す必要がある（附属書2の図1）。

(2) 生命を脅かす疾患または重篤な疾患や高齢期発症疾患を適応とする場合

　　代替法が陰性で、1種の動物種を用いた in vivo 試験でも陰性であれば、被験物質は MEFL 陰性と判断されるが、代替法で疑陽性の場合には、2種の動物種を用いた in vivo 試験（高齢期発症疾患の開発の場合には2種目の動物種は pEFD 試験でも評価可能）を実施し、いずれの in vivo 試験においても陰性であれば MEFL 陰性と判断することが可能である（附属書2の図2）。

2．発生毒性試験代替法の適格性

　本ガイドラインに示された代替法試験は、原則としてGLP下で実施する必要があるが、特定の代替法は提示・推奨されておらず、具体的な代替法の実施に関する記載もされていない。これは、被験物質の特性（薬理学的、生物学的あるいは物理化学的な情報）や、どのような条件（使用目的、患者背景、ハザード評価／リスク評価）で開発するのかを考慮したうえで、適切な試験系を選択し、その妥当性を示す必要があることを意味している。
　医薬品の製造販売承認申請資料に代替法を添付する際には、その適格性を示すことが必須であり、その際には、当該代替法でのエンドポイントが、被験物質のMEFLを予測するうえで科学的に適切であることを説明し、妥当性が規制当局に受け入れられる必要がある。評価に用いる代替法の適格性を示すうえでは、例えば以下の観点を考慮すべきである。

・評価に用いる代替法が予測しようとしている動物種及びエンドポイント
・胚・胎児発生のメカニズムに基づく試験系の選択理由
・陽性と陰性の判定基準（分子マーカーを使用する場合には閾値の妥当性など）
・トレーニングセット及びテストセットに用いた化合物の選択理由
・代替法の性能（感度、特異度、精度、再現性など）
・試験成績を *in vivo* へ外挿する際の手順
・代替法の開発・使用過程で得られた背景データ

　なお、本ガイドラインに示されたトレーニングセット及びテストセットについては、トレーニングセットでは評価に用いる代替法と既知のMEFL誘発化合物との関連性を確認することを、テストセットではトレーニングセットのデータを検証し、当該代替法の性能を確認することを意図している。
　医薬品開発における発生毒性評価は、非臨床試験成績が最終評価となることから、代替法を用いる発生毒性評価においても発生毒性を見過ごすことは許されない。したがって、代替法を用いた評価では、偽陰性を防止することに最大の注意を払う必要がある。代替法の適格性確認においては、本ガイドラインに掲載されているMEFLが認められた薬剤を用いて、代替法の性能を証明するだけでなく、被験物質の物理化学的特性（ケミカルドメイン）や薬理学的特性（バイオロジカルドメイン）の観点から評価できるように、本ガイドラインに掲載されているリスト以外の薬剤や自社化合物を対照物質として用いることも推奨される。なお、トレーニングセットあるいはテストセットに用いる陽性対照物質として、附属書2に掲載されているリスト以外の物質を使用する場合には、附属書2の対照物質データと同様の情報を収集し、適格性確認の資料に含める必要がある。また、陰性対照物質は、代替法の特異性を説明するうえで必要である。本ガイドラインには多くの陰性対照物質が示されていないことから、それ以外の陰性対照物質を利用する際には、その適切性を説明する必要がある。なお、代替法の適格性確認に用いられる陰性対照物質は、動物試験においてMEFLが認められない化合物とされるが、代替法においては通常、高曝露

条件下において陽性となる可能性があることから、*in vivo* での曝露量を考慮して代替法試験の適格性を評価する必要がある。

3．代替法による評価での留意点

　本ガイドラインで求められる代替法による MEFL 評価は、定性的なハザード評価ではなく、臨床使用におけるリスク評価の一環であることに留意する。したがって、*in vivo* におけるヒトでのリスクを代替法における曝露濃度から導く必要があり、その際には *in vivo* へ外挿する際の手順を踏まえて、*in vivo* における曝露量の推定方法を示す必要がある。なお、本ガイドラインに示された発生毒性試験代替法は、特定の適応条件（生命を脅かす疾患または重篤な疾患や高齢期発症疾患を適応とする被験物質、胎児毒性が明らかな被験物質）や実施条件（開発後期に *in vivo* で検証されるなど）の下での利用が想定されていることから、当該被験物質に特化した適格性確認が許容されており、公的に認知されるような、いわゆるバリデーションは求められていない。

ガイドライン Q&A

　本ガイドラインに係る説明会が 2021 年 9 月 30 日に実施された。医薬品医療機器総合機構（PMDA）の web サイトに掲載されている資料を基に、主な質疑応答の内容を以下に紹介する[22]。

Q　ワクチンの生殖発生毒性評価はどのようにすればよいのか？

A　感染症予防ワクチンの生殖発生毒性評価にあたっては、3 種類の *in vivo* 試験を用いて生殖発生過程の段階 A から F までを評価する必要はなく、受胎能への影響については反復投与毒性試験における生殖器の病理組織学的検査から評価し、胚・胎児発生や出生前及び出生後の発生ならびに母体の機能への影響については生殖発生過程の段階 C から E までを評価する 1 試験で評価することでよい。

Q　臨床適用経路以外の投与経路における用量設定はどのように考えればよいか？

A　動物において、臨床適用経路で十分な曝露が得られない場合や、臨床適用経路での投与が困難な場合、十分な曝露が得られる別投与経路での試験実施を検討することになるが、本ガイドラインで提示された「MRHD の 25 倍」は、十分な曝露条件を満たす指標の一つとして妥当と考えられる。

Q　考えられる代替法を教えていただきたい。

A　生殖発生毒性評価代替法として、本ガイドライン発出時点で一般にはマウス ES 細

胞やヒト iPS 細胞，ラット初期胚の全胚培養法を用いた in vitro 評価系，ゼブラフィッシュを用いた in vivo 評価系などが知られている．本ガイドラインで推奨する特定の代替法はないが，ガイドラインに記載された適格性確認の要件を満たしたうえで科学的に妥当であると判断できるならば，審査当局は受け入れるであろう．

in vitro 評価系の曝露量と既存の in vivo 試験や臨床における曝露量の相関は，不明確な部分が大きい．現時点では少なくとも in vitro 評価系の曝露量を明示し，過小評価とならないよう検討することが重要である．

> Q　代替法の適格性確認の考え方について示していただきたい．

A　本ガイドラインでは，代替法の適格性確認にあたりトレーニングセットとテストセットを用いることとしている．トレーニングセット（予測性能を明らかにするために用いられるデータ）とは，各試験施設における当該代替法の至適条件と判断基準を設定するために，評価に用いる代替法と既知の MEFL 誘発化合物の in vivo 試験での結果との相関性を確認することを意図したデータである．テストセット（予測性能の強度と有用性を評価するために用いられるデータ）とは，トレーニングセットのデータを検証し，感度，特異度及び一致率等から当該代替法の性能を確認することを意図したデータであり，トレーニングセットでの検討を踏まえて段階的に実施する．

適格性確認は同一試験系であっても実施施設ごとに必要である．別施設での試験データを適格性確認に用いる場合，施設間でデータに一貫性があることを示す必要がある．

今後の動向・課題

今後，本ガイドラインについては，新たな代替法や既存の標準試験法に関するアップデートなど，附属書の更新の必要があると判断された場合，ICH S5(R4) の活動が再開される予定である．

2023 年には ICH において，臨床試験における妊婦・授乳婦の受け入れに関して議論が開始されており（ICH E21 トピック），妊婦・授乳婦組み入れの要件として非臨床試験データが引き続き重要視されることから，試験の実施時期を含めて議論の動向にも注視が必要である．

参考文献

1）厚生省薬務局製薬課長：医薬品の胎児に及ぼす影響に関する動物試験法．昭和 38 年 4 月 3 日薬製第 120 号．
2）厚生省薬務局製薬課長：医薬品の安全確保の方策について（医薬品の胎児に及ぼす影響に関する動物試験法）．昭和 40 年 5 月 28 日薬製第 125 号．

3) 厚生省薬務局審査課長，生物製剤課長：医薬品の生殖に及ぼす影響に関する動物試験法について．昭和50年3月31日薬審第529号．
4) 厚生省薬務局審査課長，生物製剤課長：医薬品の製造（輸入）承認申請に必要な毒性試験のガイドラインについて（その1）（別添 医薬品のための毒性試験法ガイドライン：生殖に及ぼす影響に関する試験）．昭和59年2月15日薬審第118号．
5) 厚生省薬務局審査第一課長，審査第二課長，生物製剤課長：医薬品の製造（輸入）承認申請に必要な毒性試験のガイドラインについて（別添 医薬品毒性試験法ガイドライン：生殖・発生毒性試験）．平成元年9月11日薬審1第24号．
6) ICH Steering Committee : Harmonised tripartite guideline on detection of toxicity to reproduction for medicinal products. (1993).
7) ICH Steering Committee : Toxicity to male fertility, An addendum to the ICH tri-partite guideline on detection of toxicity to reproduction for medicinal products. (1995).
8) ICH Steering Committee : Toxicity to male fertility, An addendum to the ICH tri-partite guideline on detection of toxicity to reproduction for medicinal products. (2000).
9) 厚生省医薬安全局審査管理課長：医薬品の生殖発生毒性試験についてのガイドラインの改正について．平成12年12月27日医薬審第1834号．
10) 厚生労働省医薬・生活衛生局医薬品審査管理課長：「医薬品の生殖発生毒性評価に係るガイドライン」について．令和3年1月29日薬生薬審0129第8号．
11) 厚生労働省医薬食品局審査管理課長：「医薬品の臨床試験及び製造販売承認申請のための非臨床安全性試験の実施についてのガイダンス」について．平成22年2月19日薬食審査発0219第4号．
12) 厚生労働省医薬食品局審査管理課長：「バイオテクノロジー応用医薬品の非臨床における安全性評価」について．平成24年3月23日薬食審査発0323第1号．
13) 厚生労働省医薬食品局審査管理課長：抗悪性腫瘍薬の非臨床評価に関するガイドラインについて．平成22年6月4日薬食審査発0604第1号．
14) 厚生労働省医薬食品局審査管理課長：「感染症予防ワクチンの非臨床試験ガイドライン」について．平成22年5月27日薬食審査発0527第1号．
15) Karl-Heinz Diehl, *et al.* : *J. Appl. Toxicol.*, **21**, 15-23 (2001).
16) FDA : Considerations for Developmental Toxicity Studies for Preventive and Therapeutic Vaccines for Infectious Disease Indications. (2006).
17) EMEA : Note for Guidance on Preclinical Pharmacological and Toxicological Testing of Vaccines. EMEA/CPMP/SWP/465/95 (1997).
18) WHO : WHO Guidelines on Nonclinical Evaluation of Vaccines. WHO Technical Report Series No. 987 (2014).
19) 松本峰男 他：*BIO INDUSTRY*, Vol. **31** (No. 6) (2014).
20) 厚生労働省医薬食品局審査管理課：「医薬品の臨床試験及び製造販売承認申請のための非臨床安全性試験の実施についてのガイダンス」に関する質疑応答集（Q&A）について．平成24年8月16日事務連絡．
21) Herberts C., *et al.* : *Expert Review of Vaccines*, **9**, 1411-22 (2010).
22) 独立行政法人医薬品医療機器総合機構：ICH S5・S11説明会．
https://www.pmda.go.jp/int-activities/symposia/0103.html

4-6 小児用医薬品開発のための非臨床安全性評価

通知

・「小児用医薬品開発の非臨床安全性試験ガイドライン」について（令和3年3月30日薬生薬審発0330第1号）

目的

「小児用医薬品開発の非臨床安全性試験ガイドライン」（ICH S11 ガイドライン（以下、本ガイドライン））は、小児用医薬品開発のために推奨される非臨床安全性試験の基準を提示することで、地域間に生じる可能性がある相違をなくすこと、これにより小児臨床試験の適切なタイミングでの幼若動物試験（juvenile animal study：JAS）の実施が促進されること、ならびに動物福祉の原則（3Rs）に従い使用動物数を減少することを目的としている。

ガイドラインの沿革／経緯

小児用医薬品開発をサポートするための非臨床試験については日米EU三極でそれぞれガイドライン（「小児用医薬品のための幼若動物を用いた非臨床安全性試験ガイドライン」[1]、「Guidance for Industry "Nonclinical Safety Evaluation of Pediatric Drug Products"」[2]及び「Guidance on the Need for Non-clinical Testing in Juvenile Animals of Pharmaceuticals for Paediatric Indications」[3]）が発出されており、JASの必要性、実施時期及び試験デザインについて示されていた。しかしながら、内容や考え方に地域間で若干の相違がみられていた。また、「医薬品の臨床試験及び製造販売承認申請のための非臨床安全性試験の実施についてのガイダンス」[4]（ICH M3(R2) ガイダンス）及び「『医薬品の臨床試験及び製造販売承認申請のための非臨床安全性試験の実施についてのガイダンス』に関する質疑応答集（Q&A）」[5]（ICH M3(R2) 質疑応答集）においても小児用医薬品開発に関する記載があるが、JASの実施のための明確な判断基準は示されていなかった。このため、国際的な基準を推奨し、ハーモナイゼーションを促進する目的で本ガイドラインが制定された。

ガイドライン各項解説

1．ガイドラインの適用範囲

　本ガイドラインは、成人で使用されている医薬品に加え、小児先行医薬品あるいは小児のみに投与される医薬品にも適用される。抗悪性腫瘍薬のJASの実施要否については、医薬品規制調和国際会議（ICH）における議論の結果、「抗悪性腫瘍薬の非臨床評価に関するガイドライン」[6]（ICH S9ガイドライン）で判断され、必要と判断された場合には本ガイドラインに示された試験デザインが参考になるとされた。なお、細胞加工製品、遺伝子治療用製品、ワクチンについては、通常はJASが実施されることがないため本ガイドラインの適用範囲には含まれなかった。

　本ガイドラインの運用にあたっては、利用可能な全ての情報をもとに非臨床試験の実施要否を適切に判断したうえで、必要最低限の試験、動物数及び検査を実施することが重要である。

2．追加の非臨床安全性試験に関する考慮事項

　非臨床安全性試験の必要性について、これまでのガイドラインでは、既存情報が小児の安全性を担保するのに不十分な場合に限り実施するとされていたが、その基準が明確に示されていなかった。そのため本ガイドラインでは、JASの必要性を決定する際に必要となる情報とその方法について解説している。

(1) 非臨床安全性試験の必要性を決定する情報

　　適切で効率的な非臨床安全性試験の実施を判断し計画するためには、臨床開発計画及び既存情報の理解が重要である。

　　小児の臨床試験計画には、適応症／病態、対象となる小児の年齢層、治療レジメン（特に発達段階における投与期間）等が含まれる。これらの臨床計画は非臨床安全性試験の実施要否を検討するうえで必須の情報である。また、既存情報として以下が挙げられる。

- ・臨床情報：当該医薬品に曝露された成人や他の小児集団から得られる情報。
- ・薬理学的特性：被験物質の標的（例えば、受容体、酵素、イオンチャネルなど）の発達過程での発現、個体発生や発達期間中の役割、あるいは遺伝子改変動物（標的分子との結合によってその機能を障害する場合に、その機能阻害の極型として、例えば、受容体のノックアウト動物）等に関する既存情報。
- ・薬物動態データ：被験物質の吸収、分布、代謝、排泄などの薬物動態（ADME）、小児集団における薬物動態（(PK)/ADME）の特性の予測。
- ・非臨床安全性データ：通常、一般毒性試験（単回投与毒性試験、反復投与毒性試

験)、遺伝毒性試験及び安全性薬理試験の情報(さらに生殖発生毒性試験が実施されていれば、そのデータは有用である)。

・実施可能性:試験デザイン及びエンドポイントに関し、倫理的、技術的及び実用的な観点からの制限。

被験物質の特徴や開発段階により、既存情報の質及び量はさまざまである。したがって、非臨床試験の必要性を判断する時点で得られている入手可能な全ての情報をそのつど精査し、理解することが重要である。

(2) JAS の必要性を決定するための評価

本ガイドラインでは既存情報を収集・理解したうえで、対象小児集団における安全性上の懸念に対して適切に対応できるかどうか、または、追加で JAS が必要かどうかについて最終的な結論を出せるように、各要素への重み付けを行う「科学的根拠の重みづけ(weight of evidence:WoE)」評価が採用されている。当初 ICH ではフローチャートにより試験の要否を判断することが議論されたが、多種多様な事例を簡潔に整理したチャートを作成することが困難であったことから総合的に判断する WoE 評価が採用された。

JAS 実施の要否の決定のために、WoE 評価の一部として考慮すべき重要な要素を図に示す。図の左は重要な要素を示し、それぞれの矢印は各要素の JAS の必要性に対する重要度を示す。

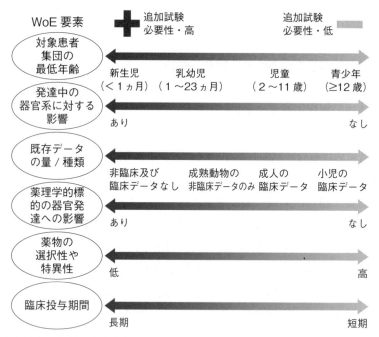

図 追加の非臨床試験の要否を決定するための WoE 評価の主な要素(矢印は各要素における JAS の必要性に対する重みの勾配を示す)

最も重要な要素は、対象小児集団の最低年齢及び発達中の器官系に対する既知の（または生じる疑いのある）有害事象の有無である。なお、他の主要な要素（薬理学的標的の器官発達への影響、薬物のモダリティ、臨床での投与期間、既存データの量／種類）の順序は重要度とは関係ない。以下にそれぞれについて解説する。

・対象小児集団における最低年齢：WoE 評価において最も重要な要素の一つである。対象小児集団の年齢区分（新生児、乳児、幼児、学童、青年）が若齢であるほど成人との器官・機能の違いが大きく、成人データからの画一的な外挿性は低いと考えられている。同様に、非臨床安全性試験においても使用する幼若動物が若齢であるほど成熟動物からの外挿性は低いと考えられている。したがって、対象年齢層の最低年齢が低くなればなるほど、JAS が必要となる可能性はより高くなる。

・発達中の器官に対する影響：発達中の器官に影響を及ぼす可能性がある場合、または不明な場合、JAS が必要となる可能性が高くなる。

・薬理学的標的の器官発達への影響：薬理作用が対象小児集団の発達に影響を及ぼす可能性がある場合、または、薬理作用の発達における影響が解明されていないか予測困難な場合には、JAS の実施を検討すべきである。

・薬物のモダリティ：標的に対して高い選択性のある被験物質（例えば、モノクローナル抗体）における有害事象は、過剰な薬理作用の発現に関連する可能性が高く、標的に対する影響の予測は比較的容易であり、JAS の必要性は乏しくなる。それに対し、標的に対して選択性の低い被験物質は副次的な薬力学的作用を有することがあるため、JAS が必要となる可能性が高くなる。

・臨床での投与期間：一般的に、小児患者への投与期間が長ければ長いほど、小児患者が発達上の感受期で曝露される可能性が高まり、JAS が必要となる可能性が高くなる。

・既存データの量／種類：小児患者に対する安全性及び有効性の情報は、当該被験物質に曝露された他の小児部分集団に限らず、条件によっては成人から情報が得られる場合もある。

・その他：上記以外にも追加で考慮すべき事項があり得る。例えば、特定の安全性上の懸念が臨床的にモニターでき、かつリスク管理可能であれば、JAS は必要とされない。また、若齢動物の静脈内投与に代わる適切な代替投与経路がないなどの技術的・実用的な観点から JAS の実施が困難な場合、意義のある情報が得られるとは考えられず、JAS の実施は必要とされない。小児集団に対して身体機能を著しく損なう、または生命を脅かす疾患、ならびに患者・医療現場からの強いアンメット・メディカル・ニーズが存在する疾患の場合には、追加の非臨床データ取得に関し、患者へ医薬品を提供するうえでデータ取得にかかる時間的影響を考慮すべきである。ただし、この検討には慎重かつ注意深いリスク・ベネ

フィット評価が求められる。

　これらの要素ごとに重要度を評価し、あらゆる要素について評価後に JAS の必要性を総合的に判断する。その結果、対象小児集団への投与に対し、安全性上の懸念が生じている場合は、その特定の懸念に対応するために必要な目的を明確にしたうえで、JAS またはそれ以外の試験（例えば、*in vitro* または *ex vivo* 試験）を実施する。

　WoE 評価は小児用医薬品開発の早期の計画段階で行うべきであるが、対象となる年齢層または適応症に変更があった場合や安全性上の重要な情報を入手した場合には、そのつど行うべきである。WoE 評価の結果は、対象小児集団及び対象疾患に応じて各臨床試験で異なる可能性がある。

3. 幼若動物試験のデザイン

(1) 一般的考慮事項

　本ガイドラインでは、小児の医薬品開発をサポートするための非臨床安全性試験全体が対象となる。試験デザインについては、通常最も実施されている JAS について解説されている。WoE 評価で特定された安全性の懸念にフォーカスした *in vitro* 試験が必要とされる場合、その手法については実施する各試験の詳細情報を参照されたい。

　JAS では対象小児集団の年齢、投与期間に対応するような試験デザインを設定する必要がある。この際、各器官の発達にはヒトと動物との間に差があることに留意する。特に懸念のある器官については、対象小児集団における器官の発達段階を十分考慮すべきであろう。当該懸念がある場合は、必須の検査項目（主要エンドポイント）に加え、懸念事項に対応する検査項目（追加エンドポイント）を追加する必要があるとされた（詳細は後述）。しかしながら、考え得る検査項目を全て含めた試験を実施することは試験規模の不必要な増大につながり、3Rs の観点からも避けるべきである。薬理学的作用あるいは標的分子の情報が少なく不特定の懸念がある場合は、追加エンドポイントを複数設定した包括的な試験計画となる。JAS では、器官の発達段階に応じて、毒性発現や全身曝露が異なる可能性があることに留意すべきである。予期し得ない過剰な毒性発現や意義のない曝露を回避するためにも、用量設定試験あるいは PK 試験の事前実施が強く推奨される。

(2) 動物種の選択

　JAS の実施は多くの場合 1 種の動物を用いることで十分であり、特段の理由がなければラットが汎用される。ただし、小児先行開発の場合や、出生後の発達に関して複数の特定の懸念があり、1 種の動物種では十分に評価できないと考えられる場合には、2 種の動物種での JAS が必要となる場合がある。

小児に投与した際の発達への影響を評価するためには、懸念となる毒性が検出可能な適切な動物種を選択する必要がある。動物種の選択にあたっては、次の点を考慮する。

- 対象小児集団及び各動物種における被験物質の薬理学的または毒性学的標的（例えば、受容体）が発達に与える影響に関する情報
- 対象小児集団及び各動物種における被験物質の毒性標的となる器官の発達過程及び時期の相違
- ADMEが類似していること
- 技術面または実用面でJASの実施が可能であること

さらに、成熟動物のデータが利用可能であり、幼若動物との毒性及び全身曝露量が比較可能な動物種及び系統を選択することが望ましい。JASには複数の動物種（例えば、マウス、ラット、ウサギ、イヌ、ミニブタ及びサル）が使用されているが、複数の動物種が適切と考えられる場合には、特段の理由がない限りラットの使用を考慮する。表1にJASで使用される各動物種の利点及び欠点をまとめた。本書では要点のみを記載しているため、詳細は本ガイドラインを参照していただきたい。なお、いずれの場合でも、動物種の選択の根拠を示すことが必要である。

サルを用いるJASの実施は科学的かつ実用的な理由から困難が伴う。実施可能性を考慮すると、最も若齢でも離乳後、10〜12ヵ月齢からの使用が現実的であり、サルを用いたJASの実施で得られる有益な情報は限定的となる。このため離乳前の影響を評価するために、別のアプローチ、例えば、in vitroアッセイ系、遺伝子改変動物や相同タンパク質等を用いた評価等がハザード特定には有用であると考えられる。

小児の疾患動物モデルが存在する場合には、適切な安全性評価に関するエンドポイントを薬理試験に組み込むことによって、その情報がWoE評価に利用可能であり、その結果として追加のJAS実施の必要性を軽減できる可能性も考えられる。

表1　JASで使用される各動物種の利点及び欠点

動物種	利点	欠点
ラット	・豊富な背景データ、JASで汎用 ・発達指標に一貫性 ・一般・生殖発生毒性試験で汎用 ・離乳前から投与や処置が可能 ・腹児数が多い ・発達期間が短く、発達神経毒性、免疫毒性、受胎能が評価可能 ・被験物質の使用量が比較的少量 ・輸送、飼育、管理が比較的容易 ・里子哺育が可能 ・同じ段階の出生児を入手できる ・出生時に受動免疫がある	・急な症状悪化や死亡が生じやすい ・出生時に、ヒトに比べて未成熟な器官系がある ・経口投与時の薬物動態がヒトに外挿できないことがある ・明確な感受期を特定しにくい ・複数回の血液採取が困難 ・試験が大規模になりやすい ・ヒトと比べて受胎能のかく乱に対する感受性が低い ・異種タンパク質に対し使用が制限される場合がある
マウス	・利点はラットと同様（ただし、出生後の発達がラットより少し早い） ・CYP酵素が広範である ・ラットと異なり胆嚢を有する	ラットと同様であるが、さらに ・ラットより処置や投与が限定される ・試料のプールが必要な場合がある ・JASの背景データはラットより乏しい

	・CNS*¹や免疫系に関する文献が豊富 ・遺伝子改変モデルが利用可能	
イヌ	・一般毒性試験によく使用される ・出生時の身体が比較的大きい ・取り扱いが比較的容易 ・腹児数が比較的多い ・児を母動物から数時間離せる ・繁殖を事前に計画できる ・心血管系、肺、免疫系等の生後発達がヒトの乳幼児に類似 ・学習・認知機能の発達における感受期など、CNSの成熟の特徴が比較的明らか	・発達期間が長く、成長及び発達指標での個体差が大きい ・出生時に親動物によるケアが必要 ・出生直後に初乳の摂取が必要 ・腹児数及び性比が一定ではない ・背景データが少ない ・季節繁殖性である ・里子哺育ができない ・身体が大きく、多量の被験物質が必要
ミニブタ／ブタ	・多くの発達指標がヒトに類似 ・出生時の身体が比較的大きい ・取り扱いが比較的容易 ・繁殖を事前に計画できる ・腹児数が比較的多い ・里子哺育が可能 ・新生児の消化管がヒトと類似 ・吸入曝露以外の投与経路が選択可能で、経皮投与に最も適している ・発達期間が短く、輸送と飼育が比較的容易	・背景データが少ない ・出生直後に初乳の摂取が必要 ・複数の器官系は発達し過ぎている ・身体が大きく、多量の被験物質が必要 ・早期の静脈内投与や強制経口投与が困難
NHP*²	・カニクイザルの他、アカゲザル、マーモセットも使用可能 ・多くの発達指標がヒトと類似 ・消化管、免疫系、心血管系、腎臓、感覚器の発達がヒトと類似 ・マカク属は出生児が比較的大きい ・広範な参照データや背景データ ・バイオテクノロジー応用医薬品の一般毒性試験及び生殖発生毒性試験に汎用 ・免疫グロブリンの母動物からの移行がヒトと同様 ・標的特異性の高い治療薬に対して、薬理学的に最も適切な動物モデル	・発達期間が長く、全ての発達段階を含む試験の実施は現実的ではない ・マカク属は単胎動物であり、成長、発達の個体差が大きい ・マーモセットは通常双胎で、離乳前は両親動物による哺育を要する。児動物は比較的小さい ・最初の3～6ヵ月まで母動物と同居必要 ・9ヵ月齢未満の幼若サルを用いる試験の開始は難しい ・筋骨格系、CNS、内分泌系、呼吸器系の発達はヒトと比べ早熟 ・繁殖を同期させることが困難 ・倫理的制約がある
ウサギ	・発達期間が短く、身体が小さいため、被験物質の使用量が比較的少量で済む ・取り扱いが比較的容易 ・生殖発生毒性試験に汎用、点眼投与、骨成長の評価にも使用可能 ・腹児数が比較的多い ・輸送、飼育が比較的容易 ・出生時に受動免疫がある	・発達指標が十分確立されていない ・一般毒性試験に使用されていない ・背景データが少ない ・母動物の食殺や哺育拒否がある ・異種タンパク質に対し制限があり、免疫原性により急性の過敏症反応が起きる場合がある ・胃腸管の障害への感受性が高い ・一般状態観察により健康状態をモニターすることが難しい
その他	・薬理学的及び毒性学的に妥当性があれば、ハムスター、モルモット、ツパイ、フェレット、ネコ、ヒツジ、ヤギが考慮可能 ・遺伝的モデルまたは疾患モデルであるか、もしくは特定のエンドポイントの解釈や外挿性を支持するデータが存在する場合に他の動物種の利用が考えられる 【欠点】 ・発達指標が確立されていない ・一般毒性試験で通常利用されていない、あるいは受け入れられていない ・毒性学的な背景データが少ない ・使用用途が限られる ・多くの種で周産期に母動物からの初乳の摂取が必要である ・実験動物としての利用が制限され、その種の特別な飼育環境が必要である	

*¹central nervous system：中枢神経系　　*²non-human primate：ヒト以外の霊長類

(3) 動物の投与開始時期、投与期間、投与計画

　一般的に、対象小児の年齢が低いほど発達及び成長への影響は大きくなると考えられることから、JASにおける投与開始時期は、対象小児集団の最も低い年齢を考慮する。小児の年齢に相当する各動物種の投与開始時期は、対象小児における毒性学的に懸念される器官系の発達段階が、動物の成長過程のどの時期に相当するかというヒトと動物間の比較研究の成果によって定められる。本ガイドラインには、ヒトと動物間の発達の比較情報として、各動物種における器官系の発達の概要が掲載されているので参考とされたい。留意すべき点として、これらの情報は2019年までの知見に基づくものであることから、JASの実施者は、新たに文献検索等で一層詳細な情報を得ていくことも重要である。ヒトと動物間の発達段階の対応関係は器官ごとに異なるため、動物の投与開始時期を設定する際には、潜在的な懸念のある器官系、または、対象小児集団において特に脆弱な発達中の器官系を優先して考慮する。

　JASにおいて投与期間を設定する際に重要となる点は、治験や将来的に投与される小児の年齢範囲、臨床試験における投与期間及び懸念のある器官の発達段階である。

　対象小児の年齢に関して、JASでは、対象小児の全年齢幅に相当する時期の動物に被験物質を曝露して評価を実施するため、最短でも対象小児の年齢幅に相当する各動物種の年齢幅に臨床投与期間に必要な投与期間[4]を加えた期間を投与期間とする必要がある。ただし、小児用医薬品開発の全ての可能性を考慮してむやみにより若齢の動物から投与することは、得られたデータの解釈を困難にすることにつながるため推奨されない。

　被験物質の薬理学的または毒性学的プロファイルもしくは対象小児の年齢範囲によっては、発達上の感受期が短い器官系（例えば、腎臓）及び発達が遅い器官系（例えば、中枢神経系）の両方が懸念のある器官系となる場合があり、その際は、より発達が遅い器官系に対する懸念に対応できるよう、動物への投与期間を長くすることが適切であろう。ただし、イヌ、ミニブタ、ウサギは成熟までの期間が生後数ヵ月と比較的短期間であり、成熟過程の個体差も少ないため、成熟に至るまで投与を継続することも考慮できるが、サルでは出生から成熟までに数年を要し、さらに性成熟の開始や成熟期に到達する年齢の個体差が大きいため、成熟に達するまで投与を継続することは現実的ではない。

　用量設定／予備試験の結果により、臨床曝露量を考慮したJASでの投与量や前述の投与期間では、動物の忍容性が得られない場合、投与計画の変更も考慮できる。本ガイドラインには、通常6週間の投与期間が必要であるが、臨床的に意義のある曝露量で6週間投与時の忍容性が低い場合、3週間投与の2つのサブグループを設定し、それぞれの器官における影響を評価する例が示されており、これにより目的の曝露量を達成できる可能性がある。このアプローチでは、小児の臨床投与期間がJASの各

サブグループの投与期間と同等またはそれ以下の場合には、臨床への外挿性の観点からも有用であり、また、投与期間を分けることによりさらに詳細な毒性の感受期を特定できる可能性がある。しかし、サブグループを設定することでデータの解釈の困難さが生じる可能性もあり、データ評価には科学的な説明が必要である。

投与頻度は臨床投与レジメンと同一である必要はないが、臨床的に意義のある曝露量が担保される必要がある。

(4) 休薬期間

JASにおいては、成熟動物を用いた反復投与毒性試験と同様に投与期間中に認められた所見の可逆性、持続性及び進行性を評価するエンドポイントに加えて、発達に及ぼす影響を評価するエンドポイントが必要となる。多くの場合、投与期間中にこれらの評価は困難であるため休薬期間を設定して評価することになろう。

成熟動物を用いた反復投与毒性試験と同様のエンドポイント（例えば、病理組織学的検査、臨床病理学的検査）に関する休薬期間については、ICH M3(R2) ガイダンス[4]に示された回復性評価の原則が適用できる。すなわち、回復性の傾向（発現頻度または重篤度の低下）が示されればよく、完全な回復を示す必要はない。また、成熟動物においてエンドポイントにおける毒性の回復性が評価できていれば、JASにおいて回復性を確認する必要はない。

一方、発達後に生じる遅発性影響については、通常、成熟動物を用いた反復投与毒性試験では評価されていないため、JASにおいて遅発性影響を評価することになる。すなわち、「発達後に顕在化する影響」は各器官の発達後にしか評価できないため、JASの投与期間が各器官の未成熟な段階で終了する場合には、それらの器官の発達後の機能評価が可能なエンドポイント（性成熟の開始時期、神経行動学的評価（例えば、学習）、T細胞依存性抗体産生（T-cell-dependent antibody reaction：TDAR）試験など）を設定し、器官の発達終了後に評価する必要がある。なお、非げっ歯類においては、発達期間が長く個体差が大きいこと、発達の遅延や変化を検出できる評価方法に乏しいことなどの理由から、JASにおいて発達後の遅発性影響を評価する意義は低い。

(5) 投与量設定

本ガイドラインでは、原則、成熟動物を用いた試験と同様に幼若動物においても有害作用の用量反応関係を確立し、無毒性量（no observed adverse effect level：NOAEL）を同定することを推奨しており、そのための投与量を設定する必要がある。投与量は、成熟動物の曝露範囲と重複し、成熟動物と幼若動物に対する影響を比較できる範囲で設定する。

高用量は、成長及び発達に関するエンドポイントにおいて評価を複雑にするほどの

顕著な毒性作用が現れない用量とする。急速な発達期における体重減少または体重増加抑制は結果の解釈を複雑にさせる可能性があるため、注意が必要である。低分子化合物においては、ICH M3(R2) ガイダンス[4]に従った高投与量/限界量の選択が適用でき、バイオ医薬品については「バイオテクノロジー応用医薬品の非臨床における安全性評価」[7]（ICH S6(R1) ガイドライン）に示されている投与量選択の原則が適用できる。

低用量は、臨床試験での対象集団と同等の曝露が得られるよう設定する。

ADME に関連する器官系の成熟に伴い、全身曝露量が変化する可能性がある。用量設定試験/予備試験によって幼若動物の感受性が成熟動物より著しく高いことが示された場合や、動物の成熟に伴い全身曝露量が大きく変動する場合には、投与期間を通じて曝露量を概ね一定に維持してエンドポイントを評価するために、投与期間中に投与量の増減を考慮する。1 ないし 2 回を超える頻繁な投与量の調整は通常必要ない。

(6) エンドポイント

特に科学的な理由が示されない限りは、基本的に全ての JAS に含まれる主要エンドポイントと特定の安全性上の懸念に対応する追加エンドポイントの設定についても考慮すべきである。表 2 にそれぞれのエンドポイントを示す。

表 2 主要エンドポイントと追加エンドポイント

主要エンドポイント	追加エンドポイント
・生死及び一般状態観察 ・成長（体重、長骨の測定） ・離乳後の摂餌量 ・性成熟 ・臨床病理学的検査 ・病理組織学的検査 ・トキシコキネティクス（TK）	・成長（頭殿長、体長、体高） ・骨検査 ・臨床病理学的検査（追加の検討） ・病理組織学的検査（免疫組織化学、電子顕微鏡検査、イメージング） ・眼科学的検査 ・CNS に関する評価 ・生殖器系に関する評価 ・免疫系に関する評価

① 主要エンドポイント

生死・一般状態の観察は試験期間を通じて実施し、幼若動物特有の変化にも留意して観察する。成長については試験期間中に体重及び剖検時に長骨長を測定する。性成熟は試験が性成熟の開始（腟開口、亀頭包皮分離）を含む場合に実施する。試験期間終了時には血液学的検査、血液生化学的検査、剖検、器官重量測定及び病理組織学的検査を実施する。病理組織学的検査は主要臓器、毒性が予想される標的臓器・器官及び肉眼的異常が認められた器官について実施する。トキシコキネティクス（toxicokinetics：TK）は、通常は投与期間の開始及び終了時に採血を実施する。離乳前の動物は薬物代謝系の急激な変動により曝露量に大きな変動を生じる場合が

あり、追加の採血も考慮する。これらの判断のために予備試験や用量設定試験において TK 評価を実施することが推奨される。試料採取においては 3Rs の観点からマイクロサンプリング[8]やスパースサンプリング[8]などが参考になる。

② 追加エンドポイント

WoE 評価で明らかとなった特定の懸念を評価するために主要エンドポイントに追加して実施する。

成長はさまざまな指標をエコーや X 線等により非侵襲的かつ経時的に評価することが可能である。骨の発達に対する懸念がある場合は、各種バイオマーカーや詳細な病理組織学的検査（例：組織形態計測）ならびに骨密度測定により評価が可能である。臨床病理学的検査は各種バイオマーカー測定、尿検査や血液凝固系検査等が追加できる。また、通常の血液学的検査・血液生化学的検査も含め、試験期間を通じて経時測定が有用な場合がある。なお、病理組織学的検査は器官・組織の追加や通常の染色法に加え、特殊染色や電子顕微鏡検査、イメージングの手法が有用となる場合がある。

CNS の評価には、詳細な一般状態観察、行動検査、学習・記憶検査及び詳細な病理組織学的評価のカテゴリーがある。これらの評価実施のタイミングは、特定すべき有害作用が薬理作用の延長なのか、発達神経毒性なのか、またはその両方かを考慮すべきである。しかし、一般に投与期間中の検査では薬理作用の延長による中枢作用なのか発達神経毒性なのかを特定することは困難である。そこで発達神経毒性の有無を検出するために投与期間終了後、適切な休薬期間後に検査を実施する必要がある。なお、いずれの検査を実施するにしても使用動物の成熟度を考慮したタイミングで、かつ適切にバリデートされた手法で実施すべきである。

・詳細な一般状態観察：投与に関連する一般状態の変化（例えば、活動の亢進または低下、振戦）の程度、発現時期、発現期間を記録する。
・行動検査：自発運動、協調運動、反射の評価、聴覚性驚愕反応などがある。Irwin の変法[9]及び機能観察総合評価法（functional observational battery：FOB）[9]は、げっ歯類の幼若動物において検出力が低いとされている。
・学習・記憶検査：学習及び記憶の何らかの側面に関する懸念がある場合、それを評価できる方法を選択する。
・詳細な病理組織学的検査：CNS の領域または部位（例えば、海馬、ミエリン）が懸念すべき標的として特定されている場合には、必要に応じて神経病理組織学的検査（例えば、観察部位の追加、免疫組織化学染色、特殊染色）で評価すべきである。これらの検査は、評価時点に関し特別な懸念がない限り、通常、予定された剖検時に行う。イメージング手法（例えば、核磁気共鳴映像法）が有用となる場合もある。

生殖器系について特定の懸念がある場合には、病理組織学的検査や器官重量測定

において、性腺に加え他の生殖器及び内分泌系の組織も含めて評価する。なお、成熟動物において既知の回復性のない生殖器系への影響についてはJASで再度確認する必要はない。

- 雌性生殖器系：げっ歯類では性周期評価が推奨される。性周期と卵巣の病理組織学的評価によって生殖発生に対する障害の多くを特定できる。
- 雄性生殖器系：げっ歯類において精子検査（例えば、数、運動性、形態）または精巣の免疫組織化学染色による分子マーカー等の評価を考慮する。雄のげっ歯類では精巣の予備能（functional reserve）が大きく、交配による評価は感度が高くないとされているため通常、推奨されない。

試験における投与及び評価のタイミングと、用いられた動物種の性成熟との関係は非常に重要である。生殖器系評価のタイミングを検討する際、卵胞形成及び精子形成の時期を考慮すべきであり、生殖器系またはその機能の評価（例えば、性周期、精子数、精子形成について病理組織学的検査での定性的評価）は性成熟した動物においてのみ可能である。臨床において思春期前の年齢層に生殖発生毒性を示す可能性のある被験物質を投与する場合、性成熟や生殖機能に遅発性影響があるかどうかが懸念される。このような場合には投与期間を未成熟な期間のみとし、休薬期間を設けて生殖機能が成熟した後に評価を実施するよう試験をデザインすべきである。

その他の生殖器系の評価については、実施の容易さから通常げっ歯類が用いられる。サルを用いたJASでは、通常、生殖器系に対する追加の評価は実施されない。

内分泌系物質の評価については、性成熟の間はその変動がかなり大きいことから、他の試験では把握できない重要な情報が得られる可能性がある場合にのみ、JASで評価することが推奨される。

(7) **群分け**

投与開始時期が離乳前の場合、幼若動物の群分けに関し考慮すべき特有の事項がある。幼若動物の毒性試験では、試験群を構成するのは哺育児のみであるが、母動物は哺育児への栄養供給と哺育に関わる試験結果に影響を与える重要な要素になる。したがって、投与開始時期が離乳前の場合には、幼若動物から得られるデータの解釈を困難にさせる母動物の哺育能または児動物の遺伝的な偏りなどの交絡因子を少なくするため、同腹児をエンドポイントサブセット（主投与群、回復群、TK採血群など）に割り付ける方法に留意する必要がある。エンドポイントサブセットには、異なる母動物からの幼若動物を平均して含むことが望ましい（つまり、1母体からの児動物を全て同じエンドポイントサブセットに割り付けるのは望ましくない）。また、コンタミネーション回避の観点から1母体からの同腹児は全て同じ投与量群に割り付けられることが望ましい。腹児数及び性比はその動物種または系統で通常使用される腹児数に準じたものとすることが推奨される。例えば10匹／性／群で実施される離乳前投与

のJASであれば、1投与群あたり4匹／性の同腹児から構成される10母体を準備し、各母体から1匹／性を主投与群、他の1匹／性を回復群、残りの2匹／性をTK採血群に割り当てることが考えられる。

　使用動物数の削減と科学的な理由を考慮し、同腹児の割付けは効率的に行うべきである。出産児数は成長速度に影響するため、離乳前は母動物に対する各哺育児数を投与群間で可能な限り同数となるよう設定するのが望ましい。試験計画書及び最終報告書には、同腹児への処置、用量群やエンドポイントへの割付け方法、動物の詳細（同腹児が間引かれた時期、出産児数及び性比、里子哺育、群やエンドポイントへの割付け等）を明記すべきである。また、統計解析において、ある一腹の児から得られたデータは、母動物や同腹児からの影響が考えられるため、独立した変数として扱われるべきではない。出産児数が少ないまたは変動が大きい、あるいは出産児数が1匹であるような動物種については、一般毒性試験と同様の群分け方法が適切である。

　本ガイドラインには、遺伝的偏り、母動物の哺育または同腹児に起因する変動要因を減らすことを考慮した割付け方法（げっ歯類）の例が示されているが、多産動物における離乳前の同腹児の割付け方法にはさまざまなものがあり、試験目的に応じ、交絡因子の低減が適切に考慮されていれば他の割付け方法も選択可能である。

　投与開始時期が離乳後の場合においても、多産動物においては、遺伝的偏り、母動物や同腹児に起因する変動要因を最小化できる割付け方法が推奨される。特に、離乳後早期に投与が開始される場合や、試験施設内の限られた数の動物から児動物が供給されている場合には、離乳前と同様に交絡因子を考慮して試験をデザインすべきである。

　各群における動物数は、選択したエンドポイントを評価するために適切な例数を設定すべきである。使用動物数を減らすために、同一個体において複数のエンドポイントを評価することも考慮する。

4．小児先行開発／小児適応のみの開発の際の考慮事項

　小児先行あるいは小児適応のみの医薬品開発は、既存の日米EUガイドラインに記載がなく、本ガイドラインで初めて言及されたトピックである。小児特有の疾病に対する医薬品や、小児領域において、成人に先行して開発が求められるような医薬品では、開発段階の早い時期から小児患者での臨床試験が計画されることがある。本ガイドラインではこのようなケースにおいて、臨床試験をサポートするための非臨床試験について示されている。

　小児先行や小児のみの開発においてヒト初回投与（first in human：FIH）試験を実施する際には、健康成人・成人患者で実施する場合と、小児患者で実施する場合が考えられる。さらにバイオ医薬品と抗悪性腫瘍薬については、それぞれ別途考慮する必要がある。

(1) FIHが健康成人・成人患者の場合

　　通常の医薬品開発と同様、ICH M3(R2) ガイダンスで求められるげっ歯類及び非げっ歯類の2種の反復投与毒性試験、安全性薬理試験及び遺伝毒性試験が必要とされる。in vivo 試験で用いる動物を幼若動物で実施する必要はない。健康成人や成人患者でのFIH試験から小児臨床試験に移行する前には、JAS試験の実施の必要性を評価し、必要であると判断された場合は、1種（げっ歯類）または2種（げっ歯類と非げっ歯類）でのJASを実施する。通常、成人におけるFIH試験を実施するために、成熟動物の試験が実施されているが、小児臨床試験での対象患者集団を考慮し、相当する時期から投与を開始する反復投与毒性試験を1種または2種のJASをFIH試験前に実施することで、成熟動物での反復投与毒性試験に置き換えることも可能である。その場合には、JAS特有の追加エンドポイントを加え、成熟するまで投与を継続することを考慮すべきである。

　　初期の小児臨床試験実施以降に、臨床での投与期間や投与開始年齢がより若年になるなど、小児患者での臨床試験をサポートするために追加のJASが必要となる場合が考えられる。その際、投与期間はICH M3(R2) ガイダンスに従って考慮し、結果として長期反復投与毒性試験を実施する場合は、1種のげっ歯類と1種の非げっ歯類での試験が必要とされる。そのうちの少なくとも1種については、対象小児の最低年齢に相当する時期から投与開始を考慮すべきである。

　　生殖発生毒性試験及びがん原性試験はICH M3(R2) ガイダンスのタイミングで実施し、バイオ医薬品についてはICH S6(R1) ガイドライン、抗悪性腫瘍薬についてはICH S9 ガイドラインに従って対応するべきである。

(2) FIHが小児患者の場合

　　麻疹やジフテリアなどの感染症やアデノイド肥大などの小児特有の疾患、ある種のホルモン剤や抗ホルモン剤などは成人において安全に投与できない場合がある。このようにFIH試験を小児患者で実施せざるを得ない場合、FIH試験をサポートするためには、原則げっ歯類と非げっ歯類のJASが必要となる。JASの試験デザインは、特有のエンドポイントの追加や、成熟までの投与（特にげっ歯類）についても考慮すべきである。また、安全性薬理試験及び遺伝毒性試験は必要とされるが、これらの in vivo 試験においては幼若動物で評価する必要はない。

(3) バイオ医薬品

　　バイオ医薬品ではICH S6(R1) ガイドラインが適用されるため、FIH試験をサポートするために反復投与毒性試験が必要と判断された際は、適切な動物種を用いた毒性試験で評価されるべきである。小児臨床試験に移行した際にJASの実施が必要であると判断される場合は、成熟動物を用いた反復投与毒性試験の代わりに当初よりJAS

を実施しておくことも可能である。サルが唯一適切な動物種の場合は、サルを用いたJASで小児臨床試験をサポートすることとなるが、試験デザインやエンドポイントについては適切性や動物数削減を十分考慮するべきである。非侵襲的な安全性薬理試験を組み込んだ反復投与毒性試験はその一例である。また、サルを用いたJASでは離乳前すなわち10〜12ヵ月齢より若い動物の使用は技術的・倫理的に困難なため、より若齢の小児患者での臨床試験をサポートするためには、代替のアプローチも考慮すべきである。遺伝子改変動物を用いたJASの実施や、*in vitro* 試験なども利用可能で適切と考えられるならば検討すべきである。周産期や授乳期のサルを用いたJASは、代替の試験法がなく、新生児患者を組み入れた臨床試験の実施前に安全性上の懸念がある場合にのみ考慮すべきである。なお、遺伝毒性試験や生殖発生毒性試験についてはICH S6(R1) ガイドラインに従って対応する。

(4) 抗悪性腫瘍薬

抗悪性腫瘍薬の開発では、通常成人患者での臨床試験を実施してから、当該試験よりも十分に低い投与量で小児での臨床試験を実施することで小児用の開発が始まるが、これらをサポートする非臨床試験についてはICH S9 ガイドラインを参照するべきである。すなわち、JASの必要性が考えられる場合は、1種または2種でのJASを考慮すべきであろう。

ガイドラインQ&A

本ガイドラインに関する理解を図ることを目的として、2021年9月30日に医薬品医療機器総合機構（PMDA）により説明会が開催された。その際の質疑応答は以下のとおりである[10]。

① 適用範囲（1.3項）

Q 細胞加工製品、遺伝子治療用製品、ワクチンが適用範囲外とされた理由は？

A ワクチン・細胞加工製品・遺伝子治療用製品については、幼若動物試験を用いた評価事例に乏しく通常実施されていないこと、各地域でケースバイケースの評価がされていることを背景に適用範囲には含めていません。

Q ICH S9 の適用範囲とならない可能性のある抗癌剤（例えば、重篤だが直ちに致死的ではないがんを対象とする抗がん剤）について、JASの要否はWoE評価に基づき実施するとの理解でよいか？

A 抗がん剤であっても、対象患者集団がICH S9 の適用範囲とならない場合には、ICH S11のWoE評価に基づき、JASの要否を検討する必要があると考えられます（重

篤な疾患等の場合、追加の非臨床試験データを取得することと医薬品をそれにより患者へ提供することが遅れる可能性のリスク・ベネフィットを考慮した検討が必要となることはありえる）。

② 一般原則（1.4項）

Q 小児開発においてJASをデフォルトアプローチとしてICH S11では勧めているが、一方、JASは実施意義に乏しいとの複数の公表文献における報告もある。JASの実施意義について専門家作業部会（EWG）内でどのような検討があったのか？

A S11 EWGでは、企業アンケート、規制当局のデータ及び公表文献のレビュー等を行い、臨床開発におけるJASの有用性や、どのようなJASの検査項目が意義があるのか等を検討、確認しました。これらの検討を踏まえ、S11ガイドラインでは、3Rsの原則に基づき意味のないJASの実施を促すことがないようJASの要否を検討し、JASが必要と判断された場合でも適切な系のJASを実施することを一般原則としております。

③ 薬理学的特性（2.3.2項）

Q 「薬理作用から特定の有害性が既に明らかにされており、成熟動物と幼若動物での用量反応性や感受性の差異について詳細に理解する必要がない場合には、追加の非臨床試験を実施する意義は低い」とあるが、類薬においてハザードが特定されていれば、JASを省略可能か？

A 場合によると思われます。例えば、類薬と毒性発現量が異なることが考えられることや、薬剤の選択性・特異性によっては他の標的への影響が懸念される場合等も考えられるため、JASの実施が必要になる場合もあると思われます。

④ 薬物動態データ（2.3.3項）

Q 対象の小児集団において曝露が高くなると予測される場合に、JASを実施する必要があるか？

A 対象の小児集団において曝露が高くなる可能性があること自体はJASの実施を決定づけるものではありませんが、成人で懸念される有害作用との量的な違いを確認する必要がある場合や、対象小児の発達中の組織・器官に毒性標的や薬理標的がある場合には、JAS実施の必要性は高まるものと思われます。

Q WoE評価において発達に伴う代謝物について考慮する必要があるか？ 幼若動物試験において代謝物に対する毒性評価が必要か？

A 発達に伴う代謝物について考慮すべき情報があるならばWoE評価の要素となり得ると思われます。また、「JASの試験目的はWoE評価の結果と対象小児での使用に

沿ったものとすべき」（本ガイドライン「2.4 WoE 評価の適用及び結果」）とあるように、WoE 評価の結果、代謝物が対象小児での使用において懸念となる可能性があるならば、代謝物の毒性評価を目的とした JAS が必要となる可能性も考えられると思われます。

⑤ 非臨床安全性データ（2.3.4 項）

Q 「PPND/ePPND 試験において安全性上の懸念が特定されている場合には、WoE 評価に基づき検討すべきである」とある。PPND では病理組織学的検査は通常実施されないと思うが、一般状態観察などで特定の組織・器官系への安全性上の懸念（及び JAS の必要性）を判断できるのか？

A PPND/ePPND 試験の一般状態観察に限らず、体重、体長観察、神経学的評価や生殖能を含むエンドポイントへの影響の有無、母体の状態、曝露状況等を踏まえ、特定の組織・器官系へ直接的な影響が想定されないか一定の検討は可能と考えております。また、PPND/ePPND 試験においても、剖検時の異常所見の病理組織学的検査を実施することで、WoE 評価に利用できる可能性もあると思われます。

Q 「PPND 試験に追加のエンドポイントを加えることにより JAS の代替とすることや JAS の試験デザインをより洗練させることが可能」との旨（本ガイドライン「1.4 一般原則」）が記載されているが、どのような PPND 試験が実施されていれば、JAS 実施を回避可能か？

A PPND 試験において、少なくとも、必要とされる期間での曝露が十分に担保された上で幼若動物での毒性が評価されている必要があると考えられます。また、通常のラットにおける PPND 試験では離乳までの被験物質曝露であることから、開発化合物によっては離乳後の児への直接投与を考慮する必要があるかもしれません。曝露確認については児数調整児や離乳児も活用可能と思われます。

⑥ 実施可能性（2.3.5 項）

Q WoE 評価において追加試験の必要性が高いと判断されたにも関わらず、実施可能性の点から試験の実施が困難な場合（例：NHP のみで薬理作用を示す薬剤の新生児適応）どのように判断したらよいか？

A JAS に代わるアプローチ（in vitro 試験、遺伝子改変動物、相同分子の利用など）（本ガイドライン「4．小児先行開発／小児のみの開発に関する考慮事項」参照）や、小児の疾患動物モデルが開発に利用されている場合には、安全性評価に関するエンドポイントを組み込み評価することなど（本ガイドライン「3.3 動物種の選択」参照）を考慮するべきと思われます。それでもなお、評価が困難な場合の対応については、ケースバイケースの対応が必要となると思われますので、必要に応じて各規制当局と

ご相談ください。

⑦ WoE 評価の適用及び結果（2.4 項）

Q 追加の非臨床試験として、JAS または他の試験（例えば、*in vitro*、*ex vivo* 試験）の目的を決定すべきであると記載されている。他の試験（*in vitro* 試験、*ex vivo* 試験）について具体的事例を教えてほしい。

A 例えば、幼若動物や小児の組織や生体試料（例えば、血液、尿）を用い、年齢に関連した（発達に関連した）標的の有無や感受性を確かめる試験など（本ガイドライン「2.3.2 薬理学的特性」参照）が想定されています。
　得られた結果は、さらなる *vivo* 試験（JAS）の要否検討や、ヒトでの安全性をサポートする情報として利用できると考えられます。

Q WoE の判断について、IB、IND、CTD などの文書においてスポンサーの判断とその根拠を記載する必要があるか？

A S11 ガイドラインでは非臨床安全性評価の推奨事項を示したものであり、IB、IND、CTD などの文書への記載を規定していませんので、必要に応じて各規制当局にお問い合わせください。

⑧ 用量設定試験（3.2 項）

Q 「幼若動物を用いた小規模な DRF 試験を実施し、曝露や齢に関連する忍容性を評価することが推奨される」とあるが、生殖発生毒性試験など他の情報から JAS の投与量を決定できる場合、小規模な DRF 試験を実施しなくてもよいか？

A JAS の投与量を適切に設定できるのであれば、必ずしも新たな DRF は必要ないと思われます。

⑨ 投与開始時期等（3.4 項）

Q 対象となる小児集団の年齢が定まっていない場合、あるいは将来小児対象集団の最低年齢を変更する可能性がある場合の JAS の投与開始齢をどのように判断すればよいか？

A 基本的には実施予定の臨床試験の対象小児集団の最も低い年齢に対応する非臨床試験を計画すべきと思われます。将来、小児対象集団の年齢の変更が予定されている場合には、変更を見越した投与開始週齢の JAS の実施を検討することも可能と思われます（いずれの場合でも、低齢の幼若動物（特に離乳前）の使用が必要な場合には、幼若動物での忍容性の把握のため、DRF 試験の実施が有用とされています）。

Q 不特定の懸念がある場合や、標的臓器が不明な場合には、どのように JAS の投与

開始齢を決定すればよいか？

A 懸念の器官が特定されているが複数ある場合や、薬物の選択性が広く標的組織が不明な場合などは、特に対象小児集団において脆弱と思われる器官（系）を優先し、対象小児集団の最も低い年齢における器官（系）の発達時期に相当する週齢を選択することが推奨されています。

⑩ 投与量の選択（3.7項）

Q 「3.7 投与量の選択」において、NOAELの決定が望ましいとされているが、網羅的な毒性を検索する幼若毒性試験ではなく、懸念となる器官・組織発達に対する試験を実施した場合、あくまでも取り入れたエンドポイントに対するNOAELの決定が必要か？

A 取り入れたエンドポイントについてNOAELの決定が必要かどうかについて、エンドポイントの内容、結果解釈、臨床でのリスク管理の可否を踏まえ、ケースバイケースの判断が必要と思われます。

Q 「JASの試験期間中の投与量の調整（増量または減量）は、ADMEに関連する器官系の成熟に伴い全身曝露が大きく変化する場合に考慮すべきである」とあるが、大きく、とはどの程度のことか？

A いくつかの可能性が考えられますが、例えば曝露量が1つ上あるいは下の投与量と近接する場合、想定される薬効曝露量に届かない場合、逆に強く毒性が発現してしまう場合などが想定されると思われます。

⑪ エンドポイント（3.8項）

Q 特定の器官にのみ懸念がある場合、その器官のみ評価するJASの計画は受け入れられないのか？

A 小児臨床試験前にはじめて実施されるJASにおいては、成長・発達に対する最低限の評価は実施しておくべきとの議論に基づき、発達の指標となる身長、体重、性成熟等の項目、特定の組織以外の主要な組織・器官の病理組織学的検査等を設定することが必要とされております。追加の検討（機序解明試験など）において、特定の器官のみ評価することは差し支えありません。

⑫ 主要エンドポイント（3.8.1項）

Q 「3.8 エンドポイント」では主要エンドポイントは通常含めるべきと記載されている一方、「3.8.1 主要エンドポイント」の各エンドポイントの記載は「評価すべき項目」と「推奨される項目」の2つの記載パターンがある。これらはどのように解釈するべきか？

A 3.8項に記載された主要エンドポイントも、試験の目的や使用動物種、試験開始時期によっては必ずしも評価する必要がないものがあり、そのような項目については「推奨される」と表現されています（なお、評価に含めない主要エンドポイントがある場合、その根拠は明確にしておかれたい）。

⑬ トキシコキネティクス（3.8.1.7項）

Q TK評価に何例必要か？

A TKに必要な動物数の考え方については、ICH S3Aを参考にされたい。
（ICH S3Aには具体的な匹数は記載されておらず、「使用される動物数は、適切なTKデータを得るという目的に合致する範囲で最少とすべきである」、「毒性試験においては、安全性評価に資するデータを提供するように、適切な数の動物及び用量群（注9）を用いて全身的曝露を評価すべきである」旨が記載されている）。

Q TKについて、採血量が少ない場合、サンプルをプールして測定することは受け入れられないのか？

A JASのTKを計画する際には、採血量の観点から、マイクロサンプリングまたはスパースサンプリングの利用が強く推奨されておりますので、当該記載を参考にされたい。

Q 投与開始及び投与終了時のTKサンプリングを実施すべきとされているが、投与終了時のTKで曝露評価は十分可能ではないか？

A 幼若動物ではADMEに関連する組織の発達に伴い投与期間中に曝露が大きく変動する可能性があり、投与終了時のTKのみだとリスクの過小評価または過大評価につながる懸念があります。したがって、少なくとも投与開始及び投与終了時のTKサンプリングが推奨されています。

⑭ CNS評価（3.8.2.6項）

Q 学習・記憶テストについて、具体的な方法の推奨はないのか？

A 多用な試験方法があり、薬理作用との交絡の有無（感覚器や運動能への影響の有無）や懸念に応じて選択すべき試験方法は異なることからケースバイケースで検討する必要があります。開発者による適切な方法の選択が重要であり、例示はされませんでした。

Q げっ歯類の感覚機能、反射、学習及び記憶の評価において、生殖発生毒性試験と同様に16～20例の動物が必要か？

A 科学的に適切な評価を行うために、雌雄10例程度での評価は一般的に妥当と思わ

れます（別紙Cの例示参考）。

⑮ 生殖器系（3.8.2.7項）

Q　交配の評価の実施が不要とされた背景は何か？

A　一般的に、雌雄受胎能の評価は、げっ歯類の反復投与毒性試験における精巣及び卵巣の標準的な組織病理学的検査を十分に実施することによって、雌雄生殖器への影響を受胎能試験と同等の感度で検出できると考えられていることから、JASにおいては「推奨されない」ことが記載されています。なお、懸念の程度や内容によって、交配の評価を行うことが有用と考えられる場合などには、ケースバイケースで対応すべきと考えられます。

⑯ 離乳前の割り付け（3.9.1項・別紙C）

Q　別紙Cに示された割り付け方法は、かなり大規模になることが想定されるが、これに従う必要があるのか？

A　母動物の哺育や遺伝的偏り等を考慮した他の適当な方法を用いることでも差し支えありません。

⑰ 小児先行開発・小児のみの開発（4.項）

Q　幼若動物を用いた安全性薬理試験を実施する必要はないとあるが、幼若動物を用いた安全性薬理試験は受け入れられるか？

A　バイオ医薬品などでは、幼若（若齢）動物を用いた一般毒性試験に組み込み評価する場合も考えられるため、幼若動物を用いた安全性薬理評価を否定するものではありませんが、その際には当該評価が適切に行われていることを説明する必要があると思われます。

⑱ 添加剤（6.1項）

Q　成獣を用いた試験により十分に評価が実施できる場合には、JASを実施する必要はないか？

A　成獣を用いた試験により十分に評価し、安全性担保が可能な場合には、JASを実施する必要性は低いと思われます。ただし、小児特有の毒性が懸念される場合には、JASの実施を検討する必要があると思われます。

⑲ 各動物種の器官発達（別紙A）

Q　別紙Aには根拠となった書籍、文献の記載がないが、ガイドライン自体を動物の投与開始齢を定めるときの参照先として問題はないか？

A　差し支えありません。

今後の動向・課題

　本ガイドラインは、小児用医薬品開発をサポートするハーモナイズされた初めてのガイドラインである。今後、本ガイドラインの実装にあたり、発出前に課題とされた各規制当局間の意見の違いの有無やJASの必要性の判断のしやすさに関しての評価が望まれる。小児臨床試験をサポートする非臨床試験ガイドラインはハーモナイズされた一方で、小児適応医薬品の開発計画については、日本では成人適応医薬品の製造販売承認申請までにPMDAの確認を受けることとなり[11]、日米欧で規制が異なるため、各地域で小児臨床試験を開始する時期が大きく異なることが考えられる。そのため、各地域で異なる情報に基づき、小児用医薬品開発に必要な非臨床安全性試験を判断することになり、結果として各規制当局との合意事項または要求事項が異なる場合がありうることに留意されたい。

　また、昨今のサルの使用に鑑み、サルを用いた幼若動物試験の必要性の再検討や代替試験の検討の必要性が求められるかもしれない。

参考文献

1) 厚生労働省医薬食品局審査管理課長：「小児用医薬品のための幼若動物を用いた非臨床安全性試験ガイドライン」について．平成24年10月2日薬食審査発1002第5号．
2) FDA : Guidance for Industry "Nonclinical Safety Evaluation of Pediatric Drug Products." (2006).
3) EMEA : Guidance on the Need for Non-clinical Testing in Juvenile Animals of Pharmaceuticals for Paediatric Indications. (2008).
4) 厚生労働省医薬食品局審査管理課長：「医薬品の臨床試験及び製造販売承認申請のための非臨床安全性試験の実施についてのガイダンス」について．平成22年2月19日薬食審査発0219第4号．
5) 厚生労働省医薬食品局審査管理課：「医薬品の臨床試験及び製造販売承認申請のための非臨床安全性試験の実施についてのガイダンス」に関する質疑応答集（Q&A）について．平成24年8月16日事務連絡．
6) 厚生労働省医薬食品局審査管理課長：抗悪性腫瘍薬の非臨床評価に関するガイドラインについて．平成22年6月4日薬食審査発0604第1号．
7) 厚生労働省医薬食品局審査管理課長：「バイオテクノロジー応用医薬品の非臨床における安全性評価」について．平成24年3月23日薬食審査発0323第1号．
8) 厚生労働省医薬・生活衛生局医薬品審査管理課：「トキシコキネティクス（毒性試験における全身的暴露の評価）に関するガイダンス」におけるマイクロサンプリング手法の利用に関する質疑応答集（Q&A）について．平成31年3月15日事務連絡．
9) 厚生労働省医薬局審査管理課長：安全性薬理試験ガイドラインについて．平成13年6月21日医薬審発第902号．
10) 独立行政法人医薬品医療機器総合機構：ICH S5・S11説明会．
https://www.pmda.go.jp/int-activities/symposia/0103.html

11）厚生労働省医薬局医薬品審査管理課長：成人を対象とした医薬品の開発期間中に行う小児用医薬品の開発計画の策定について．令和 6 年 1 月 12 日医薬薬審発 0112 第 3 号．

4-7 皮膚感作性評価

通知

・医薬品の製造（輸入）承認申請に必要な毒性試験のガイドラインについて（平成元年9月11日薬審1第24号）

目的

皮膚感作性試験ガイドライン[1]（以下、本ガイドライン）は、皮膚外用剤として用いる医薬品の皮膚での接触感作性のリスクを動物試験によって予測するためのものである。したがって、この試験は他の経路、例えば経口摂取されるものあるいは吸入曝露されるものの感作性を検出する目的のものではない。

ガイドラインの沿革／経緯

本項は、ガイドラインの改正が実施されていないため、「医薬品非臨床試験ガイドライン解説2002」と同様の内容である。ただし、国際的な調和の点からガイドライン改定の必要性が指摘されており、マウスを用いる局所リンパ節試験（local lymph node assay：LLNA）を含む「医薬品非臨床試験ガイドライン解説2020」以降の皮膚感作性試験代替法の動向やその他、記載整備等を含めて解説を更新した。

ガイドライン各項解説

皮膚感作性試験は体系的に2つに区分することができる。1つは、免疫増強剤であるフロインド完全アジュバント（freund's complete adjuvant：FCA）を併用してアレルギー状態を起こしやすくする方法であり、他の1つはアジュバントを用いない方法である。

FCAを用いる方法は、感作性に対する動物での感受性を高め、低感作性物質の検出を可能にし、ヒトでのリスクの検出をより高める目的で行われている。FCAを用いる方法にはMagnusson and Kligmanのguinea pig maximization test（GPMT）を含めて5つの方法が示されている。

一般的に FCA を用いない方法は FCA を用いる方法で得られた陽性所見の強さをさらに評価するために用いられ、Buehler Test を含めて 3 つの方法が示されている。

1. 試験方法の選択

これらの試験方法は、多くの評価者に採用されていること、また、技術的に確立され、試験結果の再現性が高いという理由で例示されている。原則として各試験方法の原報を参考文献として示したが、中にはその後、変法が加えられているものもある。試験方法はこれらに限定されるものではないが、その他の試験方法を用いる場合には、それを採用したことの妥当性を説明し、さらに適切な文献の引用が必要となる。

(1) FCA を用いる方法

① Adjuvant and Patch Test[2]

この方法は FCA を皮内注射し、擦過した皮膚に被験物質を閉鎖貼布して感作を行い、惹起は開放塗布とするものである。被験物質が皮内注射できない場合に用いられる。

② FCA Test[3]

この方法は FCA と蒸留水の等量混合液に被験物質を混合し、皮内に注射する。

③ GPMT[4]

この方法は本ガイドライン中に紹介されているように、FCA、ラウリル硫酸ナトリウム、皮内注射ならびに閉鎖貼布を感作期間中に併用するのが特徴である。

④ Optimization Test[5]

この方法は本項 1. の「(2) FCA を用いない方法」の⑦に示す Draize Test 法とよく似ているが、感作には FCA を用い、惹起には皮内注射と閉鎖貼布の両方を行う。

⑤ Split Adjuvant Test[6]

この方法はドライアイス接触による皮膚傷害とアジュバントとして FCA を用いる方法で、被験物質を閉鎖貼布する。

(2) FCA を用いない方法

⑥ Buehler Test[7]

この方法は被験物質を閉鎖貼布で感作し、惹起も閉鎖貼布で行う。したがって、被験物質の透過性を高め、蒸散を防ぐことができる。

⑦ Draize Test[8]

この方法は行政機関によって最初に認められた皮膚感作性試験である。被験物質の希釈液を皮内注射して感作を行い、惹起も皮内注射で行うのが特徴である。

⑧ Open Epicutaneous Test[9]
　　この方法はヒトで用いられる状態を想定し、被験物質の局所塗布をくり返して行う方法である。

　いずれの方法も単独の試験結果のみから、ヒトでの皮膚感作性の予測を完全に行うことができるわけではないが、ヒトへ外挿する場合の重要な情報となりうると考えられる。

　なお、本ガイドラインでは動物福祉の原則（3Rs）の推進が考慮されている。例えば、試験方法は、FCAを用いる方法とFCAを用いない方法に大別して体系的に動物数の削減を図り、いたずらに多くの試験を実施するのではなく、動物数を減少できるように科学的に配慮されている。すなわち、動物福祉の観点について、次のように要約することができる。

・使用動物数を削減した
・試験方法の種類を限定し、選択できる試験法を明確化した
・試験方法の感度を区別した

2. 試験動物の選択

　試験動物の選択にあたっては感受性の高い動物を用いることが原則であるが、例示した試験方法ではいずれもモルモットが用いられている。原則として、動物は試験開始時の体重が500 g以下の健康な白色モルモット（通常1～3ヵ月齢）が用いられる。雄または雌の動物を使用することが可能であるが、雌を使用する場合は妊娠していない、かつ未経産の動物を使用する。

　モルモットが選択された主な理由は、種々の被験物質においてヒトと類似した反応を示すことが知られ、背景データが豊富に蓄積されているためである。

3. 動物数

　各試験方法で用いる動物数は、統計学的解析が可能な最小限の数にすることが望ましい。本ガイドラインでの動物数は、試験群（被験物質感作群）、各対照群（陽性対照群及び対照群）ともに、必要最小限で示されている。動物数は、各群5匹以上必要であるが、最小限の動物数ですむケースは、明らかに陰性であった場合か、強陽性であった場合に限られる。したがって、動物数を減らすことによって結果に影響を及ぼすと思われる場合には、動物数を適宜増やす必要がある。その他の場合、試験群は少なくとも10匹は必要となる。

4．陽性対照物質

陽性対照物質は、使用動物の感度及び被験物質の感作性の強さの比較に必要であり、次のような物質が用いられている。

- *p*-phenylenediamine（CAS No. 106-50-3）
- 1-chloro-2,4-dinitrobenzene（CAS No. 97-00-7）
- potassium dichromate（CAS No. 7778-50-9）
- neomycin sulfate（CAS No. 1405-10-3）
- nickel sulfate（CAS No. 7786-81-4）

さらに、文献で報告されているその他の適切な感作性物質があればそれらも使用可能である。

5．試験方法

本ガイドラインの試験方法では、先述した8つの試験方法のうち、GPMT と Adjuvant and Patch Test が詳細に述べられ、他の6つは例示されているにすぎない。しかし本ガイドラインに挙げた全ての方法は原則的に同等と考えてよい。すなわち、提示した方法のいずれを用いることも可能である。

GPMT と Adjuvant and Patch Test が例示されているのは、FCA を用いる方法は、FCA を用いない方法よりも感度が高いと考えられているからである。

被験物質の感作性を評価する場合、段階的に実施されるのが理想的である。すなわち、第一段階は、被験物質の性質を確かめるため、FCA を用いる5つの方法のうち1つを実施する。もし陽性所見が得られた場合、第二段階として既知物質と比較するか、あるいはFCA を用いない方法で検討すれば、感作の強度がわかる。

いずれの試験方法も原則的には動物に対し被験物質を曝露（感作）し、その後、約2週間の休薬期間をおいて被験物質を用いて再び曝露（惹起）を行うことにより、皮膚反応が生ずるかどうかを調べる。感作の成立は、試験群と各対照群の惹起による皮膚反応の比較によって判定される。それぞれの試験方法に特徴があるので、それらを熟知して適切に実施することが望ましい。

動物の準備においては、動物を無作為に各群に振り分ける。被験物質の投与前に、処置部位の毛を剪毛、あるいは剃毛により除去する。

試験条件によって成績が異なることがあるので、条件設定には十分注意する必要がある。

6．用量段階

用量段階を設定する必要がある場合には、被験物質の各投与用量における溶解性などの

物理化学的な性質と、局所的あるいは全身的投与用量を考慮に入れておく必要がある。感作用量及び惹起用量は、必要に応じてその選定の理由を説明する必要がある。

7．検査項目

　動物の体重は少なくとも試験開始時と終了時に測定しておく。感作期間中は、皮膚に刺激性が現れていないかどうかを観察する。感作成立の判定は惹起して、24、48あるいは72時間後の皮膚反応を観察するように定められており、各法の判定法に従って実施する。認められる皮膚反応及び異常所見は必ず記録しておく。

8．結果のまとめ

　成績は、各観察時期における個々の動物の皮膚反応がはっきりわかるように、以下の内容を記載することが望ましい。
- ・用いた動物の系統
- ・使用動物の数／週齢／性
- ・試験開始時及び終了時の個別体重
- ・動物に認められた全ての反応（採点法を使用した場合にはその詳細）
- ・結果の評価及び考察

9．結果の評価

　被験物質の皮膚感作性は、試験群と各対照群の反応に基づき評価する。試験結果を解釈する場合は、その被験物質の皮膚感作性の可能性について評価がなされていなければならない。基本的には各試験法に引用された論文の判定法に準じて行う。
　もし皮膚反応に関してその発生率を評価する必要がある場合には、動物数を増やして、適切な統計的手法を用いる方が望ましい。
　注意すべき点は、例示された試験方法は、いずれも被験物質のヒトへの感作性について明確に予測するのに必ずしも十分とはいえないことである。したがって、上述のように、ある被験物質の感作性を評価するには、FCAを用いる方法のうち1つを実施し、この試験結果からまず感作性があるか否かを判定する。陽性を示した場合には、さらにその被験物質の実際的なリスクを評価分類する目的で、FCAを用いない方法の1つを追加して行うことが理想的である。

参考文献
1）厚生省薬務局審査第一課長，審査第二課長，生物製剤課長：医薬品の製造（輸入）承認申請

に必要な毒性試験のガイドラインについて．平成元年9月11日薬審1第24号．
2) Sato Y., et al. : A modified technique of guinea pig testing to identify delayed hypersensitivity allergens. *Contact Dermatitis*, **7**, 225-237 (1981).
3) Klecak G., et al. : Screening of fragrance materials for allergenicity in the guinea pig. I. Comparison of four testing methods. *J. Soc. Cosmzet. Chem.*, **28**, 53-64 (1977).
4) Magnusson B., Kligman A.M. : The identification of contact allergens by animal assay. The guinea pig maximization test. *J. Invest. Dermatol.*, **52**, 268-276 (1969).
5) Maurer T.H., et al. : The optimization test in the guinea pig in relation to other predictive sensitization methods. *Toxicology*, **15**, 163-171 (1980).
6) Maguire H.C. Jr., Chase M.W. : Studies on the sensitization of animals with simple chemical compounds, Part XIII. *J. Exp. Med.*, **135**, 357-375 (1972).
7) Buehler E.V. : Delayed contact hypersensitivity in the guinea pig. *Arch. Dermatol.*, **91**, 171-177 (1965).
8) Draize J.H., et al. : Methods for the study of irritation and toxicity of substances applied topically to the skin and mucous membrane. *J. Pharmacol. Exp. Ther.*, **82**, 377-390 (1944).
9) Klecak G., et al. : Screening of fragrance material for allergenicity in the guinea pig. A comparison of four testing methods. *J. Soc. Cosmet. Chem.*, **28**, 53-64 (1977).

今後の動向・課題

　OECD[*]試験法ガイドライン（Test Guideline：TG）として採択されたモルモットを用いる皮膚感作性試験（OECD TG406）[1]では、GPMT及びBuehler Testの手順について詳細に記載されている。

　その後、OECD TG406の代替法として、LLNA（OECD TG429）[2]、LLNA：DA（OECD TG442A）[3]、LLNA：BrdU-ELISA or -FCM（OECD TG442B）[4]が採択された。LLNAは、マウスの耳介に被験物質を塗布し、耳介リンパ節におけるリンパ球の増殖反応を調べる方法である。TG429には用量群を最小限にするreduced LLNAをまず使用することが推奨されている。TG429では放射性同位元素を用いてDNAに取り込まれた放射能を測定するが、TG442A及びTG442Bでは放射性同位元素を使用せず、それぞれATP量及びDNAに取り込まれたBrdU量をELISAやフローサイトメトリーにより測定する。これらを用いれば、国連の化学品の分類及び表示に関する世界調和システム（United Nations The Globally Harmonized System of Classification and Labelling of Chemicals：UN GHS）において感作強度が評価できるとされている。

　OECDがまとめた皮膚感作性のadverse outcome pathway（AOP）[5]には、次の4つのkey eventが示されており、LLNAはkey event④に対応した*in vivo*試験法である。

　①　化学物質とタンパク質システイン残基またはリジン残基との共有結合
　②　角化細胞における炎症性応答及びantioxidant/electrophile response element（ARE）を介した経路による遺伝子発現

③ 樹状細胞の活性化（特異的細胞表面マーカーの発現、ケモカインやサイトカインの産生）

④ リンパ節におけるT細胞の増殖

昨今、これらのkey event①〜③に対応する、動物を用いない試験法がOECDのTGとして採択されている。

key event①に対応する試験法が、OECD TG442Cに3つ収載されている[6]。ペプチド結合性試験（direct peptide reactivity assay：DPRA）は、被験物質とシステインまたはリジン含有ペプチドをインキュベーションした後、残存ペプチド濃度を測定する in chemico 試験である。類似の方法として、NAC（N-(2-(1-ṅaphthyl)ȧcetyl)-L-ċysteine）とNAL（$α$-N-(2-(1-ṅaphthyl)ȧcetyl)-L-l̇ysine）と被験物質との反応性を評価するADRA（amino acid derivative reactivity assay）やDPRAの変法であり、UN GHS区分1Aが評価可能であるkineticDPRA（kDPRA）がある。

key event②に対応する試験法として、OECD TG442D[7]に角化細胞株レポーターアッセイ（ARE-Nrf2 Luciferase Test Method）が3つ収載されている。これらは、AREとレポーター遺伝子を導入したヒト角化細胞由来HaCaT細胞株（KeratinoSens™）またはLuSense（細胞株の名称は不明）及びEpiSensAでは再構築表皮モデルを用いる。本試験系は、被験物質によりNrf2-Keap1-ARE pathwayが活性化された後に発現するルシフェラーゼが触媒する反応を発光強度として測定するものであり、KeratinoSens™ではAKR1C2遺伝子のAREを、LuSenseではラットのNQO1遺伝子由来のAREをそれぞれエンハンサーとしている。EpiSensAは4つの遺伝子ATF3、GCLM、DNAJB4及びIL-8の変動で判断する。

また、key event③に対応する4つの試験法が、OECD TG442E[8]にまとめられている。ヒト細胞株活性化試験（human cell line activation test：h-CLAT）、U937 cell line activation test（U-SENS™）、interleukin-8 reporter gene assay（IL-8 Luc assay）及びGARD™-skinが収載されている。h-CLATでは、ヒト単球由来THP-1細胞株を用い、被験物質により活性化されたCD86及びCD54の発現量（蛍光強度）を測定する。U-SENS™では、ヒトリンフォーマ由来U937細胞株を用いて、被験物質により活性化されたCD86の発現量を測定する。IL-8 Luc assayでは、レポーター遺伝子を導入したTHP-1細胞株を用いて、被験物質により活性化されたIL-8発現量を測定する。GARD™-skinでは、MUTZ-3に由来する安定な細胞株であるSenzaCellに化学物質を曝露した後、nanoString nCounterによって遺伝子発現解析を行い、特異的遺伝子マーカーの発現パターンの定量化を実施する。次いで、定量化された特異的遺伝子マーカーの発現情報を、クラウドベースのGARD Data Analysis Application（GDAA）を用いて機械学習に基づく予測アルゴリズムを適用することによって、被験物質の感作性を分類する。

上述の in chemico または in vitro 試験は、いずれもAOPの一部を確認するものであり、単独では感作性を評価できないとTGにも記載がある。そこで、科学的根拠の重みづけ

(weight of evidence：WoE）や試験及び評価に関する統合的アプローチ（integrated approaches to testing and assessment：IATA）[9]を構成する他の試験法との組み合わせで用いることが推奨されている。さらに、OECD では IATA をもとに、動物を用いない試験の複数の試験結果を決められた Defined Approach（DA）に従って利用し、動物試験で得られる情報と同等の情報、すなわち LLNA だけでなく、ヒト感作性の有無や UN GHS 区分に分類できる情報を提供するガイドライン（Guideline：GL）497 を 2021 年に採択した。

OECD GL497[10] には 3 つの KE を対象とした代替法（DPRA、KeratinoSens™、h-CLAT）と構造活性相関：QSAR（Derek Nexus あるいは OECD QSAR Toolbox）を組み合わせた下記の 2 つの方法が示されている。

① 2 out of 3 DA：*in chemico*（KE1）、*in vitro*（KE2 及び KE3）のデータに基づき、皮膚感作性を判定

② Integrated Testing Strategy DA：*in chemico*（KE1）、*in vitro*（KE3）及び *in silico*（Derek Nexus あるいは OECD QSAR Toolbox）のデータに基づき、既定のデータ解釈手順により皮膚感作性の有無及び強度を判定

今後、GL497 には新たな *in chemico*、*in vitro*、*in silico* 試験が追加されていく予定である。種々の選択肢の中から、適切な試験法の組み合わせを用いて皮膚感作性の評価に利用されたい。

＊経済協力開発機構

補足解説の参考文献

1）OECD（2022），OECD Guideline for the Testing of Chemicals No. 406：Skin Sensitisation.
2）OECD（2010），OECD Guideline for the Testing of Chemicals No. 429：Skin Sensitization：Local Lymph Node Assay.
3）OECD（2010），OECD Guideline for the Testing of Chemicals No. 442A：Skin Sensitization：Local Lymph Node Assay：DA.
4）OECD（2024），OECD Guideline for the Testing of Chemicals No. 442B：Skin Sensitization：Local Lymph Node Assay：BrdU-ELISA or -FCM.
5）OECD（2012），Series on Testing and Assessment No. 168：The Adverse Outcome Pathway for Skin Sensitisation Initiated by Covalent Binding to Proteins. Part 1：Scientific Evidence.
6）OECD（2024），OECD Key event based test Guideline No. 442C：*In Chemico* Skin Sensitisation Assays Addressing the Adverse Outcome Pathway Key Event on Covalent Binding to Proteins.
7）OECD（2024），OECD Key event based test Guideline No. 442D：*In vitro* Skin Sensitisation Assays Addressing the Adverse Outcome Pathway Key Event on Keratinocyte Activation.
8）OECD（2024），OECD Key event based test Guideline No. 442E：*In vitro* Skin Sensitisation

Assays Addressing the Adverse Outcome Pathway Key Event on Activation of Dendritic Cells.
9) OECD (2016), Series on Testing & Assessment No. 256 : Guidance Document on the Reporting of Defined Approaches and Individual Information Sources to Be Used Within Integrated Approaches to Testing and Assessment (IATA) for Skin Sensitisation.
10) OECD (2023), OECD Guidelines for the Testing of Chemicals No. 497 : Defined Approaches for Skin Sensitisation.

4-8 光安全性評価

通知

- 「医薬品の臨床試験及び製造販売承認申請のための非臨床安全性試験の実施についてのガイダンス」について（平成22年2月19日薬食審査発0219第4号）
- 医薬品の光安全性評価ガイドラインについて（平成26年5月21日薬食審査発0521第1号）

目的

「医薬品の光安全性評価ガイドライン」（以下、本ガイドライン）では、基本的な考え方として、次の事項が明確に定義されている。

- 光毒性（光刺激性）：光照射によって産生される光反応性物質に対する急性の組織反応
- 光アレルギー：光化学反応によってタンパク質付加体などの光反応生成物を形成し、それにより引き起こされる免疫を介した反応

光感作性とは、光照射により惹起される組織反応に対し、時折使用される一般用語であるとし、本ガイドラインでは、光毒性と光アレルギーを明確に区別するために、光感作性という用語は用いられていない。

本ガイドラインは、新規医薬品有効成分（active pharmaceutical ingredient：API）、新規添加剤、経皮適用臨床製剤（皮膚貼付剤等）及び光線力学療法等に用いる製剤に適用される。従来は光安全性評価が皮膚外用剤でのみ行われることが多かったが、本ガイドラインの合意により、経口剤を含む全身適用薬についても評価が必要となった。

一般的に、ペプチド・タンパク質・抗体薬物複合体・オリゴヌクレオチドは、新規APIに含まれず、本ガイドラインの対象外である。また、通常、代謝物の評価は不要である。本ガイドラインにおいて対象となる新規APIと新規添加剤は、市販製剤でヒトに使用実績のないもの、あるいは投与経路の変更や剤形変更等により、ヒトでの使用実績を超えて使用されるものを指す。なお、眼領域に適用される被験物質については、標準的な評価方法はないが、被験物質の特性や分布等を考慮して光毒性の懸念を評価すべきものとされている。さらに、光線力学的療法に用いる被験物質については、主に薬物動態的観点からリスク評価を行うものとし、通常、光毒性試験等の実施が不要とされている。

本ガイドラインでは、全身適用薬と皮膚適用薬を対象に、このうち光毒性を主体とした光安全性評価ストラテジーとその評価方法の詳細が示されている。一方、光遺伝毒性と光がん原性については、現状で確立された試験法が存在しないとの判断からスコープ外とされている。なお、本ガイドラインにおける「評価」とは、必ずしも「試験の実施」を意味しているものではなく、既存情報の参照なども含めて総合的に光安全性を評価することを意味している。

本ガイドラインでは、「光毒性（光刺激性）」を、光照射により生成される光反応性物質に対する急性の組織反応と定義している。光毒性の評価方法は、開発者の判断でフレキシブルにさまざまなアプローチが選択できる。本項では光毒性評価のための非臨床試験について解説する。一方、「光アレルギー」は、光化学反応により生成されたタンパク質付加体などの光反応生成物により誘発される免疫系を介した反応と定義されている。しかしながら、現状で実施されている非臨床試験による光アレルギーの評価は、ヒトへの予測性において外挿性がないとされ、皮膚光感作性試験等によって光アレルギーを評価する意味はない。それゆえ、医薬品の光アレルギーの評価は、臨床試験等における一般的な有害事象報告（例えば薬剤性光線過敏症の発現頻度）から判断する等、ケースバイケースで対応する。ただし、医薬部外品では、日常的な使用による紫外・可視光への長時間・長期間の曝露等が想定されることから、原則として光感作性の評価が必要となることに留意されたい[1]。

ガイドラインの沿革/経緯

光安全性評価については、従来、光毒性（光刺激性）、光アレルギー、光遺伝毒性及び光がん原性に関して議論されてきた。欧州医薬品庁（EMA）とアメリカ食品医薬品局（FDA）はそれぞれ2002年に"Note for guidance on photosafety testing"を、FDAは2003年に"Guidance for industry; Photosafety testing"を発表した。本邦においては、1989年に「皮膚感作性試験に関するガイダンス」、1989年に「光感作性試験に関するガイダンス」を発表したが、光安全性試験に関する包括的な新しいガイダンスが必要であるとされ、医薬品規制調和国際会議（ICH）において2010年にトピックとして採択され、2014年に合意された（ICH S10ガイドライン）。

ガイドライン各項解説

1．試験方法の選択

本ガイドラインでは、「光毒性の初期評価（光物理化学的特性試験）」、「光毒性の実験的評価のストラテジー」が示されており、科学的根拠の重みづけ（weight of evidence：

WoE）により試験方法を選択可能としている。通常は、光物理化学的な初期評価（光吸収の測定、オプションとして光反応性試験）を最初に行い、光毒性の懸念があると判断される場合に試験を実施することが多い。試験としては、*in vitro* 光毒性試験、光に曝される組織（皮膚や眼）への分布、*in vivo* 光毒性試験のいずれかにより光毒性評価を行うが、動物福祉の原則（3Rs）の観点からも、光物理化学的特性試験や *in vitro* 試験を最初に実施することが望ましい。

　動物試験実施にあたっては、光照射による温度変化や照射ムラが試験結果に影響を与える場合があるため、光照射装置の特徴を十分に把握し、適切に管理する必要がある。

　臨床試験では、ケースバイケースで評価方法を選択するが、有害事象報告から評価することも可能である。ただし、アメリカでは、皮膚適用の医薬品について臨床での光毒性試験が求められる場合もあるので、規制当局と適宜相談しながら開発を進めることが推奨される。

　光毒性評価は、通常、大規模臨床試験（第Ⅲ相試験）の開始前までに実施すべきものとされている。光毒性評価の実施前や評価の結果、光毒性のリスクが懸念される場合には、ヒトにおいて適切なリスク軽減措置（光防御措置等）を採るべきである。

2．光毒性の初期評価（光物理化学的特性試験）

(1) 光吸収

　地表に到達する太陽光、すなわち紫外線 B（UVB）～可視光領域の一般的な波長に相当する 290～700 nm における吸収が、化学物質による光毒性や光アレルギーのトリガーと考えられている。光吸収を調べる試験法は、経済協力開発機構（OECD）から試験法ガイドライン 101[2]（OECD TG101）が 1981 年に発出されている。

　医薬品の場合は、Henry ら[3]や Bauer ら[4]の報告を参考に、波長 290～700 nm の範囲で被験物質の吸収スペクトルを測定し、モル吸光係数を算出し（媒体はメタノールを推奨）、モル吸光係数が $1,000 \text{ L mol}^{-1} \text{ cm}^{-1}$ 未満の場合、光安全性上の懸念がないと判断する。ただし、被験物質の光吸収に pH 感受性があり、メタノール溶液と pH 調整した溶液との間で測定結果に相違がある場合には、$1,000 \text{ L mol}^{-1} \text{ cm}^{-1}$ という閾値が使用できない場合もあり、留意が必要である。

　光吸収の特性については、製造部門で実施する物理化学的特性評価の一環として実施したデータを利用することも可能である。

(2) ROS アッセイ

　光化学反応を調べる reactive oxygen species（ROS）アッセイは、光毒性及び光アレルギーの発現機序における重要なイベントを検出する試験系であり、判定結果に対して偽陽性がないことから、本ガイドラインにおいて光化学的特性試験のオプショ

ンとして採択された。ROS アッセイでは、被験物質に擬似太陽光を照射し、化学物質が励起された後に生成する ROS（一重項酸素及びスーパーオキシドアニオン）の産生の有無と強さを調べる。試験方法の詳細は、2019 年に新規に採択された OECD TG495[5]を参照されたい。試験実施にあたっては、適切な擬似太陽光照射装置を用い、OECD TG495 に記載されている標準物質（陰性及び陽性対照物質）について事前に検討し、結果が許容範囲であることを確認しておく必要がある。

ROS アッセイの結果、被験物質が 200 μmol/L の濃度で陰性の場合、さらなる光安全性の評価は不要である。20 または 200 μmol/L の濃度で陽性または判定不能の場合には、非臨床光毒性試験または臨床試験からの光安全性評価を行うことが推奨されている。

ROS アッセイは、細胞や動物を用いず光化学反応によって評価する試験であり、UVB の毒性により細胞での評価が困難な物質についても試験を実施することができるが、反応液中での析出や着色により吸光度測定に影響する物質、分子量が不明の物質等、ROS アッセイによる評価が困難な場合もあるため、被験物質の特性と試験法の適用限界に留意すべきである。

3．光毒性の実験的評価

(1) *in vitro* 光毒性試験

in vitro 試験法を選択する場合には、試験系の検出力を把握し、かつ被験物質の特性を考慮したうえで、試験を実施すべきである。

3T3 細胞を用いるニュートラルレッド取り込み光毒性試験（*in vitro* 3T3 neutral red uptake phototoxicity test：3T3 NRU PT）が汎用されている。3T3 NRU PT は、水溶性物質について最も適切な *in vitro* スクリーニング手法と考えられている。試験法の詳細については、2019 年に改定された OECD TG432[6]を参照されたい。3T3 NRU PT では、96 ウェルプレートに培養した BALB/c マウス由来 3T3 細胞に被験物質を 1 時間前処理した後、擬似太陽光照射装置を用いて 50 分間光を照射する。対照として、無照射群を設定する。医薬品の場合、被験物質の最高濃度は 100 μg/mL でよい。培養終了後に細胞が取り込んだニュートラルレッドを抽出し吸光度を測定することにより、50 %細胞毒性濃度（IC_{50} 値）を決定する。光毒性の有無は、光照射群と非照射群の IC_{50} 値の比（photo irritation factor：PIF）を用いて判定する。PIF が算出できない場合は、反応性の差（mean photo effect：MPE）を用いる。OECD から MPE の算出ソフトウェア（Phototox Version 2.0[7]）が公開されている。

医薬品の場合、光照射条件下で被験物質の最高濃度 100 μg/mL まで細胞毒性を示さない化合物は、光毒性がないと判断できる。さらに、全身適用薬に限定されるが、PIF が 2〜5 の間（2019 年に改定された OECD TG 432 では、2 以上 5 未満）、ある

いは MPE が 0.10〜0.15 の間（改定 OECD TG 432 では、0.1 以上 0.15 未満）の場合、OECD TG 432 では「光毒性の可能性あり」とされているが、本ガイドラインでは毒性学的な関連性が疑わしいとして、一般的に光安全性評価をさらに行う必要はないと規定されている。なお、UVB にのみ光吸収をもつ被験物質や難水溶性物質に対しては、3T3 NRU PT による評価は推奨されない。

　3次元培養ヒト皮膚モデルを用いる光毒性試験では、被験物質を直接接触させることができることから、難水溶性物質や製剤での評価が可能である。市販されている複数のモデル（EpiDerm^{TM}、EpiSkin^{TM} 等）が利用できる。3次元培養ヒト皮膚モデルに被験物質を曝露した後、光照射及び非照射条件下における細胞生存率や interleukin-1α 産生量の差等から判定する。ただし、現時点では3次元培養ヒト皮膚モデルを用いた光毒性試験系について適切なバリデーションが実施されていないため、試験実施施設において実験条件の最適化を行ったうえで、当該試験系の検出力を確認しておくことが必要である。

(2) 組織分布

　通常実施される非臨床薬物動態試験及び反復投与組織分布試験（本書「3-1　非臨床薬物動態評価」、「3-2　反復投与組織分布評価」を参照）の結果から光毒性のリスクを評価することもできる。試験は、適切な動物種（アルビノ動物または有色動物）を用い、原則として被験物質を単回投与し、半減期が算出できるような間隔でタイムポイントを設定して組織中の被験物質濃度を測定する。

　全身適用薬の場合、血中濃度に比べて光に曝される組織において薬物濃度が高い場合や、当該組織中に長期間存在する場合はリスクがあると考えられるが、標準的な判定基準がないので、ケースバイケースで判断する。なお、被験物質のメラニン親和性が高い場合、組織中での薬物濃度は高くなるが、それのみでは光安全性のリスクにならない。非臨床薬物動態試験が実施されていない場合は、後述の $in\ vivo$ 光毒性試験の一環として実施する組織中濃度の測定結果から評価してもよい。光に曝される組織の局所に投与される被験物質については、その曝露量と消失速度等を考慮してリスクを評価することになるが、標準的な判定基準はない。

(3) *in vivo* 光毒性試験

　in vivo 光毒性試験系としてバリデートされたものがないことから、試験を実施するにあたっては、適切と考えられる試験条件で光毒性物質の背景データを取得しておく必要がある。

　動物は、モルモット・マウス・ラットが一般的に用いられている。アルビノ動物または有色動物のいずれも利用できるが、光照射に対する感受性（最小紅斑量）、光照射による熱への忍容性や被験物質の薬物動態学的プロファイルを参考に、適切な動物

種を選択すべきである。動物数は、1群5匹以上（片性のみでよい）とする。被験物質は、標的組織中に十分曝露される用量を設定し、臨床投与経路を原則として用いて、単回または複数回投与する。その後、t_{max} 付近の時点でUVAとして10〜20 J/m² 程度の光を照射する。照射装置は、キセノンランプ等の擬似太陽光照射装置を用いることが望ましいが、UV領域のみに吸収がある被験物質の場合、UVランプを用いた照射装置も利用可能である。光照射により温度が上昇するため、適切な温度管理を行う等により、動物の健康に対する悪影響を最小限にするための措置を行うことが望ましい。非照射群の設定は不要である。陽性対照物質（例えば8-methosypsoralen等）の背景データを十分に保有している場合は、3Rsの観点から、同一試験の中に陽性対照群を設定する必要はない。初回投与の翌日または数日後に、被験物質投与群と陰性対照（媒体）群の反応を基に、光毒性の有無を判定する。評価項目として、皮膚反応（紅斑や浮腫等）または耳介厚の増加量を指標にすることが多い。必要に応じて病理組織学的検査を行う。可視光領域に吸収がある被験物質の場合は、眼球（角膜・水晶体・網膜）を検査することも考慮する。

4. 結果の評価

各試験法で判定基準が示されている場合にはそれに従う。光毒性の評価では、臨床試験、*in vivo* 試験、*in vitro* 試験の順で評価の重み付けがなされる。*in vitro* 試験で光毒性が陰性と判定された場合には、追加の光毒性評価や臨床での光防御措置を採る必要はない。一方、非臨床試験で陽性であった場合は、被験物質の曝露状況や使用期間等の情報を総合して、ヒトでの光毒性リスクを評価することが肝要である。

今後の動向・課題

日本で開発されたROSアッセイ[8]は、ICHでの議論と並行して、日本動物実験代替法評価センター（JaCVAM）の多施設共同研究[9,10]が行われ、国際的にその有用性が認められ、本ガイドラインの中で、利用可能な試験のオプションとなった。さらに、2019年6月にOECD TG495として新規試験法に採択された。

光毒性の *in vitro* 試験として汎用されている3T3 NRU PTは、2004年にOECD TG432として採択されている。その後、OECD TG432は、2012年の欧州代替法評価センター（EURL ECVAM）と欧州製薬団体連合会（EFPIA）のワークショップ[11]の議論を受け、また、本ガイドラインの内容も踏まえて、2019年6月に内容が更新され、光毒性評価フロー（モル吸光係数の閾値を記載）・被験物質の最高濃度・培養条件・判定基準等が改訂された。

参考文献

1 ）厚生労働省医薬食品局審査管理課長：医薬品の光安全性評価ガイドラインについて．平成 26 年 5 月 21 日薬食審査発 0521 第 1 号．

2 ）OECD (1981), OECD Guideline for the Testing of Chemicals No. 101：UV-VIS Absorption Spectra (Spectrophotometric Method).

3 ）Henry B., *et al.*：Can light absorption and photostability data be used to assess the photosafety risks in patients for a new drug molecule?, *J Photochem Photobiol B*, **96**, 57-62 (2009).

4 ）Bauer D., *et al.*：Standardized UV-vis spectra as the foundation for a threshold-based, integrated photosafetyevaluation. *Regul Toxicol Pharmacol*, **68**, 70-75 (2014).

5 ）OECD (2019), OECD Guidelines for the Testing of Chemicals No. 495：Ros (Reactive Oxygen Species) Assay For Photoreactivity.

6 ）OECD (2019), OECD Guidelines for the Testing of Chemicals No. 432：*In Vitro* 3T3 NRU Phototoxicity Test.

7 ）Software to be used with TG 432：phototox version 2.0：http://www.oecd.org/env/ehs/testing/section4software.htm

8 ）Onoue S., *et al.*：Analytical studies on the prediction of photosensitive/phototoxic potential of pharmaceutical substances. *Pharm Res*, **23**, 156-164 (2006).

9 ）Onoue S., *et al.*：Establishment and intra-/inter-laboratory validation of a standard protocol of reactive oxygen species assay for chemical photosafety evaluation. *J Appl Toxicol*, **33**, 1241-1250 (2013).

10）Onoue S., *et al.*：Intra-/inter-laboratory validation study on reactive oxygen species assay for chemical photosafety evaluation using two different solar simulators. *Toxicol In Vitro*, **28**, 515-523 (2014).

11）Ceridono M., *et al.*：Workshop Report：The 3T3 neutral red uptake phototoxicity test：Practical experience and implications for phototoxicity testing-The report of an ECVAM-EFPIA workshop. *Regul Toxicol Pharmacol*, **63**, 480-488 (2012).

4-9
免疫毒性評価

通知

・医薬品の免疫毒性試験に関するガイドラインについて（平成18年4月18日薬食審査発第0418001号）

目的

「医薬品の免疫毒性試験に関するガイドライン」（以下、本ガイドライン）は、免疫毒性を有する可能性のある医薬品の検出のために実施される非臨床試験の進め方を示すものである。すなわち、免疫毒性評価において考慮すべき要因をもとに得られた知見から科学的根拠の重みづけ（weight of evidence：WoE）評価を行い、免疫毒性試験実施の必要性の有無を決定したうえで必要となる免疫毒性試験を挙げている。

ガイドラインの沿革／経緯

免疫毒性試験は、被験物質の免疫毒性の有無の検討に加えて、毒性標的となる免疫担当細胞の特定、免疫毒性の可逆性の有無の検討、免疫毒性発現機序の解明のために実施される。医薬品規制調和国際会議（ICH）において、「医薬品の免疫毒性試験に関するガイドライン」[1]（ICH S8 ガイドライン）が合意、制定された。

ガイドライン各項解説

1．適用

全ての新有効成分含有医薬品について、免疫毒性を有する可能性を評価し、免疫毒性試験実施の必要性を判断する。また、治験薬や市販医薬品に関しても、臨床試験期間中や製造販売承認取得後に新たに免疫毒性が疑われた場合には、本ガイドラインが適用されることがある。

本ガイドラインで対象とされる免疫毒性は意図しない免疫抑制あるいは免疫亢進であ

る。臓器移植や慢性関節リウマチならびに変形性関節症等に適応される免疫抑制剤は意図的な免疫抑制を目的とする被験物質であり、これらによる薬効としての免疫抑制は本ガイドラインの適用外である。このことはこれらの免疫抑制剤等では免疫毒性の検討が不要ということを意味するのではなく、本ガイドラインで示した免疫毒性試験の選択やデザイン等に縛られることなく、個々の被験物質に応じて免疫薬理学的特性をより詳細に評価し、非意図的な免疫毒性の有無について検討される必要がある。

バイオテクノロジー応用医薬品については、その特殊性に鑑み、本ガイドラインの適用外とし、評価手順は「バイオテクノロジー応用医薬品の非臨床における安全性評価」[2]（ICH S6(R1) ガイドライン）の規定に従うが、適切な動物種を用いて実施された薬効・薬理試験も含め、非臨床試験における免疫系の指標は免疫毒性の評価に有用であろう。

多くの抗悪性腫瘍薬については、通常実施される反復投与毒性試験等のデザイン構成で十分に製造販売承認申請に必要な免疫毒性を評価することができると考えられる[3]。免疫系に作用して抗腫瘍作用を示すような免疫調節剤については、臨床における副作用を非臨床試験で予測することは容易ではない。しかし、後述する反復投与毒性試験（本ガイドラインでは「標準的毒性試験」の用語を使用しているが、主に6ヵ月間までの反復投与毒性試験を指すので、本項中では「反復投与毒性試験」の用語を用いる）における免疫系器官・組織の病理組織学的検査に加えて免疫組織化学的検査やフローサイトメトリー等により予測される免疫担当細胞の構成や機能への影響を把握し、薬力学的作用と併せて総合的に評価することによって、追加の免疫毒性試験実施の必要性や臨床試験デザインの検討をすることは有用であろう。

なお、被験物質に起因する即時型過敏症や自己免疫応答については、現時点で標準的な試験方法が確立されていないため、本ガイドラインで対象とされる「免疫毒性」からは除かれている。遅延型の薬剤過敏症については、1989年に発出された「医薬品毒性試験法ガイドライン」[4]に皮膚感作性試験法が記載されている。なお、その後当該ガイドラインは改訂されていない。医薬部外品・化粧品に関するものではあるが、複数の皮膚感作性試験代替法を組み合わせた評価体系に関するガイダンスが国内で発出されており[5]、さらに経済協力開発機構（OECD）でもガイダンスが定められているので[6]参照されたい。

2．ガイドラインの概要

本ガイドラインでは、医薬品の免疫毒性評価に関する以下の3ステップが述べられている。

① 得られた知見の重要性に基づく免疫毒性試験の必要性の判断
② 免疫毒性試験の実施
③ 免疫毒性試験の結果に沿った対応

(1) **免疫毒性の評価において考慮すべき要因**

本ガイドラインでは、免疫毒性試験実施の必要性を判断するうえで WoE に基づいて考慮すべき要因として 6 項目が採り上げられている。

① 反復投与毒性試験から得られた所見（本項 2. の「(6) 免疫毒性を評価するための方法」で詳述）
② 被験物質の薬理学的性質
③ 適応患者集団
④ 既知の免疫毒性物質との構造類似性
⑤ 薬物分布
⑥ 臨床所見

以上の 6 項目の要因のうち、②の「(被験物質の) 薬理学的性質」において、「被験物質の薬理学的性質から免疫機能に影響を及ぼす可能性が考えられる場合には（例えば、抗炎症剤）、免疫毒性試験の実施を考慮する必要がある」とされている。抗炎症剤以外の薬剤でも、標的分子が免疫系細胞に分布する場合には、免疫機能に影響を及ぼす可能性がある。これらについては、「WoE に基づいた評価」で記述されている内容に従い、免疫毒性試験実施の必要性を判断する。抗炎症剤であっても、「免疫毒性の評価において考慮すべき要因」として挙げられる「薬理学的性質」以外の要因に懸念がなく、免疫系への非意図的な作用がない場合には、免疫毒性試験を実施する必要がない場合もある。なお、「薬理学的性質」で「非臨床の薬理学的研究から得られた被験物質の免疫系への影響に関する情報が、免疫毒性試験の必要性を判断する際の重要性に基づく評価に利用できる場合がある」と記載されている。ただし、安全性薬理試験を除いて、通常これらの薬理学的研究の多くは Good Laboratory Practice（GLP）適用下では実施されていない。免疫毒性試験の必要性を判断するための試験が GLP 適用であることは必須ではないが、その試験成績は製造販売承認申請資料としての評価に耐え得るものでなければならない。

③の「適応患者集団」においては、「薬剤が用いられる患者集団の大部分が疾病に伴って、または併用される治療によって免疫不全の状態になる場合には、免疫毒性試験の実施が必要とされよう」としている。これは、後天性免疫不全症候群（AIDS）患者のような免疫不全状態の患者に用いられる抗 HIV 薬や、深在性真菌症等の日和見感染に対する治療薬が例として挙げられる。また、免疫不全の状態をもたらす薬剤（例えば、免疫抑制剤や細胞増殖阻害作用のある抗がん剤等）に、さらに併用される薬剤に関しては、適用される併用薬の特性に基づいて免疫毒性試験実施の必要性を判断すべきである。

(2) **WoE に基づいた免疫毒性試験実施の必要性の判断**

WoE に基づいた免疫毒性試験の実施の判断では、1 つの要因でも重要な所見があ

る場合には免疫毒性試験の実施が必要になる。免疫機能を抑制あるいは亢進する性質に伴って、関連する副作用が予測される場合は「薬理学的性質」による懸念のみであっても免疫毒性試験の実施が必要とされる。また、単独の要因では十分な根拠とならない場合でも、2つ以上の要因により十分な根拠となる場合は試験の実施が必要とされるケースもある。なお、免疫毒性試験を実施しない場合には、実施しない理由を明確にしておかなければならない。

(3) 免疫毒性試験の選択とデザイン

免疫毒性試験が必要と判断される場合には、免疫機能試験が実施される[7]。

① 試験法の選択

通常の反復投与毒性試験の所見等から免疫毒性標的としてT細胞、B細胞あるいは抗原提示細胞が想定される場合、あるいは免疫毒性の標的細胞が特定されていない場合の免疫機能試験として、T細胞依存性抗体産生（T-cell-dependent antibody reaction：TDAR）試験が推奨される。反復投与毒性試験やイムノフェノタイピングで、ある特定のタイプの免疫系細胞に影響がみられ、その標的細胞がTDARに直接関与しない具体例としては、ナチュラルキラー（NK）細胞の変化、病理組織学的検査において顆粒球のみの反応を伴う特異的な炎症像やリンパ球領域の変化を伴わない感染性病変、または血液学的検査や骨髄の組織所見として顆粒球の増加あるいは減少等が知られている。このような所見が認められる場合には、TDAR試験以外の機能試験として、NK細胞活性検査、細胞傷害性T細胞活性検査、マクロファージ／好中球機能検査、宿主抵抗性試験、細胞性免疫能検査等を検討する。なお、イムノフェノタイピングは機能試験に該当しないが、ヒトの検体でも実施可能なため、ヒトへの外挿に際して有用な手段となる場合がある。

② 試験系

(ア) 動物種

原則として、実施された反復投与毒性試験と同種、同系統の動物を用いることが望ましい。ヒトを含めて種差がないことが予測されるのであれば、げっ歯類を用いた免疫毒性試験が有効である。そうではない場合には、可能であればヒトへの外挿が可能な動物種を用いることを考慮すべきである。少なくとも1種の動物を用いて免疫毒性試験を実施すればよい。通常、ヒト以外の霊長類（non-human primate：NHP）を除いては、両性を用いる必要があり、NHP以外の動物種で片性のみを用いる場合には、その妥当性を示す必要がある。臨床適応が片性のみの場合には、片性で免疫毒性試験を実施する根拠になり得る。しかし、通常の反復投与毒性試験で片性のみに免疫毒性を示唆する所見が認められても、それは免疫毒性試験を片性のみで実施するための根拠にはならない。

(イ) 投与期間

　　28日間を超える反復投与毒性試験で初めて免疫毒性を疑う所見が認められた場合においても、一般に28日間反復投与による免疫毒性試験を実施し、その結果から免疫毒性を評価することで差し支えない。ただし、28日間反復投与による免疫毒性試験で何らかの免疫毒性の徴候が得られず、その評価が困難な場合には、より長期の反復投与による免疫毒性試験が必要とされることもある。

　(ウ) 投与経路

　　原則として、投与経路は、免疫系への影響が認められた反復投与毒性試験に合わせるべきである。別の投与経路を用いる場合には、その投与経路によって免疫系への影響を評価できる妥当性を示す必要がある。

　(エ) 動物数

　　動物数は、用いる動物種の系統や評価する試験項目により異なるが、通常の反復投与毒性試験での条件を参考に設定するのが望ましい。

(4) **免疫毒性試験の評価と追加試験の必要性**

　免疫毒性試験でリスクが認められない場合には、さらに追加試験を行う必要はない。免疫毒性試験で有意な変化が観察されたものの、リスク・ベネフィットを適切に判断できる十分なデータが得られていない場合には、さらに追加の免疫毒性試験を実施することによりリスク・ベネフィットの判断のための情報を得る必要がある。ただし、免疫毒性試験で有意な変化が認められた場合でも、すでに得られている臨床試験の結果から、あるいは医薬品リスク管理計画（RMP）[8),9)]に基づき、薬剤の免疫毒性に関するリスク管理が十分に可能と判断されれば、追加の免疫毒性試験実施は必要ない場合がある（本ガイドラインのフローチャートを参照）。

(5) **免疫毒性試験の実施時期と臨床試験**

　通常、免疫毒性試験は第Ⅲ相臨床試験の開始前までに終了している必要があり、その際、最新の治験薬概要書に試験成績を記載することが望ましい。なお、免疫毒性試験実施の必要性がないと判断された場合には、その理由を明確にしておかなければならない。対象患者が免疫不全である場合には、該当薬剤の開発の早期段階で免疫毒性試験を開始することがあるが、試験の開始時期の決定は各薬剤の開発段階でケースバイケースにより判断すべきである。

(6) **免疫毒性を評価するための方法**

　① 反復投与毒性試験での免疫毒性評価

　　反復投与毒性試験における免疫系に関わる指標の評価は、免疫毒性の有無を判断し、免疫毒性試験の実施を決定するうえで有用である。反復投与毒性試験では、本

ガイドラインの「別紙：免疫毒性を評価するための方法」の表に示された血液学的検査、血液生化学的検査、免疫系器官の重量、肉眼病理検査（剖検）及び病理組織学的検査により、免疫毒性を疑わせる所見の有無等について総合的に検討する[10]。

リンパ系器官・組織では特徴的な免疫担当細胞の分布を示す領域構造が通常のヘマトキシリン・エオジン染色（HE染色）標本を用いる病理組織学的検査で評価することができる。脾臓の白脾髄では、リンパ濾胞にはBリンパ球が、動脈周囲リンパ鞘（PALS）にはTリンパ球が主に分布し、リンパ節では、Bリンパ球及びTリンパ球がそれぞれ皮質リンパ濾胞及び傍皮質領域に主に分布する。したがって、通常のHE染色標本を用いる病理組織学的検査であっても、例えば脾臓では単に「白脾髄の萎縮」等の記述に留まらず、これらの領域構造ごとのサイズや細胞密度の半定量的評価が求められる。半定量的評価では、それぞれの判定基準を明確に定義し、対照群も同様に評価する必要があり、それによって、免疫毒性の検出力が向上し、免疫毒性標的細胞も明確になる[11]～[13]。また、リンパ節の病理組織学的検査では、投与部位の所属リンパ節[14]あるいは投与部位に接するリンパ節及び1つ以上の「他のリンパ節」について検索する必要がある。「他のリンパ節」の評価によって全身性の免疫毒性の指標が得られると同時に、薬剤による曝露が高い投与部位の所属・隣接リンパ節への作用との比較が可能になる。「他のリンパ節」の選択は、用いる動物種により一律に規定することが難しく、各施設での経験に基づく判断が必要とされる。

また、一般状態（例えば、皮膚の発赤や紅斑等）の変化の中には免疫毒性に起因するものが含まれる場合がある。On-target及びoff-targetの薬理作用や他の情報も総合的に考えて、免疫毒性の徴候である可能性が高い場合には評価に利用すべきである。

② ストレスに関連する変化

毒性試験の最大耐量付近の用量で体重及び摂餌量減少、副腎皮質の肥大、胸腺皮質の萎縮等が認められた場合、一般的にストレス性の非特異的な免疫抑制の可能性があるが、そのように判断するには明確な根拠を示す必要がある。ストレス性の所見はACTH及びグルココルチコイドの分泌亢進に伴う変化である可能性があり[15]、通常、体重の増加抑制や一般状態の悪化等がみられる高用量のみで胸腺皮質の萎縮、副腎皮質の肥大、好中球数の増加及びリンパ球数の減少が認められる。また、一般的に免疫担当細胞のストレスに対する感受性は、胸腺細胞（特に皮質に分布する未成熟胸腺細胞）が最も高く、次に他の組織（脾臓、リンパ節等）におけるT細胞、B細胞の順であるので、胸腺皮質あるいは脾臓及びリンパ節等におけるT細胞領域の萎縮に注目すべきである。これらの特徴的な変化が最大耐量に近い用量のみで認められ、それ以外の用量では免疫系パラメータの変化が認められず、薬理学的に免疫系へ影響を及ぼす懸念がない場合には、ストレスによる変化である場合

が多い。

③ 免疫毒性試験

　免疫毒性試験のうち TDAR 試験は、幅広く免疫担当細胞の機能への影響を感度良く検出するのに役立つため、標的細胞が抗体産生に直接関与しない NK 細胞あるいは好中球であることが判明している場合等を除き、通常、優先的に実施される。

　TDAR 試験では、プラーク形成細胞（PFC）法[16),17)]に代わって、酵素免疫測定法（ELISA）が汎用されるようになっている[17),18)]。ヒツジ赤血球を抗原として用いる場合には、ELISA に用いる抗原を調製するため、膜の可溶化処理が必要となるが、抗原として赤血球をそのまま固定した状態で固相化する方法もある。一方、keyhole limpet hemocyanin（KLH）の場合には、購入試薬を緩衝液等に溶解して抗原として用いることができる[18)]。その他にも破傷風トキソイドやB型肝炎ワクチン等を抗原として使用できるが[19)]、試験の至適条件等をあらかじめ検討しておく必要がある。一次免疫応答後の IgM 抗体の測定が通常用いられるが、二次免疫応答後の IgG 抗体の測定も可能である。TDAR 試験の結果（抗体濃度または抗体価）は統計解析により評価することが望ましい。ただし、TDAR 試験に非近交系の動物を使用した場合には、対照群を含め群内で、抗体産生応答に大きな個体差が生じる場合があるので、試験結果は、統計解析に加えて実施施設の背景データ等から総合的に評価する。免疫毒性試験で近交系ラットを使用する際には、反復投与毒性試験で使用した非近交系ラットとの間で曝露量（薬物動態）に大きな差がないことを確認する必要がある。また、NHP 等を使用する場合には、評価の際に同一個体内での経時的推移を考慮する。

　フローサイトメトリー[20),21)]や免疫組織化学によるイムノフェノタイピングは、免疫毒性標的細胞の同定に有用であり、免疫毒性の懸念がある場合には、反復投与毒性試験にあらかじめ追加して実施することも可能である。本ガイドラインではイムノフェノタイピングは機能試験に分類されていないが、適切な細胞表面や細胞内マーカーを選択することにより、免疫系細胞の機能変化を推定することが可能である。一方、免疫組織化学的染色はレトロスペクティブな解析が可能である。

　免疫毒性の標的細胞が抗体産生に関与しない場合には、毒性標的細胞の種類に応じて、NK 細胞活性検査[22)〜24)]、マクロファージ/好中球機能検査[25),26)]、細胞性免疫能検査[27),28)]等により、それぞれの免疫機能への影響について検討することが必要となる場合がある。宿主抵抗性試験[29)〜31)]によって自然免疫から獲得免疫に至る免疫機能を評価することができ、排除機構の違いから免疫毒性の標的もわかる場合がある。実施に際して注意すべき点としては、重度の感染症や腫瘍の発生を設定すると弱い免疫抑制であっても強い効果にみえる場合があること、また被験物質の感染病原体や腫瘍に対する直接的影響も考慮する必要がある。細菌やウイルスに対する宿主抵抗性では感染試験が必要となる。腫瘍に対する宿主抵抗性においては、NK

細胞活性、細胞傷害性T細胞活性、マクロファージによる細胞傷害活性等が関与する。

④ 試験法のバリデーション

免疫毒性試験の標準的なバリデーション項目として、併行精度、試験間精度、試験者間精度、定量限界、定量の直線性を与える範囲、被験試料の安定性等が挙げられている。試験施設の技術的水準を保証するため、各試験あるいは各施設で適切なバリデーション項目を決めて実施する必要がある。試験法の妥当性を示すためには、適切な陽性対照を試験に含めることが望ましい。免疫抑制だけでなく免疫亢進について検討する場合でも、陽性対照として免疫抑制剤を用いることで問題はない。また、イムノフェノタイピング等、試験項目によっては、陽性対照物質を必ずしも試験ごとに含める必要はなく、定期的な間隔で試験に含めることも可能である。

ただし、十分なバリデーションが行われていない試験であってもヒトの安全性に係る有用な知見が得られた場合には、その成績を十分に吟味したうえでヒトの安全性を確保するために使用すべきである。

今後の動向・課題

本ガイドラインの対象とされる免疫毒性は、意図しない免疫抑制あるいは免疫亢進であるが、免疫亢進による免疫毒性については下記に示すような本ガイドライン中の記載内容に適さない場合があり、ケースバイケースで考える必要がある。

バイオテクノロジー応用医薬品については本ガイドラインの適用外としているが、免疫細胞を標的とした一部の抗体医薬品では非意図的に標的以外の免疫細胞を活性化することがあるため、反復投与毒性試験における免疫系指標や、ヒトの細胞を用いる *in vitro* 試験でのT細胞の増殖反応あるいは産生サイトカインなどの検討が免疫毒性の評価に有用であろう。二重特異性T細胞誘導抗体医薬品や免疫チェックポイント阻害薬では、薬理作用として免疫毒性の潜在的リスクが明らかな場合もある。

核酸医薬品の免疫毒性評価に関しては、「核酸医薬品の非臨床安全性評価に関するガイドライン」[32]の中で反復投与毒性試験などから評価することが可能である場合は独立した試験は推奨されないが、実施が必要な場合は本ガイドラインを参照することとなっている。意図する薬理作用に加えて、補体の活性化、パターン認識受容体（Pattern-recognition receptor）、特にエンドソームに発現するToll様受容体（Toll-like receptor）を介した自然免疫系の活性化、免疫担当細胞の変動を考慮する[33]。

リポソーム製剤やブロック共重合体ミセル医薬品では、有効成分が新規、既存のいずれであっても、製剤の毒性学的プロファイル及び曝露量－反応関係の双方を評価するために実施される製剤及び必要に応じて有効成分単体あるいはキャリアに対する反復投与毒性試験における免疫系の評価が免疫毒性試験実施の必要性の判断のために有用であろう[34〜36]。

参考文献

1) 厚生労働省医薬食品局審査管理課長：医薬品の免疫毒性試験に関するガイドラインについて．平成18年4月18日薬食審査発第0418001号．
2) 厚生労働省医薬食品局審査管理課長：「バイオテクノロジー応用医薬品の非臨床における安全性評価」について．平成24年3月23日薬食審査発0323第1号．
3) 厚生労働省医薬食品局審査管理課長：抗悪性腫瘍薬の非臨床評価に関するガイドラインについて．平成22年6月4日薬食審査発0604第1号．
4) 厚生省薬務局審査第一課長，審査第二課長，生物製剤課長：医薬品の製造（輸入）承認申請に必要な毒性試験のガイドラインについて．平成元年9月11日薬審1第24号．
5) 厚生労働省医薬・生活衛生局医薬品審査管理課長：医薬部外品・化粧品の安全性評価のための複数の皮膚感作性試験代替法を組合せた評価体系に関するガイダンスについて．平成30年1月11日薬生薬審発0111第1号．
6) OECD（2021），OECD Guidelines for the Testing of Chemicals No. 497：Defined Approaches for Skin Sensitisation.
7) 中村和市：免疫毒性．社団法人日本薬理学会編，創薬研究のストラテジー（下），163-171（2011）．
8) 厚生労働省医薬食品局安全対策課長，審査管理課長：医薬品リスク管理計画指針について．平成24年4月11日薬食安発0411第1号，薬食審査発0411第2号．
9) 厚生労働省医薬食品局審査管理課長，安全対策課長：医薬品リスク管理計画の策定について．平成24年4月26日薬食審査発0426第2号，薬食安発0426第1号．
10) Nakamura K.：Need for specialized immunotoxicity tests. In：Immunotoxicology Strategies for Pharmaceutical Safety Assessment, Herzyk D.J. and Bussiere J.L.（Eds）, A John Wiley & Sons, Inc. Publication, 45-54（2008）．
11) Kuper CF., et al.：Histopathological approaches to detect changes indicative of immunotoxicity. *Toxicol. Pathol.*, **28**(3), 454-466（2000）．
12) 久田茂：ICH免疫毒性試験ガイドラインと病理組織検査．*ImmunoTox Letter*, **11**(2), 8-14（2006）．
13) Elmore SA.：Enhanced histopathology of the immune system：a review and update. *Toxicol Pathol.* **40**(2), 148-156（2012）．
14) Tilney NL.：Patterns of lymphatic drainage in the adult laboratory rat. *J. Anat.*, **100**(3), 369-383（1971）．
15) Pruett S., et al.：Urinary corticosterone as an indicator of stress-mediated immunological changes in rats. *J. Immunotoxicol.*, **5**(1), 17-22（2008）．
16) 手島玲子 他：免疫毒性試験プロトコール第1回．ラットにおけるインビボ抗SRBC抗体産生（スライドグラスを用いるPFCアッセイ）．*ImmunoTox Letter*, **4**(2), 7-10（1999）．
17) Ladics GS.：Use of SRBC antibody responses for immunotoxicity testing. *Methods*, **41**, 9-19（2007）．
18) Piccotti JR.：T cell-dependent antibody response tests. In：Immunotoxicology Strategies for Pharmaceutical Safety Assessment, Herzyk D.J. and Bussiere J.L.（Eds）, A John Wiley & Sons, Inc. Publication, 67-76（2008）．

19) Lebrec H., et al. : The T-cell-dependent antibody response assay in nonclinical studies of pharmaceuticals and chemicals : study design, data analysis, interpretation. *Regul Toxicol Pharmacol.*, **1**, 7-21 (2014).
20) 中村和市：免疫毒性試験プロトコール第1回．ラットリンパ組織及び末梢血白血球のフローサイトメトリー．*ImmunoTox Letter*, **4**(1), 4-6 (1999).
21) Narayanan P., et al. : Application of flow cytometry in drug development. In : Immunotoxicology Strategies for Pharmaceutical Safety Assessment, Herzyk D.J. and Bussiere J.L. (Eds), A John Wiley & Sons, Inc. Publication, 141-159 (2008).
22) 筒井尚久：免疫毒性試験プロトコール第2回．ラットNK細胞活性測定法．*ImmunoTox Letter*, **4**(2), 5-7 (1999).
23) Cederbrant K., et al. : NK-cell activity in immunotoxicity draug evaluation. *Toxicology*, **185**(3), 241-250 (2003).
24) Plitnick L. : Natural killer cell assay and other innate immunity tests. In : Immunotoxicology Strategies for Pharmaceutical Safety Assessment, Herzyk D.J. and Bussiere J.L. (Eds), A John Wiley & Sons, Inc. Publication, 77-85 (2008).
25) Lemarie A., et al. : Human macrophages constitute targets for immunotoxic inorganic arsenic. *J. Immunol.*, **177**(5), 3019-3027 (2006).
26) Choi HS., et al. : A quantitative nitroblue tetrazolium assay for determining intracellular superoxide anion production in phagocytic cells. *J. Immunoassay Immunochem.*, **27**(1), 31-44 (2006).
27) Asherson GL., et al. : Contact and delayed hypersensitivity in the mouse. I. Active sensitization and passive transfer. *Immunology*, **15**(3), 405-416 (1968).
28) Price K. : Cellular immune response in delayed-type hypersensitivity tests. In : Immunotoxicology Strategies for Pharmaceutical Safety Assessment, Herzyk D.J. and Bussiere J.L. (Eds), A John Wiley & Sons, Inc. Publication, 87-101 (2008).
29) Zenewicz LA., et al. : Innate and adaptive immune responses to Listeria monocytogenes : a short overview. *Microbes Infect.*, **9**(10), 1208-1215 (2007).
30) Garssen J., et al., Bruggeman C.A., Osterhaus A.D., Van Loveren H. : A rat cytomegalovirus infection model as a tool for immunotoxicity testing. *Eur. J. Pharmacol.*, **292** (3-4), 223-231 (1995).
31) Burleson GR., et al. : Animal models of Host Resistance. In : Immunotoxicology Strategies for Pharmaceutical Safety Assessment, Herzyk D.J. and Bussiere J.L. (Eds), A John Wiley & Sons, Inc. Publication, 163-177 (2008).
32) 厚生労働省医薬・生活衛生局医薬品審査管理課長：核酸医薬品の非臨床安全性評価に関するガイドラインについて．令和2年3月30日薬生薬審発0330第1号．
33) 宮川伸 他：核酸医薬の毒性と安全性．医学のあゆみ，**238**, 519-523 (2011).
34) 厚生労働省医薬・生活衛生局審査管理課長：「リポソーム製剤の開発に関するガイドライン」について．平成28年3月28日薬生審査発0328第19号．
35) 厚生労働省医薬食品局審査管理課長：ブロック共重合体ミセル医薬品の開発に関する厚生労働省／欧州医薬品庁の共同リフレクションペーパーの公表等について．平成26年1月10日薬食審査発0110第1号．

36) 厚生労働省医薬・生活衛生局審査管理課:「核酸 (siRNA) 搭載ナノ製剤に関するリフレクションペーパー」について. 平成 28 年 3 月 28 日事務連絡.

5 品質管理・品質保証

5-1 潜在的発がんリスクを低減するための医薬品中DNA反応性（変異原性）不純物の評価及び管理

通知

・潜在的発がんリスクを低減するための医薬品中DNA反応性変異原（変異原性）不純物の評価及び管理ガイドラインについて（平成27年11月10日薬生審査発1110第3号）
・「潜在的発がんリスクを低減するための医薬品中DNA反応性（変異原性）不純物の評価及び管理ガイドラインについて」の一部改正について（令和6年2月14日医薬薬審発0214第1号）
・潜在的発がんリスクを低減するための医薬品中DNA反応性（変異原性）不純物の評価及び管理ガイドラインの補遺について（令和6年2月14日医薬薬審発0214第2号）
・「潜在的発がんリスクを低減するための医薬品中DNA反応性（変異原性）不純物の評価及び管理ガイドライン」に関するQ&Aについて（令和6年2月14日医薬局医薬品審査管理課事務連絡）

目的

「潜在的発がんリスクを低減するための医薬品中DNA反応性（変異原性）不純物の評価及び管理ガイドライン」[1]（ICH M7(R2)ガイドライン（以下、本ガイドライン））は、「新有効成分含有医薬品のうち原薬の不純物に関するガイドラインの改定」[2]（ICH Q3A(R2)ガイドライン）、「新有効成分含有医薬品のうち製剤の不純物に関するガイドラインの改定」[3]（ICH Q3B(R2)ガイドライン）及び「医薬品の臨床試験及び製造販売承認申請のための非臨床安全性試験の実施についてのガイダンス」[4]（ICH M3(R2)ガイダンス）を補完するため、医薬品に含まれる不純物について変異原性の評価方法及び変異原性不純物の管理方法の指針を示すガイドラインとして、2014年に医薬品規制調和国際会議（ICH）で合意され、本邦では2015年に初版が発出された。その後、2回の改定が行われ、2023年4月にICHで合意の後、本邦では2024年2月に本ガイドラインが発出された。

ICH Q3A(R2)及びQ3B(R2)ガイドラインでは、不純物の安全性確認が必要となる閾値及び管理について言及されているが、ごく微量の含有量でもDNAに突然変異を引き起こし、がんを誘発する可能性がある変異原性発がん物質が不純物として医薬品に混入する

場合については、これらのガイドラインに則して管理してもリスクがないとは言い切れない。また、実施すべき遺伝毒性試験項目として Ames 試験と in vitro 染色体異常試験を挙げているものの、これらの試験が陽性となった場合の対応については言及されていない。そこで、本ガイドラインでは、変異原性不純物に対して潜在的発がんリスクが許容できるレベルを規定し、許容レベルを超えていないか評価するための方法及びリスクに応じた管理方法を示している。また、従来の ICH Q3A(R2) 及び Q3B(R2) ガイドラインでは製造販売承認申請品目中の不純物を対象としていたのに対し、本ガイドラインでは投与期間が限られる臨床開発段階の治験薬中に含まれる不純物に対する指針も示している。

ガイドラインの沿革 / 経緯

細菌を用いる復帰突然変異試験（Ames 試験）で陽性を示す化合物は、DNA を直接的に損傷して遺伝子突然変異を誘発することによって、永続的にその損傷が生体内に残り、やがてがんを引き起こす可能性がある。このような DNA 反応性（変異原性）を有する化合物は閾値がないと考えられる。すなわち、遺伝子突然変異は確率論的事象であり、また、1 つの遺伝子突然変異から発がんに至ることもあるため、どんなに低レベルの場合であっても、発がんリスクがゼロにはならないと考えられている。ICH Q3A(R2) 及び Q3B(R2) ガイドラインでは、原薬または製剤中に含まれる不純物量が安全性確認の閾値を超えた場合に、安全性を確認するための毒性試験を実施する必要があるとしているが、不純物が変異原性を有する場合には、前述の理由から安全性確認の閾値よりも低レベルで存在する場合であってもヒトの安全性に重大な影響を及ぼす可能性がある。例えば、ICH Q3B(R2) ガイドラインでは医薬品製剤の最大 1 日投与量が 2 g までであれば、不純物が製剤中に 0.15 ％含まれていても当該不純物の毒性試験を実施する必要はなく、1 日あたり最大 0.06 mg/kg（体重を 50 kg とした場合）の不純物の摂取が許容されている。一方、強力な変異原性発がん物質であるアルキルアゾキシ化合物は、0.00038〜0.0302 mg/kg/日で投与したラットの半数例にがんを生じさせることが知られており[5]、このような化合物を ICH Q3B(R2) ガイドラインで許容される 0.06 mg/kg/日で摂取することは、きわめて高い発がんリスクにつながると考えられる。また、ICH Q3A(R2) 及び Q3B(R2) ガイドラインでは、安全性を確認するための毒性試験を評価対象とする不純物を含む原薬または製剤を用いて実施することを許容しており、原薬中に安全性確認が必要なレベル（例えば0.15 ％）の不純物が含まれる場合、Ames 試験の最高用量である 5,000 µg/plate 中に含まれる不純物量は 7.5 µg/plate になる。原薬が細胞毒性を有する場合には、原薬自身の最高用量が制限されることから、評価される不純物量はさらに低下する。一方、変異原性化合物の中には、そのような用量では陽性を示さないもの（メタンスルホン酸メチル、9-アミノアクリジン等）も存在する。したがって、不純物を含む原薬または製剤を用いた Ames 試験では不純物の変異原性を確実に検出することができない。

医薬品中に含まれる遺伝毒性不純物に関して、欧州医薬品庁（EMA）は、2006年に遺伝毒性不純物の評価及び管理に関するガイドラインである「Guideline on the Limit of Genotoxic Impurities」[6]を発表し、アメリカ食品医薬品局（FDA）も2008年に同様のドラフトガイダンスである「Genotoxic and Carcinogenic Impurities in Drug Substances and Products：Recommended Approaches」[7]を発表した。これらのガイドラインを受け、2010年から国際的に合意されたガイドラインの制定を目指して本ガイドラインの策定が開始され、2014年7月に最終合意された。本ガイドラインの先進的な特徴として、近年、変異原性予測の精度が向上してきた構造活性相関（(quantitative) structure-activity relationship：(Q)SAR）による in silico の変異原性評価が認められ、変異原性発がん物質のゼロリスクを求めるのではなく、10万人に1人の生涯発がんリスクの増加を許容し、このリスクレベルに基づく毒性学的懸念の閾値（threshold of toxicological concern：TTC）である1.5 μg/日が提唱されたことが挙げられる。また、変異原性物質は前述のとおり少量曝露でも発がんリスクを上げる可能性があり、このような不純物に短期間とはいえヒトが曝露される可能性のある治験薬についても本ガイドラインではリスクアセスメント手法と管理指針を示している。

ガイドライン各項解説

1. ガイドラインの適用範囲

本ガイドラインは、化学合成される低分子の新原薬及び新製剤を対象としており、生物学的製剤／バイオテクノロジー応用医薬品、ペプチド、オリゴヌクレオチド、放射性医薬品、醗酵生成物、生薬及び動植物由来の被験物質には適用されない。ただし、対象外の被験物質であっても、化学修飾を目的とした化学合成過程を経るものについては、本ガイドラインが適用される場合があるため留意する必要がある。本ガイドラインに関する質疑応答集（Q&A）ではICH Q11で定義されている半合成薬についても、発酵後のステップ（例えばリンカー導入）で変異原性不純物が混入する可能性について評価が必要とされている[8]。また、「抗悪性腫瘍薬の非臨床評価に関するガイドライン」[9]（ICH S9ガイドライン）の対象となる重篤かつ致死性の悪性腫瘍を有する患者の治療を目的として開発される被験物質は適用外であり、このような被験物質に含まれるDNA反応性（変異原性）不純物の管理方法は、ICH S9ガイドラインに関する質疑応答集（Q&A）を参照されたい。なお、ICH S9ガイドラインが適用される被験物質に対して、本ガイドラインに則した不純物の(Q)SARによる in silico 評価等の適用は否定されていない。また、重篤かつ致死性の悪性腫瘍以外の適応症でも、原薬自身が変異原性に基づく発がんリスクを示すものについては、低レベルで存在する変異原性不純物が原薬のリスクを著しく増大させるとは考えられないため、本ガイドラインに則った管理は不要と考えられる。

2．一般原則と許容摂取量の考え方

(1) 評価エンドポイント

本ガイドラインは、低レベルでも DNA に直接損傷を与え、突然変異さらにはがんを誘発する可能性のある DNA 反応性（変異原性）の有無を評価エンドポイントとする。このような作用機序をもつ変異原性物質は、Ames 試験で検出できる。変異原性によらない作用機序を持つ遺伝毒性物質は、通常は閾値を有していると考えられる。したがって、染色体異常試験や小核試験で陽性となる化合物や、がん原性試験で腫瘍形成作用が認められた化合物でも Ames 試験で陰性であれば、本ガイドラインでは変異原性物質とは扱わない。変異原性の評価には、がん原性及び Ames 試験に関するデータベースや文献情報も使用できるが、結論に至った試験菌株や用量に関する試験条件の適切性については、「医薬品の遺伝毒性試験及び解釈に関するガイダンス」[10]（ICH S2(R1) ガイダンス）を参照する必要がある。Ames 試験での陽性結果は、変異原性物質としての十分な根拠となるが、in $vitro$ での特異的な反応も考慮し、適切な in $vivo$ 遺伝毒性試験を実施することで、生体内での反応性を検証することも可能である。適切な in $vivo$ 遺伝毒性試験、もしくはその組み合わせ試験が陰性結果であれば変異原性は払拭でき、非変異原性不純物に分類できる。なお、Ames 試験で陽性となる化合物でも適切に実施されたがん原性試験でがん原性が否定されている変異原性不純物は本ガイドラインのクラス 5 に分類できる。また、本ガイドラインでは、Ames 試験の結果を化合物の化学構造から予測できる in $silico$ 手法による毒性評価も認められている。その場合、相補的な 2 つの (Q)SAR 法（専門的経験に基づくルールベースの方法及び統計ベースの方法）による解析が必要とされる。

(2) TTC の概念

本ガイドラインでは、発がん性に関する情報が不明な化合物を一生涯摂取し続けたとしても発がん性のリスクが無視できると考えられる許容摂取量として、TTC 以下であれば許容できるという考え方[11]が採用された。がん原性試験結果を有する個別化合物のげっ歯類の発がん性データから、最も感受性の高い動物種と臓器に対する腫瘍発生率が、50％となる用量（TD_{50}）を用い、TD_{50} からの直線外挿により腫瘍発生率（生涯発がんリスク）が 10 万分の 1（10^{-5}）となる用量が求められた。アメリカ国立衛生研究所（NIH）の発がん性データベース（carcinogenic potency data base：CPDB）に収載されている 1,547 種類の発がん物質の大部分について理論上の生涯発がんリスクを 10^{-5} 以下に管理できる用量を TTC として、1.5 μg/日が設定された。なお、世の中に存在する化学物質の 10 ％が発がん物質と仮定した場合に、その 99 ％の化学物質について 10^{-5} の発がんリスクで管理できる設定閾値も 1.5 μg/日である（表1）。

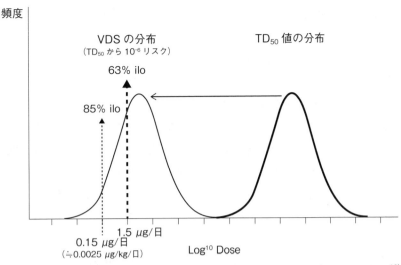

図1 発がん性物質のTD$_{50}$分布からの100万分の1（10^{-6}）リスク分布の推定[12]

表1 未知化合物における発がん性物質の割合と設定閾値により健康リスクを排除できる化合物の割合[12]

設定閾値 μg/日	発がん性物質の推定率							
	100%	50%	20%	10%	100%	50%	20%	10%
	10^{-6}リスク				10^{-5}リスク			
0.15	86	93	97	99	96	98	99	99
0.3	80	90	96	98	94	97	99	99
0.6	74	87	95	97	91	96	98	99
1.5	63	82	93	96	86	96	97	99
3	55	77	91	95	80	90	96	98
6	46	73	89	95	74	87	95	97

Munro（1990）より

　この値は多くの医薬品に対し、不純物管理に用いる許容限度値を設定する際の既定値として使用できる。しかし、一部の構造グループは変異原性誘発能が高いため、TTCを下回る摂取量であっても、理論的には、著しい発がんリスクの可能性を伴うことが確認されている。この強い変異原性発がん物質類はcohort of concern（COC）と呼ばれ、アフラトキシン様化合物、N-ニトロソ化合物及びアルキルアゾキシ化合物で構成され、原則的に医薬品中への混入は防ぐべきと考えられる。COCの一つに定義されているN-ニトロソアミン類に分類されるN-ニトロソジメチルアミン（NDMA）がバルサルタンへ混入することが2018年に発覚し、これを契機として、N-ニトロソ化合物混入のリスク評価と管理についてICHでは別途議論が進んでいる。この件については本項の「今後の動向・課題」で解説する。

(3) 一生涯よりも短い期間（LTL）の曝露に関する許容摂取量

TTCとしての1.5 μg/日は、一生涯（70年間）にわたって毎日曝露されてもヒト発がんリスクが 10^{-5} 以下となる摂取量である。しかし、医薬品は一生涯にわたって毎日摂取されることは少ないため、ガイドラインでは一生涯よりも短い期間（less-than-lifetime：LTL）に対応した許容摂取量が認められている。この摂取量は、毒性の強さは濃度と時間に依存する（濃度×時間＝定数）という毒性学の基本概念であるHaberの法則に基づき計算される。すなわち、一生涯の累積許容量（1.5 μg/日×25,550 days（365日×70年）＝38.3 mg）をLTLの総投与日数で均等に分配する方法が適用される。この考え方は、連続投与のみならず間歇投与にも適用でき、その際の許容摂取量は投与された期間ではなく総投与日数に基づいて計算することができる。このLTLにおける許容摂取量の概念に基づいて、臨床投与期間を1ヵ月以下、1〜12ヵ月、1〜10年、10年以上に区切った場合の変異原性不純物の許容摂取量を設定することができる。この摂取量の算出には、各投与期間に応じた適切な安全係数が加味されており、ベネフィットがまだ確立していない健康成人や患者を対象とした初期の臨床試験では 10^{-6} のリスクレベル、ベネフィットが確立された開発後期には 10^{-5} のリスクレベル以下になるように考慮されている[1]。

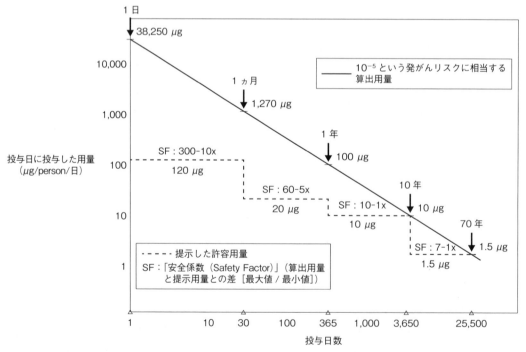

図2 投与期間の関数として表した 10^{-5} という理論上の発がんリスクに相当する量として算出した変異原性不純物の1日量と、本ガイドライン7.3項で推奨している許容摂取量レベルとの比較

(4) 化合物特異的なリスク評価に基づく許容摂取量

がん原性試験データが十分に存在する化合物については、TTCに基づく一般化さ

れた許容摂取量の代わりに、化合物特異的な許容摂取量（acceptable intake：AI）を設定することができる。許容摂取量の設定には、がん原性試験の用量相関から50％の動物に腫瘍が発生する用量（TD_{50}）を推定し、直線外挿によって10^{-5}リスク用量を求める方法がとられ、下に示す式にて単純にTD_{50}を5万で除すことで実施できる。

AI＝TD_{50}/50,000×50 kg（体重）

一方で、発がん誘発作用を持つが酸化ストレスを誘発する過酸化水素や、ヘモジデリン沈着による二次的な腫瘍を誘発するアニリンのように、実質的な閾値の根拠が示されている変異原性不純物[13]については、無毒性量（no observed adverse effect level：NOAEL）の同定と不確実係数（「医薬品の残留溶媒ガイドライン」[14]（ICH Q3C(R9)ガイドライン））に基づいて設定された許容1日曝露量（permitted daily exposure：PDE）を、化合物特異的な許容摂取量として使用できる。なお、PDEについてはAIに適用するような投与期間に応じた許容摂取量の補正は不可である旨が本ガイドラインに関する質疑応答集（Q&A）に記載されているので留意が必要である。

本原則に基づき、既知の変異原性物質や発がん性物質の許容値及びその設定根拠が、本ガイドライン中に例示されている。本ガイドラインでは、化合物特異的な許容摂取量を算出するため、データ信頼性の高いがん原性試験の結果を引用し、複数のがん原性試験が実施されている場合には、最も高感受性の動物種、性別、腫瘍発生部位での最小TD_{50}を選択している。試験により投与経路が異なる場合には、最も低いTD_{50}を示した投与経路でのTD_{50}が選択されるため、得られた許容摂取量は最も保守的なものとなり、全ての投与経路について適用できると考えられる。ただし、吸入や経皮投与による接触部位で特異的な腫瘍を引き起こす化合物については、投与経路におけるAIまたはPDEも考慮する必要がある。なお、化合物特異的許容摂取量の設定には、国際的規制機関で使用されているような確立された他のリスク評価手法を適用して許容摂取量を算出したり、規制当局が公表している既存値[15]を使用したりしてもよい。詳細は本項「4．許容摂取量設定」を参照されたい。

本ガイドラインでは、許容摂取量の設定に関して柔軟な対応も可能であることが明記された。

① ホルムアルデヒド等のように食品や内因性代謝に由来する不純物による曝露量がきわめて大きい場合、他の規制要件や疫学的情報からより高い許容摂取量の設定を正当化できる場合がある。また、曝露経路に分けて許容摂取量を定めることも可能である。

② 重症疾患、余命が限られる場合、後期発症性の慢性疾患、または治療法の選択肢が限られている場合には、適切な許容摂取量について個別の例外を正当化することができる。

③ 不純物が原薬の代謝物でもある場合、ICH S2(R1) ガイダンス[10]に従い、原薬の代謝物に遺伝毒性がないと確認されれば、その不純物の量が代謝物の量を超えない限り、リスクはないと考えてよい。

3. ハザード評価方法

実際の不純物及び潜在的不純物は本ガイドラインにおける表2に従って分類される[1]。分類のスキームを図3に示す。

表2 潜在的な変異原性及びがん原性に関する不純物の分類と管理措置[1]

クラス	定義	提案される管理措置
1	既知の変異原性発がん物質	化合物特異的な許容限度値以下で管理する
2	発がん性が不明の既知の変異原性物質（細菌を用いる変異原性試験で陽性*であり、げっ歯類の発がん性データがない物質）	許容限度値（適切なTTC）以下で管理する
3	警告構造を有し、原薬の構造とは関連しない警告構造であり、変異原性試験のデータが存在しない	許容限度値（適切なTTC）以下で管理する、または細菌を用いる変異原性試験を実施する 変異原性がない場合はクラス5 変異原性がある場合はクラス2
4	警告構造を有するが、試験によって変異原性がないことが示されている原薬または原薬に関連する化合物（工程中間体等）と同じ警告構造である	非変異原性不純物として扱う
5	警告構造を有しないか、警告構造を有するが変異原性もしくは発がん性のないこと示す十分なデータが存在する	非変異原性不純物として扱う

＊または遺伝子突然変異誘発と関連したDNA反応性を示唆する、その他の関連する陽性の変異原性データ（例えば、in vivo 遺伝子突然変異試験における陽性結果等）。

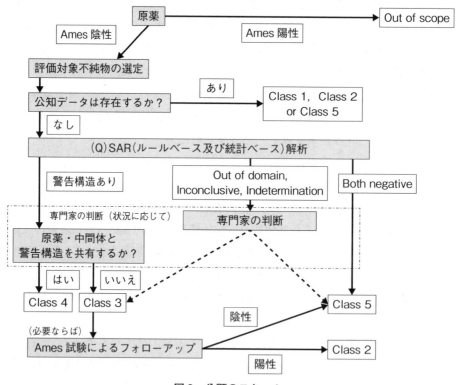

図3 分類のスキーム

がん原性試験及び変異原性に関するデータについて、データベース検索や文献検索によって毒性試験結果を収集する（クラス1、2及び5への分類）。分類するための適切な情報が得られない場合は（クラス3）、Ames試験の結果を予測する(Q)SAR法もしくはAmes試験を実施して、評価を行う（クラス2または5への分類）。

(1) 文献調査

がん原性試験及び変異原性に関するデータについて、データベース検索や文献検索によって毒性試験結果を収集する。無償公開されているデータベース（TOXNET、CPDB）や個別の文献検索（PubMed等）のほか、網羅的に検索可能な商用（有償）データベースや、政府や当局、公的機関が公表している毒性評価文書（IARC Monographや食品安全委員会評価書）が利用できる。また、(Q)SARモデルの中にトレーニングセットとして該当化合物が含まれる場合もあるかもしれない。**表3**にAmbergらがまとめたデータベースの一覧[16]を、**表4**にその他の検索サイトや情報源の例を示す。

変異原性試験について文献調査の結果を確認する際には、現在の標準的な試験法（OECD 471 ガイドライン[17]）に照らして試験法に問題がないか（菌株の種類や試験濃度、処理法等）、被験物質の純度に問題はないか、媒体との組み合わせの問題はなかったか（例えば、酸ハライド構造をもつ被験物質と媒体DMSOの組み合わせの場

表3 文献調査に利用できるdatabase[16]

Database	Description	Reference
ATSDR	Open access database from the Agency for Toxic Substances and Disease Registry (ATSDR) includes toxicological profiles for the hazardous substances including genotoxicity	ATSDR, 2015
CCRIS	Open access database covering chemical carcinogens, including structures and experimental data, covering the period 1985–2011	Young, 2002; CCRIS, 2011
CPDB	Open access Carcinogenicity Potency DataBase covering the period 1980–2011	Gold, 1997, 2001, 2005; CPDB 2011
DSSTox	Open access Distributed Structure-Searchable Toxicity (DSSTox) Database Network including content from other sources (e.g. CPDB, ISSCAN)	DSSTox-Archive, 2012
ECHA	Open access European Chemicals Agency (ECHA) database containing actual data and read across results for chemicals manufactured and imported in Europe	ECHA, 2015
ExPub	Commercial application that includes access to the GENE-TOX and CCRIS databases	ExPub, 2015
GENE-TOX	GENE-TOX provides genetic toxicology (mutagenicity) test data from expert peer review of open scientific literature for more than 3000 chemicals from the United States Environmental Protection Agency (EPA)	GENE-TOX, 1998
IARC	Open access International Agency for Research on Cancer (IARC) monographs including carcinogenicity classification	IARC, 2015
IPS INCHEM	Open access International Program on Chemical Safety search for variety of summary documents	INCHEM, 2015
IRIS	Open access data from the EPA in support of human health risk assessment, focusing on hazard identification and dose –response assessment	IRIS, 2015
ISSCAN	Open access database on chemical carcinogens, including structures and experimental data from Istituto Superiore di Sanità	Benigni et al., 2008
JECDB	Open access Japanese Existing Chemical Data Base (JECDB) containing high production volume chemicals	JECDB, 2015
Leadscope	Commercial genetic toxicity and rodent carcinogenicity databases from numerous sources (including US FDA CDER product approval reviews, FDA CFSAN, NTP, CCRIS, and so on) as well as ongoing data harvesting from the literature. Currently includes genetic toxicity data for 11,028 compounds and 179,732 test results and rodent carcinogenicity data for 3598 compounds and 11,538 test results.	Leadscope, 2015
MultiCASE	QSAR model training sets containing mutagenicity and rodent carcinogenicity data from public and proprietary sources including the FDA, GENETOX, NTP, CCRIS and IARC.	MultiCASE, 2015
NTP	Open access database of National Toxicology Program results	Tennant, 1991; NTP, 2015
PAN	Open access Pesticide Action Network (PAN) Pesticide Database	PAN, 2014
Pharma Pendium	Commercial toxicity data from FDA and EMA approval documents	Pharmapendium, 2015
RTECS	Commercial database available through third parties (e.g. Leadscope) currently containing 10,517 Tumorigenic studies for 3724 compounds and 46,385 Mutation studies for 13,343 compounds	Sweet, 1999; RTECS, 2015
ToxNet/ ChemIDPlus	Open access on-line toxicity search system from the US National Library of Medicine with access to archived versions of CCRIS, GENE-TOX, CPDB	Wexler, 2001; ToxNet, 2015
TRACE from BIBRA	Commercial service for TRACE includes information from peer-reviewed toxicology and nutrition journals as well as secondary sources and websites. In addition to the primary literature on the health effects of chemicals, TRACE covers official publications and evaluations issued by authoritative groups.	Anderson, 2000; BIBRA, 2015; Robinson, 2000
VITIC from Lhasa Limited	Commercial data from published and unpublished sources (15,000 records for carcinogenicity and nearly 95,000 records with mutagenicity Ames data) from a number of sources including IARC Monographs, European Chemicals Bureau (IUCLID) and NTP.	VITIC, 2015

合、誤った陽性結果を生じる）等に留意が必要となる。

表4 その他国内の検索サイトや情報源

名称	公表機関等
食品安全委員会評価書	食品安全委員会
職場のあんぜんサイト 「安衛法名称公表化学物質等」 「リスク評価実施物質」 他	厚生労働省
化審法データベース（J-CHECK）	（独）製品評価技術基盤機構
化学物質総合情報提供システム（CHRIP）	（独）製品評価技術基盤機構

(2) (Q) SARによる評価

コンピュータによる毒性評価は、Ames試験の結果を予測する互いに相補的な2種類の(Q)SAR法を用いて実施する。1つは、専門的な経験に基づくルールベースの方法、2つ目は統計ベースの方法とする。また、これらの(Q)SARモデルは、経済協力開発機構（OECD）によって定められたバリデーションの一般原則に従う必要がある。(Q)SARモデルの一例として、本間らの報告に記載されているAmes/QSAR国際チャレンジプロジェクト（Ames/QSAR Challenge Project）の参加ベンダーとそのモデルを表5に示す[18]。Ames/QSAR Challenge Projectは、(Q)SARのバリデーションと評価精度向上を目的に、労働安全衛生法 Good Laboratory Practice（安衛法GLP）で実施された約1.2万の試験結果を提供したものである。

表5 Ames/QSAR 国際チャレンジプロジェクト参加機関[18]

QSARベンダー	QSARツール名	QSARモデル
1．Lhasa Limited（英国）	a. Derek Nexus	ルール
	b. Sarah Nexus	統計
2．MultiCASE Inc（米国）	c. CASE Ultra statistical-based	統計
	d. CASE Ultra rule-based	ルール
3．Leadscope Inc（米国）	e. Leadscope statistical-based	統計
	f. Leadscope rule-based	ルール
4．Istituto di Ricerche Farmacologiche Mario Negiri（イタリア）	g. CAESAR	統計
	h. SARPY	ルール
	i. KNN	統計
5．LMC - Bourgas University（ブルガリア）	j. TIMES_AMES	ルール
6．Istituto Superiore di Sanita（イタリア）	k. Toxtree	ルール
7．Prous Institute（スペイン）	l. Symmetry	統計
8．Swedish Toxicology Science Research Center（スウェーデン）	m. AZAMES	統計
9．FUJITSU KYUSHU SYSTEMS LIMITED（日本）	n. ADMEWORKS	統計
10．IdeaConsult Ltd.（ブルガリア）	o. AMBIT	統計
11．Molecular Networks GmbH and Altamira LLC（米国）	p. ChemTune•ToxGPS	統計
12．Simulations Plus, Inc（米国）	q. MUT_Risk	統計

相補的な 2 つの (Q)SAR 法において、警告構造がないことが示されれば、その不純物には変異原性に関する懸念がないと結論するのに十分であり、さらなる試験を推奨するものではない。警告構造がないことが示された不純物は、非変異原性不純物（クラス 5）として取り扱う。

使用する (Q)SAR のバージョンに関する規定は、本ガイドライン中では述べられていないが、本ガイドラインに関する質疑応答集（Q&A）に記載されている。評価のタイミングと各申請（治験申請、製造販売承認申請）のタイミングに時間差が生じるケースを想定すると、評価時点では最新バージョンの (Q)SAR ソフトを用いたとしても、申請時までにバージョンアップされる可能性がある。バージョンアップに伴って、モデルの予測精度に影響する大幅なアップデートがあった場合には、その影響の有無と大きさを検討し、各申請前に最新バージョンのソフトを用いた再解析の必要性を検討すべきである。

(3) エキスパートレビュー

コンピュータシステムに基づく全ての解析結果は専門的な知識によりレビューすることができる。この専門的な知識によるレビュー（エキスパートレビュー：expert review/expert judge）が必要とされる場面は、2 つの (Q)SAR モデルの出力結果が異なる場合や Out-of-domain や Equivocal となった場合である。図 4 は Barber らにより提示された判断の一例である[19]。これによると、(Q)SAR モデルの出力が Out-of-domain や Equivocal となった場合、評価したことにはあたらない（陰性結果ではない）と述べられており、本ガイドラインに関する質疑応答集（Q&A）にも同様の記載がある。

	陽性		専門家判断			陰性
ルールベース QSAR	Positive	Positive	Positive	Negative	Negative	Negative
統計ベース QSAR	Positive	OOD or Equivocal	Negative	Positive	OOD or Equivocal	Negative

OOD=out of domain

図 4　(Q)SAR モデルの出力結果組み合わせと判断の例[19]

エキスパートレビューの観点としては、構造アラートの意義や予測の信頼性の確認、変異原性を低下させる要因の有無等が挙げられる。例えば、(Q)SAR のトレーニングセット内の警告構造の根拠となっている化合物に別の Ames 陽性となる構造が含まれていないか、警告構造の除外規定に該当していないか等の視点が考えられる。また、密接に関連する構造アナログの試験データの評価も有用な情報となる。

エキスパートレビューに関するケーススタディを示す論文や作用機序に関する総説

も公表されている。例えば、Powley による報告[20]や Amberg らによるエキスパートレビューの事例[21]、Myatt らにより提示されたエキスパートレビューのチェックリスト[22]、Out-of-domain や Indetermination の取り扱いに関する論文等がある[19]。Out-of-domain を示す場合、実際に Ames 試験を実施する方法や、3つ目の (Q)SAR 法を用いる方法[20]も考えられる。また、Benigni らによる、発がん性及び変異原性のメカニズム、化学構造に基づく毒性予測に関する総説[23]等を参考にして懸念されるメカニズムが構造アラートで起こるか検討することも有用である。

(4) 警告構造を有する不純物の Ames 試験によるフォローアップ

警告構造を有する不純物、すなわち、クラス3に分類される不純物は、その不純物単独での Ames 試験を実施し、その結果が陰性であれば、構造に基づく懸念は払拭され、非変異原性物質（クラス5）とみなすことができる。さらに、Ames 試験で陰性結果が得られた不純物と共通の警告構造をもち、その警告構造の化学的環境が同じと判断できる不純物は、非変異原性不純物とみなしてクラス4に分類できる。

フォローアップのための Ames 試験を行う場合は、ICH S2(R1) ガイダンス[10]及び OECD 471 ガイドライン[17]に準拠したプロトコールを用いて、医薬品 GLP を遵守して実施することが原則として求められる。一方で、本ガイドラインでは「GLP 規則を完全には遵守していないことが、臨床試験及び製造販売承認申請を支持するデータとして使用できなくなることを必ずしも意味するものではない」としている。例えば、試験実施は医薬品 GLP に従って実施しているが、被験物質の分析を医薬品 GLP に準拠して実施できない場合や、プロトコールは OECD 471 ガイドラインに準拠しているが、「労働安全衛生法」（平成 30 年 7 月 25 日法律第 78 号）に基づく安衛法 GLP 準拠で実施した場合の試験データ等も医薬品の安全性を説明する試験資料として利用可能と考えられる。

また、ICH S2(R1) ガイダンス[10]及び OECD 471 ガイドライン[17]に準拠した標準的な試験の実施が難しい場合、菌株数を限定した試験や、ICH S2(R1) ガイダンス[10]に準拠した Ames 試験との一致率が高いことが証明されている小規模の試験の利用が認められている。菌株を限定する場合、(Q)SAR で検出された警告構造に対する感受性が証明されている試験菌株を用いる必要がある。例えば、ニトロベンゼン類では、TA98 及び TA100 で感受性が高いことが知られており、被験物質が限られる場合には2菌株に絞って実施することも考えられる。小規模の試験としては、24-well プレートや 6-well プレートを用いた Micro-Ames/Mini-Ames 等が考えられる[24]〜[26]。化合物量が限られる場合、試験菌株を限定した試験や小規模の試験を実施することにより、妥当と考えられる高濃度での試験が可能となる。試験の実施に関して、原則、不純物単体での試験が推奨されるが、不純物の単離や合成ができない場合はケースバイケースで対応する必要がある。

(5) Ames 試験陽性化合物の in vivo 試験によるフォローアップ

　Ames 試験で陽性となる不純物について、さらなるハザード評価を行うことができる。例えば、適切な許容摂取量以下に管理できない場合（分解物や最終工程付近で混入する不純物等）は、in vivo における変異原性を理解するため、その不純物を in vivo 遺伝子突然変異試験で評価することができる。他の in vivo 遺伝毒性試験を選択する場合には、その突然変異メカニズムや曝露を考慮して、試験系の科学的妥当性を示さなければならない。in vivo への関連性を検討するための試験として本ガイドライン[1]に提示されている試験を表6に示す。

表6　in vitro 変異原性物質（細菌を用いる変異原性試験で陽性）の in vivo への関連性を検討するための試験[1]

in vivo 試験	目的に適した試験法選択の妥当性を示す要素
トランスジェニック突然変異試験	◆細菌を用いる変異原性試験で陽性。試験に選択した組織や臓器が妥当であることを示す
Pig-a 試験（血液）	◆直接作用する変異原性物質（細菌を用いる変異原性試験が S9 非存在下で陽性）*
小核試験（血液または骨髄）	◆直接作用する変異原性物質（細菌を用いる変異原性試験が S9 非存在下で陽性）でかつ染色体異常誘発作用が確認されている化合物*
ラット肝不定期 DNA 合成（UDS）試験	◆特に細菌を用いる変異原性試験が S9 存在下でのみ陽性 ◆原因となる肝代謝物について以下が確認されている ・試験に用いた動物種で生成される ・バルキーアダクトを誘発する
コメット試験	◆妥当性を示す必要あり（アルカリに不安定な部位や一本鎖切断等の形成といった、突然変異に至る可能性のある初期 DNA 損傷に特有な作用機序を有した化合物クラス） ◆試験に選択した組織や臓器が妥当であることを示す
その他	◆説得力のある根拠を示す

*間接的に作用する（代謝活性化を必要とする）変異原性物質については、代謝物の曝露量が妥当であることを立証する必要がある。

　いずれの in vivo 試験も既存の ICH S2(R1) ガイダンス[10]や OECD ガイドラインを考慮してデザインされるべきである。トランスジェニック突然変異試験で陰性結果が得られた場合、その不純物は生体にとって変異原性はないと判断され、非変異原性物質として当該不純物をクラス5に分類する十分な根拠データになると考えられる。一方、in vivo 試験が陽性結果の場合、その NOAEL やベンチマークドースから化合物特異的な実質安全性量（virtually safe dose：VSD）や実質的な閾値を設定し、不純物を管理することは推奨されない。この点は本ガイドラインに関する質疑応答集（Q&A）にも明記されている。

4．許容摂取量設定

　以下に述べる対応は、全ての投与経路に適用可能であり、また、全ての集団（小児、妊

産婦を含む）に適用可能である。

(1) TTC の概念に基づく許容摂取量

発がん性データが存在しないクラス2またはクラス3の不純物は、TTCの概念（本項「2．一般原則と許容摂取量の考え方」を参照）に基づき、10年以上の服用が想定される場合 $1.5\ \mu g/$日を管理に用いる許容限度値の規定値として使用できる。がん原性試験が実施されているクラス1該当の不純物でも、個別の許容値設定の根拠となる十分なデータが得られない場合には、既定の TTC（$1.5\ \mu g/$日）が使用可能な場合がある（本ガイドライン[1]、Dimethyl Sulfate、CAS #77-78-1 参照）。

(2) 化合物特異的なリスク評価に基づく許容摂取量

① 既知の発がん性物質の個別許容量の設定

がん原性試験データが十分に存在する化合物については、TTC に基づく一般化された許容摂取量の代わりに、化合物特異的な AI を設定することができる。下記の4種類の方法が考えられる。

❶ 発がん性の強さ（TD_{50}）を直線外挿する方法

「閾値機序」が確立していない、既知の変異原性発がん物質に対する許容摂取量を算出するのに適切と考えられる。10^{-5}（すなわち、生涯許容リスクレベル）の確率への直線外挿は、発がん性データベース（CPDB）等で公表されている TD_{50} 値（50％の動物に腫瘍を発生させる用量）を5万で除すことで求める。本ガイドライン[1]には、医薬品製造で用いられる代表的な化合物について TD_{50} を用いて求めた個別許容値が示されている。

❷ 10％ベンチマーク用量信頼下限値（BMDL10）を用いる方法

直線外挿の基準点として、TD_{50} の代わりに国際機関で使用されている確立された他のリスク評価手法として、10％ベンチマーク用量信頼下限値（BMDL10、げっ歯類における発がん率が10％以下であると95％の確率で信頼できる推定最低用量）を用いることができる。この場合、BMDL10 を1万で除すことで、生涯許容リスクレベルの許容摂取量を求めることができる。

❸ 作用機序が明確で閾値があると考えられる発がん物質について PDE を用いる方法

これまでの認識では変異原性発がん物質とされていたものの、利用可能なデータの詳細な解析により非変異原性の発がん機序を持つことが示された化合物、用量反応関係が非線形であることが明確な化合物で利用できる。NOAEL の同定と不確実係数（ICH Q3C(R9) ガイドライン[14]）に基づき許容量を算出する。

❹ 公表された規制上の限度値を用いる方法

規制当局や世界保健機関（WHO）等の国際的に認知された機関が公表してい

る許容値[15])から、適切な生涯リスクレベルとなる10^{-5}の確率となる許容摂取量を求めることができる。許容値は、最新の科学的に裏付けされたデータまたは方法に基づいていることが必要である。

② **実質的な閾値の示されている変異原性物質**

非変異原性物質である遺伝毒性物質（染色体異常のみを有するような遺伝毒性物質）は、閾値を有しているとされる。また、近年では、変異原性化合物でも、用量反応関係が非線形であるか実質的な閾値を持つような機序が存在することが、次第に認識されてきている。このような化合物では、十分なデータや根拠が揃えられる場合、NOAELの同定と不確実係数（ICH Q3C(R9)ガイドライン[14])）に基づき、PDEとして許容量を算出することが可能と考えられる。

閾値を有する変異原性物質の例として、強い変異原性化合物として知られるアルキル化剤の一つであるethyl methanesulfonate（EMS）が挙げられる。2007年に抗エイズ薬中にEMSが混入し、欧州市場から回収された。この時、製薬企業は文献調査と詳細な動物試験、margin of exposure（MOE）アプローチを行い、当該抗エイズ薬服用による発がんリスク評価を実施したが、詳細な動物試験（小核試験、トランスジェニック動物を用いた変異原性試験）の結果から、EMSは遺伝毒性の発現に閾値を有しているとの結論が導かれている[27)]。EMSが遺伝毒性の発現に閾値を有するという機序に基づき、当該抗エイズ薬服用患者の発がんリスク上昇の懸念はないとする評価結果を示した。この評価結果はEMAからも受け入れられた[28)]。しかしながら、本ガイドライン専門家作業部会（EWG）での議論では、EMSのがん原性試験データがないことから、閾値の存在が認められても許容量を算出することはできないとの見解が示されている。

③ **化合物クラス特異的な許容摂取量**

COCに該当する一部の構造グループは変異原性誘発能が高いため、TTCを下回る摂取量であってもきわめて強い発がん性を示す可能性がある[29)]。

アフラトキシン様化合物、N-ニトロソ化合物及びアルキルアゾキシ化合物等COCに該当する化合物が不純物として認められる場合には、許容摂取量がTTC（1.5 μg/日、生涯摂取）よりも著しく低い値となることが見込まれるため、原則的にこのクラスの不純物は原薬中に混入しないように管理すべきであるが、2018年に発覚したNDMAのバルサルタンへの混入事例を受けて、NDMAのTD_{50}値の0.0959 mg/kg/日を用いて計算した個別許容摂取量の96 ng/日（体重50 kg）を管理値として用いることが認められている。

④ **化合物クラス特異的な許容摂取量：許容レベルの緩和**

化学構造式に基づいて定義される発がん物質のクラスに構造が類似する化合物の場合、類似する化合物の発がん性データを用いて、クラス特異的な許容摂取量を設定することができる。既定のTTC 1.5 μg/日は大部分の発がん物質について発が

んリスクを 10^{-5} 以下になるように定められたものである。化合物クラスによって、10^{-5} の発がんリスクに相当する許容摂取量が異なることが報告されている[30]。

医薬品合成によく用いられる塩化アルキルの一群である、単官能基塩化アルキルは、多官能基塩化アルキルと比較して、きわめて弱い発がん性物質である。単官能基塩化アルキルの TD_{50} は、36～1,810 mg/kg/日とされ、36 mg/kg/日という TD_{50} は、単官能基塩化アルキルの許容摂取量を求めるにあたり、非常に保守的な値である。既定の TTC に相当する TD_{50} は 1.25 mg/kg/日であることから、10 倍以上の差がある。したがって、クラス 2 及びクラス 3 に該当する単官能基塩化アルキルの許容摂取量は、本ガイドラインで定める TTC の 10 倍に緩和することは妥当と考えられる。

⑤ アプローチの例外、柔軟性

食品や内因性代謝により曝露される化合物が、医薬品中の不純物として存在している場合、既定の TTC よりも高い許容摂取量の設定を正当化できる場合がある。例えば、本ガイドライン[1]では、過酸化水素（CAS #7722-84-1）は、1 日につき内在的に生産される過酸化水素 6.8 g の 1%、すなわち、68 mg/日を許容摂取量として設定している。

重症疾患、余命が限られる場合、後期発症性の慢性疾患、または治療法の選択肢が限られる場合には、許容摂取量について個別に例外を正当化することができる。

(3) LTL の曝露に基づく許容摂取量

本項「2．一般原則と許容摂取量の考え方」に基づき、LTL での許容摂取量を表 7[1] に示す。ここに示す数値は、一生涯の累積許容量を総曝露日数で均等に分配する方法を適用し、投与期間に応じて安全係数を考慮した数値である。これにより、連日投与も非連日投与も、リスクレベルを同等に維持することが可能になる。非連日投与（間歇投与等）の場合、1 日の許容摂取量は投与された期間ではなく、総投与日数に基づき、表 7 と対応させて決定する。例えば、週 1 回 2 年間投与であれば、総投与日数は 104 日となり、投与日 1 回あたりの許容摂取量は 20 μg（投与期間：1 ヵ月超 12 ヵ月まで）となる。

表7　個々の不純物に対する許容摂取量[1]

投与期間	1 ヵ月以下	1 ヵ月超 12 ヵ月まで	1 年超 10 年まで	10 年超 一生涯
1 日摂取量 [μg/日]	120	20	10	1.5

がん原性試験結果から、「化合物特異的なリスク評価に基づく許容摂取量」として算出された許容摂取量についても、LTL の概念を適用できる。すなわち、短期

における使用に関して、**表7**と同じ比率で調整するか、0.5％以下のいずれか低い方を限度とする。例えば、生涯曝露の化合物特異的な許容摂取量が15 μg/日の場合、1ヵ月以下の許容摂取量は1,200 μg/日まで増量できる。ただし、1日の最大摂取量が100 mg/日の薬剤については、0.5％（500 μg/日）が上限となる。

① **臨床開発段階**

LTLの概念に基づき、投与期間に応じた変異原性不純物の許容摂取量（**表7**）を設定できる。**表7**に示される許容量には、安全係数が考慮されており、ベネフィットが確立されていない開発初期（～6ヵ月投与）には10^{-6}のリスクレベルを、開発後期には10^{-5}のリスクレベルを、それぞれ維持している。

投与日数が14日以内の第Ⅰ相臨床試験については、代替アプローチとして、既知の変異原性発がん物質（クラス1）、発がん性不明の既知の変異原性物質（クラス2）及びCOCに分類される不純物のみを対象に、適切な許容限度値で管理する。警告構造を有する不純物（クラス3）も非変異原性物質として取り扱うことができる。

② **複数の不純物に対する許容摂取量**

TTCに基づく許容摂取量は個々の不純物に適用される。クラス2またはクラス3の不純物（既定のTTCを許容摂取量として用いる不純物）が2つまでの場合には、個別の限度値を適用する。

原薬の規格に設定されたクラス2またはクラス3の不純物が3つ以上の場合、その変異原性不純物の合計は、**表8**[1)]で示す値を上限とするが、個々の不純物は**表7**で示す値を超えないようにする。配合剤については、個々の有効成分ごとに適用する。例えば、3つ以上の不純物を管理する場合に合算として5 μg/日が許容されているが、この場合でも不純物Aが3 μg/日、不純物Bが1 μg/日、不純物Cが1 μg/日では不適切であり、個別不純物は1.5 μg/日以下になるように管理が必要である。

表8　複数の不純物に対する許容1日総摂取量[1)]

投与期間	1ヵ月以下	1ヵ月超 12ヵ月まで	1年超 10年まで	10年超 一生涯
1日摂取量 [μg/日]	120	60	30	5

原薬の規格に個別に規定されたクラス2またはクラス3の不純物、すなわち、オプション1の管理方法を適用するクラス2またはクラス3の不純物についてのみ、合計値に含める。化合物特異的な許容摂取限度値や化合物クラスに応じた許容限度値で管理する化合物は、合計に含めない。

製剤中で生成する分解生成物は個別管理とし、合計の限度値は適用しない。

(4) 非変異原性物質（クラス4及び5）

クラス4または5に該当した不純物は、非変異原性物質として扱う。不純物量が1 mg/日未満の場合、ICH Q3A(R2)及びQ3B(R2)ガイドラインで規定されている安全性確認の閾値にかかわらず、さらなる遺伝毒性試験は不要である。不純物量が1 mg/日以上の場合、ICH Q3A(R2)及びQ3B(R2)ガイドライン、本ガイドラインに関する質疑応答集（Q&A）に従って、2種類の*in vitro*遺伝毒性試験、すなわち、Ames試験及び染色体異常試験（哺乳類細胞を用いる染色体異常試験、*in vitro*小核試験、またはマウスリンフォーマ試験）の実施を考慮する。

ガイドラインQ&A

ICH M7(R2)として、7つの個別化合物の許容値及びQ&Aが2024年2月にStep 5に到達したので参考にされたい。Q&A文書はガイドライン本文の解釈を助ける補足説明としてパブリックコメントで要望の多かった箇所を中心に作成しており、本項の「ガイドライン各項解説」にも反映している。

今後の動向・課題

ニトロソアミン類はきわめて強い発がん性を示すことが知られているため、本ガイドラインでCOC化合物に指定されており、本ガイドラインで規定された変異原性不純物の許容摂取量よりもさらに厳格な管理が求められる。また、ニトロソアミン類は主に第2級アミンが亜硝酸塩等のニトロソ化剤と反応して生成することが知られているが、第3級アミンも亜硝酸塩等のニトロソ化剤の存在下で脱アルキル化反応を伴いながら副生することが報告されており、合成過程において試薬、溶媒、添加剤、出発物質、中間体または関連する不純物／分解生成物などからの混入経路に加えて、「共用設備からの交叉汚染」、「回収溶媒や試薬中への混入」、「一部の包装資材の使用、保存時の生成」といった複数の混入源が考えられる。海外ではEMAやFDAがニトロソアミン類の生成、医薬品への混入可能性についてリスク評価（自主点検）を実施するようガイダンスを発出し、本邦でも厚生労働省より通知とQ&Aが発出されている*。

なお、現時点（2023年4月）での主要課題点として下記が挙げられる。

・高感度微量分析法を定量試験として開発、バリデートする難易度
・Ames試験が陰性でも発がん性を否定できない場合の対応（試験系の感受性を向上させる試験法改良が進行中）
・(Q)SARとリードアクロス法によるニトロソアミン類の発がん性予測精度の向上

・ジェネリック医薬品への対応

*「医薬品におけるニトロソアミン類の混入リスクに関する自主点検について」（令和3年10月8日薬生薬審発1008第1号，薬生安発1008第1号，薬生監麻発1008第1号）

「『医薬品におけるニトロソアミン類の混入リスクに関する自主点検について』に関する質疑応答集（Q&A）について」（令和4年12月22日医薬・生活衛生局医薬品審査管理課，医薬安全対策課，監視指導・麻薬対策課事務連絡：令和5年8月4日一部改正）

参考文献

1) 厚生労働省医薬局医薬品審査管理課長：「潜在的発がんリスクを低減するための医薬品中DNA反応性（変異原性）不純物の評価及び管理ガイドラインについて」の一部改正について．令和6年2月14日医薬薬審発0214第1号．
2) 厚生労働省医薬食品局審査管理課長：「新有効成分含有医薬品のうち原薬の不純物に関するガイドラインの改定について」の一部改正について．平成18年12月4日薬食審査発第1204001号．
3) 厚生労働省医薬食品局審査管理課長：「新有効成分含有医薬品のうち製剤の不純物に関するガイドラインの改定について」の改定について．平成18年7月3日薬食審査発第0703004号．
4) 厚生労働省医薬食品局審査管理課長：「医薬品の臨床試験及び製造販売承認申請のための非臨床安全性試験の実施についてのガイダンス」について．平成22年2月19日薬食審査発0219第4号．
5) Snodin D.: Mutagenic impurities in pharmaceuticals: A critical assessment of the cohort of concern with a focus on *N*-nitrosamines. *Regul. Toxicol. Pharmacol.*, **141**, 105403 (2023).
6) EMEA: GUIDELINE ON THE LIMITS OF GENOTOXIC IMPURITIES, CPMP/SWP/5199/02, EMEA/CHMP/QWP/251344/2006 (2006).
7) FDA: Genotoxic and Carcinogenic Impurities in Drug Substances and Products: Recommended Approaches (2008).
8) 厚生労働省医薬局医薬品審査管理課：「潜在的発がんリスクを低減するための医薬品中DNA反応性（変異原性）不純物の評価及び管理ガイドライン」に関するQ&Aについて．令和6年2月14日事務連絡．
9) 厚生労働省医薬食品局審査管理課長：抗悪性腫瘍薬の非臨床評価に関するガイドラインについて．平成22年6月4日薬食審査発0604第1号．
10) 厚生労働省医薬食品局審査管理課長：医薬品の遺伝毒性試験及び解釈に関するガイダンスについて．平成24年9月20日薬食審査発0920第2号．
11) Brigo A. and Müller L.: Development of the Threshold of Toxicological Concern Concept and its Relationship to Duration of Exposure, in Genotoxic Impurities (Ed. A. Teasdale), John Wiley & Sons, Inc., Hoboken, NJ, USA. doi: 10.1002/9780470929377.ch2 (2011).
12) Munro I.C.: Safety assessment procedures for indirect food additives: an overview. *Regul. Toxicol. Pharmacol.*, **12**, 2-12 (1990).
13) Bus J.S. and Popp J.A.: Perspectives on the mechanism of action of the splenic toxicity of aniline and structurally-related compounds. *Food. Chem. Toxicol.*, **25**, 619-626 (1987).
14) 厚生労働省医薬局医薬品審査管理課長：医薬品の残留溶媒ガイドラインの改正について．令

和6年4月15日医薬薬審発0415第1号.

15) Guidelines for Drinking-water Quality, Fourth Edition (https://apublica.org/wp-content/uploads/2014/03/Guidelines-OMS-2011.pdf).

16) Amberg A., *et al.* : Principles and procedures for implementation of ICH M7 recommended (Q)SAR analyses. *Regul. Toxicol. Pharmacol.*, **77**, 13-24 (2016).

17) OECD : OECD Guideline for Testing of Chemicals, Bacterial Reverse Mutation Test (1997).

18) Honma M. : The future of toxicity tests Mutagenicity assessment of chemicals substances by (Quantitative) Structure Activity Relationship. *Bull. Natl Inst. Health Sci.*, **137**, 20-31 (2019).

19) Barber C., Amberg A., Custer L., Dobo K.L., Glowienke S., Van Gompel J., *et al.* : Establishing best practise in the application of expert review of mutagenicity under ICH M7. *Regul. Toxicol. Pharmacol.*, **73**, 367-377 (2015).

20) Powley M.W. : (Q)SAR assessments of potentially mutagenic impurities : a regulatory perspective on the utility of expert knowledge and data submission. *Regul. Toxicol. Pharmacol.*, **71**, 295-300 (2015).

21) Amberg A., Andaya R.V., Anger L.T., Barber C., Beilke L., Bercu J., *et al.* : Principles and procedures for handling out-of-domain and indeterminate results as part of ICH M7 recommended (Q)SAR analyses. *Regul. Toxicol. Pharmacol.*, **102**, 53-64 (2019).

22) Myatt G.J., Ahlberg E., Akahori Y., Allen D., Amberg A., Anger LT., *et al.* : In silico toxicology protocols. *Regul. Toxicol. Pharmacol.*, **96**, 1-17 (2018).

23) Benigni R., Bossa C. : Mechanisms of chemical carcinogenicity and mutagenicity : a review with implications for predictive toxicology. *Chem. Rev.*, **111**, 2507-2536 (2011).

24) Nicolette J., Dakoulas E., Pant K., Crosby M., Kondratiuk A., Murray J., *et al.* : A comparison of 24 chemicals in the six-well bacterial reverse mutation assay to the standard 100-mm Petri plate bacterial reverse mutation assay in two laboratories. *Regul. Toxicol. Pharmacol.*, **100**, 134-160 (2018).

25) Proudlock R. and Evans K. : The micro-Ames test : A direct comparison of the performance and sensitivities of the standard and 24-well plate versions of the bacterial mutation test. *Environ. Mol. Mutagen.*, **57**, 687-705 (2016).

26) Pant K., Bruce S., Sly J., Klug Laforce M., Springer S., Cecil M., *et al.* : Bacterial mutagenicity assays : Vehicle and positive control results from the standard Ames assay, the 6- and 24-well miniaturized plate incorporation assays and the Ames II assay. *Environ. Mol. Mutagen.*, **57**, 483-496 (2016).

27) Lutz W.K. : Supecial issue : Assessment of human toxicological risk of Viracept patients accidentally exposed to ethyl methanesulfonate (EMS) based on preclinical investigations with EMS and ethylnitrosourea. *Toxicol. Lett.*, **190**, 239-340 (2009).

28) EMEA : Questions and answers on the follow-up to the contamination of Viracept (nelfinavir) with ethyl mesilate London (2008).

29) Galloway S.M., Vijayaraj R.M., McGettigan K., Gealy R., Bercu J. : Potentially mutagenic impurities : analysis of structural classes and carcinogenic potencies of chemical intermediates in pharmaceutical syntheses supports alternative methods to the default

TTC for calculating safe levels of impurities. *Regul. Toxicol. Pharmacol.*, **66**, 326-335 (2013).
30) Müller L., Mauthe R.J., Riley C.M., Andino M.M., De Antonis D., Beels C., DeGeorge J., De Knaep A.G.M., Ellison D., Fagerland J.A., Frank R., Fritschel B., Galloway S., Harpur E., Humfrey C.D.N., Jacks A.S.J., Jagota N., Mackinnon J., Mohan G., Ness D.K., O'Donovan M.R., Smith M.D., Vudathala G., Yotti L. : A rationale for determining, testing, and controlling specific impurities in pharmaceuticals that possess potential for genotoxicity. *Regul. Toxicol. Pharmacol.*, **44**, 198-211 (2006).

5-2 不純物・残留溶媒等の評価及び管理

通知

- 医薬品の残留溶媒ガイドラインについて（平成10年3月30日医薬審第307号）
- 「新有効成分含有医薬品のうち製剤の不純物に関するガイドラインの改定について」の改定について（平成18年7月3日薬食審査発第0703004号）
- 「新有効成分含有医薬品のうち原薬の不純物に関するガイドラインの改定について」の一部改定について（平成18年12月4日薬食審査発第1204001号）
- 医薬品の元素不純物ガイドラインについて（平成27年9月30日薬食審査発0930第4号）

目的

品質領域における医薬品規制調和国際会議（ICH）におけるICH Q3ガイドラインは、製造販売承認申請に際しての医薬品の品質に関するガイドラインである。ICH Q3ガイドラインは、安全性に関するSafety領域のガイドラインと異なり、臨床試験段階で使用する治験薬に適用することを意図したものではない。しかしながら、Pharmaceutical Inspection Convention and Pharmaceutical Inspection Co-operation Scheme（PIC/s）GMPなど医薬品の品質保証がリスクベースによる対応に変化してきたこと、不純物の安全性に社会の関心が高まったことに伴い、トキシコロジストの品質保証への関与が不可欠になっていることから、本書2020年版よりICH Q3ガイドラインを採り上げている。

ガイドライン概略

医薬品の品質は、従来、主に医薬品ごとに適切に設定された規格及び試験方法により管理されてきたが、近年、PIC/s GMPをはじめとして工程理解に基づく原材料管理と工程管理により製造時から品質を作り込み、最終製品の品質試験と併せて相互補完的に品質を確保するという考え方が主流となっている。具体的には、次の3つのパートから不純物管理が構成される。

① 潜在的不純物にかかわる毒性データの評価
② 不純物の許容1日曝露量（permitted daily exposure：PDE）の設定

③ リスクに基づく不純物管理アプローチの適用

本項では、不純物管理においてトキシコロジストが対応すべき内容を中心に解説する。

医薬品の製造においては、原薬や添加剤の製造に用いる原料、試薬、溶媒、触媒、製造の過程で発生する副生成物、それらの分解生成物等、さまざまな不純物が混入する可能性がある。不純物は有機不純物（製造工程に由来する不純物及び原薬製剤の保存中に生成する分解生成物）、無機不純物及び残留溶媒に大別され、製造販売承認申請におけるこれらの不純物に関する基本要件は ICH Q3 ガイドラインに示されている。ICH Q3 ガイドラインは、「新有効成分含有医薬品のうち原薬の不純物に関するガイドライン」[1]（ICH Q3A(R2) ガイドライン）、「新有効成分含有医薬品のうち製剤の不純物に関するガイドライン」[2]（ICH Q3B(R2) ガイドライン）、「医薬品の残留溶媒ガイドライン」[3]（ICH Q3C(R9) ガイドライン）、「医薬品の元素不純物ガイドライン」[4]（ICH Q3D(R2) ガイドライン）の4つからなり、ICH Q3A(R2) あるいは Q3B(R2) ガイドラインがそれぞれ原薬と製剤中の分解生成物等の有機不純物、ICH Q3C(R9) ガイドラインが残留溶媒、ICH Q3D(R2) ガイドラインが無機不純物に対応しており、新たな PDE を設定するごとに改定版が発出されているため、改定を示す R 番号が大きくなっている。なお、2024 年 1 月時点では、容器／施栓系からの溶出物・浸出物に関する新たなガイドライン（Q3E）に関する議論が開始されている。

ICH Q3A(R2) あるいは Q3B(R2) ガイドラインでは「構造決定の必要な閾値」及び「安全性確認の必要な閾値」が示され、規格設定については、ICH Q3A(R2) あるいは Q3B(R2) ガイドラインに加えて「新医薬品の規格及び試験方法の設定」[5]（ICH Q6A ガイドライン）も参照すべきガイドラインであり、ICH Q6A ガイドラインのフローチャート #1 及び #2 には、開発段階で得られたデータに基づいて不純物及び分解生成物の規格値（判定基準）を適切に設定する指針が示されている。

ICH Q3C(R9) 及び Q3D(R2) ガイドラインでは、それぞれ各溶媒及び各元素不純物の PDE が示され、濃度限度値の設定方法について述べられている。また、潜在的発がんリスクを低減するために、変異原性不純物は ICH Q3A(R2) あるいは Q3B(R2) ガイドラインの閾値よりも低レベルでリスク管理する必要がある。「潜在的発がんリスクを低減するための医薬品中 DNA 反応性（変異原性）不純物の評価及び管理ガイドライン」[6]（ICH M7(R2) ガイドライン）は ICH Q3 ガイドラインを補完するガイドラインである。

このように、不純物に関するガイドラインはお互いに補完しあう構造になっており、例えば、ICH Q3A(R2) ガイドラインを完全に満たしているとしても、その原薬が十分な品質であることを正当化するには不足である。ICH Q3 ガイドラインは製造販売承認申請の指針であるが、その考え方や基準は、治験薬の品質についても参考になる。

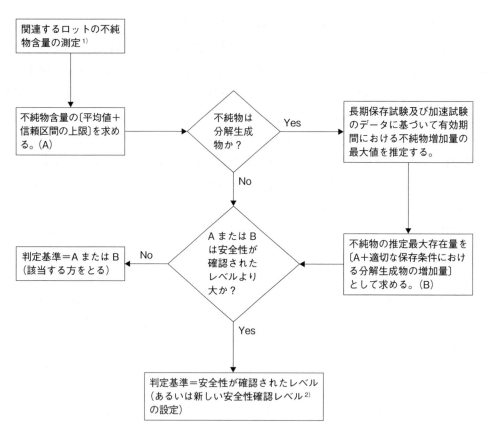

1）関連するロットとは、開発段階、パイロットスケールの段階、ならびにスケールアップの段階のロットのことである。
2）ICH Q3A（R2）ガイドラインを参照のこと。
　定義：信頼区間の上限＝ロット分析データの標準偏差の3倍

図1　フローチャート #1：新原薬中の不純物の判定基準の設定

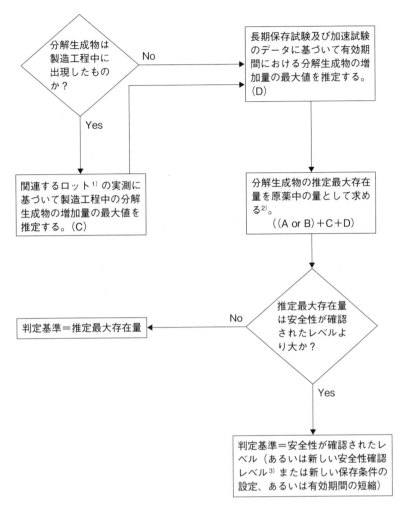

1) 関連するロットは、開発段階、パイロットスケールの段階、ならびにスケールアップの段階のロットのことである。
2) A及びBに関する情報については、フローチャート#1を参照のこと。
3) ICH Q3B(R2) ガイドラインを参照のこと。

図2　フローチャート#2：新製剤中の分解生成物の判定基準の設定

不純物についてトキシコロジストが意識すべきこと

　たとえ有効性及び安全性の高い医薬品であっても、一定の品質を有する医薬品を安定して製造・供給できなければ、その医薬品の価値は損なわれ、場合によっては有害事象を引き起こすリスクもある。医薬品の品質確保は、安全性にも関わる非常に重要な医薬品開発の1項目である。ICH Q3ガイドラインは、それぞれの不純物について安全性に懸念のない曝露量を明確にして、安全性データで保証されるよりも高いレベルの不純物を含まないよう、製品規格、GMP (Good Manufacturing Practice) またはその他の品質基準によって管理することにより、安全性と現実的な医薬品供給を両立させるためのガイドラインで

ある。安全性データで保証されるレベルを決定するにあたっては、トキシコロジストの専門性が不可欠である。

　安全性の観点から許容できる基準としてPDEが用いられる。PDEの設定にあたっては、できる限り科学的に適切なデータを用いることを心掛け、企業の都合が数値に影響をおよぼすようなことがあってはならない。また、不純物は少ないほどよいとの先入観で、必要以上に低いPDEを設定してはならない。ともすると、医薬品中に含まれる不純物はそれを使用する患者に何ら利益をもたらさないので、毒性の強い溶媒や原料はいっさい使わないなどの意見や、毒性が強い不純物や毒性が明らかでない不純物は完全に除去すべきという主張が正しいように思えるかもしれない。しかしながら、その原薬の合成に最適な溶媒や原料を使用することで、収率を向上させ、純度、結晶形、溶解度などの物性を最適化することができる。新しい溶媒や原料を使えたり、許容値を高く設定したりできるということは、実生産工程の工夫を容易にし、医薬品の製造原価を抑制して、より早く、かつより多くの患者に利益をもたらすことにつながるのも、医薬品供給の現実である。

　原薬、医薬品添加物、あるいは製剤の製造過程で混入するさまざまな不純物は、実生産工程で用いられている技術で完全に除去することができない。また、既存の不純物を減らすために工程変更を実施することにより、新たな不純物が発生することもあり得る。トキシコロジストと製造合成担当者が開発初期より情報を共有して問題となる不純物を早期に検出し、安全なレベルに管理することが求められる。

　安全性を説明できる範囲であれば、不純物混入量がどれほど多くてもよいと考えてはならない。医薬品不純物は患者に何ら利益を与えず、リスクのみをもたらす。このため、非臨床試験等の成績、製造実績、常識的な医薬品の品質の観点から、不純物の混入量が十分に低いといえるレベルにまで抑制するよう努力すべきである。

各ガイドライン解説

1. ICH Q3A(R2) ガイドライン：原薬の不純物

　ICH Q3A(R2) ガイドラインでは、化学的合成法で製造される原薬中の不純物の量及びその安全性の確認に関する製造販売承認申請に際しての指針を示している。

　バイオテクノロジー応用医薬品、ペプチド、オリゴヌクレオチド、放射性医薬品、醗酵生成物、醗酵生成物を原料とした半合成医薬品、生薬（herbal products）及び動植物由来の医薬品の原薬はICH Q3Aガイドラインの対象としない。

　安全性の確認については、ガイドライン別紙3にフローチャートが示されている。

　安全性確認の閾値を超える場合であっても、安全性試験や臨床試験の中で、すでに安全性が確認されている不純物については、その物質の安全性確認がとれた閾値以下のレベルまでは安全性が確認されているとみなしてよい。「不純物の構造から強い毒性が予想され

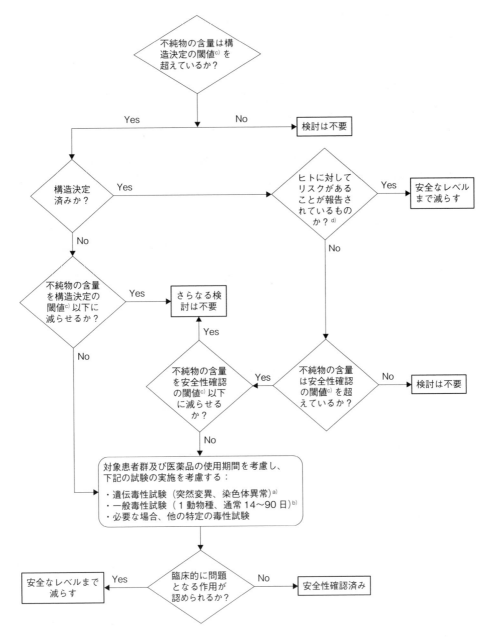

注a) 必要に応じ、最小限のスクリーニング試験（例えば、遺伝毒性のための試験）を実施する。突然変異を検出する試験及び染色体異常を検出する試験は、いずれも in vitro の試験であるが、最小限のスクリーニング試験として差し支えない。

注b) 一般毒性試験を実施する場合には、安全性の未確認のものと安全性の確認済みのものの比較ができるような1つあるいはそれ以上の試験の計画を立てる。試験期間は入手できる関連情報に基づいて決定し、不純物の毒性を最も検出しやすいと考えられる動物種で試験を実施する。ケースバイケースではあるが、特に単回投与医薬品の試験を行う場合には、単回投与試験も許容されよう。通例、最短14日間、最長90日間の試験期間が適切と考えられる。

注c) 毒性の非常に強い不純物については、これよりも低い閾値が適当な場合もある。

注d) 例えば、この不純物は、既知の安全性データあるいは化学構造から見て存在する濃度ではヒトへの安全性が懸念されることのないようなものか？

図3　別紙3：不純物の構造決定ならびに安全性確認のためのフローチャート

るか」、「生体内で生じる主要な代謝物と同じ物質であるか」などの要素も確認しておくべきポイントである。

　安全性の確認が必要な場合は、細菌を用いる突然変異試験、哺乳類培養細胞を用いる染色体異常試験、一般毒性試験（1動物種、通常14～90日の反復投与毒性試験）、必要に応じて他の毒性試験が要求される。遺伝毒性試験はICH S2(R1) ガイダンスの考え方に従って、染色体異常試験の代わりに in vitro 小核試験が受け入れられる。試験デザインは、投与の対象となる患者集団、用量、投与経路及び投与期間などを考慮する。

　非臨床安全性試験を実施する場合には、ICH Q3A(R2) ガイドラインに、「試験は、対象とする不純物を含む原薬を用いて行うが、単離した不純物を用いて行ってもよい」と記載されており、不純物を規格値よりも多く添加した、いわゆるスパイク品を用いて試験を実施することが多い。ただし、遺伝毒性試験については単離した不純物を被験物質とすべきである。過去、スパイク品の遺伝毒性試験が受け入れられていた時期もあるが、現在では、スパイク品では被験物質の処置濃度が低くなるなどの問題により、適切な遺伝毒性評価ができないと考えられている。

2．ICH Q3B(R2) ガイドライン：製剤の不純物

　ICH Q3B(R2) ガイドラインでは、化学的合成法により製造される原薬を用いて製造される製剤中の不純物の量及びその安全性の確認に関する製造販売承認申請に際しての指針を示している。ICH Q3B(R2) ガイドラインは、原薬の分解生成物または原薬と医薬品添加物もしくは直接、容器あるいは施栓系との反応による生成物（以下、両者を合わせて「分解生成物」）のみを対象としている。その不純物が分解生成物でなければ本ガイドラインの対象として個別規格を設定する必要はない。新製剤中に認められる医薬品添加物由来の不純物、あるいは容器/施栓系から溶出する不純物については、ICH Q3B(R2) ガイドラインの対象とはしない。また、生物学的製剤、バイオテクノロジー応用医薬品、ペプチド、オリゴヌクレオチド、放射性医薬品、醗酵生成物、醗酵生成物を原料とした半合成医薬品、生薬及び動植物由来の医薬品も ICH Q3A(R2) ガイドライン同様、対象としない。なお、次の事項も ICH Q3B(R2) ガイドラインの対象とはしない。

① 新製剤中に本来含まれるはずのない外部からの混入物質でGMPの問題として扱う方がより適切なもの
② 結晶多形
③ 原薬の対掌体（エナンチオマー）である不純物

　安全性の確認については、ICH Q3B(R2) ガイドライン別紙3にフローチャートが示されているが、考え方はICH Q3A(R2) ガイドラインの場合と同様である。

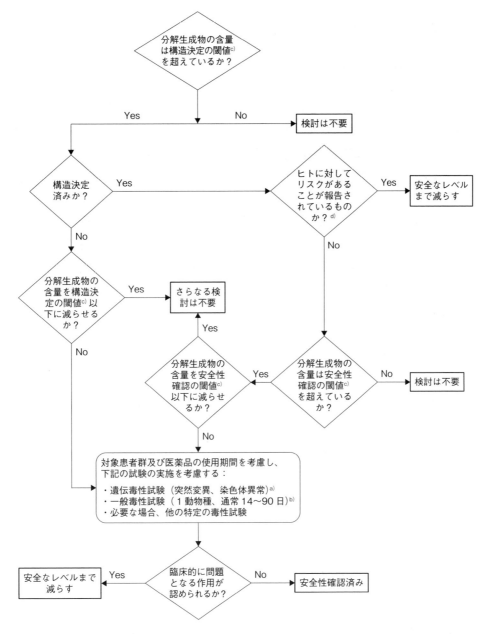

注a) 必要に応じ、最小限のスクリーニング試験（例えば、遺伝毒性のための試験）を実施する。突然変異を検出する試験及び染色体異常を検出する試験は、いずれも in vitro の試験であるが、最小限のスクリーニング試験として差し支えない。

注b) 一般毒性試験を実施する場合には、安全性の未確認のものと安全性の確認済みのものの比較ができるような1つあるいはそれ以上の試験の計画を立てる。試験期間は入手できる関連情報に基づいて決定し、分解生成物の毒性を最も検出しやすいと考えられる動物種で試験を実施する。ケースバイケースではあるが、特に単回投与医薬品の試験を行う場合には、単回投与試験も許容されよう。通例、最短14日間、最長90日間の試験期間が適切と考えられる。

注c) 毒性の非常に強い分解生成物については、これよりも低い閾値が適当な場合もある。

注d) 例えば、この分解生成物は、既知の安全性データあるいは化学構造から見て存在する濃度ではヒトへの安全性が懸念されることのないようなものか？

図4　別紙3：分解生成物の構造決定ならびに安全性の確認のためのフローチャート

3．ICH Q3C(R9) ガイドライン：残留溶媒

　2024年4月にICH Q3C(R9) ガイドラインに改定された。原薬、医薬品添加物及び製剤中の残留溶媒は、いずれもICH Q3C(R9) ガイドラインの適用範囲に含まれる。原薬、医薬品添加物もしくは製剤の製造または精製の工程で使用されるか生成する溶媒について、最終的に製剤中に残留する量が、許容し得る量以下であることを確かめる必要がある。医薬品製造業者は、実際に製剤中の残留量を確認する試験を実施してもよいし、製剤の製造に用いた各成分中の残留溶媒の含量から製剤中の含量を計算する積算的な方法を用いてもよい。

　ICH Q3C(R9) ガイドラインでは毒性の程度に応じて、溶媒をクラス1からクラス3に分類して、許容値を提示している。クラス3の溶媒は、ヒトに対して低毒性と考えられ、許容値として50 mg/日が適用される。これを超える場合には、その妥当性を示すことが求められている。妥当性とは、単に安全性に問題がないというだけではなく、製造能力やGMP遂行上の必要性からみて適当であることが必要である。ICH Q3C(R9) ガイドラインでは、たとえ安全性が保証できるとしても、製造上不可欠な理由がなければ50 mg/日を超える不純物曝露は許容されない。

　ICH Q3C(R9) ガイドラインでは、製剤中に安全性データによって保証されるよりも高いレベルの残留溶媒を含むことは許容されていないので、安全性が不明な溶媒は事実上使用することはできない。ICH Q3C(R9) ガイドラインでは随時溶媒が追加されているが、化学合成に有用な溶媒が全て網羅されているわけではなく、新しい合成法も次々と開発されているため、ICH Q3C(R9) ガイドラインに記載されていない溶媒を使用する場合は、安全性データに基づいて申請者が自らPDEを算出し、規格値を正当化する必要がある。PDEの算出法及び正当化の手順については後述する。

4．ICH Q3D(R2) ガイドライン：元素不純物

　2023年1月にICH Q3D(R2) ガイドラインに改定された。ICH Q3D(R2) ガイドラインは、新製剤（ICH Q6Aガイドライン）、「生物薬品（バイオテクノロジー応用医薬品／生物起源由来医薬品）の規格及び試験方法の設定」[7]（ICH Q6Bガイドラインにおける定義による）及び既存の原薬を含有する新製剤に適用される。精製されたタンパク質及びポリペプチド（遺伝子組換えまたは非組換え基原から製造されるタンパク質やポリペプチドを含む）、それらの誘導体及びそれらが構成成分である製品（例えば、コンジュゲート）を含有する製剤は、合成により製造されたポリペプチド、ポリヌクレオチド及びオリゴサッカライドを含有する製剤と同様に、本ガイドラインの適用範囲に含まれる。

　一方、生薬、放射性医薬品、ワクチン、細胞の代謝産物、DNAを構成成分とする医薬品、アレルゲン抽出物、細胞、全血、細胞性血液成分、血漿、血漿分画製剤、血液製剤、全身

循環を意図しない透析液及び薬理作用を目的として製剤に添加された元素、遺伝子（遺伝子治療）、細胞（細胞療法）及び組織（組織工学）を基本とした製品には、本ガイドラインは適用されない。

ICH Q3D(R2) ガイドラインでは、元素不純物をその毒性の程度からクラス1、2A、2B、3、その他に分類し、PDEに基づく許容値を示している。PDEが高い、すなわち毒性が弱い元素に関しては、医薬品の品質の観点から限度値の設定が考慮されなければならないとされており、安全性が保証できる限度と、医薬品の品質として適切な範囲の両方を満たす必要があるとする考え方は、ICH Q3C(R9) ガイドラインと同様である。

なお、元素不純物については、投与経路ごとに許容値が設定されていることがICH Q3C(R9) ガイドラインとは異なる。一般に脂溶性の高い分子は受動拡散により吸収されやすく[8]、分子量の小さい有機溶媒はさまざまな曝露経路できわめて容易に生体に吸収される。一方、元素不純物は投与経路により吸収性が大きく異なることや、発現する毒性が異なることから、曝露経路ごとに異なる許容値が適用される。

PDEの算出

残留溶媒や元素不純物については、現在、ICH Q3C(R9) あるいは ICH Q3D(R2) ガイドラインに記載がない物質であっても、安全性データに基づく適切なPDEを算出して規格設定することができる。PDEに基づく管理は、残留溶媒や元素不純物ばかりでなく、医薬品の交叉汚染の問題など、他へも応用することができる。PDE算出の方法については、ICH Q3C(R9) あるいは ICH Q3D(R2) ガイドラインに詳細に記載されている。これら2つのガイドラインは基本的には同じ考え方である。ここではより新しい ICH Q3D(R2) ガイドラインの内容に従って、毒性データからPDEを算出する基本的な方法について解説する。

PDEは、医薬品における曝露限度値設定の手順[9]及び国際化学物質安全性計画（IPCS）が化学物質のヒト健康リスクの評価のために採用した方法[10]に従って、以下の手順で算出する。

① 安全性データを収集する。文献、公的データベースなど、さまざまな入手経路があるが、信頼できるデータソースを利用する必要がある。金属の場合には、例えば6価クロムと3価クロムでは大きく毒性が異なるので、酸化状態や有機・無機の区別を明確にして、評価に取り組む必要がある。

② ヒトの安全性を予測するうえで、最も適切な試験を選択し、無毒性量／無影響量 (no observed (adverse) effect level：NO(A)EL) または最小影響量／最小毒性量 (lowest observed (adverse) effect level：LO(A)EL を決定する。point of departure (PoD) の選択にあたっては、動物種、投与期間、検査項目、用量範囲、動物数などを考慮する。職業曝露などによるヒトの長期曝露データが利用できる場合もある。

Good Laboratory Practice（GLP）準拠試験であっても医薬品製造業者等の社内報告書に記載されたNO(A)ELは、利害関係者の合意によるものである場合もあり、科学的に適切かどうか評価されていないこともあるので、利用する場合には十分に注意する必要がある。社内報告書等が査読者のいるジャーナルに公開されている場合は、そのNO(A)ELが第三者レビューにより適切と認められたと考えることができるが、データベース等での公開に留まっている場合は、科学的な正当性を「誰が」、「どのように判断した」のか、プロセスをチェックし、疑問が残る場合は各申請者の責任で適切なNO(A)ELを決定する必要がある。また、毒性試験における評価対象物質が医薬品である場合、意図する薬理作用やそれに起因する副次的な毒性変化を毒性とはしないが、治療を意図しない曝露は、薬理作用であっても有害事象と考えられるため、リスクアセスメントの観点からの評価が再度必要になるケースがある。

③　ガイドラインに従って、不確実係数F1～5を決定する。

　　F1＝種間で外挿を行うための係数

　　F2＝個人間のばらつきを考慮した係数

　　F3＝毒性試験の期間が短い場合に適用する変数

　　F4＝重篤な毒性の場合に適用する係数

　　F5＝NO(A)ELが得られていない場合に適用する変数

④　以下の式によりPDEを算出する。

　　PDE＝NO(A)EL×ヒト体重補正値（50 kg）/[F1×F2×F3×F4×F5]

　　ヒト体重補正は、成人男女の体重を50 kgと仮定したものである。一般的に汎用される標準体重60 kgまたは70 kgよりも低い体重値を用いることで、さらに安全係数を組み込むことを意図している。なお、患者や小児など対象集団によっては体重が50 kg未満であることは認識されているが、これらの患者・小児におけるPDE値の決定に用いられる安全係数はF2で十分に配慮されていると考えられること、及びPoDの設定には生涯試験の成績が汎用されていることは認識されるべきである。

⑤　PDEは連日の長期間投与において安全性上の懸念がない曝露量なので、短期間の投与や投与間隔が長いなどの場合は、PDEよりも高い値（acceptable level：AL）を安全性上の許容値として設定できる場合がある。ALはサブファクターアプローチにより算出する。個人差の係数F2は、薬物動態の個人差（F2-1）と毒性発現の個人差（F2-2）を調整する2つのサブファクターから構成される（F2＝F2-1×F2-2＝3.2×3.2＝10）。サブファクターアプローチでは、F2-1を被験物質の半減期と投与間隔の関係から調整する。以下に、投与頻度が1日1回よりも少ない場合、血中半減期からF2を修正する例を示す。

表　F2 修正例

投与間隔 / 半減期	F2-1	修正 F2
0.1	3.02	9.54
0.25	2.82	8.91
0.50	2.53	7.99
0.75	2.28	7.20
1.00	2.08	6.57
2.00	1.54	4.87
5.00	1.07	3.38

　ここで注意しなければならないのは、F2-1 の調整範囲は 3.2～1 なので、投与間隔がどれほど長くなっても、AL は PDE の 3 倍程度にしかならないという点である。1 ヵ月に 1 回の投与頻度であれば連日投与の 30 倍の曝露が許容できるとする Haber の法則について、ICH Q3 ガイドラインではさまざまな毒性機序による毒性の強さが必ずしも全て曝露時間と相関関係にあるわけではないので、安全性への配慮から受け入れていない。ICH M7(R2) ガイドラインが Haber の法則に基づく考え方を取り入れているのは、DNA 反応性発がん物質の発がん性が、一般的に DNA との反応性の確率（反応時間）に依存しているという特殊な毒性機序によるものである。

　PDE は ICH Q3 ガイドラインにおいて ICH で合意した数値に使われる用語であることから、自分で算出した PDE と混同すると意図せぬ誤解を生むおそれがある。このため、自分で算出した数値については PDE と表記せず、TBL（toxicology based limit）や IDPDE（internally derived PDE）などと表記している例も多い。

参考文献

1) 厚生労働省医薬食品局審査管理課長：「新有効成分含有医薬品のうち原薬の不純物に関するガイドラインの改定について」の一部改定について．平成 18 年 12 月 4 日薬食審査発第 124001 号．
2) 厚生労働省医薬食品局審査管理課長：「新有効成分含有医薬品のうち製剤の不純物に関するガイドラインの改定について」の改定について．平成 18 年 7 月 3 日薬食審査発第 0703004 号．
3) 厚生労働省医薬局医薬品審査管理課長：医薬品の残留溶媒ガイドラインの改正について．令和 6 年 4 月 15 日医薬薬審発 0415 第 1 号．
4) 厚生労働省医薬・生活衛生局医薬品審査管理課長：医薬品の元素不純物ガイドラインの改正について．令和 5 年 1 月 20 日薬生薬審発 0120 第 1 号．
5) 厚生労働省医薬局審査管理課長：新医薬品の規格及び試験方法の設定について．平成 13 年 5 月 1 日医薬審発第 568 号．
6) 厚生労働省医薬・生活衛生局医薬品審査管理課長：「潜在的発がんリスクを低減するための医薬品中 DNA 反応性（変異原性）不純物の評価及び管理ガイドラインについて」の一部改正について．平成 30 年 6 月 27 日薬生薬審発 0627 第 1 号．

7）厚生労働省医薬局審査管理課長：生物薬品（バイオテクノロジー応用医薬品／生物起源由来医薬品）の規格及び試験方法の設定について．平成13年5月1日医薬審発第571号．
8）加藤隆一　他編：薬物代謝学第3版，東京化学同人（2010）．
9）医薬品における曝露限度値設定の手順．Pharmacopeial Forum, Nov-Dec, 1989.
10) IPCS. Assessing Human Health Risks of Chemicals : Derivation of Guidance Values for Health-based Exposure Limits. Environmental Health Criteria, 170, International Programme on Chemical Safety. World Health Organization, Geneva. 1994.

6 モダリティごとの非臨床評価

6-1 バイオテクノロジー応用医薬品の非臨床における安全性評価

通知

・「バイオテクノロジー応用医薬品の非臨床における安全性評価」について（平成24年3月23日薬食審査発0323第1号）

目的

「バイオテクノロジー応用医薬品の非臨床における安全性評価」[1]（ICH S6(R1) ガイドライン（以下、本ガイドライン））は、バイオテクノロジー応用医薬品（以下、バイオ医薬品）の安全性評価において、バイオ医薬品の開発に必要な非臨床安全性試験の質及び国際的な整合性を図ることを目的としている。

ガイドラインの沿革/経緯

バイオ医薬品の開発は1980年代に始まり、近年では市販、臨床開発等さまざまな段階で、新しい種類のバイオ医薬品が増加しつつある。当初の開発の関心は、それまで動植物組織から抽出していた生理活性物質（異種タンパク質）を、バイオテクノロジーの応用により、ヒト生体内に存在するタンパク質と同一のアミノ酸一次構造を有するヒト型タンパク質として供給することにあった。ヒト型タンパク質とすることで、ヒトでの免疫原性の軽減や、ひいては長期連用の可能性が期待された。一方、バイオ医薬品がヒト型である場合、そのアミノ酸一次構造は必ずしも動物と同一でないため、時に動物にとって抗原となることがある。ヒト型タンパク質が動物に対して高い免疫原性を示す場合、動物を用いた安全性評価には手法上の限界が生じる。また、ヒト型タンパク質の生物活性（薬理作用）は高度に種特異性を示すことが多々あり、このような場合には毒性試験にどのような動物種を用いるかによって毒性の程度が著しく変わってしまう。すなわち、バイオ医薬品の安全性評価において、動物種の選択がきわめて重要な留意点であることが認識された。このような特殊性のため、バイオ医薬品に対する日米EU各極での安全性評価の対応にも違いが認められるようになり、それらのハーモナイゼーションが求められるに至った。そうした背景のもと、医薬品規制調和国際会議（ICH）で1997年「Preclinical safety evaluation of biotechnology-derived pharmaceuticals」が各極間で合意に達した。その後バイオ医薬品の開発経験が蓄積され、また動物福祉の原則（3Rs）を考慮しつつ、動物種選択、試験デザイン、生殖発生毒性、免疫原性及びがん原性の各項目の明確化と拡充を目的として補遺が策定され、本邦では2012年に本ガイドラインが発出された。本ガイドラインは、補遺前のガイドラインを第1部とし、新たに合意された内容を第2部（補遺）とした。補遺策定にあたって、従来のガイドラインの内容は保持されることが合意されており、基本原則や適用範囲はこれまでどおりに遵守される。

ガイドライン各項解説

1．緒言

本ガイドラインは、バイオ医薬品の非臨床における安全性試験をケースバイケースで行い評価するという原則に基づいている。ケースバイケースとは、次のような観点に立った原則を意味している。

・バイオ医薬品がヒト特異的であることを目標に開発されるため、前述した非臨床における安全性評価に限界があり、化学合成される被験物質に適用される画一的な試験法の設定になじまないこと。
・ヒト型タンパク質・ペプチドばかりでなく、さまざまな修飾タンパク質やモノクローナル抗体等のバイオ医薬品が開発されるようになり、それぞれのバイオ医薬品に合わせた適切な試験デザインが求められていること。

(1) 画一的試験によるバイオ医薬品の安全性評価の難しさ

一般的に化学合成される被験物質については、薬理作用の選択性があまり高くなく、非特異的作用（off-target effect）が発現する可能性があることから、これらの作用も含め、被験物質の投与に起因する毒性変化を網羅的に検出するためには画一的な安全性試験が有用であるという前提で、化学合成される被験物質等の安全性試験ガイドラインが整備されてきた。一方、バイオ医薬品については、薬理作用の選択性が高く、安全性試験で観察される毒性変化は過剰な薬理作用によるものがほとんどで、非特異的作用はきわめてまれにしか引き起こされない。また、該当するタンパク質の多様性とも相まって、バイオ医薬品には画一的な試験は必ずしもなじまない。

バイオ医薬品の生物活性は選択性が高く、高用量の投与においても薬理作用の過剰発現による生体変化だけが観察されることが多い。当該所見を毒性とみなすか判断に迷うところであるが、その変化が可逆的でかつ作用機序に関連した予測可能なものであれば毒性と考える必要はない。むしろ、バイオ医薬品の薬理作用は、その高い選択性のために、動物種によって作用強度が著しく異なることがある（種特異性）。この

ことで動物を用いた安全性評価が困難になることが多い。すなわち、ある種のバイオ医薬品ではヒトにしか生物活性を示さないことがある。このようなバイオ医薬品に対して反応性を示さない動物種で毒性試験を行っても、ヒトでの安全性評価に資する情報はほとんど得られない。また、前述のとおり、バイオ医薬品は試験動物にとっては異種タンパク質であることから強い免疫原性を示す場合があり、結果として抗薬物抗体（anti-drug antibody：ADA）が産生されることで、毒性試験結果の解釈に影響を与えたり、意味のある長期投与試験が実施できなかったりする等、試験デザインの変更を余儀なくされる場合がある。

(2) 生物製剤の種類とガイドラインの適用範囲
① バイオ医薬品

本ガイドラインが適用されるバイオ医薬品とは、アミノ酸で構成されるタンパク質・ペプチド製剤を指す。表はガイドラインの適用範囲をまとめたものであり、上段にバイオ医薬品のサブカテゴリーを示した。抗体は本来タンパク質のサブカテゴリーに入るが、生体に対する作用のメカニズムが通常のタンパク質製剤とは異なるために独立したカテゴリーを設けた。近年、薬効の改善を期待して、あえてヒト型タンパク質を改変した誘導体の開発も散見されるため、これらの誘導体についての対応も本項で考察する。バイオ医薬品の作用機序は個々のタイプで異なっているの

表　ガイドラインの適用範囲

本ガイドラインが適用される製品 ※細胞に由来する以下の医薬品 　タンパク質 　ペプチド 　抗体（例：モノクローナル抗体）　等
本ガイドラインが参考となる製品 　組換えDNA由来のタンパク質ワクチン 　化学合成ペプチド 　血漿由来製剤 　ヒト組織から抽出した内在性のタンパク質 　オリゴヌクレオチド製剤[*1]
本ガイドラインが適用されない製品 　遺伝子治療用製品[*2] 　抗生物質 　アレルゲンエキス 　ビタミン 　感染症予防ワクチン　等

[*1] 本ガイドラインの適用範囲には「本ガイドラインに示される原則は、〜オリゴヌクレオチド製剤にも適用される」とされているが、バイオ医薬品とオリゴヌクレオチド製剤では類似点と相違点があり、本ガイドラインを一律に適用することはできない。「核酸医薬品の非臨床安全性評価に関するガイドライン」及び本書「6-2　核酸医薬品の非臨床安全性評価」を参照すること。

[*2] 本ガイドラインでは適用範囲から除かれているが、ケースバイケースという本ガイドライン第1部の基本原則に沿って安全性評価を行うことが実際的と考えられる。

で、その安全性評価においては、前述したとおり画一的な試験はなじまず、そのタイプ及び臨床適用を考慮して本ガイドラインを柔軟に適用すべきである。②～④にタイプ別の留意点を示す。なお、バイオ医薬品に係る不純物・分解物の安全性については、品質や生物活性を踏まえ、総合的に判断する必要がある。また、バイオ後続品は本ガイドラインの適用外であり、「バイオ後続品の品質・安全性・有効性確保のための指針」[2]を参照されたい。

② タンパク質

ヒト型タンパク質を臨床で使用する場合は、本ガイドラインで述べている留意点を参考に安全性評価のための試験をデザインすべきである。その際、ヒトにおける生理的な分泌パターンからの乖離についても考慮されるべきである。また、ある種のタンパク質では濃度そのものよりも濃度変化が重要なことが知られている。したがって、外因性ヒト型タンパク質の血中濃度変化が内因性タンパク質の生理的な分泌パターンから乖離する場合は、どのような生理活性変化がもたらされるかということに留意する必要がある。

一次構造がヒト型タンパク質と異なる動物タンパク質あるいは天然型アミノ酸により構成されるヒト型タンパク質誘導体（ヒト型タンパク質の本来のアミノ酸を他の天然型アミノ酸で置換したり、特定の部位に天然型アミノ酸を挿入したり、あるいは一部の部位を欠損させたタンパク質誘導体）では、本来のヒト型タンパク質との生物活性の強度と質が、どの程度異なるかを考慮する必要がある。例えば、置換した部位が受容体認識に関わる場合は、生物活性の増強／減弱や新たな生物活性の発現が認められることがあり得る。また、置換したアミノ酸の種類と部位によっては、新たな抗原決定基（エピトープ）にもなり、免疫原性に変化が生じることがあり得る。

非天然型アミノ酸を含むバイオ医薬品の場合、こうした留意点に加え、当該タンパク質が代謝された後に非天然型アミノ酸を含むフラグメントがどのような生物活性を有し、どのように挙動するかにも留意することが必要である。例えば、タンパク質は細胞膜を通過しないため遺伝毒性試験を行う必要はないが、非天然型アミノ酸を含むフラグメントにもこの論理が適用できるか否かは、ケースバイケースで考察すべきである。また、タンパク質はアミノ酸に分解されるのみであることから代謝試験は必要ないが、非天然型アミノ酸を含むタンパク質では代謝試験から有用な情報が得られる可能性もある。

他の分子との複合体としてのバイオ医薬品（以下、バイオコンジュゲート）には2つの種類が考えられる。バイオ医薬品と他のタンパク質とのバイオコンジュゲートの場合、その生物活性は2つのタンパク質の生物活性を併せ持つだけでなく、それらの相互作用により生体に対する影響も変わることが考えられる。一方、バイオ医薬品と化合物等を共有結合させたバイオコンジュゲートは、非天然型アミノ酸を

含むバイオ医薬品の場合に準拠して取り扱うことができると考えられる。なお、バイオコンジュゲートの毒性試験に用いる動物種については、後述する本項2.の「(1) 動物種の選択」を参照されたい。

③ ペプチド

ペプチドとタンパク質はともにアミノ酸で構成され、その数が異なるものの、タンパク質の項で述べた考え方がペプチドにも準拠できるものと考えられる。分子量の低いペプチドの場合、ヒト型タンパク質の動物試験で問題となる抗体産生が生じないこともある。一方、細胞膜を通過するペプチド（cell penetrating peptide）やhERG チャネルの近傍に存在する peptide toxin-binding site に特異的に作用するペプチド（ペプチド性毒素）も知られているが、意図的に当該配列を導入したペプチドではその特徴に合わせて、懸念点が評価できる試験系を考慮すべきである。また、本ガイドラインに示される原則はバイオテクノロジーにより産生されるペプチドのみならず、化学合成ペプチドにも適用可能である。化学合成ペプチドであっても生物活性（薬理作用）はバイオテクノロジーにより産生されるペプチドと類似性が高く、同様の非臨床試験を実施することで毒性プロファイル（すなわち、過剰な薬理作用に基づく毒性変化）を評価可能と考えられる。化学合成由来の不純物については、品質試験で懸念のある場合に、遺伝毒性試験や反復投与毒性試験等を考慮することになる。

ペプチドを本ガイドラインの適用範囲とする立場とは対照的に、アメリカ食品医薬品局（FDA）は、40アミノ酸残基以下のペプチドは連邦食品医薬品化粧品法（FD&C法）のもとで医薬品として規制を行っている[3]。

④ 抗体

抗体（特にモノクローナル抗体）は、通常、受容体を含む膜タンパク質等のアミノ酸配列やその立体構造等を標的にしている。したがって、これらの抗体は結果的に種特異的となることも多いため、抗原認識の種特異性を確認することは、試験動物種の選択に関する妥当性を示すうえで重要である。適切な動物種が利用できない場合は、試験動物種に対する相同抗体や、ヒト抗原を発現させたトランスジェニック動物が役に立つこともあるが、それらの利用が実用的であるかについては慎重に考慮する必要がある（本項2.の「(1) 動物種の選択」を参照）。また、IgG 抗体を妊婦や授乳の可能性のある女性に用いる場合、胎盤通過や乳汁移行の可能性について検討し、生殖発生毒性に関する試験実施の必要性、試験計画及び実施時期を考慮すべきである（本書「4-5 生殖発生毒性評価」を参照）。

抗体に他のタンパク質や化合物等を共有結合させたイムノコンジュゲートは、前述したバイオコンジュゲートと同様の取り扱いが必要と考えられる。

(3) 関連する製品

表中段に示す医薬品はバイオ医薬品のカテゴリーには入らないが、バイオ医薬品のように種特異的な薬理作用を有し、動物を用いた安全性評価が困難な場合がある。これらの医薬品に対して本ガイドラインは適用されず、安全性評価には別途基準が用いられるが、本ガイドラインの基本原則は参考になる。

① ペプチドミミック

ペプチドミミックは、受容体に選択的親和性を有する化学合成医薬品である。目的とするペプチドミミックがヒト型受容体に特異的に作用する場合は、通常の毒性試験で用いる動物種では十分な薬理反応が得られず、化学合成医薬品に適用される試験パッケージだけでは過剰な薬理作用に基づく毒性変化の評価が行えないことがある。このような場合は、本ガイドラインの基本原則を参考にして試験デザインを組むことにより、適切な安全性評価が可能となることがある。

② 核酸医薬品（アンチセンス、siRNA、miRNA、アプタマー、デコイ）

アンチセンスや siRNA、miRNA 及びデコイ等の核酸医薬品は、いずれも細胞内に到達することでその薬効を発揮するものである。またアプタマーは、抗体のように、細胞外で標的分子に結合することによって薬理作用を発現する。多くの核酸医薬品はヌクレアーゼ耐性を持たせるために修飾塩基を組み込んだ人工核酸であり、化学合成により製造される。

一方、バイオ医薬品は細胞内に入る可能性はほとんどなく、分解されても天然型アミノ酸を生成するにすぎないという前提で本ガイドラインは策定されている。したがって、これらの相違点に関連する項目では、核酸医薬品の評価はバイオ医薬品での考え方から切り離して考える必要がある。一方、核酸医薬品については、バイオ医薬品と同様に、過剰な薬理作用（ハイブリダイゼーション依存性の生物活性）に基づく毒性変化が起こる可能性があること、生物活性の種特異性が高い場合には適切な試験動物を選ぶ必要があること等から、化学合成医薬品に用いられる毒性試験ガイドラインを適用して画一的に評価することは適切でなく、本ガイドラインのケースバイケースという基本原則に沿った考え方が役に立つと考えられる。

現時点では核酸医薬品の安全性評価に関する ICH ガイドラインはないが、本邦の「核酸医薬品の非臨床安全性評価に関するガイドライン」[4] 及び本書「6-2 核酸医薬品の非臨床安全性評価」を参照することを推奨する。

(4) その他の製品

表下段に示す製品は従来からある生物製剤であり、本ガイドラインは適用されず、通常の毒性試験ガイドラインに基づいた非臨床における安全性評価が必要である。

◆遺伝子治療用製品

本ガイドラインの「1.3　適用範囲」では遺伝子治療用製品には適用されない旨

が記載されている。一方、遺伝子治療用製品の安全性評価においては、薬理作用を発現する動物種を選択する必要があることや通常の遺伝毒性試験では限界があること等に留意する必要があり、化学合成医薬品の毒性試験ガイドラインを適用した評価を行わない方が適切な場合もある。このような場合は、ケースバイケースという本ガイドラインの基本原則に沿った評価の方が実際的と考えられる。なお、遺伝子治療用製品特有のリスク評価（ベクター排出、生殖細胞への組み込み等）については、遺伝子治療に関するICH見解（「ウイルスとベクターの排出に関する基本的な考え方」[5]、「腫瘍溶解性ウイルス」[6]、「生殖細胞への遺伝子治療用ベクターの意図しない組み込みリスクに対応するための基本的な考え方」[7]、「遺伝子治療用医薬品の品質及び安全性の確保に関する指針」[8]）を参照されたい。

2．非臨床安全性試験：総論

(1) 動物種の選択

非臨床試験におけるバイオ医薬品の安全性評価のためには、適切な試験動物種を選択することが必要となる。試験動物種の選択にあたっては、バイオ医薬品の標的（例えば、受容体等）との結合親和性や占有率、薬物動態、標的との結合によって引き起こされる機能活性の強度等を指標として、ヒトと試験動物種のデータを比較することが推奨される*。

ヒトでのリスク評価に適切と判断される動物種が、通常の非臨床試験に用いられる動物種の中に複数存在し、げっ歯類と非げっ歯類とが含まれる場合には、それぞれ1種（計2種）を用いて試験を行う。まず短期（1ヵ月以内）の一般毒性試験に限って、それぞれの動物種を用いた試験を行う。両種に観察された毒性所見の種類や程度が同等、もしくは作用機序から説明可能な毒性所見のみの場合は、より長期の試験は通常1種類の動物種を用いることで十分と考えられ、科学的根拠がない限りげっ歯類を用いる。また、毒性の低いバイオ医薬品では、高用量まで何ら毒性が観察されないことがある。それゆえ、いずれの動物種にも毒性が観察されない場合であっても、最高用量の設定根拠が妥当であれば同様の毒性プロファイルを示したと判断してよい。なお、生殖発生毒性試験については、後述のとおり、げっ歯類とウサギが双方とも適切な動物種と判断された場合には、両種を用いた胚・胎児発生毒性（embryo-fetal development：EFD）試験を行う。

適切と判断される動物種が1種のみの場合は、全ての一般毒性試験を当該の動物種1種のみで行う。相同タンパク質を用いた代替試験を2種目の動物を用いた試験として実施することは推奨されない。

通常の試験動物において適切な動物種が同定できない場合は、代替モデルの活用が考慮される。代替モデルとしては次のようなものが挙げられる。

・バイオ医薬品の標的分子（ヒト由来配列）を強制発現させたヒト型動物（トランスジェニック動物）
・被験動物におけるバイオ医薬品と相同の遺伝子由来のタンパク質を合成し、当該の被験動物に投与する方法（相同タンパク質）
・疾患特異的に発現する標的分子の場合、疾患モデル動物の利用

　さらに、標的分子の生物学的性質の把握や、標的分子を抑制する抗体医薬品等の場合、標的分子の抑制に伴う有害事象の把握等を目的として、当該標的分子を欠損したモデル動物（ノックアウト動物）等も含まれる。利用可能なモデル動物がある場合は、その特性を理解したうえで、有効に活用することが望ましい。例えば、相同タンパク質は、ハザード評価には有用だが、曝露量に基づく量的なリスク評価には適さないと考えられる。

　なお、通常の正常な動物で発現しない外来性分子（すなわち、細菌、ウイルス等）を標的とするモノクローナル抗体や抗体様タンパク質については、通常の正常な動物種で適切に安全性を評価することはできないので、臨床試験を実施する際に適切なリスク軽減の方策を講じるべきである。ただし、動物に標的分子が存在しないバイオ医薬品であっても、特にヒトへの投与経験のないバイオ医薬品については、倫理的観点からヒトに投与する前に一度は動物に投与して安全性を確認することが適切であるというのが本ガイドライン作成時の専門家会議において確認された立場である。したがって、臨床候補品が動物にもヒトにも投与経験のないバイオ医薬品については、臨床候補品を動物に投与して予期せぬ重篤な毒性が起こらないことを確認する何らかの毒性試験を実施することが必要であろう。その場合には、主要な生理的機能（例えば、循環器系、呼吸器系、中枢神経系）への影響がないことを確認するために、げっ歯類あるいは開発者が妥当と考える1種の動物種を用いた短期の毒性試験を実施することが考えられる。また、非臨床安全性評価を実施するためだけに、新たにモデル動物を作出することは推奨されないが、薬効薬理試験等において何らかのモデル動物を用いた非臨床試験が実施される場合には、当該試験において、バイオ医薬品の特性に関連するエンドポイントを追加し、毒性評価に利用することも考えられる。

　また、毒素または毒物を組み込んだ抗体−薬物／毒素複合体（antibody-drug conjugate：ADC）における動物種の選択は、その毒素または毒物の毒性発現メカニズムにおける種特異性の有無と、毒素または毒物を組み込む前の非複合抗体が標的とする分子に着目して行う。毒素または毒物が新規の化学合成医薬品に該当する場合は、毒性変化が標的とは無関係に発現する可能性があるので、通常2種の動物種（げっ歯類1種及び非げっ歯類1種）を用いて評価すべきである。健常な動物種で発現しない分子を標的とする場合、複合体としての毒素の「非特異的」な毒性を確認するための試験は、げっ歯類で当該毒素が活性を示さない場合を除いて、げっ歯類を用いて行う。

*補遺の見直しでは、動物組織を用いた免疫組織化学染色法による組織交差反応性のデータは、動

物種の選択における指標として第一義的には推奨しないこととした。これは、組織交差反応性を評価するうえで、当該の被験物質が通常用いられる免疫組織化学的手法に適しているとは限らないことに加えて、開発経験に基づく調査結果から、動物種の選択における有用性は限定的であると判断されたことによる。ただし、薬理学的に適切な動物種が選択できない等、他の方法での評価ができない場合、結合が予想される組織での組織結合性をヒトと動物種で比較することは、有用な情報となり得る。なお、動物種の選択という観点からは外れるが、ヒト組織パネルを用いた組織交差反応性試験については、網羅的な標的の検出のための有用性が高い。

(2) 最高用量の設定

バイオ医薬品で観察される毒性変化は、目的とする作用機序に関連した過剰な薬理作用に起因するものがほとんどであり、非特異的な毒性はきわめてまれである。そのため、毒性試験の用量の設定にあたっては、薬理作用の用量反応関係、薬理作用と曝露量の関係、薬物動態（PK）や薬力学（PD）に関する種差を考慮する必要がある。

最高用量の設定は、「薬物動態／薬力学的（PK-PD）アプローチ（例えば、単純な曝露反応関係またはより複雑なモデリング及びシミュレーションによるアプローチ）を利用して、1）非臨床試験に用いる動物種において意図する薬理作用が最大となる用量、及び2）臨床での最大曝露量の10倍程度の曝露が得られる用量を明らかにする。これらの2用量のうち低い用量を選択する根拠（例えば、投与可能な最大用量）がない限り、高い用量を非臨床安全性試験の高用量群として設定すべきである」と本ガイドラインで説明されている。ここでの「臨床での最大曝露量」とは、有効性を評価する臨床試験での予定最高用量における曝露量を意図している。また、曝露量はAUCベースで考えることが多いが、薬物の特性に合わせて他のPKパラメータを使う方が適切な場合もある。最高血中濃度（C_{max}）に依存して主要な毒性変化が観察されるのであれば、C_{max}を使うことが望ましい。また、ヒトと毒性試験に使用する動物種との間でPKに種差が存在する場合には（例えば、標的分子のターンオーバー時間に違いがあるケース等）、それを考慮する方が臨床への外挿性が向上する。同様に、非臨床試験に用いる動物種とヒトとの間における標的結合親和性及び*in vitro*薬理活性に種差がある場合は、当該種差を考慮して用量を補正する。

このように、毒性試験を計画する段階で得られている情報を最大限に活用し、適切なパラメータを用いて毒性試験における用量を設定することが重要である。一方、こうした情報が得られない場合は、体重あるいは体表面積あたりの臨床用量を基に毒性試験を計画することになる。なお、適切なアプローチにより設定された用量において毒性が示されない場合、臨床用量に比べてさらに高い用量で毒性試験を追加実施しても、新たに有用な情報は得られない。

高用量のバイオ医薬品を投与する場合は、タンパク質濃度が高くなるために多量体を形成する可能性があることに留意する必要がある。すなわち、多量体と単量体とでは薬物動態及び薬力学的作用が異なる可能性があり、バイオ医薬品の中には、多量体

では皮下から血中への移行が阻害され、単量体や2量体に解離して初めて吸収されるものもある。

(3) 免疫原性

バイオ医薬品をヒトや動物に投与すると、特異的な抗体産生を含む免疫応答が惹起される場合がある。しかしながら、バイオ医薬品に対する抗体産生はヒトと試験動物種で異なると想定されることから、非臨床試験における免疫原性に関する結果を、ヒトにおける抗体産生リスクの評価に用いるのではなく、毒性試験結果の解釈に役立てることが適切である。

免疫原性の評価においては、まずADAの測定（例えば、酵素免疫測定法（enzyme-linked immunosorbent assay：ELISA）、免疫沈降法、表面プラズモン共鳴（surface plasmon resonance：SPR）等を用いたアッセイ[9]）が実施されるが、全ての毒性試験においてADAを測定する必要はなく、得られた毒性試験結果において、PDマーカーや曝露量の予期せぬ変化、あるいは免疫反応による有害作用（例えば、免疫複合体病、脈管炎及びアナフィラキシー等）が認められた際にADAの測定が必要となる。ただし、毒性試験を実施する前にADAの測定の要否を判断することは困難であることから、毒性試験の試験期間中には適切なタイミングで試料を採取・保存しておき、得られた毒性試験結果を踏まえてADAの測定の是非を決めることが現実的であろう。

ADAが検出された際には、PD活性を指標として、毒性試験結果に及ぼすADAの影響を評価することが可能であるが、PDマーカーが設定できない毒性試験ではADAの中和活性を測定することが必要になる。中和活性を測定する際には、例えば、培養細胞を用いたバイオアッセイ（直接アッセイ及び間接アッセイ）や電気化学発光（electro chemi-luminescence：ECL）法を用いた中和抗体測定法等が利用されている[10]。なお、毒性試験においてADAが検出されたとしても、バイオ医薬品の薬理作用や毒性作用が著しく中和されない限り、毒性試験の試験デザインを変更することは適切ではない。

3. 非臨床安全性試験：各論

(1) 安全性薬理試験

バイオ医薬品の安全性薬理試験は、独立した試験もしくは毒性試験に組み込まれた形で、主要な生理的機能に及ぼす機能的な影響を明らかにするために実施する。標準的には、コアバッテリー（中枢神経系、心血管系及び呼吸器系）と適宜フォローアップ・補足的試験を加えて検討する。*in vitro* 電気生理学的試験は、以下の理由によりバイオ医薬品では実施する必要はないであろう。すなわち、hERG電流を阻害する低分子化合物は、通常、細胞外から細胞内に取り込まれ、hERGチャネル内のポア内腔

に結合することによりカリウムイオン（K^+）電流を抑制することが知られている。一方、高分子量のバイオ医薬品が細胞膜を通過してhERGチャネルを阻害する可能性は低く、バイオ医薬品で当該試験を実施する意義は乏しいと考えられる。

動物種の選択、用量、種特異性を考慮する点では、安全性薬理試験は毒性試験と共通の認識のもとにデザインされるべきものである。したがって、コアバッテリーの測定項目は、適切な動物種を用いた反復投与毒性試験に組み込まれて評価することが多い。

(2) 薬物動態試験（吸収・分布・代謝・排泄）

通常のバイオ医薬品では、小さなペプチド及び各アミノ酸への分解が標準的な代謝になることが予測されることから、天然型アミノ酸で構成されるバイオ医薬品の場合は、一律に薬物動態試験ガイドラインを適用するのではなく、ケースバイケースで薬物動態試験を計画すべきである。ただし、反復投与毒性試験において予想外の毒性変化が認められない場合や、技術的限界がある場合には、従来の生体内動態を調べる試験は必ずしも必要ない。非天然型アミノ酸を含むバイオ医薬品では代謝試験から有用な情報が得られる可能性がある。また、このような場合は、放射性標識体を作製する際にも非天然型アミノ酸を含むフラグメントの挙動を追えるように考慮すべきである。分布試験で^{125}I標識体を用いる場合、生体内での脱ヨード化により無機ヨードが生成されることに留意する必要がある。例えば、生体内での脱ヨード化により生成した遊離^{125}Iが甲状腺に集積し、バイオ医薬品が甲状腺に多く分布するように見えることがある。すなわち、薬物動態試験に放射性標識タンパク質を使用する場合は、標識体が活性を有し、非標識体と生物学的に同等である旨を示すことや、定量的な標識、標識の脱落、標識アミノ酸の無関係なタンパク質への再利用、安定性の悪化等に留意する必要がある。ただし、バイオ医薬品の場合は、これらの条件が十分満足されないケースも少なくないことから、非標識体を用いて評価せざるを得ないケースもある。

バイオ医薬品特有の薬物動態に関する種差も知られている。多くのバイオ医薬品はヒト特異的であることを目標に開発されるため、非臨床試験に用いられる動物種にとっては異種タンパク質であり、バイオ医薬品に対するADAが生成する場合がある。ADAはバイオ医薬品のPK/PDを変化させる。ADAが産生された個体では、薬理作用が中和されたり、曝露量が低くなったりするため、当初観察されていた毒性変化が減弱する。また、ADA以外にも、clearing antibody（排泄を早くする抗体）、sustaining antibody（排泄を遅くする抗体）あるいは生体内タンパク質との交差抗体等が産生されることもある。このように、抗体出現には特に注意を払わなければならないが、一方、必ずしも抗体出現のみで試験の中止や試験を実施しない根拠にはならないことにも留意すべきである。試験期間中に抗体産生に起因する予期せぬ重篤な毒性発現や被験物質の著しい血漿中濃度低下等によって薬理作用がマスクされ、生物学

的応答性がなくなる個体が認められた場合でも、当該個体を除外することで評価可能な場合もある。短期試験や予備試験の結果から、より長期の毒性試験でこのような事態が予測される場合には、安全性評価を意義のあるものにするという観点から試験実施の可否を慎重に検討すべきであろう。

(3) 急性毒性試験

従来、急性毒性試験はヒトに初めて投与する前に、単回投与により急性毒性の発現する用量と全身または局所毒性との関連性を明らかにする目的で実施されてきた。

一方、「医薬品の臨床試験及び製造販売承認申請のための非臨床安全性試験の実施についてのガイダンス」[11]（ICH M3(R2) ガイダンス）では、急性毒性の評価は、通常は第Ⅲ相臨床試験前までに実施することでよいとされ、用量漸増毒性試験や短期間の反復投与毒性試験において急性毒性に関する適切な情報が得られていれば、単独の単回投与毒性試験を実施する必要はないとされた。

バイオ医薬品においてもこの考え方を踏まえ、急性毒性を評価する必要がある場合は、安全性薬理試験またはモデル動物を用いた薬効薬理試験の一部として実施してもよい。また、用量設定に妥当性があれば反復投与毒性試験における初回投与時のデータで代替することも可能である。

(4) 反復投与毒性試験

① 試験期間

バイオ医薬品の反復投与毒性試験の投与スケジュールと試験期間の設定においては、科学的妥当性を明確にしておかなければならない。医薬品の毒性は投与スケジュールに大きく影響されることがあるので、予定されている臨床での投与スケジュールに準拠していることが望ましい。しかし、動物における薬物消失半減期がヒトと比べ明らかに短い場合は、頻回投与とすることでヒトでの曝露パターンに近づけることができる。反復投与毒性試験の投与期間は臨床における適応症及び曝露期間に基づいて、次のように考えることができる。

(ア) 短期使用（例えば、7日以内）かつ急性の致死的疾患に対する適応が検討されているバイオ医薬品の場合

臨床試験を裏付けるためのみならず製造販売承認申請のためには、2週間の反復投与毒性試験を実施することが適当である。

(イ) 進行がんで治療方法の選択肢が限られた患者の治療を目的とするバイオ医薬品の場合

「抗悪性腫瘍薬の非臨床評価に関するガイドライン」[12]（ICH S9 ガイドライン）に毒性試験の期間に関する原則が記載されている。バイオ医薬品の種類によってさまざまな投与スケジュールと投与期間が想定されることから、投与期

間について一律的に述べることは難しいが、一例を挙げると、想定される臨床試験での投与期間と同等の投与期間の反復投与毒性試験を初回の臨床試験までに実施し、3ヵ月の反復投与毒性試験を製造販売承認申請のために実施する等が考えられる。なお、臨床試験での患者の反応によりさらに投与を継続し、すでに終了した反復投与毒性試験の投与期間を超える場合でも、追加の毒性試験は必要とされない。

(ウ) 慢性疾患に対する適応が検討されているバイオ医薬品の場合

製造販売承認申請のための投与期間は、原則として6ヵ月で十分と考えられる[1]。なお、臨床試験の開始及び製造販売承認申請時のそれぞれのタイミングで必要とされる試験期間については、ICH M3(R2) ガイダンス[11]に準じて考慮されるが、実施可能性等、それぞれのバイオ医薬品により、ケースバイケースで投与期間を設定し、科学的根拠を明確にしておくことが重要である。

② 用量設定

本ガイドラインの「臨床的に意味のある曝露量」とは、臨床曝露量の10倍程度と解釈される。多くのケースにおいては、毒性試験の最高用量は臨床曝露量の10倍程度の用量が設定されるので、最高用量までに認められる毒性学的影響について回復性を調べることになる。もし臨床曝露量の10倍を超える用量を設定し、その高用量において臨床試験で早期に予知できない毒性学的変化が観察された場合には、試験実施者がケースバイケースで判断することになるが、一般的には回復性を検討する方が望ましい。

③ 回復性

トキシコキネティクス（toxicokinetics：TK）の組み込みや回復期間の設定に関する基本的な考え方は、通常の反復投与毒性試験をデザインする場合と変わりはない。持続的な薬理学的/毒性学的作用を有するバイオ医薬品の場合には、回復性試験で可逆性の有無を見極める必要性がある。しかしながら、毒性の作用機序が明らかであり、可逆性が予見できる変化については、回復性試験は必ずしも必要ではない。特に、バイオ医薬品では薬理作用が過剰に発現したことによる生体変化が認められることがあるので、観察された生体変化の可逆性について薬理作用からの考察を試みるべきである。また、器質的変化の有無も可逆性を判断する材料となろう。毒性の作用機序が不明、あるいは薬理作用とは明らかに異なるユニークなメカニズムが考えられる場合には、回復性試験を考慮すべきであろう。

(5) 遺伝毒性試験

本ガイドラインでは、化学合成医薬品で通常実施されている標準的な遺伝毒性試験は、通常のバイオ医薬品には適切ではなく必要ないとされている。これはタンパク質やペプチドが細胞膜を通過してDNAや染色体成分に直接作用することが考えにくい

ためである。

　ただし、有機結合分子を有するバイオコンジュゲートや非天然型アミノ酸を有するバイオ医薬品の場合は、遺伝毒性試験の実施を考慮する必要がある。すなわち、バイオ医薬品が天然型のタンパク質あるいはバイオコンジュゲート等の誘導体のどちらに該当するかによって、遺伝毒性試験を実施する必要性は異なると考えられる。天然型のタンパク質が細胞膜を通過してDNAや染色体に直接作用することは考えにくく、分解されても天然型アミノ酸になるだけであることから、遺伝毒性試験の実施は必要ないと考えられる。一方、非天然型アミノ酸を含む誘導体は化学合成由来の代謝物を生成する可能性があるため、代謝活性化条件下における検討が考慮される。

　しかしながら、標識体を用いることで非天然型アミノ酸及び代謝物が細胞内へ入らないことが証明できる場合や、非天然型アミノ酸及び代謝物に遺伝毒性の懸念がないことがバイオ医薬品としての使用実績から明らかな場合には、遺伝毒性試験を省略することは可能である。

(6) がん原性試験

　バイオ医薬品においては、標準的なげっ歯類を用いたがん原性試験は一般的に不適切であり、これまでの開発経験の蓄積[13]からも試験実施の価値は限定的である。「がん原性試験ガイドライン」[14]（ICH S1A ガイドライン）に準じてがん原性評価が必要と判断されたバイオ医薬品は、入手可能な情報源から得られる適切なデータの検討を行い、科学的根拠の重みづけ（weight of evidence：WoE）に基づくリスクアセスメントが求められる。

　入手可能な情報源として、本ガイドラインでは公表データ（トランスジェニック動物、ノックアウト動物、疾患モデル動物、またはヒトの遺伝性疾患に関する情報）、クラスエフェクトに関する情報、標的分子の生物学的特性及び作用機序に関する情報、in vitro データ、長期毒性試験成績ならびに臨床成績等が例示されている。これらのデータから、すでにヒト発がんリスク評価が可能な薬剤のクラス（例えば、成長因子や免疫抑制剤）では、げっ歯類を用いたがん原性試験（生涯投与や短期投与及び相同タンパク質を用いた代替法）が実施可能な場合においても、動物試験データを求めるのではなく「添付文書等への反映や臨床でリスク管理を行うこと」が現状での対処法として妥当である。

　すなわち、がん原性の評価結果は、適切な臨床現場とのリスクコミュニケーションやリスク管理計画（RMP）及び製造販売後調査等に供されるべきものであり、既存のデータでこれらの目的が果たせると判断される場合には、あえて非臨床試験で確認することは推奨されない。

　一方、既存の情報や作用機序からでは、がん原性の懸念が明らかでない場合には、まず in vitro 試験または長期反復投与毒性試験で薬剤特性に応じた評価項目（例えば、

細胞増殖活性パラメータとしての PCNA、Ki-67 あるいは BrdU 等）を追加して、より広範な評価を行うべきである。その結果、新たにがん原性の懸念が示された場合は、その懸念を軽減させるために、適切な追加の非臨床試験の実施可能性を検討してもよい。一方、*in vitro* 試験または長期反復投与毒性試験における広範な評価により、がん原性の懸念が示されなかった場合は、非臨床試験の追加実施は推奨されない。なお、適切な評価法の開発と確立は、申請者側・審査側ともに取り組むべき重要な課題である。

(7) 生殖発生毒性評価
① 試験の必要性

生殖発生毒性は、臨床での適応症や対象患者集団に応じて評価されるべきであり、「医薬品の生殖発生毒性評価に係るガイドライン」[15]（ICH S5(R3) ガイドライン）を踏まえて、試験の実施を検討する必要がある。例えば、妊婦、妊娠の可能性のある女性に適応されるバイオ医薬品については、雌性動物を用いた生殖発生毒性試験の実施を考慮する必要がある。一方、受胎能や胎児への有害作用を示唆する十分な情報（例えば、作用機序、遺伝子改変動物の表現型、クラスエフェクト）がある場合は、生殖発生毒性試験を省略することも可能である。また、進行がんの治療を目的としたバイオ医薬品の場合は、ICH S9 ガイドライン[12]に従って生殖発生毒性試験を省略することが可能である。

② 試験動物の選択

生殖発生毒性試験は、薬理学的に適切な動物種を用いて実施し、ICH S5(R3) ガイドライン[15]の試験法に従って実施することが必要である。げっ歯類及びウサギにおいて薬理作用を示す場合は、EFD 試験において胚・胎児致死作用または催奇形性に対する感受性に種差がある事例が認められたことから、両動物種を EFD 試験に使用すべきである。しかしながら、げっ歯類及びウサギのどちらか一方で胚・胎児致死作用または催奇形性が確認された場合は、他の動物種での EFD 試験は不要である。また、ヒト以外の霊長類（non-human primate：NHP）及びげっ歯類において薬理作用を示す場合は、そのいずれかで生殖発生毒性を評価すればよく、胎盤通過性等も含めて、NHP を選択する特段の理由がない限り、げっ歯類の使用を優先させることは可能である。

なお、ヒトのリスク評価に NHP のみが有用と考えられる場合は、NHP を選択することでよい。NHP を用いた生殖発生毒性試験は、評価に用いる例数が制約されていること、ならびに用量反応性、臨界期及び閾値の評価には限界があることを踏まえて、有害性を同定するための試験として位置づけられている。

③ 受胎能評価

受胎能試験について、NHP が唯一の適切な動物種である場合には、雌雄の受胎

能への影響を、性成熟に達したNHPを用いた3ヵ月以上の反復投与毒性試験の中で評価することが適切である。なお、3ヵ月以上とする理由は、NHPを用いた受胎能の評価に月経周期を含める場合、2サイクル以上の月経周期を評価する必要があるためである。NHPの性成熟は、年齢及び精巣サイズと精子検査、月経周期等を指標に判断できると考えられる。

④ 胚・胎児発生（EFD）ならびに出生前及び出生後の発生（PPND）

胚・胎児発生（EFD）ならびに出生前及び出生後の発生（pre-and postnatal development：PPND）について、NHPのみが薬理作用を示す場合、EFD試験とPPND試験を別々に実施することも可能であるが、単一試験（enhanced PPND study：ePPND試験）の実施も考えられる。ePPND試験を実施する場合、各群の動物数については、生後7日に各群6～8例の出生児が得られるように、実施施設の自然流産等の背景データを参考に設定するが、試験の進行状況によっては必要な例数を追加して調整する。

試験実施中に明らかな有害性が認められた場合には、目標例数に満たなくても追加の必要はなく、試験デザインの変更（帝王切開等）を考慮する。なお、このePPND試験のプロトコールはカニクイザルのデータをもとに設定されているので、他のNHP（例えば、マーモセットやアカゲザル等）を用いる場合は、その妥当性を示す必要がある。EFD試験とPPND試験を別々に実施する場合、あるいはePPND試験として単一試験を実施する場合のいずれにおいても、投与期間は妊娠20日から分娩時までとする。投与期間を分娩時までとするのは、母動物の哺育に影響を及ぼす懸念があることや、初乳以外の乳汁中にはほとんど抗体が移行しないと考えられるためである。

⑤ 胎盤通過性と乳汁移行性

モノクローナル抗体（IgG等）においては、胎盤通過や乳汁移行の可能性について検討し、生殖発生毒性試験を実施する必要性、試験計画及び実施時期を考慮すべきである。すなわち、高分子量のタンパク質（＞5,000 D）は単純拡散によって胎盤を通過しないが、IgGについては特異的な輸送メカニズム（新生児型Fc受容体：FcRn）や胎盤の解剖学的な特徴により胎児への曝露時期及び曝露量が決定されることから、動物種差にも留意する必要がある。げっ歯類やウサギではFcRnを介した輸送メカニズムにより、IgGは卵黄嚢を通過して器官形成期後期に曝露され、またラットやマウスでは授乳期に乳汁を介して出生児に曝露される。

一方、ヒト及びNHPにおいては、IgGは妊娠第2期の初期までは胎盤を通過せず、妊娠第3期の後期に胎盤通過性が増加することから、標準的なEFD試験はヒト胎児への影響を評価するうえで最適な試験デザインではない[15]。IgGは初乳中には移行するが、それ以降の授乳期には乳汁中に移行しない。

⑥ 試験の実施時期

　NHPのみに薬理作用を示すバイオ医薬品について、妊娠を回避する十分な予防処置が講じられている場合は、EFD試験またはePPND試験を第Ⅲ相臨床試験期間中に実施し、製造販売承認申請時に最終報告書を提出する。妊娠を回避する予防処置を講じることができない場合は、第Ⅲ相臨床試験開始までにEFD試験の最終報告書またはePPND試験の中間報告書のいずれかを提出する。ePPND試験の中間報告書には、母動物及び出生児に関するデータを含めるが、妊娠期間中に実施する超音波検査は、胎児の生死や発育を確認するために実施するものである。

　また、出生児は、哺育に影響がないように生後7日に外表検査を実施する。この際、骨格異常についてはX線検査等で検出できるが、最終的には剖検時に内臓検査と併せて評価する。

(8) **局所刺激性試験**

　局所刺激性は、臨床で使用する製剤または類似した製剤を用いて、予定臨床適用経路により評価しなければならない。本ガイドラインでの局所刺激性の評価は、化学合成医薬品における製造従事者の安全性担保を目的とした眼刺激性・皮膚刺激性試験を求めるものではなく、臨床での投与部位における刺激反応を観察することを意図している。したがって、急性毒性試験または反復投与毒性試験に組み込んで局所刺激性を評価できる場合は、独立した局所刺激性試験を実施する必要はない。

(9) **免疫毒性試験**

　バイオ医薬品には生体の免疫系に作用して、意図的に免疫機能を抑制あるいは亢進させるものが少なくないが、そのような場合には、一般毒性試験において免疫系への影響を評価することが適切である。一方、免疫機能に影響を及ぼすことを意図しないバイオ医薬品の一般毒性試験において、免疫系に有害作用が認められた場合は、免疫毒性を評価する試験を検討する必要がある。

ガイドライン Q&A

　ICH S6(R1) ガイドライン[1]発出時に、ICH S6(R1) トレーニングマテリアル[16]が作成されている。また、本邦においても、国内の幅広い製薬企業等の担当者を対象にした説明会が日本製薬工業協会（製薬協）主催で開催され、その内容は「ICH S6(R1)の内容と留意点」[17]としてwebサイトに公開されている。

今後の動向・課題

　本ガイドラインが施行されてから10年以上が経過した。この間、開発企業ではバイオ医薬品の非臨床安全性評価の経験が蓄積されてきたが、本ガイドライン発出時には考慮されていなかった新しいタイプのバイオ医薬品も出現してきた。バイオ医薬品の非臨床安全性評価の課題について、バイオ医薬品開発企業を対象に聴き取り調査を実施したところ、「抗薬物抗体出現による安全性評価への影響」、「ヒト以外の霊長類を用いた生殖発生毒性試験の必要性」、「適切な動物種が存在しない場合や新しいタイプの抗体（多価抗体、リサイクリング抗体等）の評価」など、多くの課題が明らかとなった[18)〜21)]。他のICHガイドライン[22)]にバイオ医薬品についての記載が加えられたことも踏まえ、本ガイドラインのアップデートの必要性について、議論が始められた。

参考文献

1）厚生労働省医薬食品局審査管理課長：「バイオテクノロジー応用医薬品の非臨床における安全性評価」について．平成24年3月23日薬食審査発0323第1号．

2）厚生労働省医薬・生活衛生局医薬品審査管理課長：「バイオ後続品の品質・安全性・有効性確保のための指針」について．令和2年2月4日薬生薬審発0204第1号．

3）FDA guidance, May 2021, "ANDAs for Certain Highly Purified Synthetic Peptide Drug Products That Refer to Listed Drugs of rDNA Origin"

4）厚生労働省医薬・生活衛生局医薬品審査管理課長：核酸医薬品の非臨床安全性評価に関するガイドラインについて．令和2年3月30日薬生薬審発0330第1号．

5）厚生労働省医薬食品局審査管理課：ICH見解「ウイルスとベクターの排出に関する基本的な考え方」について．平成27年6月23日事務連絡．

6）厚生労働省医薬食品局審査管理課，医療機器・再生医療等製品担当参事官室：ICH見解「腫瘍溶解性ウイルス」について．平成27年6月23日事務連絡．

7）厚生労働省医薬食品局審査管理課，医療機器・再生医療等製品担当参事官室：ICH見解「生殖細胞への遺伝子治療用ベクターの意図しない組み込みリスクに対応するための基本的な考え方」について．平成27年6月23日事務連絡．

8）厚生省薬務局長：遺伝子治療用医薬品の品質及び安全性の確保に関する指針について（通知）．平成7年11月15日薬発第1062号．

9）Clarke J., et al.: *Reg. Tox. Pharmacol.*, **50**, 2-22 (2008).

10）新見伸吾　他：医薬品医療機器レギュラトリーサイエンス，**41**，390-400（2010）．

11）厚生労働省医薬食品局審査管理課長：「医薬品の臨床試験及び製造販売承認申請のための非臨床安全性試験の実施についてのガイダンス」について．平成22年2月19日薬食審査発0219第4号．

12）厚生労働省医薬食品局審査管理課長：抗悪性腫瘍薬の非臨床評価に関するガイドラインについて．平成22年6月4日薬食審査発0604第1号．

13）Vahle J.L., et al.: *Toxicol. Pathol.*, **38**, 522-553 (2010).

14）厚生労働省医薬食品局審査管理課長：医薬品のがん原性試験に関するガイドラインの改正に

ついて．平成20年11月27日薬食審査発第1127001号．
15) 厚生労働省医薬・生活衛生局医薬品審査管理課長：「医薬品の生殖発生毒性評価に係るガイドライン」について．令和3年1月29日薬生薬審発0129第8号．
16) https://database.ich.org/sites/default/files/S6_R1_Training_Material.mp4
17) https://www.jpma.or.jp/information/ich/explanation/ich110905.html
18) https://doi.org/10.14869/toxpt.49.1.0_S32-1
19) https://doi.org/10.14869/toxpt.49.1.0_S32-2
20) https://doi.org/10.14869/toxpt.49.1.0_S32-3
21) https://doi.org/10.14869/toxpt.49.1.0_S32-4
22) 厚生労働省医薬・生活衛生局医薬品審査管理課：「抗悪性腫瘍薬の非臨床評価に関するガイドライン」に関する質疑応答集（Q&A）について．平成31年3月27日事務連絡．

6-2
核酸医薬品の非臨床安全性評価

通知

・核酸医薬品の非臨床安全性評価に関するガイドラインについて（令和2年3月30日薬生薬審発0330第1号）

目的

「核酸医薬品の非臨床安全性評価に関するガイドライン」[1]（以下、本ガイドライン）の目的は、オリゴヌクレオチド製剤（以下、核酸医薬品）の非臨床安全性評価において推奨される基本的な枠組みを示すことにある。また、本ガイドラインの基本的考え方である「ケースバイケースでの評価」を踏まえ、試験動物及びその他の資源を適正に活用することで、核酸医薬品の開発を促進し、患者を副作用から守ることを主眼に置いている。

ガイドラインの沿革 / 経緯

核酸医薬品は、特定の塩基配列にハイブリダイゼーションすることで標的分子の転写や翻訳等の遺伝子発現を制御することから、きわめて特異性の高い治療薬となることが期待されている。その一方で、核酸は生体内でヌクレアーゼによる分解を受けやすく、また高分子化合物であることから、局所投与でない限り標的部位（細胞、組織、臓器）及び多くの核酸医薬品の作用点である細胞内への送達性が低いことが課題とされてきた。このため、現在、開発中の多くの核酸医薬品では、ヌクレオシドやリン酸ジエステル結合部分への修飾、さらに他分子（ペプチド、糖、PEG 等）とのコンジュゲート化等、血中動態や組織移行性の改善を目指したさまざまな化学修飾や DDS 製剤との組み合わせが試みられている。

核酸医薬品の非臨床安全性評価については、「バイオテクノロジー応用医薬品の非臨床における安全性評価」[2]（ICH S6(R1) ガイドライン）中に、「本ガイドラインに示される原則は、…（中略）…オリゴヌクレオチド製剤にも適用されうる」と記載されている。しかし、タンパク質製剤であるバイオテクノロジー応用医薬品（以下、バイオ医薬品）と異なり、細胞内で作用することが前提であることに加え、種々の化学修飾が付加された核酸

医薬品は、従来の化学合成医薬品やバイオ医薬品とは類似点のみならず相違点がある。このため、その非臨床安全性評価については ICH S6(R1) ガイドライン[2]をはじめ、ICH M3(R2) ガイダンス[3]や各種 ICH（医薬品規制調和国際会議）の非臨床に関するガイドラインを適宜参照することとなり、別途適切な指針を策定する必要があるとされてきた。

このような背景を踏まえて、核酸医薬品の非臨床安全性評価の課題に関する議論が継続して行われ、欧米では Oligo Safety Working Group（OSWG）より[4)~11)]、本邦では医薬品等規制調和・評価研究事業「医薬品の安全性及び品質確保のための医薬品規制に係る国際調和の推進に関する研究。S6：バイオ／核酸医薬品の安全性に関する研究」研究班（ICH S6 対応研究班）より[12)~20)]、各課題の論点及びそれらに対する見解が発信されてきた。また、厚生労働省による革新的医薬品・医療機器・再生医療製品実用化促進事業の一環として、「核酸医薬の臨床有効性、安全性の評価方法」が検討・報告された[21)~23)]。その後、ICH S6 対応研究班では最新情報を踏まえて、核酸医薬品の非臨床安全性評価に関する考え方が取りまとめられ、パブリックコメントへの対応を経て 2020 年 3 月 30 日に本ガイドラインが発出されている。さらに 2023 年の ICH 会合において新規トピックとして採択され、ICH S13 として 2024 年より議論が開始される予定である。

ガイドライン各項解説

1．緒言

本ガイドラインは、天然型あるいは化学修飾された核酸分子が結合したオリゴ核酸で、かつ新規タンパク質発現を介さずハイブリダイゼーションにより直接生体に作用する医薬品が適用される。具体的にはアンチセンスオリゴヌクレオチド、siRNA、miRNA 等に適用されるが、mRNA、ゲノム編集に用いられるガイド RNA、DNA/RNA ワクチン及び CpG オリゴ等には適用されない。また、本ガイドラインに示される安全性評価の基本的な考え方は、ハイブリダイゼーションに起因するオフターゲット毒性の評価を除き、アプタマーやデコイ核酸の開発にも参考になると考えられる。

2．非臨床安全性試験：総論

(1) 評価戦略

"ハイブリダイゼーション"及び"核酸の物理的化学的性質"等の観点から、核酸医薬品により生体内で生じる可能性のある毒性を図にまとめた。この場合、核酸医薬品が標的とする塩基配列（以下、標的配列）にハイブリダイズすることにより発現する作用が"オンターゲット作用"であり、それ以外の作用は"オフターゲット作用"となる。また、オンターゲット作用が過剰に発現することにより生じる毒性が"オン

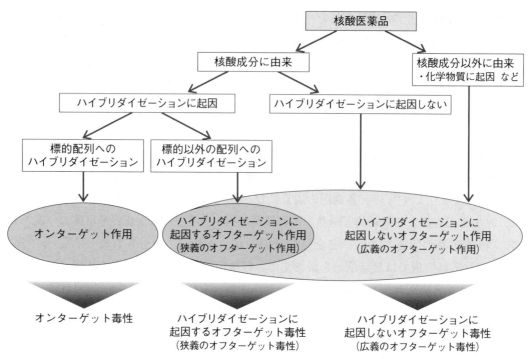

図 核酸医薬品により生じる可能性のある毒性[14]

ターゲット毒性"であり、オフターゲット作用により生じる意図しない毒性は"オフターゲット毒性"となる。標的配列と同一もしくは類似した標的以外の配列にハイブリダイズすることにより生じる作用を本項では"ハイブリダイゼーションに起因するオフターゲット作用（狭義のオフターゲット作用）"とし、結果として想定外の悪影響をもたらす場合にはこれを"ハイブリダイゼーションに起因するオフターゲット毒性（狭義のオフターゲット毒性）"とする。一方、Toll様受容体（TLR）を介した自然免疫等による影響、核酸分子及びその誘導体の化学構造や物理化学的性質に起因する毒性を、"ハイブリダイゼーションに起因しないオフターゲット毒性（広義のオフターゲット毒性）"とする。

核酸医薬品の毒性評価時には、上述したオンターゲット毒性、ハイブリダイゼーションに起因するオフターゲット毒性、及びハイブリダイゼーションに起因しないオフターゲット毒性を、非臨床試験で通常使用される動物種を用いた毒性試験で検出できるか否か、ならびに検出できない場合にはどのように安全性を評価するかを考える必要がある。なお、開発中の核酸医薬品が、進行がん等治療方法の選択肢が限られる生命を脅かす疾病や重篤な疾病を適応とする場合には、個々の事例に応じて、毒性試験の実施時期延期、簡略化、省略等も考えられる[24]。

① オンターゲット毒性

標的配列がヒト及び動物に共通して存在し、動物でも目的とする薬理作用が惹起される場合には、通常の毒性試験でオンターゲット毒性を評価することが可能であ

る。一方、標的とする塩基配列がヒト特異的であり、動物で薬理作用が認められない場合には、動物を用いてオンターゲット毒性を評価することはできない。このような場合には、サロゲートを用いて毒性試験を行うことが考えられる。ただし、安全性評価におけるサロゲートの利用目的は、臨床候補品で起こりうる有害作用（ハザード）の確認であり、臨床候補品の量的なリスク評価（リスクアセスメント）には適さないことに留意する必要がある[13]。このため、標的配列にコードされている生体機能に関する情報を収集し、臨床候補品のヒトでのオンターゲット毒性発現の可能性を推測・評価したうえで、懸念の程度に応じてサロゲートを用いた毒性試験を検討すべきである。

② ハイブリダイゼーションに起因するオフターゲット毒性

標的部位以外に存在する同一の塩基配列もしくは類似した配列に作用することにより生じる可能性がある毒性であるため、標的以外の塩基配列がヒトと異なる動物を用いて、当該リスクを評価することは困難である。したがって、評価手法の一つとしては、核酸医薬品の設計段階で in silico 解析を実施し、ヒト mRNA や pre-mRNA の情報を基にヒトでの安全性に懸念がある遺伝子（オフターゲット候補遺伝子）を検出し、オフターゲット候補遺伝子を避ける配列をあらかじめ選び出すことが考えられる。しかしながら、このような in silico 解析の結果、当該リスクが懸念される場合には、ヒト由来細胞等を用いた in vitro 解析や当該オフターゲット候補遺伝子の生物学的特性等の背景情報より、ヒトでの毒性発現の可能性をあらかじめ評価しておくことが推奨される。その結果、最終的に、臨床候補品による当該オフターゲット毒性が想定しうるのであれば、臨床での推定曝露量等を踏まえてオフターゲット候補遺伝子によるヒトでの有害作用発現の可能性を評価したうえで、被験者及び治験実施者等に対する十分なリスクコミュニケーションを通じて、臨床試験実施時のモニタリング方法や予測される副作用の軽減策等のリスクマネジメントや添付文書などに反映する必要がある。

なお、in silico 解析にあたっては、生体内に発現する RNA の一次構造（塩基配列）や発現量等に関するデータベース、塩基配列を検索するアルゴリズムは、最近の RNA 研究のめざましい進展に伴い、常時更新されていることに留意する。そのため、ヒトへの安全性確保の観点からは、開発段階も考慮したうえで、適切な解析を行う必要がある[25]。さらに、核酸医薬品の種類により、標的配列とのミスマッチによる影響が異なっていることが報告されている。例えば、アンチセンスオリゴヌクレオチドの場合には、連続した 12〜13 塩基長のアンチセンスオリゴヌクレオチドであれば 1〜2 塩基のミスマッチによりオンターゲット作用が減弱するが[26〜29]、siRNA では標的配列のシード配列（5'末端から 2-8 塩基）の相同性が重要であり、2 塩基から 4 塩基のミスマッチは許容されると報告されている[30]。このため、解析にはフルマッチのみならずミスマッチやギャップ（挿入及び欠失）が複数あるよう

な塩基配列も考慮するなど、核酸医薬品の種類に応じて、適切なアルゴリズムで配列検索を行うことが必要である[31]。近年承認された siRNA 医薬品であるブトリシランナトリウムでは、*in silico* 解析で検出されなかった狭義のオフターゲット遺伝子が *in vitro* 解析により検出されていることから、*in silico* 解析時の条件設定や、*in silico* 解析の限界については十分に留意する必要がある。

なお、最近では、RNAseq 等を用いて、ヒト細胞で核酸医薬品による遺伝子発現変化を網羅的に測定し、標的以外の経路にも作用しているかどうかを解析するアプローチも利用されている。このアプローチでは、*in silico* 解析が必ずしも必要でないという利点がある一方で、評価に用いるヒト細胞の選択や、核酸医薬品の濃度及び処理時間、「変化あり」とする閾値などを慎重に設定し、その適切性を説明することが必要になる。ハイブリダイゼーションに起因するオフターゲット毒性の検出に、どのような解析手法が必要であるかは、各核酸医薬品の特性によっても変わりうると考えられることから、開発早期に規制当局へ相談することが有益である。

③ ハイブリダイゼーションに起因しないオフターゲット毒性

TLR を介した自然免疫等による影響、核酸成分に由来するもののハイブリダイゼーションに起因しない核酸分子共通の作用（クラスエフェクト）や、核酸成分に依存しない化合物固有の作用により生じる毒性は、非臨床試験で通常使用される動物種を用いた従来型の毒性試験で検出可能と考えられる。

(2) **試験デザイン**

核酸医薬品の毒性を評価するための試験デザインの要素として、動物種、投与経路、投与期間、投与頻度、投与量等が挙げられる。安全性評価に用いる動物種、投与経路、投与期間及び投与頻度を決定する際には、予測されるヒトでの動態プロファイルを考慮することが必要である[20]。なお、ホスホロチオエート型アンチセンスでは、血漿中の C_{max}、AUC、クリアランス等の薬物動態においてヒトを含む動物種間での類似性がみられているが、このようなケースでは原則、予定される臨床適用経路、投与期間、投与頻度に準じて評価する方法が適切である[32]〜[34]。ただし、ヒトと動物との動態プロファイルが大きく異なることが予想される臨床候補品の場合には、毒性評価に適切な曝露を維持できる方策（例：頻回投与等）を検討した方がよい場合もある。

① 最高用量の設定

化学修飾を施した核酸医薬品によるオフターゲット毒性を検出することを考慮すると、原則として化学合成医薬品と同じように「医薬品の臨床試験及び製造販売承認申請のための非臨床安全性試験の実施についてのガイダンス」[3]（ICH M3(R2) ガイダンス）及び質疑応答集（ICH M3(R2) 質疑応答集）[35]に準拠する必要がある。ICH M3(R2) ガイダンス[3]では、動物福祉の 3Rs の観点から、ヒトの安全性評価に寄与しない高用量を用いた毒性試験の実施を避けることが記載されており、最高用

量の上限については、曝露の飽和が起こる用量、投与可能最大量（MFD）、最大耐量（MTD）に加え、臨床曝露量の50倍の曝露が得られる用量が示され、これらをいずれも満たせないときには上限を1,000 mg/kg/日とすることになる。化学修飾を施した核酸医薬品では当面の間、ICH M3(R2) ガイダンス[3]を準用するべきであるが、今後用量と毒性との相関についての情報が集積することにより、核酸医薬品の毒性を評価する際の最高用量に対する新たなアプローチが見出される可能性もある[20]。

② 動物種の選択

核酸医薬品の毒性試験には、化学合成医薬品やバイオ医薬品と同様に、原則として動物種2種を用いるべきである。

その理由は、化学修飾を施した核酸医薬品ではオフターゲット毒性がしばしば発現し、動物種によりその感受性や特異性に差が認められること、人工核酸の薬物動態が動物種により異なる可能性等から、動物種2種の毒性試験によって懸念すべき毒性検出の可能性を高めるためである。このため、げっ歯類及び非げっ歯類の2種を用いることが適切と考えられる[17]。核酸医薬品の代謝物に種差が認められた場合には、ヒトと類似の代謝プロファイルを示す動物種を選択することが望ましい。

一方、オンターゲット毒性を評価するためには、核酸医薬品の薬理作用が発現する動物種を用いる。毒性試験に用いる動物種2種のうち、少なくとも1種で臨床候補品の薬理作用が認められるなら、オンターゲット毒性の評価も併せて可能と考えられる。薬理作用を有する動物種が1種のみの場合、オンターゲット毒性の評価のために、サロゲートを用いる必要はなく、薬理作用を有しない2種目の動物種ではオフターゲット毒性の評価のみを目的に、臨床候補品を用いて試験をすることでよい。もし、オンターゲット毒性を評価しうる適切な動物種が得られない場合には、いずれかの1種でオンターゲット作用を示すサロゲートを用いた試験の追加を考慮すべきである。この場合、前述したように安全性評価におけるサロゲートの利用価値は限定的であることに留意する[13]。

非臨床試験で通常用いられる動物種において薬理作用を示す動物種が得られず、過剰なオンターゲット作用が発現しても生体機能に重大な影響を及ぼすことが懸念されない場合（例えば、酵素補充を企図した核酸医薬品を投与しても当該酵素が正常値以上に上昇しない場合等）には、オンターゲット毒性の検出を考慮せず、臨床候補品のげっ歯類と非げっ歯類の毒性試験だけを実施するという選択肢もあると考えられる。その場合、オンターゲット作用による過剰な薬理作用が発現しても生体機能に重大な影響を及ぼす可能性は低いと考える科学的根拠を示し、臨床試験実施の妥当性を説明する必要がある。そのうえで慎重な臨床試験によりヒトでの安全性を評価するのが、現実的に適切なアプローチであると考えられる。

③ サロゲートの利用

　核酸医薬品は標的に対する特異性が高いことから種特異的なものが多い。臨床候補品に対する薬理作用を示す動物種が得られず、オンターゲット作用による安全性に懸念がある場合には、臨床候補品の毒性用量と比較し得るサロゲート1用量のサテライト群を加えることで、臨床候補品のオンターゲット毒性による変化を推測しやすくなる可能性がある。しかし、サロゲートを毒性試験に用いる場合、必ずしも対象とする動物種の安全性評価に最適化された配列の核酸が得られるとは限らない。また、サロゲートに特有の新たなオフターゲット毒性が発現する可能性や、逆に臨床候補品に特有なオフターゲット毒性がサロゲートを用いた毒性試験では観察されない可能性も否定できない。このため、サロゲートを用いて動物試験で評価した毒性が、臨床候補品の臨床評価時の毒性を反映しているかどうかは慎重に評価する必要がある[13]。

　また、ヒト以外の霊長類（non-human primate：NHP）しか薬理作用を示す動物種がいない場合の生殖発生毒性試験では、NHPを用いても使用及び評価する動物数が限られているために適切な生殖発生毒性のリスク評価が困難になることが考えられる。そのため、生殖発生毒性の評価については、臨床候補品で起こりうる有害作用の検出のためにサロゲートを用いたげっ歯類の試験を行うことは現実的であり、NHPの使用数の削減も期待される[13]。

(3) 代謝物、分解物、不純物及びDDS成分の評価

　化学修飾された核酸医薬品は、生体内においてヌクレアーゼによる分解や、それ以外の例えば肝酵素による代謝を受ける。天然型の核酸成分からなる核酸医薬品は最終的に単一の核酸に分解され、再取込・再利用されるものと考えられる。他方、化学修飾を受けた核酸医薬品は、未変化体のまま、あるいはより低分子のさまざまな代謝物となって生体内に分布した後、集積・排泄されるものと考えられる。核酸医薬品（親化合物）の設計時に配列長は最適化されており、より短い配列ではハイブリダイゼーションの強度が減弱することが推測されるため、親化合物と比較して配列がより短い代謝物がハイブリダイゼーションに起因する毒性を惹起する可能性は、きわめて低いと推測される[14]。

　臨床候補品ならびにそれに含まれる不純物（オリゴヌクレオチド類縁物質（n-1 mer等）、有機低分子不純物、残留溶媒及び元素不純物等）によるハイブリダイゼーションに起因しない毒性については、適切な動物種を用いた一連の毒性試験により検出可能と考えられる。実際の開発では、多くの場合、親化合物である核酸医薬品の安全性評価時に、未変化体と併せて分解物／代謝物／不純物の評価も包含して行うことになる。このとき、有機低分子不純物は、「新有効成分含有医薬品のうち原薬の不純物に関するガイドライン」[36]（ICH Q3A(R2) ガイドライン）、及び「新有効成分含有

医薬品のうち製剤の不純物に関するガイドライン」[37]（ICH Q3B(R2) ガイドライン）を、残留溶媒は「医薬品の残留溶媒ガイドライン」[38]（ICH Q3C(R9) ガイドライン）、元素不純物は「医薬品の元素不純物ガイドライン」[39]（ICH Q3D(R2) ガイドライン）を参考に安全性を評価する必要がある。なお、適切な動物でのラベル体を用いた分布・排泄試験で未変化体及び代謝物の集積する器官・組織の特定や排泄経路を推定することにより、反復投与毒性試験の成績と併せてヒトでの毒性標的器官を予測することも可能と考えられる。

　天然型の核酸成分からなる核酸医薬品は単一の核酸に分解された後、再取込・再利用されるものと考えられ、DNA中への取り込みに伴う突然変異の誘発の可能性等を考慮する必要はない。一方、化学修飾された核酸医薬品については、その化学修飾の構造に依存するものの、単一の修飾核酸が宿主のDNAに取り込まれて悪影響を及ぼす特段の懸念はないと考えられる[40),41)]。仮に、化学修飾された核酸の特性を踏まえて、修飾核酸の取り込みによる毒性が懸念される場合には、*in vivo* で臨床候補品を一定期間反復投与した後の高蓄積器官・組織由来のDNAへの影響を調べることや、修飾核酸を用いた *in vitro* 形質転換試験により、当該リスクを評価することも考えられる[13)]。

　他分子（ペプチド、糖、PEG等）とのコンジュゲート構造をとる核酸医薬品については、付加分子及びその代謝物の安全性を考察する必要があると考える[42)〜46)]。入手可能な情報があればそれを有効活用して評価すればよい。付加分子がヒトに使用経験のない新規物質である等の理由から背景情報がきわめて乏しい場合には、適切な方法で付加分子の安全性を網羅的に確認しておく必要があると考えられる。

3．非臨床安全性試験：各論

(1) トキシコキネティクス（toxicokinetics：TK）及び薬物動態

　核酸医薬品の毒性を効率よく検出するためには、その薬物動態プロファイルを理解しておく必要がある。例えば、ヒトと比べて試験動物では血中濃度が急速に減少する臨床候補品では、頻回投与による曝露レベルの維持を図る等、適切な試験デザインで評価することにより、毒性の検出が容易になる。また、臨床候補品の蓄積しやすい組織があらかじめ特定されていれば、当該組織の毒性評価をより詳細に行うことも可能である。薬物動態は剤形、濃度、投与部位、または投与用量等により影響を受けるため、薬物動態には可能な限り、毒性試験及び臨床で使用される剤形、臨床投与経路を用いて評価するべきである。

　薬物動態試験の実施時期及び代謝物の評価については、ICH M3(R2) ガイダンス[3)]が参考になる。曝露量及び投与量に基づくヒトにおける安全域を予測するために、吸収、血中濃度及びクリアランスに関する情報が、臨床試験に先だってある程度得られていなければならない。なお、天然型核酸のみからなる核酸医薬品は、生体内でより

短いまたは単一の核酸へ分解されるため、通常の化学合成医薬品で実施されるような生体内変化を調べる試験は必要ないと考えられる。

(2) 安全性薬理試験

安全性薬理コアバッテリー試験には、心血管系、中枢神経系、呼吸器系に対する作用の評価が含まれており、反復投与毒性試験等の中で、臨床候補品の有害な薬理作用の有無を検討することが可能であれば、必ずしも独立した試験を実施する必要はない。安全性薬理の評価は「安全性薬理試験ガイドライン」[47]（ICH S7A ガイドライン）に従い、ヒトに投与する前に行われるべきである。

一般的な化学合成医薬品やバイオ医薬品と異なり、核酸医薬品では、薬効の発現（標的配列へのハイブリダイゼーションから標的配列にコードされたタンパクの生成抑制）までにタイムラグが生じる可能性があるため、薬理作用発現のピークと血液または標的臓器における核酸濃度のピークが一致しない場合が想定される。このため、安全性薬理を評価するタイミングについては、臨床候補品のこれらの特性を理解したうえで設定すべきである。

なお、化学合成医薬品ではhERGチャネルアッセイが薬物誘発性QT延長のスクリーニングとして用いられる（「ヒト用医薬品の心室再分極遅延（QT間隔延長）の潜在的可能性に関する非臨床的評価」[48]（ICH S7B ガイドライン））。これは、ある種の化学合成医薬品が細胞膜を通過して、細胞内でカチオン化した薬物がhERGチャネル内に結合することにより、機能を遮断するとされているからである[49]。一方、高分子のポリアニオンである核酸医薬品の未変化体が、このような機序でhERGチャネル等のイオンチャネルの機能を遮断する可能性は考えにくいことから、核酸医薬品についてhERGアッセイ等の *in vitro* 試験を実施する意義は低い。*in vivo* の心血管系評価等でみられた知見をさらに追究する目的であれば、核酸医薬品の分解物・代謝物のイオンチャネルへの影響を検討することも考えられる。

(3) 単回投与毒性試験

単回投与毒性試験は、高用量の核酸医薬品を単回投与し、ヒトでの過量投与時の影響を予測することを目的としている。ただし、用量漸増試験を含む反復投与毒性試験や薬理試験等から急性毒性の情報が得られる場合には、独立した単回投与毒性試験の実施は推奨されない。

(4) 反復投与毒性試験

本試験は、核酸医薬品の反復投与による特定臓器への被験物質や代謝物等の集積や、毒性プロファイルの推移を評価するために必要である。反復投与毒性試験での評価戦略（オンターゲット毒性、オフターゲット毒性）、試験デザインに使用する動物種を

選択する際に考慮すべき点、評価すべき最高用量については、先述したとおりである（本項 2. の「(2) 試験デザイン」を参照）。原則として動物種 2 種を用いて実施し、投与経路及び投与方法は、予定されている臨床での投与期間、用法・用量に基づいて設定すべきである。試験期間や試験の実施時期については、ICH M3(R2) ガイダンス[3]が参考になる。局所投与の核酸医薬品でも、投与部位での毒性評価とともに、全身循環に入った場合の標的臓器やそれ以外の臓器への影響を評価する必要がある。

(5) 遺伝毒性試験

核酸医薬品を構成するオリゴヌクレオチドは、作用機序に差はあるものの、細胞内あるいは核内で作用することを目的として設計されるものが多い。天然型核酸のみから構成される臨床候補品についての遺伝毒性評価は不要であるが、化学修飾された核酸医薬品では、その分解物・代謝物、類縁物質（一塩基数欠如（n-1 mer）等）による影響を払拭できないため、遺伝毒性評価が必要と考えられる。通常は、「医薬品の遺伝毒性試験及び解釈に関するガイダンス」[50]（ICH S2(R1) ガイダンス）に準じて、標準的な遺伝毒性試験（遺伝毒性コアバッテリー試験）により評価する。分解物・代謝物のヒトゲノムへの取り込みの可能性も考えられるが、修飾核酸の特性や製剤を用いた in vivo 遺伝毒性試験等において、特段の懸念がなければ追究する必要はない。

(6) 生殖発生毒性評価

通常、生殖発生毒性は、次の 3 つの試験を組み合わせ、総合的に評価される。
① 受胎能及び着床までの初期胚発生に関する試験（受胎能試験）
② 胚・胎児発生に関する試験（EFD 試験）
③ 出生前及び出生後の発生ならびに母体の機能に関する試験（PPND 試験）

これらの試験の実施の要否は、臨床での適応及び予想される対象疾患の患者群により判断され、実施が必要であれば、原則として「医薬品の生殖発生毒性評価に係るガイドライン」（ICH S5(R3) ガイドライン）に従って評価する必要がある[51]。試験実施時期については、ICH M3(R2) ガイダンス[3]が参考になる。一方、標的配列を含む遺伝子の生物学的特性、遺伝子改変動物やヒトの遺伝疾患に関する情報等から、胚・胎児発生に対する有害な影響が示唆された場合は、動物での追加検討を避けるべきであり、得られている情報を踏まえて、臨床でのリスク・ベネフィットを考慮したうえで適切なリスクコミュニケーションに努めるべきである。

① オンターゲット毒性

受胎能は、通常、臨床候補品を使用して、げっ歯類での受胎能試験で評価される。臨床候補品が NHP のみで薬理作用を示す場合には、NHP を用いた交配試験で評価するのではなく、反復投与毒性試験における病理組織学的検査等で受胎能を評価するべきである。また、臨床候補品がいずれの動物種に対しても薬理作用を示さな

い場合、オンターゲット毒性を評価するためだけに、サロゲートを用いた受胎能試験を実施する必要はない[19]。

　胚・胎児発生への影響は、通常、げっ歯類及びウサギを用いた EFD 試験で評価される。また、生殖発生毒性試験における動物種の適切性（ICH S5(R3) ガイドライン）[51]を考慮すると、臨床候補品が薬理作用を示す動物種が NHP のみの場合には、サロゲートを用いてげっ歯類でオンターゲット毒性を評価することも可能と考えられる[19]。この場合、サロゲートを用いた安全性評価の目的は有害性（ハザード）の確認であることから、OSWG から公表された生殖発生毒性試験に関する White Paper[9]で提案されているように、臨床候補品を用いた複数用量での生殖発生毒性試験をデザインしたうえで、臨床候補品の高用量に相当する1用量のサロゲート群を設定することが実際的と考えられる。

　出生前及び出生後の発生ならびに母体の機能は、通常、げっ歯類を用いた受胎能試験で評価される。NHP のみが薬理学的に適切な動物種である場合には、EFD 試験と同様に、サロゲートを用いてオンターゲット毒性を評価することが適切と考えられる[19]。

② オフターゲット毒性

　オンターゲット毒性の観点から、臨床候補品を用いた生殖発生毒性試験の実施が困難な場合であっても、オフターゲット毒性を評価するために、臨床候補品を用いた生殖発生毒性試験実施を検討する必要がある。

(7) がん原性試験

　がん原性試験の実施の要否については、「医薬品におけるがん原性試験の必要性に関するガイダンス」[52]（ICH S1A ガイダンス）が参考になる。がん原性試験の実施が推奨される場合には、がん原性試験ガイドライン（ICH S1A、S1B 及び S1C）に準じてげっ歯類（マウス及びラット）を用いたがん原性の評価を実施する。臨床候補品がこれらの動物種で薬理作用を示さない場合でも、オンターゲット毒性に関するがん原性を評価するためだけの目的で、サロゲートを用いた試験をすることは推奨されない。もし、オンターゲット作用からがん原性の懸念（標的配列を含む遺伝子の生物学的特性、免疫抑制による影響等）がある場合や、反復投与毒性試験でがん原性が懸念される変化がみられた場合には、臨床候補品に対するがん原性の懸念を払拭することは困難であることから、現状での対処法として、臨床でのリスク・ベネフィットを考慮したうえで適切なリスクコミュニケーションに努めるべきである[20]。

　なお、特定の化学修飾による核酸医薬品については、化学修飾の構造に関するがん原性データ（毒性）を蓄積・活用することで新たな評価手段が開発・検証されれば、将来、それらを代替法とすることもできるようになると考えられる[20]。

(8) **局所刺激性試験**

　　反復投与毒性試験の投与部位等から評価することが可能である場合には、独立した局所刺激性試験の実施は推奨されない。

(9) **免疫毒性試験**

　　反復投与毒性試験等から評価することが可能である場合には、独立した試験の実施は推奨されない。実施が必要とされる場合は、「医薬品の免疫毒性試験に関するガイドライン」[53]（ICH S8 ガイドライン）を参照すること。

(10) **光安全性評価**

　　化学修飾された核酸については、化学構造等に光安全性の懸念がある場合、「医薬品の光安全性評価ガイドライン」[54]（ICH S10 ガイドライン）を参考に光安全性を評価する必要がある。

核酸医薬品の非臨床安全性評価の考え方（参考 Q&A）

　本ガイドラインの発出と併せ、パブリックコメントを踏まえた「『核酸医薬品の非臨床安全性評価に関するガイドライン（案）』に対するご意見の概要と対応について」[55]も公開されている。しかしながら、多様な核酸医薬品の開発を進めるうえで、ケースバイケースの基本的原則のみでは現実的な判断に迷う場合も多いことから、課題解決に向けての考え方について引き続き検討が行われ、2022 年に「核酸医薬品の非臨床安全性評価における疑問と考え方について」が公開された[56]。この文書は、核酸医薬品の開発現場から抽出された疑問について毒性発現機序を基に各疑問の解決に向けての考え方が Q&A として整理されており、その背景や留意点にも触れられているので参照されたい。

今後の動向・課題

　核酸医薬品は、現時点で 100 件を超える臨床試験が継続的に実施されていることから、今後も核酸医薬品の上市が続くものと推測される[57],[58]。

　本ガイドラインは、基本的考え方である「ケースバイケースでの評価」及び 3Rs の理念を踏まえており、公式なガイドラインとして核酸医薬品の非臨床安全性評価を進めるうえで考慮すべきポイントが世界で初めて示された。2024 年 8 月現在、国際的に核酸医薬品の非臨床安全性に関するガイドラインは本ガイドラインのみであるが、国際調和の必要性から ICH ガイドライン作成の要望もあり、2023 年に新たなトピックとして採択された。また、新型コロナウイルス（SARS-CoV-2）ワクチンの開発で導入された同一プラットフォーム技術コンセプトについて、核酸医薬品への導入の可能性が議論されている。今後

も進化を続ける核酸医薬品の安全性を評価するにあたり、従来の手法による評価の限界を見極めるとともに、それぞれの核酸医薬品に適した評価を行い、不必要な評価を廃する取り組みが継続して求められる。

参考文献

1) 厚生労働省医薬・生活衛生局医薬品審査管理課長：核酸医薬品の非臨床安全性評価に関するガイドラインについて．令和2年3月30日薬生薬審発0330第1号．
2) 厚生労働省医薬食品局審査管理課長：「バイオテクノロジー応用医薬品の非臨床における安全性評価」について．平成24年3月23日薬食審査発0323第1号．
3) 厚生労働省医薬食品局審査管理課長：「医薬品の臨床試験及び製造販売承認申請のための非臨床安全性試験の実施についてのガイダンス」について．平成22年2月19日薬食審査発0219第4号．
4) Schubert D., et al.: *Nucleic Acid Ther.*, **22**, 211-2 (2012).
5) Lindow M., et al.: *Nat. Biotechnol.*, **30**, 920-3 (2012).
6) Kornbrust D., et al.: *Nucleic Acid Ther.*, **23**, 21-8 (2013).
7) Alton EW., et al.: *Nucleic Acid Ther.*, **22**, 246-54 (2012).
8) Berman CL., et al.: *Nucleic Acid Ther.*, **24**, 291-301 (2014).
9) Cavagnaro J., et al.: *Nucleic Acid Ther.*, **24**, 313-25 (2014).
10) Berman CL., et al.: *Nucleic Acid Ther.*, **26**, 73-85 (2016).
11) Marlowe JL., et al.: *Nucleic Acid Ther.*, **27**, 183-196 (2017).
12) ICH S6対応研究班：医薬品医療機器レギュラトリーサイエンス，**46**, 286-289 (2015).
13) ICH S6対応研究班：医薬品医療機器レギュラトリーサイエンス，**46**, 374-379 (2015).
14) ICH S6対応研究班：医薬品医療機器レギュラトリーサイエンス，**46**, 523-527 (2015).
15) ICH S6対応研究班：医薬品医療機器レギュラトリーサイエンス，**46**, 681-686 (2015).
16) ICH S6対応研究班：医薬品医療機器レギュラトリーサイエンス，**46**, 846-851 (2015).
17) ICH S6対応研究班：医薬品医療機器レギュラトリーサイエンス，**47**, 101-104 (2016).
18) ICH S6対応研究班：医薬品医療機器レギュラトリーサイエンス，**47**, 250-253 (2016).
19) ICH S6対応研究班：医薬品医療機器レギュラトリーサイエンス，**47**, 568-574 (2016).
20) ICH S6対応研究班：医薬品医療機器レギュラトリーサイエンス，**47**, 724-729 (2016).
21) 厚生労働省：革新的医薬品・医療機器・再生医療製品実用化促進事業（課題名：核酸医薬の臨床有効性，安全性の評価方法），核酸医薬の開発における留意点と課題について（中間報告）．
22) 厚生労働省：革新的医薬品・医療機器・再生医療製品実用化促進事業（課題名：核酸医薬の臨床有効性，安全性の評価方法），核酸医薬の開発における留意点と課題について（報告書）．
23) 厚生労働省医薬・生活衛生局医薬品審査管理課長：核酸医薬品の品質の担保と評価において考慮すべき事項について．平成30年9月27日薬生薬審発0927第3号．
24) 厚生労働省医薬食品局審査管理課長：抗悪性腫瘍薬の非臨床評価に関するガイドラインについて．平成22年6月4日薬食審査発0604第1号．
25) 廣瀬直毅 他：実験医学，**37**, 40-46 (2019).
26) Kornbrust D., et al.: *Nucleic Acid Ther.*, **23**, 21-28 (2013).

27) Lindow M., et al. : *Nat. Biotechnol.*, **30**, 920-923 (2012).
28) Shimo T., et al. : *Nucleic Acids Res.*, **42**, 8174-8187 (2014).
29) Straarup EM., et al. : *Nucleic Acids Res.*, **38**, 7100-7111 (2010).
30) Saxena S., et al. : *J. Biol. Chem.*, **278**, 44312-44319 (2003).
31) 内藤雄樹：実験医学, **37**, 47-53（2019）.
32) Geary RS., et al. : *B. Clin. Pharmacokinet.*, **54**, 133-146 (2015).
33) Geary RS., et al. : *Drug Metab. and Dispos.*, **31**, 1419-1428 (2003).
34) Yu RZ., et al. : *Biochem. Pharmacol.*, **77**, 910-919 (2009).
35) 厚生労働省医薬食品局審査管理課：「医薬品の臨床試験及び製造販売承認申請のための非臨床安全性試験の実施についてのガイダンス」に関する質疑応答集（Q&A）について．平成24年8月16日事務連絡．
36) 厚生労働省医薬局審査管理課長：新有効成分含有医薬品のうち原薬の不純物に関するガイドラインの改定について．平成14年12月16日医薬審発第1216001号．
37) 厚生労働省医薬局審査管理課長：新有効成分含有医薬品のうち製剤の不純物に関するガイドラインの改定について．平成15年6月24日医薬審発第0624001号．
38) 厚生労働省医薬局医薬品審査管理課長：医薬品の残留溶媒ガイドラインの改正について．令和6年4月15日医薬薬審発0415第1号．
39) 厚生労働省医薬食品局審査管理課長：医薬品の元素不純物ガイドラインについて．平成27年9月30日薬食審査発0930第4号．
40) Fa M., et al. : *J. Am. Chem. Soc.*, **126**, 1748-1754 (2004).
41) Kuwahara M., et al. : *Molecules*, **15**, 8229-8240 (2010).
42) 厚生労働省医薬・生活衛生局審査管理課長：「リポソーム製剤の開発に関するガイドライン」について．平成28年3月28日薬生審査発0328第19号．
43) 厚生労働省医薬・生活衛生局審査管理課：「リポソーム製剤の開発に関するガイドライン質疑応答集（Q&A）」について．平成28年3月28日事務連絡．
44) 厚生労働省医薬・生活衛生局審査管理課：「核酸（siRNA）搭載ナノ製剤に関するリフレクションペーパー」について．平成28年3月28日事務連絡．
45) 厚生労働省医薬食品局審査管理課長：ブロック共重合体ミセル医薬品の開発に関する厚生労働省／欧州医薬品庁の共同リフレクションペーパーの公表等について．平成26年1月10日薬食審査発0110第1号．
46) 厚生労働省医薬食品局審査管理課：ブロック共重合体ミセル医薬品の開発に関する厚生労働省／欧州医薬品庁の共同リフレクションペーパーの質疑応答集について．平成26年1月10日事務連絡．
47) 厚生労働省医薬局審査管理課長：安全性薬理試験ガイドラインについて．平成13年6月21日医薬審発第902号．
48) 厚生労働省医薬食品局審査管理課長：ヒト用医薬品の心室再分極遅延（QT間隔延長）の潜在的可能性に関する非臨床的評価について．平成21年10月23日薬食審査発1023第4号．
49) Tristani-Firouzi, et al. : *Am. J. Med.*, **110**, 50-59 (2001).
50) 厚生労働省医薬食品局審査管理課長：医薬品の遺伝毒性試験及び解釈に関するガイダンスについて．平成24年9月20日薬食審査発0920第2号．
51) 厚生労働省医薬・生活衛生局医薬品審査管理課長：「医薬品の生殖発生毒性評価に係るガイ

ドライン」について．令和 3 年 1 月 29 日薬生薬審発 0129 第 8 号.
52）厚生省薬務局審査課長：医薬品におけるがん原性試験の必要性に関するガイダンスについて．平成 9 年 4 月 14 日薬審第 315 号.
53）厚生労働省医薬食品局審査管理課長：医薬品の免疫毒性試験に関するガイドラインについて．平成 18 年 4 月 18 日薬食審査発第 0418001 号.
54）厚生労働省医薬食品局審査管理課長：医薬品の光安全性評価ガイドラインについて．平成 26 年 5 月 21 日薬食審査発 0521 第 1 号.
55）厚生労働省医薬・生活衛生局医薬品審査管理課：「『核酸医薬の非臨床安全性評価に関するガイドライン（案）』に関する御意見の募集について」に対して寄せられたご意見等について（別添：「核酸医薬品の非臨床安全性評価に関するガイドライン（案）」に対するご意見の概要と対応について）．令和 2 年 3 月 30 日.
56）JPMA 課題対応チーム，ICH S6 対応研究班：医薬品医療機器レギュラトリーサイエンス，**53**，211-218（2022）.
57）McClorey G., *et al.* : *Curr. Opin. Pharmacol.*, **24**, 52-58（2015）.
58）特許庁：令和 2 年度特許出願技術動向調査結果概要（中分子医薬）．令和 3 年 2 月.

6-3 感染症予防ワクチンの非臨床評価

通知

- 「感染症予防ワクチンの非臨床試験ガイドライン」について（平成22年5月27日薬食審査発0527第1号）
- 「感染症予防ワクチンの非臨床試験ガイドライン」について（改訂）（令和6年3月27日医薬薬審発0327第1号）

目的

「感染症予防ワクチンの非臨床試験ガイドライン（改訂）」[1]（以下、本ガイドライン）は、「感染症予防ワクチンの非臨床試験ガイドライン」[2]（以下、旧ガイドライン）の改訂版として作成され、旧ガイドラインから文言が若干変更されているものの、内容に変更はない。

ワクチンの非臨床試験は、製品の特性（安全性及び薬理作用の評価を含む）を明らかにすることを目的に実施される。本ガイドラインは、ワクチンの非臨床試験計画立案のための一般的な原則を提供するものである。

非臨床試験を実施する目的は、次のとおりである。

① 薬理作用を評価すること
② 毒性の標的となる器官・組織を特定すること
③ ヒトに接種される投与量での安全性を評価すること
④ 発現した毒性所見が可逆的なものであるかを評価すること
⑤ 臨床でモニタリングする際の安全性に係る評価項目を見出すこと

ガイドラインの沿革／経緯

感染症予防ワクチンの非臨床試験に関するガイドラインは、1997年に欧州医薬品庁（EMEA（現EMA））[3]、2003年に世界保健機関（WHO）[4]、次いで2006年にアメリカ食品医薬品局（FDA）[5]から生殖発生毒性試験のみについて発出された。本邦ではワクチンの非臨床試験に関するガイドラインは策定されていなかったため、2007年に厚生労働科学研究費補助金「ワクチン開発における臨床評価ガイドライン等の作成に関する研究」が

立ち上げられ、EMEAガイダンス[3]及びWHOガイドライン[4]を参考にした旧ガイドライン[2]の原案が策定された。その後、厚生労働省によりワクチン承認審査勉強会が立ち上げられ、この原案についてワクチン開発企業も参加して修正が重ねられ、2010年5月に旧ガイドライン[2]が発出された。ちなみに、前述のWHOガイドライン[4]が2014年に整備されたことを受け[6]、EMEAガイダンス[3]は廃止された[7]。

本ガイドライン[1]は、近年の感染症予防ワクチンの開発の国際化等を踏まえた、各非臨床試験の内容や品質、留意点等を最新の科学的知見に基づき「感染症予防ワクチン開発の非臨床・臨床試験ガイドラインに関する研究」班（日本医療研究開発機構医薬品等規制調和・評価研究事業）により旧ガイドラインの改訂版として作成され[8]、ワクチン開発企業団体からの意見聴取、パブリックコメント募集を経て、2024年に発出された。また、本ガイドラインの発出と同時に、「感染症予防ワクチン開発の非臨床・臨床試験ガイドラインに関する研究」班が作成した「『感染症予防ワクチンの非臨床試験ガイドライン』に関する質疑応答集（Q&A）」（以下、Q&A）[9]が発出された。このQ&A[9]も、ワクチン開発企業団体からの意見聴取、医薬品医療機器総合機構（PMDA）によるレビューが行われている。

ガイドライン各項解説

1. 適用範囲

本ガイドラインでは、国内製造販売承認済みのmRNAワクチンを除く感染症予防ワクチンが適用対象とされた。なお、旧ガイドラインでは、発現プラスミドやウイルスベクターを有効成分とするワクチン製剤は適用範囲外とされていた。

ウイルス遺伝子を組換えたワクチンについては、本ガイドラインと同時期に発出された「感染症予防を目的とした組換えウイルスワクチンの開発に関するガイドライン」[10]も参照すること。

2. 一般的な考え方

新規アジュバントは、本邦の薬事規制上は「新添加剤」扱いである。したがって、臨床試験開始時には、臨床試験に使用する新規ワクチン製剤（新規アジュバント及び新規添加剤を含む新規ワクチン製剤）を用いて非臨床安全性が確認されていればよいが、製造販売承認申請時には、「新添加剤」の単回投与毒性、反復投与毒性、生殖発生毒性及び遺伝毒性の「資料」の提出が必要となる[11),12)]。また、本邦の市販製剤で過去に使用実績がない添加剤において、光毒性の初期評価により懸念が小さいことが立証されない場合には、光毒性の実験的評価が必要である[13]。これら毒性に関する資料については、信頼できる試験成績であれば、公表文献を資料にすることは可能であるが、新たに非臨床安全性試験を行う

場合は、Good Laboratory Practice (GLP)[14]適用である必要がある[15]。その際には、Q&A[9]（問18）の回答④にあるように、ワクチン製剤全体の安全性に懸念がないことが説明できる場合には、「新規アジュバントについては、ワクチン製剤を用いた試験等の中で」、すなわち「新規アジュバントと抗原の両方を含んだ製剤での試験の中に新規アジュバント単独群を設けること」でよい。

既承認ワクチンに含まれる抗原を用いた新たな混合ワクチンの国内開発、海外で承認済みのワクチンの国内導入、あるいはトラベラーズワクチンの国内開発にあたっては、本ガイドラインが適用される新規感染症予防ワクチンと同じ非臨床試験が必要とされない場合も考えられるが、非臨床試験計画はケースバイケースの判断となるため、事前にPMDAと相談することが望ましい。同一プラットフォーム技術を用いて製造されるワクチンについては、Q&A[9]（問2）の回答②を参照すること。

なお、旧ガイドライン[2]中で示されていた物理化学的試験検査項目や生物学的試験項目に関する内容は、本ガイドライン[1]が非臨床試験に関するガイドラインであることから、削除されている。

(1) 試験デザイン

WHOガイドライン[4),6)]でも、非臨床安全性試験はGLPに従って実施することが推奨され、重要な試験についてはGLP下で実施すべきとされている。本邦ではワクチンの製造販売承認申請に必要な非臨床安全性試験は、薬機法*施行規則[15]第43条「申請資料の信頼性の基準」に従い、GLP下で行う必要がある。新規ワクチンの安全性試験では、ワクチン製剤の品質規格が十分でない場合や一部の測定系（通常のGLP安全性試験では測定しない項目：例えば免疫反応や炎症性マーカーの測定等）が、GLP下で実施できない場合が考えられる。ちなみに、非臨床安全性試験以外の非臨床試験、すなわち薬理試験（安全性薬理試験を除く）及び薬物動態試験（生体内分布試験）の「申請資料（一般的には、薬理・動態試験社内報告書、または公表論文）」には、同じく薬機法施行規則[15]第43条にある、「①申請資料の正確性」、「②申請資料の完全性・網羅性」、「③申請資料の根拠になった資料（すなわち生データ）の保存性」が必要とされている。また、非臨床試験の申請資料は、薬機法[16]第14条に基づき、製造販売承認申請時に「申請資料の信頼性の基準」に適合しているかどうか、PMDAによる「適合性書面調査」を受ける必要がある[17]。

*医薬品、医療機器等の品質、有効性及び安全性の確保等に関する法律

(2) 動物種/モデルの選択

医薬品の一般毒性試験では、通常2種の動物種を用いることが推奨されているが[18]、ワクチンでは、1種の動物種でよい。ワクチンの抗原として用いる病原体や毒素に対して感受性がある動物種を用いることが理想的であるが、そのような動物種が見出せ

ることはごく稀であることから、少なくともワクチンに対して免疫応答がみられる動物種を用いることが求められる。WHO ガイドライン[4]では、さらに非近交系の動物を使うことが推奨されている。WHO のアジュバント及びアジュバント含有ワクチンガイドライン[6]では、ワクチン抗原に対して反応性がある動物種で、理想的にはその反応性がアジュバントによりヒトで期待されている反応性と同様の機序で増強される動物種が望ましいとされている。また、毒性試験にヒト以外の霊長類（non-human primate：NHP）を用いるかどうかは、NHP 以外の動物種で免疫応答が示されない場合とすべきである[6]。複数の抗原を含む混合ワクチンの開発で、1 種の動物種では複数のうち一部の抗原にしか免疫反応が確認できない場合は、Q&A[9]（問 4）の回答①を参照すること。

なお、生体内分布試験を毒性試験と別に行う場合には、通常、薬理／毒性試験に用いた動物種を用いる。

(3) 被験物質

ワクチンの非臨床試験に用いる被験物質は、臨床試験に用いる製剤の有効性及び安全性に影響を及ぼす特性（組成、剤形、製造方法等）を適切に反映する必要がある。非臨床試験実施後に製造方法等に変更があった場合には、Q&A[9]（問 5）の回答を参照すること。非臨床安全性試験に使用する製剤のロットは、臨床試験での使用を意図した製剤を適切に代表するものとし、可能な限り臨床試験と同じロットで非臨床安全性試験を行うことが望ましい。同じロットでの投与が不可能な場合は、少なくとも物理化学的特性データ、組成に関して臨床試験に使用する製剤と同等であることを確認する必要がある。このように非臨床試験と臨床試験では同じロットの使用が理想とされている。また、通常のワクチン開発において、製法改良はしばしば行われるが、製造方法が異なっても必ずしも非臨床試験を実施する必要はない。例えば、非臨床試験では凍結乾燥製剤を用いていたものを、臨床試験及び製造販売用では液剤に切り替える計画である場合、最終製剤の成分とその含量が同一でかつ規格試験、特性解析試験及び安定性試験など品質面から一貫性が担保されるのであれば、新規の非臨床試験は不要である。組成に関しては、非臨床試験と臨床試験においてアジュバントや添加剤の量が異なることがあったとしても、臨床での推奨用量を十分に反映した各成分量の投与が非臨床試験で実施されていることが説明できれば、その非臨床試験で得られた結果に基づき臨床試験を開始することが可能である。臨床試験と非臨床試験で添加剤の種類が異なる場合も、ワクチンの薬効に影響を与えず、安全性がすでに確認されている物質であり、明らかに品質面での安定性を高めることだけに寄与するものであれば、変更後の製剤を用いた非臨床試験を実施する必要はない。

本ガイドラインには明記されていないが、WHO ガイドライン[4,6]では、初回臨床試験と非臨床安全性試験で同一ロットを用いることができない場合には、製造プロセ

ス、物理化学的データ、組成及び安定性について同等なものを用いることとされている。抗原やアジュバント（あるいはアジュバントワクチンの組成）の製造工程に顕著な違いがある場合には、「生物薬品（バイオテクノロジー応用医薬品／生物起源由来医薬品）の製造工程の変更にともなう同等性／同質性評価について」[19]（ICH Q5E ガイドライン）が参考になる（Q&A（問5））[9]。追加の非臨床試験の必要性については、ケースバイケースの判断が必要なため、PMDA と事前相談することが望ましい。

(4) 投与経路

WHO ガイドライン[4),6)]でも同様に、非臨床安全性試験には臨床適用経路を使用することとされている。さらに、臨床での投与に特殊なデバイスを用いる場合には、可能な限り同等性能のデバイスを非臨床安全性試験の投与に用いることが推奨されている。

3．薬理試験

(1) 免疫原性の評価

ヒトでの薬効を推定するために、免疫原性試験の実施は必要である。また、免疫原性試験は、臨床試験での投与量、投与スケジュール、投与経路、アジュバントなどの選択にも役立つ。免疫原性試験には、感染予防または発症予防との関連性が高いと予想される抗体産生レベル、産生された抗体クラス及びサブクラス、細胞性免疫及びその他の免疫系に影響を及ぼす分子（サイトカイン等）の放出等の評価が含まれる。サイトカイン産生は、細胞性免疫の活性化の指標にもなる。Th1/Th2 比やサイトカイン産生のパターンは、ワクチンによる RSV（Respiratory Syncytial Virus）や SARS/MERS（Sever Acute Respiratory Syndrome/Middle East Respiratory Syndrome（いずれもコロナウイルスの感染症））による呼吸器疾患の増強現象（ワクチン関連増強呼吸器疾患（Vaccine Associated Enhanced Respiratory Disease：VAERD））[20]の原因の一つとして考えられている過剰な Th2 反応[21]を検討するうえで有用である[22]。

(2) 感染防御能の評価

感染防御能を評価する攻撃試験は、ヒトでの感染・疾病を反映する適切な動物モデルが存在する場合に実施する。なお、病原微生物に対する感受性や免疫反応は種特異的であることが多いため、動物を用いた検討において最も重要なのは、選択した試験系または動物モデルがヒトの免疫反応及びヒトの疾患とどれだけ類似しているかというヒトへの外挿性を科学的に検討したうえで、得られたデータの価値及び動物試験の限界の両方を客観的に判断することである。

新型コロナウイルス感染症（COVID-19）ワクチンの開発時は、自然感染やワクチ

ンによって体内に作られた中和能のない抗体がウイルスの感染による症状を悪化させる抗体依存性増強現象（antibody-dependent enhancement：ADE）[23]や、ワクチンによる VAERD[20]が報告されていたことから、攻撃試験による感染防御能の評価の重要性が認識された[24]。動物モデル（可能な限り NHP 以外の動物）がある場合には、これらの評価も可能であることから実施することが望ましい。

(3) 安全性薬理試験

旧ガイドライン[2]では、「安全性薬理のエンドポイントを検討するために適切に計画され、実施された毒性試験からの情報を基に、安全性薬理についての評価を行う」とされていたが、本ガイドライン[1]や Q&A[9]では、WHO ガイドライン[4), 6)]と同様に、主要な生理機能（中枢神経系、呼吸器系及び心血管系）への影響を、毒性試験における観察、検査等の中で評価することが可能であるとされた。具体的には、Q&A[9]の問6を参照すること。

4．薬物動態試験

ワクチンの薬理作用は有効成分である抗原等により誘導される免疫反応（抗体及びサイトカイン産生、または免疫細胞の活性化等）であり、通常は接種部位または近傍のリンパ節等で作用し、微生物の自然感染時と同様に生体内から排除されると考えられることから、通常のワクチンでは有効成分の吸収、分布、代謝、排泄を評価する薬物動態試験は必要とされない。

生体内分布試験を実施する場合には、「遺伝子治療用製品の非臨床生体内分布の考え方」[25]（ICH S12 ガイドライン）が参考になる。Q&A[9]問7の回答①では、全ての発現プラスミドDNAを有効成分とするワクチンに生体内分布試験が必要なわけではないとされている。開発製品と同じ DNA プラスミドベクター、組換えウイルスベクター等を用いた他の製品で実施した生体内分布試験の結果に基づき開発製品の生体内分布が説明できる場合には、開発製品を用いた生体内分布試験は省略可能と考えられる。なお、生体内分布の評価タイミングは、臨床試験開始前とすることが重要である。

排出試験については、現時点で国際的に共通の考え方として提示されている、「ウイルスとベクターの排出に関する基本的な考え方」[26]が参考となる。Q&A[9]問8の回答では、排出試験について、野生型ウイルスの情報、他の非臨床試験成績等、排出に関する知見等の情報から開発品の排出について説明可能な場合には、必ずしも独立した試験を行う必要はないとしている。また、「感染症予防ワクチンの臨床試験ガイドライン」[27]において、新規の弱毒生ワクチンでは、排出の有無を確認する臨床試験の要否を、対象となる感染症に関する情報や非臨床試験成績等に基づき検討することとされ、動物を用いた排出評価が実施可能な場合は、臨床試験における排出評価の計画（サンプルの種類、サンプリングの頻

度、試験期間の設定）に役立つ場合がある。したがって、野生型ウイルスの情報、他の非臨床試験成績等、排出に関する知見等の既存の情報から開発品の排出について説明可能な場合や、野生型ウイルスと弱毒生ワクチンの組織分布が異なる可能性が、他の非臨床試験成績から新規の弱毒生ワクチンの排出について説明可能な場合には、必ずしも独立した試験を行う必要はない。

分布や排出の評価に際して、実際に試験の実施が必要な場合は、「厚生労働省の所管する実施機関における動物実験等の実施に関する基本指針」[28]に則り、動物利用数の削減を図るために、できる限り薬理試験や毒性試験に組み込んで実施すべきである。

本邦では遺伝子組換え技術を用いて作製した弱毒生ワクチンは、「遺伝子組換え生物等の使用等の規制による生物の多様性の確保に関する法律」（カルタヘナ法）[29]の対象となり、第一種使用等（第2条第6項の拡散防止処置を執らないで行う使用等（臨床試験被験者への投与もこの拡散防止処置を執らないで行う使用に該当する））を行おうとする場合は、主務大臣（厚生労働大臣及び環境大臣）の承認が必要である。この承認取得申請に必要な「生物多様性影響評価書」[30]では、非臨床試験における分布・排出の「結果」の記載が求められていることにも留意すること。また、「感染症の予防を目的とした組換えウイルスワクチンの開発に関するガイドライン」[10]にも、組換えウイルスの分布及び持続性ならびに排出の評価は、臨床試験開始前に実施することとされている。

なお、新規アジュバントの生体内分布試験については、Q&A[9]問19の回答を参照されたい。

5. 毒性試験

(1) 急性毒性試験

一般の医薬品と同様に[18]、独立した単回投与毒性試験を実施することは推奨されない。Q&A[9]問9の回答にあるように、急性毒性を評価する目的だけで、反復投与毒性試験の初回投与後に剖検をする必要はない。

(2) 反復投与毒性試験

旧ガイドラインでは、「原則、臨床試験の接種回数を超える回数の投与を行う」となっていたが、WHOガイドライン[4,6]と同様に「以上」（equal or more than/exceed）の記載となった。また、WHOガイドライン[6]では、臨床試験での追加投与が可能となるように、通常、反復投与毒性試験では計画している臨床投与回数より1回多い回数を投与すると説明されている。したがって、臨床で単回投与接種されるワクチンでは、単回投与毒性試験でよいが、臨床での接種回数を追加する可能性が考えられる場合には、反復投与毒性試験を実施しておくことが推奨される[9]。また、投与期間・間隔について、旧ガイドラインには記載されていなかったが、Q&A[9]問11の回答では

「非臨床安全性試験に用いる動物種での免疫反応を踏まえて、臨床の接種間隔より短い投与間隔（例えば、2～3週間間隔）に設定することが可能である」とされた。WHOガイドライン[4),6)]では、初回免疫の臨床用法により設定し、通常、投与間隔は動物での一次・二次抗体反応を基に、2から3週間等として臨床での接種間隔より短くしてよいとされている。例えば、臨床において1ヵ月間隔で3回接種を予定しているのであれば、反復投与毒性試験では臨床予定接種間隔の半分の2週間隔で3回以上投与する。

1回の用量は、臨床での1回接種量と同じ用量を目安として、物理的に困難な場合には、少なくともヒトでの体重換算用量（mg/kgまたはmL/kg）を超える投与量（mg/kgまたはmL/kg）を設定する。投与可能な最大用量や動物福祉等の観点から1回投与量を1ヵ所に投与できない場合には、1回投与量を複数の部位に分割投与する[9)]。

本ガイドラインでは反復投与毒性試験の群構成の詳細は記載されていない。WHOガイドラインでは、群構成について、げっ歯類を用いる場合は、投与終了後剖検群として各群雌雄各10匹[4),6)]、回復期間終了時剖検群として最低各群雌雄各5匹[6)]とされている。ただし、回復群は、Q&A[9)]問12の回答に従えば、不要となることも考えられる。また、一般的な試験開始時の齢は、げっ歯類で6～8週齢、ウサギで3～4ヵ月齢とされている[4),6)]。評価エンドポイントとして、免疫系を含む全身毒性の評価を求めており、一般的な医薬品の毒性試験で求められる検査（一般状態、体重、摂餌量等）は、投与週での体重測定及び摂餌量測定の高頻度化（例えば毎日測定）、投与前と投与後（3～8時間後と24時間後）の体温測定（回復するまで）を推奨している[4),6)]。また、血液学的検査及び血液生化学的検査を初回及び最終投与の1～3日後と回復期間の終了時、さらに投与前にも推奨している[4),6)]。これらの検査では、血液凝固系検査を通常行い、尿検査と血清免疫グロブリン分画も時として価値がある[6)]。さらに使用する種に応じた適切な急性期反応物質（炎症マーカー（例えば、C反応性タンパク））を、ワクチン投与前、投与後（通常24～48時間後）、回復期の7日目以降に測定する[6)]。病理検査は、器官重量測定を含む剖検を最終投与の3日後以内と回復終了時（例えば最終投与の2週後以上）に行い、主要器官（脳、肺、心臓、腎臓、肝臓、生殖器）、投与部位とその流入リンパ節、胸腺、脾臓、骨髄、パイエル板、気道付属リンパ組織等（WHOガイドライン[6)]のAppendix 2に詳細が記載されている）の病理組織学的検査を実施する。また、剖検時に採血した血液を用いて、血液学的検査、血液生化学的検査、血液凝固系検査と免疫反応（ワクチンに対する抗体）の測定を行う[6)]。反復投与毒性試験は、ヒト初回臨床試験前に必要である[6)]。

なお、臨床試験及び製造販売承認取得後の接種対象者が片性に限られる場合は、反復投与毒性試験は片性のみの使用でよい。

(3) 生殖発生毒性評価

　FDA、WHO 及び ICH のガイドライン[4)〜6),31)]では、小児適応もしくは高齢者を対象として開発されるワクチンには生殖発生毒性試験は必要なく、思春期から成人が適応のワクチンと妊婦に接種もしくは接種する可能性のあるワクチンについては、生殖発生毒性試験の実施が推奨されている。これらのガイドラインでは、本ガイドラインと同様に、着床〜硬口蓋閉鎖〜妊娠終了〜離乳までの段階に対するワクチン投与の影響を検討すべきとされている。試験には、ワクチンに対する免疫反応を示す、生殖発生毒性試験に通常用いられる動物種（マウス・ラット・ウサギ等）1種を用い、動物の妊娠期間に十分な抗体が産生されるように交配前から母動物にヒトに投与する量と同じ量のワクチンを投与し（交配の数日前あるいは数週間前に動物に初回免疫投与を実施することが通常推奨されている[31)]）、器官形成期にも必ず投与（器官形成期の初期に少なくとも1回[31)]）を行う。ワクチンでの受胎能に関する評価は、通常、反復投与毒性試験における生殖器系の病理組織学的検査として実施される。一方、胚・胎児発生と出生前及び出生後の発生ならびに母体の機能は、生殖発生毒性試験において評価され、当該試験の中で母動物における抗体発現と、胎児への抗体移行の有無が確認される。新規アジュバントを含むワクチンの場合には、アジュバント単独群を設けることが望ましく、また全身性の炎症反応、例えば発熱の懸念があるアジュバントでは、妊娠初期（着床と胎盤形成）に対する影響を調べるために、交配前ではなく、交配1日後にアジュバント単独を投与することが推奨されている[6)]。新規アジュバントが含まれる場合には、非ワクチン製品の試験と同様な評価を検討することが適切であろう[31)]。生殖発生毒性試験の実施時期は、妊婦に接種するワクチンでは、妊婦を治験に組み入れる前に生殖発生毒性試験を行わなければならないが、妊娠可能女性に接種するワクチンでは、本ガイドラインと同様に妊娠検査と避妊により、被験者が妊娠するリスクを回避できるのであれば、特に生殖発生毒性試験を実施することなく、妊娠可能な女性を治験に組み入れることは可能である[4),6)]。

　ウイルスの遺伝子を組換えたワクチンや発現プラスミドを有効成分とするワクチンが、生体内分布試験で生殖組織に分布する場合には、「生殖細胞への遺伝子治療用ベクターの意図しない組み込みリスクに対応するための基本的な考え方」[32)]を参考に、生殖細胞への意図しない遺伝子組み込みリスクについて説明する必要がある。

　また、ワクチンの接種対象者が乳幼児の場合、成熟動物で十分な免疫反応（高い抗体価）が得られるのであれば、成熟動物を用いた反復投与毒性試験によって当該ワクチンの安全性は評価可能である。「小児用医薬品開発の非臨床安全性試験ガイドライン」[33)]（ICH S11 ガイドライン）でも、「細胞加工製品、遺伝子治療用製品、ワクチンについては、幼若動物を用いる安全性試験は通常必要とされないことから、本ガイドラインの適用範囲には含まれない」とされている。

(4) 遺伝毒性試験

通常、ワクチンでは遺伝毒性試験を実施する必要はない。多くのワクチンでは有効成分はタンパク質であり、分子量の大きいタンパク質が細胞内のDNAや染色体に直接作用するとは考え難い。また、抗原となるタンパク質が代謝・分解されても、より分子量の小さいタンパク質あるいはペプチドになるだけであり、これらの物質がDNAや染色体に対して新たな作用を有するとは考え難い。この考え方は「バイオテクノロジー応用医薬品の非臨床における安全性評価」[34]（ICH S6(R1) ガイドライン）における遺伝毒性試験に対する考え方と同様である。また、弱毒生ワクチンの抗原については、その野生株の生物学的な特性によりヒトのDNAや染色体に影響を及ぼすか否かを評価することは可能であるため、遺伝毒性試験は必要ない。ウイルスや細菌の遺伝子を組換えたワクチンや発現プラスミドを有効成分とするワクチンについては、生体内分布試験で持続的に検出されなければ、それ以上の染色体への組み込みリスクの評価は不要である（組換えた核酸やプラスミドの核酸の構造・種類・存在状態に基づいて、接種されたヒトの染色体への組み込みリスクの評価が必要になる）。

新規の化学物質含有アジュバントは、「医薬品の臨床試験及び製造販売承認申請のための非臨床安全性試験の実施についてのガイダンス」[18]（ICH M3(R2) ガイダンス）と「医薬品の遺伝毒性試験及び解釈に関するガイダンス」[35]（ICH S2(R1) ガイダンス）に従った遺伝毒性試験が必要とされている[6]（本項2.の「(1) 試験デザイン」参照）。

(5) がん原性試験

がん原性試験については、ワクチンは通常投与回数が限られていること、仮に生涯にわたり接種される場合でも、投与頻度が低い間歇投与であり、生体内での曝露が長期に及ばないことから実施する必要はない。生ワクチン、遺伝子組換えワクチン、発現プラスミドを有効成分とするワクチンについては、本項5.の「(4) 遺伝毒性試験」を参照されたい。

(6) 局所刺激性試験

ワクチンは炎症/免疫反応を惹起するため、投与局所反応の評価は重要である。ただし、局所刺激性は独立した試験で評価する必要はなく、動物福祉の原則（3Rs）等の観点から、反復投与毒性試験の中で評価することが推奨されている。また、Q&A[9]問16の回答では、過去に本邦で非臨床試験での評価が求められていた「累積刺激性」については、ヒトでの接種時に同一部位への接種は避ける等の対策を講じることにより、不要とすることが可能であるとされた。

(7) TK

通常の医薬品は有効成分が作用の主体であり、毒性は曝露量に相関すると考えられ

ているが、ワクチンでは毒性を引き起こす主体は、通常、有効成分の抗原自体ではなく、生体内の免疫系に関与するサイトカイン、抗体または細胞集団であることが多いため、有効成分の曝露量と毒性試験結果との関連性を調べるトキシコキネティクス（toxicokinetics：TK）を評価する必要はない。

新規の弱毒生ワクチン、ウイルスや細菌の遺伝子を組換えたワクチン、発現プラスミドを有効成分とするワクチンでは、TK試験に代えて、生体内分布試験を毒性試験に含めることが推奨される。

6．特別な留意事項

(1) アジュバント

アジュバントは、ワクチンの有効成分である抗原の投与部位における保持及び免疫原性の増強を目的にワクチン製剤中に加えられる成分の総称であり、多くの場合、その抗原に対する免疫反応を非特異的に増殖させる作用を有する。アジュバントが活性を発揮する主な機序として、ワクチンに含まれる抗原の物理的提示、抗原取り込みの最適化、特定の免疫細胞（樹状細胞、ランゲルハンス細胞、マクロファージなど）への標的化（特異的に貪食させること）、免疫反応の増強及び調節等が挙げられ、アジュバント効果の根拠を示すために in vivo 薬力学試験が必要となる。例えば、アジュバント添加による免疫応答の増強、免疫細胞の活性化、液性／細胞性免疫応答の活性化の程度を適切な動物モデルを用いて評価することが考えられる。

新規アジュバントについては、薬理学的及び毒性学的な観点より生体内分布の評価が必要となる場合がある[9]。例として、投与部位における滞留あるいはその後の分布の評価などが考えられる。

アジュバント単独の非臨床安全性試験に関するガイドラインとして、EMAのアジュバントに関するガイドライン[36]が公表されており、毒性試験を実施する際の参考となる。EMAガイドライン[36]では、局所刺激、発熱性、全身毒性の他、必要に応じて生殖発生毒性及び遺伝毒性の評価が必要とされている。

現在、本邦の法的規制において、アジュバントは添加剤として位置づけられているため、使用前例のないアジュバントを配合する場合または使用前例があっても投与経路が異なる、もしくは前例を上回る量を使用する場合は、製造販売承認申請時にそのアジュバントについての安全性評価（毒性に関する資料の添付）が必要となる[11]。安全性評価には原則として急性毒性、反復投与毒性、生殖発生毒性、遺伝毒性及び局所刺激性（非経口の場合）に関する資料の提出が必要とされている[12]。遺伝毒性試験が必要と判断されるアジュバントの場合、ICH S2(R1)ガイダンス[35]及びICH M3(R2)ガイダンス[18]に示されている通常の医薬品開発のための遺伝毒性試験の進め方と同じと考えてよい。ワクチンの毒性試験にアジュバント単独投与群を設けることでアジュ

バントの毒性を評価することができ[6]、また、この方法はワクチン抗原との毒性学的相互作用を評価するうえでも有用である。なお、過去に使用前例のないアジュバントについては、光安全性評価が必要となる[13]。

(2) 添加剤（アジュバントを除く）

使用前例のないアジュバント以外の添加剤（安定剤、溶解補助剤、防腐剤、pH調節剤など）を配合する場合、または使用前例があっても投与経路が異なる、もしくは前例を上回る量を使用する場合、前項で述べた安全性評価資料が必要である。また、使用前例のない添加剤とワクチンの有効成分との干渉による免疫原性、安全性に及ぼす影響については、最終ワクチン製剤と同等の製剤を用いて評価する。なお、ワクチン製剤に使用前例のある添加剤について、添加剤単独の安全性評価は必要ないが、ワクチン製剤としての安全性を評価する必要がある。

(3) 混合ワクチン

新規混合ワクチンについては、特定のワクチンとその他のワクチンとの相互作用（干渉、抑制等）が生じる可能性があるため、混合に伴う免疫反応（薬力学及び安全性）の増強または減弱が生じる可能性について検討する。本ガイドラインの「2．一般的考え方」において、「本邦で既承認のワクチン有効成分のみからなる新規混合ワクチンの場合、又は多くの臨床使用実績があり、安全性が確認されているワクチンと組成が同様で薬理作用が同様である場合等の科学的に正当な理由がある場合には、他の新規ワクチンに求められる非臨床試験は必ずしも必要としない」とされていることから、このような混合ワクチンの非臨床試験の省略については、規制当局と開発早期の段階で事前に相談することが推奨される。

ガイドライン Q&A

Q&Aの内容を基に、適宜コメントを付した。

1.3 適用範囲

問1　各種ワクチンに対して個別にガイドラインが発出されている場合は、本ガイドラインよりも個別のガイドラインが優先されるのか。

（答）

個別のガイドラインと本ガイドラインで同様の事項について記載があり、その記載に差異がある場合は、個別のガイドラインが優先される。一方で、個別のガイドラインにおいて、ワクチンの開発における一般的事項をすべて網羅していない場合があるため、そのような場合は本ガイドラインを参照すること。

【Q&A 解説】

本邦において、ワクチンの非臨床試験に関する個別のガイドラインとしては、「パンデミックインフルエンザに備えたプロトタイプワクチンの開発等に関するガイドライン」[37]、「新型コロナウイルス（SARS-CoV-2）ワクチンの評価に関する考え方」[38]、「新型コロナウイルス（SARS-CoV-2）ワクチンの評価に関する考え方（補遺1）変異株に対するワクチンの評価について」[39]、「新型コロナウイルス（SARS-CoV-2）ワクチンの評価に関する考え方（補遺4）親ワクチンを改変した変異（株）ワクチン及び新たな有効成分を用いた追加接種用ワクチンの免疫原性に基づく評価について」[40]及び本ガイドラインと同時期に発出した「感染症の予防を目的とした組換えウイルスワクチンの開発に関するガイドライン」[10]が利用可能である。

また、WHOでは以下の表に示したワクチンの標準化に関する非臨床関連の勧告が発行されている。

非臨床の内容が記載されているWHOのワクチン標準化勧告

BCG（Tuberculosis）[41]	Hepatitis B[49]	Pertussis[58]
Combined DT-Based Vaccines[42]	Hepatitis E[50]	Pneumococcus[59]
Covid-19[43]	Human Papillomavirus（HPV）[51]	Poliomyelitis[60]〜[62]
Dengue[44]	Influenza（live attenuated）[52]	Respiratory Syncytial Virus（RSV）[63]
Diphtheria[45]	Japanese encephalitis（JE）[53],[54]	Rotavirus[64]
DNA vaccines[46]	Malaria[55]	Tetanus[65]
Ebola[47]	Meningococcal meningitis[56]	Typhoid fever[66]
Enterovirus 71[48]	Messenger RNA vaccines[57]	Yellow Fever[67],[68]

FDAでは、COVID-19[69],[70]とPlasmid DNA vaccines[71]に対する非臨床に関するガイダンスがあり、EMAでもSmall pox[72]、Influenza vaccine[73]、Live recombinant viral vectored vaccine[74]、Pandemic influenza vaccine[75]に対する非臨床に関するガイドラインがある。これら、WHO、FDA、EMAの個別のワクチンについてのガイドラインを用いて本邦での臨床試験や承認申請のための非臨床試験を行う場合には、PMDAと相談を行うことが望ましい。

2．一般的な考え方

問2　「2．一般的な考え方」に記載の「しかしながら、本邦で既承認のワクチン有効成分のみからなる新規混合ワクチンの場合、又は多くの臨床使用実績があり、安全性が確認されているワクチンと組成が同様で薬理作用が同様である場合等の科学的に正当な理由がある場合には、他の新規ワクチンに求められる非臨床試験は必ずしも必要としない」について

> ① 「臨床使用実績」には海外での実績も含まれるか。
> ② 「本邦で既承認のワクチン有効成分」に関して、変異株に対するワクチンの開発等、同一プラットフォームで製造されるワクチンについて既存のデータを踏まえ非臨床試験の省略の可否を検討することは可能か。

（答）
① 含まれる。
② 個別の事例により、非臨床試験の省略について検討が可能なケースも考えられ得る。そのため、開発早期の規制当局への相談を推奨する。

【Q&A 解説】
　問2の②について、2019年からパンデミック感染症となった SARS-CoV-2（Covid-19）感染症に対するワクチン開発を加速するために、薬事規制当局国際連携組織（International Coalition of Medicinal Regulatory Authorities：ICMRA）では、承認済みあるいは治験中のワクチンの製造に用いられているプラットフォーム技術について特性が十分に明らかにされている場合には、同じプラットフォームを利用した他の製品における非臨床安全性に関するデータ（例：反復投与毒性試験や生体内分布試験データ）や臨床データを、SARS-CoV-2 ワクチン候補における FIH（first in human）試験開始の根拠データとして利用することを可能とした[24]。この会議結果を基に、FDA は「Development and Licensure of Vaccines to Prevent COVID-19, Guidance for Industry」[76] において、同じプラットフォームを利用した COVID-19 ワクチンに ICMRA と同様に非臨床試験の省略が可能であることを提示した。本邦では PMDA ワクチン等審査部より「新型コロナウイルス（SARS-CoV-2）ワクチンの評価に関する考え方」[38] が示され、「LNP-mRNA ワクチン、DNA ワクチン、組換えウイルスワクチン等の場合、SARS-CoV-2 ワクチン候補と同じ LNP、DNA プラスミドベクター、組換えウイルスベクター等を用いた非臨床安全性試験及び臨床試験の結果等に基づき SARS-CoV-2 ワクチン候補の非臨床安全性が説明できる場合には、SARS-CoV-2 ワクチン候補の非臨床安全性試験を臨床試験と並行して実施することが受け入れられる場合がある」とされた。なお、本ガイドラインでは mRNA ワクチンは適用外であるが、WHO では COVID-19 ワクチン以外の mRNA ワクチンにも、同一プラットフォーム技術コンセプトを適用することで、規制当局との合意があれば非臨床安全性試験の省略が可能であるとしている[57]。

2.1　試験デザイン

> 問3　「各ワクチンの特性を踏まえ、非臨床試験の必要性、試験の種類、動物種の選択、試験デザインを科学的根拠に基づいて考える必要がある」と記載されているが、非臨床試験の要否は検討可能であるのか。

(答)

ガイドラインに記載のとおり、個々の非臨床試験について省略可否は検討可能である。例えば、効能・効果を追加する開発において、承認用法・用量の範囲内で開発を行う場合に、非臨床安全性試験の実施を省略することは許容可能である。

【Q&A 解説】

その他の例として、特性が明らかにされているプラットフォーム技術を利用したワクチン開発時、適応集団を追加する場合ないしは混合ワクチン開発時等における非臨床試験の省略が考えられる。いずれの場合も、PMDA との合意が必要である。

2.2 動物種／モデルの選択

> 問4　動物種について「ワクチンの非臨床試験における動物種の選択にあたっては、通常、ワクチンの有効成分に免疫応答を示す少なくとも1種の動物種を用いること」と記載されている。当該記載について、
> ① 複数の抗原を含む混合ワクチンを用いた非臨床試験での動物種の選択にあたっては、すべての抗原に対して免疫反応を示すことの確認が必要であるか。または複数の抗原を含む場合、一部に免疫反応が確認できなくともよいか。
> ② 動物種の選択の適切性について、公表論文の情報や非 GLP 下で実施した非臨床試験成績を用いて説明することは可能か。

(答)
① 必ずしも1種の動物種において、すべての抗原に対する免疫反応を確認する必要はない。ただし、1種の動物種では複数のうち一部の抗原にしか免疫反応が確認できない場合には、すべての抗原に対する有効性・安全性が説明可能となるよう、可能な限り通常、非臨床試験に用いられる複数の動物種で評価する必要がある。
② 可能である。

【Q&A 解説】

国内開発しか行わないワクチンの場合は、この Q&A に従い非臨床試験（毒性試験）に用いた動物種の適切性の答えとすることは可能であろう。本邦以外の国では、WHO ガイドライン[4),6)]が用いられていることから、公表論文では十分でなく、毒性試験に使用した動物種でのワクチンに対する免疫反応の確認が求められることも考えられる。その場合、ワクチンの有効成分に対する免疫反応は、定性的なものであることから、非 GLP の測定系として実施可能と考えられる。

2.3 被験物質

> 問5　「ワクチンの非臨床試験に用いる被験物質は、臨床試験に用いる製剤の有効性及

び安全性に影響を及ぼす特性（組成、剤形、製造方法等）を適切に反映する必要がある」とあるが、非臨床試験に用いた被験物質の組成、剤形、製造方法等を一部変更して製造した製剤を臨床試験に用いた場合、追加の非臨床試験は必要か。

（答）

　非臨床試験に用いた被験物質及び臨床試験に用いた製剤の品質に関するデータに基づき、組成、剤形、製造方法等の変更前後の一貫性又は同等性／同質性について説明できる場合には、変更後の製剤を用いて非臨床試験を実施する必要はない。なお、変更前後の評価の考え方についてはICH Q5Eが参考となる。また、処方変更については問20も参照すること。

【Q&A解説】

　ICH Q5E[19]は、「生物薬品（バイオテクノロジー応用医薬品／生物起源由来医薬品）の製造工程の変更にともなう同等性／同質性評価」の品質ガイドラインであり、非臨床試験と臨床試験で用いたワクチン製剤の製造工程が異なった場合の同等性／同質性の懸念に対して参考にすべきである。Q&A[9]問20は、アジュバント以外の添加剤を変更した場合の考え方が示されている。添加剤は、日本薬局方[77]総則において「添加剤は、製剤に含まれる有効成分以外の物質で、有効成分及び製剤の有用性を高める、製剤化を容易にする、品質の安定化を図る、又は使用性を向上させるなどの目的で用いられる。製剤には、必要に応じて、適切な添加剤を加えることができる。ただし、用いる添加剤はその製剤の投与量において薬理作用を示さず、無害でなければならない。また、添加剤は有効成分の治療効果を妨げるものであってはならない」と定義されているため、すでに国内で承認されているワクチンに含まれている添加剤の使用前例を超えていなければ、製剤の有効性及び安全性に影響を及ぼすおそれのないことが説明できる。

　非臨床試験と臨床試験に用いられた製剤の組成等の違いが問題とならないのは、本Q&Aにあるように「当該変更が製剤の有効性及び安全性に有害な影響を及ぼさない」場合である。非臨床試験により評価した項目が、当該変更により「有害な」影響を受けていないことが明らかであれば、非臨床試験の繰り返しは不要と考えられる。例えば、動物に免疫反応が誘発されるのかを調べる（抗原性の有無を調べる）ような試験では、ワクチン製剤中の有効成分の製造法やワクチン製剤の組成中のアジュバントの量の多少の違いなどは問題にはならないと考えられる。また毒性試験においては、ヒトに投与する用量が同じ投与経路でヒトよりきわめて小さな動物により短い期間で接種されることから、その動物で十分な免疫反応が確認されていれば、用いた被験物質のワクチン製剤に含まれる各成分量が臨床試験でのワクチン製剤中のものと多少異なっていても、懸念にはならないと考えられる。可能な限り動物を用いた非臨床試験の追加は行わないように3Rsの原則を遵守する必要がある[28]。

3.3 安全性薬理試験

> 問6 「主要な生理機能（中枢神経系、呼吸器系、心血管系）への影響を、毒性試験における観察、検査等の中で評価することが可能である」とあるが、反復投与毒性試験で通常行われる検査（5.2.項に記載の事項）である一般状態観察及び病理組織学的検査で評価可能と考えてよいか。それとも通常は行われないFOB、血液ガス測定、血圧測定、神経行動学的検査など追加検査が必要になるのか。また、心血管系への影響の検討を含め、マウス又はラットを用いた反復投与毒性試験の中で評価することは可能か。

（答）

ワクチンによる主要な生理機能（中枢神経系、呼吸器系、心血管系）への影響は、通常、反復投与毒性試験で行われる観察及び検査（一般状態観察及び病理組織学的検査）により評価可能である。また、ワクチンに対する免疫反応がマウスやラットで認められる場合には、これらのうち1種の動物種を用いて主要な生理機能を評価することは可能である。当該評価において、反復投与毒性試験及び臨床試験において安全性上の懸念が疑われる所見が認められた場合には、独立した安全性薬理試験の実施を検討する必要があることに留意すること。

【Q&A解説】

通常の反復投与毒性試験における症状観察や臨床・解剖病理学的検査により、生命維持に重要な中枢神経系、呼吸器系、心血管系への影響（Vital signs）が評価可能である。

4. 薬物動態試験（問7、問8）

> 問7 「発現プラスミドDNAを有効成分とするワクチンについては、原則として、臨床試験前に生体内分布試験を実施する必要がある」について
> ① 「原則として」の意味は何か。同じプラットフォーム技術（同じベクターなど）を用いた他の製品の知見を利用して、生体内分布試験の実施を省略することができるか。
> ② 生体内分布試験として、どのような試験方法が受け入れ可能か。例えば、*in vivo* イメージング試験のデータは受け入れ可能か。

（答）
① 生体内分布試験については、開発製品と同じDNAプラスミドベクターを用いた他の製品で既に実施した生体内分布試験があり、その結果に基づき開発製品の生体内分布を説明できる場合は、開発製品を用いた生体内分布試験を省略できる。開発製品と他の製品の品質特性の比較、生体内分布への影響の有無等について確認する必要があるため、開発早期の規制当局への相談を推奨する。

② PCR、イメージング技術等が考えられるが、いずれの方法を用いる場合であっても、用いた試験方法の適切性を説明することが重要である。

【Q&A解説】
① ICH S12 ガイドライン[25]にも、同様の記載がある。ベクター構造と組織指向性を決定する他の特性が同じで内包するトランスジーンが異なる製品の生体内分布試験成績により、正当な根拠が示せれば、当該製品の生体内分布試験の実施が省略できる可能性があるとされている。
② ICH S12 ガイドライン[25]では、定量 PCR やデジタル PCR といった確立された核酸増幅法が標準的方法と考えられており、その他の方法として酵素結合免疫測定法、免疫組織科学法、*in situ* ハイブリダイゼーション法、フローサイトメトリー法といった *in vivo/ex vivo* 法や今後現れる新たな技術が利用可能とされている。いずれの方法を用いるにあたっても、その方法の性能パラメータ（感度や再現性等）を含む、方法と方法を利用する根拠の広範な説明を示すことが重要とされている。

> 問8　「新規の弱毒生ワクチンでは排出について検討を行うことで臨床での排出試験を計画するのに役に立つ」とされている。野生型ウイルスの排出について十分な知見が得られている場合でも、野生型ウイルスと組織分布が異なる可能性があるものは、独立した試験を実施すべきか、それとも他の毒性試験に組み込んだ評価で受け入れ可能か。

（答）
　野生型ウイルスの情報、他の非臨床試験成績等、排出に関する知見等の情報から開発品の排出について説明可能な場合には、必ずしも独立した試験を行う必要はない。
　野生型ウイルスの排出について十分な知見が得られている場合でも、野生型ウイルスと弱毒生ワクチンの組織分布が異なる可能性があるものについては、新規の弱毒生ワクチンを用いた評価が必要であるが、他の非臨床試験成績から新規の弱毒生ワクチンの排出について説明可能な場合には、必ずしも独立した試験を行う必要はない。

【Q&A解説】
　分布や排出の評価に際して、実際に試験の実施が必要な場合は、「厚生労働省の所管する実施機関における動物実験等の実施に関する基本指針」[24]に則り、動物利用数の削減を図るために、できる限り薬理試験や毒性試験に組み込んで実施すべきである。

5.1　単回投与毒性試験

> 問9　急性毒性を反復投与毒性試験の中で評価する場合、急性毒性を評価するためだけの目的で、初回投与後に安楽殺・剖検する必要はあるか。

(答)
　急性毒性を評価する目的だけで、反復投与毒性試験の初回投与後に安楽殺・剖検する必要はない。ただし、反復投与毒性試験で死亡例や重篤な毒性が認められた場合、投与との関連を推定するために、剖検が必要である。

5.2　反復投与毒性試験（問10～13）

> 問10　反復投与毒性試験において
> ①　1回投与量を複数の部位に分割投与することは許容されるか。
> ②　1回投与量を複数の部位に分割投与した場合、局所刺激性の評価は可能か。また、別途1回投与量を1ヵ所に投与する独立した投与局所刺激性試験は必要か。

(答)
①　投与可能な最大耐量や動物福祉等の観点から、臨床での1回投与量を動物で1ヵ所に投与できない合理的な理由があれば、許容される。
②　分割投与する合理的な理由があれば、分割投与した毒性試験の投与部位で局所刺激性を評価することは可能である。

> 問11　臨床での投与期間が広く設定（3～7週の間など）されている場合、非臨床安全性試験の投与間隔はどのように設定すべきか。

(答)
　非臨床安全性試験に用いる動物種での免疫反応を踏まえて、臨床の接種間隔より短い投与間隔（例えば、2～3週間間隔）に設定することが可能である。

> 問12　「毒性変化が認められた場合には、その回復性を検討する」の回復性はどの程度の期間継続した観察が必要と考えられるのか。

(答)
　回復性については、「『医薬品の臨床試験及び製造販売承認申請のための非臨床試験の実施についてのガイダンス』に関する質疑応答集（Q&A）」が評価の参考となる。回復群の設定や回復性試験を実施する場合には、ワクチン投与による毒性変化の重篤度や他のワクチンでの知見等を考慮し、回復性又は回復傾向が評価できると考える試験期間をケースバイケースで検討する必要がある。

【Q&A解説】
　「『医薬品の臨床試験及び製造販売承認申請のための非臨床安全性試験の実施についてのガイダンス』に関する質疑応答集（Q&A）」[78]（ICH M3(R2) ガイダンス Q&A）での回

復性の評価についての記載は以下のとおりである。

「回復性の評価は非臨床試験で重篤な毒性が認められ、臨床においても有害影響につながる可能性がある場合に実施すべきとされている。この回復性の評価は、回復性試験又は科学的評価に基づいて行いうるとされ、回復性の科学的評価には、病変の範囲と重篤度、影響がみられた器官系の再生能、及びその影響を生じる他の薬物の知見を含めることができる。したがって、ある有害影響の回復性の有無を結論づけるために、回復群の設定や回復性試験の実施が常に重要であるというわけではない。また、完全な回復性を示すことは必須ではない。通常、回復傾向（発生頻度又は重篤度の低下）と、最終的には完全に回復するであろうという科学的評価で十分である。完全な回復が予測できない場合には、臨床でのリスク評価の際にその点を考慮すべきである」

> 問13　単回で使用されるワクチンの場合、反復投与毒性試験は不要と考えてよいか。または過負荷な条件として＋1回での反復投与毒性が必要であるのか。必要である場合、投与間隔の期間はどう設定すべきか。

（答）

臨床で単回接種されるワクチンの反復投与毒性試験は必須ではない。ただし、臨床試験の結果、臨床での接種回数を追加する必要が考えられた場合、追加の毒性試験実施を回避するために、接種回数の追加を考慮した反復投与毒性試験を実施しておくことが推奨される。投与間隔については、問11を参照すること。

5.3　生殖発生毒性試験（問14、問15）

> 問14　「胚・胎児発生に関する試験、出生前及び出生後の発生並びに母体の機能に関する試験については、臨床での接種対象者によりその必要性が判断される」と2試験が示されているが、生殖発生ステージCからステージEまでのエンドポイントを含む1試験で評価することは可能か。

（答）

可能である。

> 問15　「一方、生殖発生毒性に関する懸念がある場合には、大規模な臨床試験開始までに当該評価を実施する必要がある」とあるが、この大規模な臨床試験の目安は何か。

（答）

通常、第Ⅲ相臨床試験等多数の妊娠可能な女性が参加する治験を指す。

5.6 局所刺激性試験

問16 累積刺激性について、ヒトでの接種時に同一部位への接種は避ける等の対策を講じることにより、非臨床試験での累積刺激性の評価を不要とすることは可能か。

(答)

可能である。

【Q&A解説】

旧ガイドライン[2]では、特に「累積刺激性」について評価を推奨する記載はなかったが、過去に本邦で非臨床試験での評価が求められていたことから、現時点での見解が記載された。

6.1 アジュバント（問17〜19）

問17 新規アジュバントの定義は何か。

(答)

「感染症予防ワクチンの非臨床試験ガイドライン」における新規アジュバントについては、これまでに製造販売承認を取得したワクチンに含まれているアジュバントと、成分、構成比、投与経路等が異なるアジュバントが新規アジュバントと定義される。

問18 新規アジュバントを含むワクチンについて
① 「3.3. 安全性薬理試験」において「主要な生理機能（中枢神経系、呼吸器系、心血管系）への影響を、毒性試験における観察、検査等の中で評価することが可能である」とあるが、新規アジュバントを含むワクチンも該当するか。
② 反復投与毒性試験及び生殖発生毒性試験は通常、1種の動物種を用いるとあるが、新規アジュバントを含むワクチンも該当するか。
③ 「新規アジュバントについては、ワクチン製剤を用いた試験等の中で、アジュバントの安全性を評価する必要があり」とあるが、新規アジュバント単独群での安全性の評価が不要となるのはどのような場合か。
④ 新規アジュバント単独群での評価が必要な場合、新規アジュバントと抗原の両方を含んだ製剤での試験の中に新規アジュバント単独群を設けることでよいか。

(答)
① 該当する。
② 通常、1種の動物種を用いることでよいが、新規アジュバントが全身に曝露されることにより、接種部位以外の器官・組織において投与に関する所見が認められ、安全性上の懸念が疑われる場合には、2種の動物種（げっ歯類、非げっ歯類）を用いた非

臨床安全性試験の実施を検討する必要がある。
③　アジュバントによる免疫応答増強反応を含めて、ワクチン製剤全体の安全性に懸念がないことが説明できる場合には、新規アジュバント単独での安全性評価は必ずしも必要ない。
④　貴見のとおり。

> 問19　薬物動態試験で「新規アジュバントが含まれる場合は、生体内分布試験が必要になることがある」と記載されているが、どのような場合に試験が必要と考えられるか。また、生体内分布試験ではアジュバント単独、又はアジュバントを含むワクチン製剤のいずれを用いるべきか。

(答)
　以下の薬理学的及び毒性学的な観点を参考に生体内分布試験の要否を検討されたい。有効成分とアジュバントとの相互作用によりアジュバントの生体内分布が変化する可能性がある場合には、基本的には、ワクチン製剤を用いて試験を実施することが推奨される。

【薬理学的な観点】
　アジュバントの薬理作用は免疫応答を増強することであるが、アジュバントの種類によってその作用機序が異なることから、新規アジュバントを用いて新たなワクチンを開発する場合は、当該アジュバントの作用機序を評価する必要がある。
　アジュバントが接種部位の免疫細胞に作用する場合は、薬物動態（生体内分布）に関する情報を得る必要性は低い。一方、例えば、アジュバントが接種部位以外の細胞・組織に作用する場合には、アジュバントの作用機序を説明するため、薬物動態（生体内分布）に関する情報が必要になる。

【毒性学的な観点】
　新規アジュバントの安全性評価では、接種部位だけでなく、全身への曝露による影響を評価する必要がある。当該安全性評価において、ワクチン製剤や新規アジュバント単独での毒性試験成績等から、新規アジュバントの全身におけるヒトでの安全性に懸念がない場合には、アジュバントの薬物動態（生体内分布）に関する情報を得る必要性は低い。一方、新規アジュバントの全身におけるヒトでの安全性が説明できない場合には、ワクチン製剤を用いた毒性試験成績の解釈等のために、新規アジュバントの薬物動態（生体内分布）に関する情報が必要になる。

6.2　添加剤（アジュバントを除く）

> 問20　製剤の開発において、アジュバント以外の添加剤を追加する処方変更を行った場合、どのような評価が必要か。処方変更後の製剤で、非臨床試験を実施する必要があ

るか。

（答）
　追加した添加剤に関するデータ及び処方変更前後の製剤に関する品質特性の評価結果に基づき，製剤の有効性及び安全性に影響を及ぼすおそれのないことが説明できる場合は，処方変更後の製剤で非臨床試験を実施する必要はない。

参考文献

1) 厚生労働省医薬局医薬品審査管理課長：「感染症予防ワクチンの非臨床試験ガイドライン」について（改訂）．令和6年3月27日医薬薬審発0327第1号．
2) 厚生労働省医薬食品局審査管理課長：「感染症予防ワクチンの非臨床試験ガイドライン」について．平成22年5月27日薬食審査発0527第1号．
3) EMEA : Note for guidance on preclinical pharmacological and toxicological testing of vaccines. CPMP/SWP/465/95.（1997）．
4) WHO : Guidelines on nonclinical evaluation of vaccines. WHO Technical Report Series, No. 927, Annex 1.（2005）．
5) FDA : Guidance for Industry, Considerations for Developmental Toxicity Studies for Preventive and Therapeutic Vaccines for Infectious Disease Indications.（2006）．
6) WHO : Guidelines on the nonclinical evaluation of vaccine adjuvants and adjuvanted vaccines. WHO Technical Report Series No. 987, Annex 2.（2014）．
7) EMA : Questions and answers on the withdrawal of the CPMP Note for guidance on preclinical pharmacological an toxicological testing of vaccines. CPMP/SWP/465.（2016）．
8) 研究開発代表者　岡部信彦（川崎市健康安全研究所）：日本医療研究開発機構医薬品等規制調和・評価研究事業事後評価報告書　感染症予防ワクチンの非臨床試験・臨床試験ガイドラインに関する研究．令和4年2月24日（課題管理番号：20mk0101135j0002）．
9) 厚生労働省医薬局医薬品審査管理課：「感染症予防ワクチンの非臨床試験ガイドライン」に関する質疑応答集（Q&A）について．令和6年3月27日事務連絡．
10) 厚生労働省医薬局医薬品審査管理課長：「感染症の予防を目的とした組換えウイルスワクチンの開発に関するガイドライン」について．令和6年3月27日医薬薬審発0327第7号．
11) 厚生労働省医薬食品局審査管理課長：医薬品の承認申請に際し留意すべき事項について．平成26年11月21日薬食審査発1121第12号．
12) 厚生省医薬安全局審査管理課：医薬品承認申請基本通知に関するQ&Aについて．平成11年8月2日事務連絡．
13) 厚生労働省医薬食品局審査管理課長：医薬品の光安全性評価ガイドラインについて．平成26年5月21日薬食審査発0521第1号．
14) 医薬品の安全性に関する非臨床試験の実施の基準に関する省令．平成9年3月26日厚生省令第21号．
15) 医薬品，医療機器等の品質，有効性及び安全性の確保等に関する法律施行規則．昭和36年2月1日厚生省令第1号．
16) 医薬品，医療機器等の品質，有効性及び安全性の確保等に関する法律．昭和35年8月10日

法律第 145 号.

17) 独立行政法人医薬品医療機器総合機構理事長：医薬品の承認申請資料に係る適合性書面調査及び GCP 実地調査の実施手続き並びに医薬品の再審査等資料の適合性書面調査及び GPSP 実地調査の実施手続きについて．令和 4 年 5 月 20 日薬機発第 0520001 号.

18) 厚生労働省医薬食品局審査管理課長：「医薬品の臨床試験及び製造販売承認申請のための非臨床安全性試験の実施についてのガイダンス」について．平成 22 年 2 月 19 日薬食審査発 0219 第 4 号.

19) 厚生労働省医薬食品局審査管理課長：生物薬品（バイオテクノロジー応用医薬品／生物起源由来医薬品）の製造工程の変更にともなう同等性／同質性評価について．平成 17 年 4 月 26 日薬食審査発第 0426001 号.

20) Bottazzi, M.E., et al. : Coronavirus vaccine-associated lung immunopathology-what is the significance? Microbes Infect., **22**, 403-404 (2020).

21) Acosta, P.L., et al. : Brief history and characterization of enhanced respiratory syncytial virus disease. Clin. Vaccine Immunol., **23**, 189-195 (2016).

22) Waris, M.E., et. al. : Respiratory syncytial virus infection in BALB/c mice previously immunized with formalin-inactivated virus induces enhanced pulmonary inflammatory response with a predominant Th2-like cytokine pattern. J. Virol., **70**, 2852-2860 (1996).

23) Smatti, M.K., et al. : Viral-Induced enhanced disease illness. Front. Microbiol., **9**, 2991 (2018).

24) 独立行政法人医薬品医療機器総合機構 web サイト：薬事規制当局国際連携組織（ICMRA）の下で，医薬品規制当局，世界保健機関（WHO）及び欧州委員会（EC）から専門家を招集しバーチャル会合を開催．2020 年 3 月 18 日.

25) ICH : ICH harmonised guideline. Nonclinical biodistribution considerations for gene therapy products. S12. Final version. Adopted on 14 March 2023.

26) 厚生労働省医薬食品局審査管理課：ICH 見解「ウイルスとベクターの排出に関する基本的な考え方」について．平成 27 年 6 月 23 日事務連絡.

27) 厚生労働省医薬局医薬品審査管理課長：「感染症予防ワクチンの臨床試験ガイドライン」について（改訂）．令和 6 年 3 月 27 日医薬薬審発 0327 第 4 号.

28) 厚生労働省大臣官房厚生科学科長：厚生労働省の所管する実施機関における動物実験等の実施に関する基本方針の一部改正について．平成 27 年 2 月 20 日科発 0220 第 1 号.

29) 遺伝子組換え生物等の使用等の規制による生物の多様性の確保に関する法律．平成 15 年 6 月 18 日法律第 97 号.

30) 独立行政法人医薬品医療機器総合機構：第一種使用規程承認申請書における生物多様性影響評価書の記載に当たっての留意事項に関する補足解説．令和 3 年 2 月版.

31) 厚生労働省医薬・生活衛生局医薬品審査管理課長：「医薬品の生殖発生毒性評価に係るガイドライン」について．令和 3 年 1 月 29 日薬生薬審発 0129 第 8 号.

32) 厚生労働省医薬食品局審査管理課：ICH 見解「生殖細胞への遺伝子治療用ベクターの意図しない組み込みリスクに対応するための基本的考え方」について．平成 27 年 6 月 23 日事務連絡.

33) 厚生労働省医薬・生活衛生局医薬品審査管理課長：「小児用医薬品開発の非臨床安全性試験ガイドライン」について．令和 3 年 3 月 30 日薬生薬審発 0330 第 1 号.

34) 厚生労働省医薬食品局審査管理課長：「バイオテクノロジー応用医薬品の非臨床における安全性評価」について．平成24年3月23日薬食審査発0323第1号．

35) 厚生労働省医薬食品局審査管理課長：医薬品の遺伝毒性試験及び解釈に関するガイダンスについて．平成24年9月20日薬食審査発0920第2号．

36) EMEA : Guideline on adjuvants in vaccines for human use. EMEA/CHMP/VEG/134716/2004. (2005).

37) 厚生労働省医薬食品局審査管理課長：「パンデミックインフルエンザに備えたプロトタイプワクチンの開発等に関するガイドライン」について．平成23年10月31日薬食審査発1031第1号．

38) 独立行政法人医薬品医療機器総合機構ワクチン審査部：新型コロナウイルス（SARS-CoV-2）ワクチンの評価に関する考え方．令和2年9月2日．

39) 独立行政法人医薬品医療機器総合機構ワクチン審査部：新型コロナウイルス（SARS-CoV-2）ワクチンの評価に関する考え方（補遺1）　変異株に対するワクチンの評価について．令和3年4月5日．

40) 独立行政法人医薬品医療機器総合機構ワクチン審査部：新型コロナウイルス（SARS-CoV-2）ワクチンの評価に関する考え方（補遺4）　親ワクチンを改変した変異株ワクチン及び新たな有効成分を用いた追加接種用ワクチンの免疫原性に基づく評価について．令和4年7月15日．

41) WHO : Recommendations to assure the quality, safety and efficacy of BCG vaccines. Annex 3, Technical Report Series No. 979. (2013).

42) WHO : Recommendations to assure the quality, safety and efficacy of DT-based combined vaccines. Annex 6, Technical Report Series No. 980. (2014).

43) WHO : Relevant WHO technical guidance documents for COVID-19 vaccines and other biologicals. (Version 10 December 2021).

44) WHO : Guidelines on the quality, safety and efficacy of dengue tetravalent vaccines (live, attenuated). Annex 2, Technical Report Series No. 979. (2013).

45) WHO : Recommendations to assure the quality, safety and efficacy of diphtheria vaccines (adsorbed). Annex 4, Technical Report Series No. 980. (2012).

46) WHO : Guidelines on the quality, safety and efficacy of plasmid DNA vaccines. Annex 2, Technical Report Series No 1028. (2021).

47) WHO : Guidelines on the quality, safety and efficacy of Ebola vaccines. Annex 2, Technical Report Series No. 1011. (2018).

48) WHO : Recommendations to assure the quality, safety and efficacy of enterovirus 71 vaccines (inactivated). Annex 3, Technical Report Series No. 1030. (2021).

49) WHO : Recommendations to assure the quality, safety and efficacy of recombinant hepatitis B vaccines. Replacement of Annex 2, TRS No. 786 and Annex 4, TRS No. 889. Annex 4, Technical Report Series No. 978. (2013).

50) WHO : Recommendations to assure the quality, safety and efficacy of recombinant hepatitis E vaccines. Annex 2, Technical Report Series No. 1016. (2019).

51) WHO : Recommendations to assure the quality, safety and efficacy of recombinant human papillomavirus virus-like particle vaccines. Annex 4, Technical Report Series No. 999.

(2016).
52) WHO : Recommendations to assure the quality, safety and efficacy of influenza vaccines (human, live attenuated) for intranasal administration. Annex 4, Technical Report Series No. 977. (2013).
53) WHO : Recommendations for Japanese encephalitis vaccine (inactivated) for human use (Revised 2007), Annex 1, Technical Report Series No. 963. (2011).
54) WHO: Recommendations to assure the quality, safety and efficacy of Japanese encephalitis vaccines (live, attenuated) for human use, Annex 7, Technical Report Series No. 980. (2012).
55) WHO : Guidelines on the quality, safety and efficacy of recombinant malaria vaccines targeting the pre-erythrocytic and blood stages of Plasmodium falciparum. Annex 3, Technical Report Series No. 980. (2012).
56) WHO : Recommendations to assure the quality, safety and efficacy of Group A Meningococcal Conjugate vaccines. Annex 2, Technical Report Series No. 962. (2011).
57) WHO : Evaluation of the quality, safety and efficacy of messenger RNA vaccines for the prevention of infectious diseases : regulatory considerations. Annex 3, Technical Report Series No. 1039. (2022).
58) WHO : Recommendations to assure the quality, safety and efficacy of acellular pertussis vaccines, Annex 4, Technical Report Series No. 979. (2013).
59) WHO : Recommendations to assure the quality, safety and efficacy of pneumococcal conjugate vaccines, Annex 3, Technical Report Series No. 977. (2009).
60) WHO : Recommendations to assure the quality, safety and efficacy of poliomyelitis vaccines (inactivated). Annex 3, Technical Report Series No. 1024. (2020).
61) WHO : Recommendations to assure the quality, safety and efficacy of poliomyelitis vaccines (inactivated). Annex 3, Technical Report Series No. 993. (2015).
62) WHO : Recommendations to assure the quality, safety and efficacy of live attenuated poliomyelitis vaccines (oral, live, attenuated). Annex 2, Technical Report Series No. 980. (2012).
63) WHO : Guidelines on the quality, safety and efficacy of respiratory syncytial virus vaccines. Annex 2, Technical Report Series No. 1024. (2020).
64) WHO : Guidelines to assure the quality, safety and efficacy of live attenuated rotavirus vaccines (oral). Annex 3, Technical Report Series No. 941. (2007).
65) WHO : Recommendations to assure the quality, safety and efficacy of tetanus vaccines (adsorbed). Annex 5, Technical Report Series No. 980. (2012).
66) WHO : Recommendations to assure the quality, safety and efficacy of typhoid conjugate vaccines. Annex 2, Technical Report Series No. 1030. (2021).
67) WHO : Recommendations to assure the quality, safety and efficacy of live attenuated yellow fever vaccines. Annex 5, Technical Report Series No. 978. (2013).
68) WHO : Recommendations to assure the quality, safety and efficacy of live attenuated yellow fever vaccines, Annex 2, Technical Report Series No. 1039. (2022).
69) FDA CBER : Guidance for Industry, Emergency Use Authorization for Vaccines to Pre-

vent COVID-19. (2022).
70) FDA CBER : Guidance for Industry, Development and Licensure of Vaccines to Prevent COVID-19. (2020).
71) FDA CBER : Guidance for Industry, Considerations for Plasmid DNA Vaccines for Infectious Disease Indications. (2007).
72) EMA : Note for guidance on the development of vaccinia virus based vaccines against small pox. CPMP/1100/02. (2002).
73) EMA CHMP : Guideline on influenza vaccines. EMA/CHMP/VWP/457259/2014. (2016).
74) EMA CHMP : Guideline on quality, non-clinical and clinical aspects of live recombinant viral vectored vaccines. EMA/CHMP/VWP/141697/2009. (2010).
75) EMA CHMP : GUIDELINE ON DOSSIER STRUCTURE AND CONTENT FOR PANDEMIC INFLUENZA VACCINE MARKETING AUTHORISATION APPLICATION (Revision). EMEA/CPMP/VEG/4717/2003- Rev.1. (2008).
76) FDA CBER : Guidance for Industry, Development and Licensure of Vaccines to Prevent COVID-19. (2020).
77) 第十八改正日本薬局方. 令和3年6月7日厚生労働省告示第220号.
78) 厚生労働省医薬食品局審査管理課：「医薬品の臨床試験及び製造販売承認申請のための非臨床安全性試験の実施についてのガイダンス」に関する質疑応答集（Q&A）について. 平成24年8月16日事務連絡.

6-4 感染症の予防を目的とした組換えウイルスワクチンの開発

通知

・「感染症の予防を目的とした組換えウイルスワクチンの開発に関するガイドライン」について（令和6年3月27日医薬薬審発0327第7号）

目的

　遺伝子組換え技術やバイオテクノロジーの進歩により、感染症の予防を目的とした遺伝子組換えウイルスワクチン（以下、組換えウイルスワクチン）の開発が進められている。組換えウイルスワクチンには、本来はそのウイルスが保有していない抗原をコードする遺伝子を組み込み、ヒト細胞内で抗原を発現させることにより、ウイルス感染時のような免疫反応が期待されるものや、病原性が強いために従来の技術では弱毒生ウイルスワクチンの開発が困難なウイルスについて、増殖性や細胞・組織指向性等に関する特性を改変して病原性を低下させることにより、さらに高い安全性が期待されるものもある。このように、組換えウイルスワクチンは、有効性及び安全性上の利点が期待されるワクチンとして開発が進められている。

　ワクチンによる予防が期待される感染症は、多くの場合、人類はその感染症の野生型ウイルスに曝露された経験があり、その感染症に関する知見を臨床的及び学術的に蓄積してきた。従来の弱毒生ウイルスワクチンの開発では、そのワクチン株の由来となった野生型ウイルスの知見を活用し、弱毒化したワクチン株の増殖性や細胞・組織指向性等の特性評価を相対的に行ってきた。一方、組換えウイルスワクチンの開発では、起源となった野生型ウイルスの遺伝子を人工的に改変することから、改変前のウイルスとは異なる細胞・組織への分布や異なる安全性プロファイル等を示す可能性がある。また、現時点では組換えウイルスワクチンの臨床使用経験は限られていることから、今後、組換えウイルスワクチンのリスク・ベネフィットが明らかになってくる可能性がある。これらを踏まえると、従来の弱毒生ウイルスワクチンとは異なる視点で組換えウイルスワクチンの品質、有効性及び安全性を慎重に検討することが重要である。

ガイドラインの沿革 / 経緯

「感染症の予防を目的とした組換えウイルスワクチンの開発に関するガイドライン」（以下、本ガイドライン）[1]は、日本医療研究開発機構の「医薬品等規制調和・評価研究事業」において、2018 年 4 月から 2021 年 3 月まで行われた「バイオ医薬品等の品質管理・安全性評価とガイドライン策定に関する研究」の成果物として原案が作成され[2]、ワクチン関連団体からの意見聴取、パブリックコメント収集、医薬品医療機器総合機構（PMDA）によるレビューを受けて、2024 年 3 月に厚生労働省医薬局医薬品審査管理課長より発出された。本ガイドラインが発出される以前には、本邦では平成 29 年度厚生労働行政推進調査事業（医薬品・医療機器等レギュラトリーサイエンス政策研究事業）の「異種抗原を発現する組換え生ワクチンの開発における品質 / 安全性評価のありかたに関する研究」の成果物としての「感染症の予防を目的とした組換えウイルスワクチンの開発に関する考え方」[3]が公開されていた。なお、2005 年の世界保健機関（WHO）のワクチンに関する非臨床試験のガイドライン[4]ではすでに「遺伝子組換え生物（genetically modified organism：GMO）」がその適用範囲に含まれている。また、欧州医薬品庁（EMA）では、2010 年に生遺伝子組換えウイルスベクターワクチンに関するガイドライン[5]が公開されている。

ガイドライン各項解説

1. 総則

(1) 適用範囲

本ガイドラインの対象は、組換えウイルスが生体内で目的遺伝子を発現することによって感染症への予防効果を示すものが想定されている。したがって、組換えウイルスを不活性化したワクチンは、生体内で目的遺伝子を発現することはなく、従来の不活化ワクチンに類似した作用機序により感染症予防効果を示すと考えられることから、本ガイドラインの適用範囲には含まれない。

(2) 定義

本ガイドラインではウイルスの増殖性の観点から組換えウイルス及びワクチンの種類が分類され定義されている。非増殖型組換えウイルスワクチンの場合は、増殖しない特性を品質において管理することにより、その使用にあたってウイルスが増殖しないことを前提としてリスク評価及び管理が検討される。一方、増殖型組換えウイルスワクチンの場合は、その使用にあたってウイルスが増殖する（増殖性が低下しているものであっても増殖する可能性がある）ことを前提としたリスク評価及び管理が求められる。

本ガイドライン第1章の「4．定義」の(8)に示される「目的遺伝子等」の主なものの一つとして、ワクチン接種により予防効果を期待する感染症の原因ウイルス由来の抗原遺伝子が想定されている。さらに、投与対象の免疫反応を変化させるための遺伝子体等が想定される。「目的遺伝子等」の「等」には、起源ウイルスの病原性に関わる遺伝子であって、改変によって病原性が低下することが確認されている塩基配列や、ウイルスの特性を変化させるため、特定のタンパク質をコードする遺伝子以外（非コード領域）の塩基配列を改変させるものも含まれる。

(3) **開発の考え方**

本邦では、組換えウイルス（非増殖型／増殖型）は、「遺伝子組換え生物等の使用等の規制による生物の多様性の確保に関する法律」（カルタヘナ法）[6]で規定される「生物」に該当するため、最初に組換えウイルスワクチンを実験室レベルで「組換え」を行う場合にも、当該作業を国内で行うのであれば、事前に第二種使用等拡散防止措置確認申請が必要である[7]。ワクチンへの使用を目的とした組換えウイルスの第二種使用等拡散防止措置確認申請の提出先は、研究段階であれば文部科学省[8),9)]、産業利用段階であれば厚生労働省[10),11)]となる。基本的には治験薬の製造段階からは厚生労働省の所掌となるが、研究段階において文部科学大臣の確認済みの拡散防止措置から変更なく治験薬の製造が可能である場合は、開発の初期段階における厚生労働大臣への確認は不要とされている。また、治験薬の保管・運搬についても第二種使用等に該当するが、「遺伝子組換え生物等の第二種使用等のうち産業上の使用等に当たって執るべき拡散防止措置等を定める省令」（カルタヘナ法産業二種省令）[11]の第4条及び第5条に基づいた拡散防止措置を行えばよく、厚生労働大臣への確認は不要である。第二種使用等拡散防止措置確認申請書には、本ガイドライン第2章の「1．組換えウイルスの作製の経緯」及び「2．組換えウイルスの性質」に示された情報の一部が活用できる[12]。第二種確認申請の行政側の標準的事務処理期間は3ヵ月とされているが、実際は申請者の処理期間を加えても一般的に1ヵ月程度となっている[10]。

2．組換えウイルスワクチンの概要及び開発の経緯等

前述のように本邦では組換えウイルスは、カルタヘナ法[6]において規定される「生物」に該当することから、治験を始めるにあたって、第一種使用（拡散防止処置を執らない使用）規程承認申請が必要である。申請に必要な「第一種使用規定承認申請書」[13),14)]及び「生物多様性影響評価書」[15)〜17)]の作成に懸念点がある場合は、PMDAの「第一種使用規定承認申請に係る事前審査前相談」[18]を活用することによって、申請までPMDAのフォローアップを受けることができる。第一種使用規程承認申請から第一種承認を得るまでの行政側の標準的事務処理期間は6ヵ月とされているが、実際は申請者の処理期間を加えても一

般的に4ないし5ヵ月程度で承認されている。これらの「申請書」及び「評価書」については、本ガイドライン第2章の「1．組換えウイルスの作製の経緯」及び「2．組換えウイルスの性質」に規定する事項を踏まえて内容を説明する。

治験の計画の届出においては、治験薬概要書（治験医向け）及びインフォームド・コンセントに用いられる説明文書（被験者向け）に、本ガイドライン第2章の「1．組換えウイルスの作製の経緯」及び「2．組換えウイルスの性質」の規定を踏まえた組換えウイルスワクチンの特徴から期待される有用性及び予測されるリスクの概要を説明する。なお、治験薬の品質に関し、治験計画届書に添付すべき資料として本ガイドライン第2章の「2．組換えウイルスの性質」に規定する情報の提出が必要である[19]。

「生物多様性影響評価書」は環境省が運営するカルタヘナ法関連ウェブサイト[20]に公表されるが、「生物多様性影響評価書」の別紙（評価書の各情報を補足した詳細な情報）は公開されない。また、「生物多様性影響評価書」に公表することにより、知的財産権に支障が生じる情報等が記載される場合はマスキングが認められる。本ガイドライン第2章に規定されている「1．組換えウイルスの作製の経緯」及び「2．組換えウイルスの性質」の説明は、これら公表された「生物多様性影響評価書」[20]を参考にして行うとよい。

組換えウイルスの作製の経緯

① 変異ウイルス出現の可能性

　起源ウイルスが、他のウイルスとの間で相同組換えまたは遺伝子再集合（以下、相同組換え等）を起こす可能性がないか文献等を用いて説明する。組換えウイルスの相同組換え等の評価においては、例えば、組換えウイルスと野生型ウイルス（または野生型ウイルスを実験室で継代したウイルス）を実験的に培養細胞に共感染させた時の相同組換え等を起こす可能性に関する知見があれば参考となる。

② 起源ウイルスの望ましくない性質への対応

　望ましくない性質を有する起源ウイルスの使用を避けるべき理由は、投与対象者において、染色体への組み込みや潜伏感染性等が発生したかどうかを評価することは現実的ではなく、実臨床における潜在的なリスクを評価することが困難であるためである。また、それらの性質を遺伝子改変によって欠損させた場合であっても、それらの性質が失われたことを投与対象者において評価することが困難と想定されるため、望ましくない性質を有する起源ウイルスは推奨されていない。しかしながら、他に代替手段のない重篤な感染症に対するワクチンとして有用性が期待される場合には、その使用は完全に否定されるものではない。ただし、開発者には組換えウイルスの特性に応じた評価方法の検討及びその妥当性の説明が求められる。

3．製造方法の開発及び品質評価

本邦では、治験薬（治験用組換えウイルス）の製造は治験薬GMP[*21]に従って製造する

ことが求められている。

*Good Manufacturing Practice

(1) **ウイルス・シード及び製造用細胞**

調製方法を確立する前に製造した治験薬と、調製方法の確立後に製造した製剤との同等性／同質性の説明には「生物薬品（バイオテクノロジー応用医薬品／生物起源由来医薬品）の製造工程の変更にともなう同等性／同質性評価」（ICH Q5E ガイドライン）の製造工程の変更にともなう同等性／同質性評価[22]が参考となる。

(2) **規格試験及び管理方法**

① 力価

本ガイドライン第3章の「3. 規格試験及び管理方法」の「(2) 力価」に規定されている「(イ) 比感染価」は、製剤中に含まれる全ウイルス量のうち、感染性を有するウイルス量の割合（ウイルス濃度と感染価の比）の恒常性を管理するための規格である。

② 増殖性ウイルス否定試験

増殖性ウイルス否定試験は、非増殖性ウイルスワクチンの製造工程において低頻度ではあるが、偶発的に産生される可能性のある増殖性を有するウイルスが存在しないことを確認するための規格であり、非増殖性ウイルスワクチンは増殖型の組換えウイルスが含まれないことを前提として管理・リスク評価が行われているため、本規格試験はきわめて重要な意味を持つ。遺伝子治療法製品に用いられる非増殖型アデノウイルスベクター等から偶発的に生じる増殖性ウイルスの管理の考え方[23]が参考となる。

③ 増殖性確認試験

増殖型組換えウイルスワクチンについては、製造工程において増殖性が変化（主に増強）したウイルスが存在していないことを確認するための規格である。

4. 非臨床試験

本ガイドラインは、組換えウイルスワクチンの特性を踏まえて「感染症予防ワクチンの非臨床試験ガイドライン」に記載されていない内容を中心に構成されている。組換えウイルスワクチンについては、本ガイドラインと併せ「感染症予防ワクチンの非臨床試験ガイドライン」の内容も参考とし、適用される部分についてはそれに従った評価を行う。

(1) **動物種／モデルの選択**

非臨床試験では適切な動物種が必ずしも利用可能であるとは限らないが、組換えウ

イルスワクチンの生物学的作用に感受性のある動物種を選択することが望ましい。例えば、非増殖性ウイルスワクチンの場合、生体内で発現する目的の抗原に対して免疫反応を示す動物種を選択する。

増殖型組換えウイルスワクチンの場合、原則として、生体内で増殖した組換えウイルスから発現する目的の抗原に対して免疫反応を示す動物種を選択する。組換えウイルスが生体内で増殖可能な動物を利用できない場合、原則として、少なくとも生体内で発現する目的の抗原に対して免疫反応を生じる動物種を選択する。

上記の動物種を利用できず、他の動物種を選択せざるを得ない場合、その結果の解釈等について、事前に規制当局と相談を行うことが望ましい。

(2) 薬理試験（効力を裏付けるための試験）

感染防御について適切な動物モデルが存在する場合には、発症予防効果を確認する試験を実施することが推奨される。また薬理試験の製造販売承認申請資料は、薬機法*施行規則第43条（申請資料の信頼性の基準）[24]に従って収集され、かつ、作成されたものでなければならない。

*医薬品、医療機器等の品質、有効性及び安全性の確保等に関する法律

(3) 非臨床安全性試験

組換えウイルスワクチンの非臨床安全性評価については、従来のワクチンと同様に評価することとされている。

なお、製造販売承認申請時に添付すべき組換えウイルスワクチンの非臨床安全性試験に関する資料は、基本的にGood Laboratory Practice（GLP）[25]に従って収集され、かつ、作成されたものでなくてはならない。

(4) 生体内分布試験

生体内分布試験については「遺伝子治療用製品の非臨床生体内分布の考え方」[26]（ICH S12ガイドライン）が参考となる。生体内分布試験は、薬理または安全性試験と一体化して実施することが推奨される。生体内分布試験の申請資料は、薬機法施行規則第43条（申請資料の信頼性の基準）[24]に従って収集され、かつ、作成されたものでなければならない。

(5) 生殖細胞への組み込みリスクの評価（遺伝子組み込み評価）

生体内分布試験において、組換えウイルスが生殖組織に分布する場合は、「ICH見解『生殖細胞への遺伝子治療用ベクターの意図しない組み込みリスクに対応するための基本的な考え方』について」[27]を参考として評価すること。

(6) 組換えウイルスの排出の評価

すでに得られている組換えウイルスの排出評価の結果に基づき、その後の臨床試験における組換えウイルスの排出管理方法の検討が求められる。なお、一律に組換えウイルスの排出試験の実施が求められているものではなく、組換えウイルスの生体内分布試験等の他の試験結果から組換えウイルスの排出について説明できる場合や、起源ウイルスに感染した時の排出に関する情報から組換えウイルスの排出について推論して説明できる場合は、それらの情報を活用して評価することができる。

5．臨床試験（治験）

臨床試験（治験）は、必ず医薬品 GCP[*28]、ガイダンス[29]及び Q&A[30]に従い、承認済みの「第一種使用規定」を遵守して実施すること。

*Good Clinical Practice

(1) 有効性評価の考え方

組換えウイルスワクチンにおける既承認ワクチンの接種歴の有効性への影響については、例えば、既承認ワクチンと同種のウイルス（例えば、麻しんウイルス、ワクチニアウイルス、アデノウイルス等）を用いた組換えウイルスワクチンの場合であって、被接種者が既承認ワクチンの投与によって組換えウイルスへの免疫を有している場合の有効性への影響等が想定されている。

(2) 安全性評価の考え方

安全性を評価する際には、例えば、肺炎の原因となる起源ウイルスの病原性を弱毒化した組換えウイルスワクチンで、臨床試験において肺炎が報告された場合、病原性復帰の可能性を考慮して評価することが重要となる。

(3) 排出及び第三者への伝播に係る評価の考え方

臨床試験の進行によって、ヒトで新たに得られた排出等の結果を用いて「第一種使用規程」の変更申請を行うことができる。第一種使用規定承認申請と基本は同一の様式であるが、別紙等の一部は省略が認められる[31]。

(4) 避妊期間の設定の必要性と基本的考え方

避妊の必要性や避妊期間の設定には、「医薬品の投与に関連する避妊の必要性等に関するガイダンス」[32]が参考となる。

ガイドライン Q&A

本ガイドライン[1]発出と同時に「『感染症の予防を目的とした組換えウイルスワクチンの開発に関するガイドライン』に関する質疑応答集（Q&A）」[33]が発出されている。本項ではこのQ&Aについてポイントとなるものを抜粋し、適宜コメントを付した。

第1章の3．適用範囲（Q1、Q2）

（Q1） 本ガイドラインの適用範囲に含まれる組換えウイルスとして具体的にどのような組換えウイルスを想定しているか例示されたい。

A1

例えば、異なるウイルスのゲノムの一部を挿入して非増殖型ウイルスとしたアデノウイルスや、増殖能を維持したまま遺伝子を改変して増殖型ウイルスとした水疱性口内炎ウイルス、その他、同種のウイルスであっても、異なる血清型に由来するゲノムが挿入されたデングウイルス等の組換えウイルスを想定している。

【解説】

「非増殖型遺伝子組換えアデノウイルスに異なるウイルスのゲノムの一部を挿入した組換えウイルス」の例としては、国内承認済みのコロナウイルス（SARS-CoV-2）ワクチン（遺伝子組換えアデノウイルスベクター）である「ジェコビデン®筋注」[34]や「バキスゼブリア®筋注」[35]、国内未承認のエボラウイルスワクチンであるZabdeno[36]がある。「増殖型の水疱性口内炎ウイルスに異なるウイルスのゲノムの一部を挿入した組換えウイルス」には国内未承認のエボラウイルスワクチンであるErvebo[37]、「デングウイルスのように血清型の異なるウイルスゲノムを同種のウイルスに挿入した組換えウイルス」としては国内未承認のQdenga[38]がある。

（Q2） 「遺伝子組換え工程を経て作製されたウイルスが自然界に存在するウイルスと同等の特性及び遺伝子構成とみなせるもの（ナチュラルオカレンス）を有効成分とするものには適用されない」について、具体的にどのようなウイルスは適用されないか例示されたい。

A2

遺伝子組換え工程を経て製造されたウイルスであっても、遺伝子組換え生物等の使用等の規制による生物の多様性の確保に関する法律（平成15年法律第97号）[6]（いわゆるカルタヘナ法）の適用対象に該当しないものと判断されたものを想定している。ナチュラルオカレンス（※）への該当性を確認したい場合は、カルタヘナ法関連事項相談[39]を活用されたい。

※「ナチュラルオカレンス」とは、「遺伝子組換え生物等の使用等の規制による生物の多様性の確保に関する法律施行規則」（平成15年財務省、文部科学省、厚生労働省、農林水産省、経済産業省、環境省令第1号）[7]第2条第2号に掲げる技術の利用により得られた核酸又はその複製物を有する生物をいう。

【解説】

「遺伝子組換え生物等の使用等の規制による生物の多様性の確保に関する法律施行規則」[7]第2条第2号に掲げる技術とは、「ウイルス又はウイロイドに移入する核酸として、自然条件において当該ウイルス又はウイロイドとの間で核酸を交換するウイルス又はウイロイドの核酸のみを用いて加工する技術」である。

第4章の4．生体内分布試験（Q9、Q10）

（Q9） 生体内分布試験はGLP[25]適用試験として実施する必要があるか。

A9

生体内分布試験に関する資料はGLP[25]適用の対象ではないが、信頼性を確保できるように収集、かつ、作成されたい。

【解説】

生体内分布試験の申請資料は、薬機法施行規則第43条（申請資料の信頼性の基準）[24]に従って収集、かつ、作成しなければならない。

（Q10） 生体内分布試験において評価する臓器等を具体的に例示されたい。

A10

生体内分布試験において、一般的には、血液、注射部位、流入領域リンパ節、生殖腺、副腎、脳、脊髄（頸部、胸部、腰部）、肝臓、腎臓、肺、心臓、及び脾臓の評価を検討されたい。また、組換えウイルスの細胞・組織指向性、発現タンパク質の作用、組換えウイルスワクチンの特性、投与経路等を踏まえ、評価する臓器等の追加の要否を検討されたい。

【解説】

ワクチンの作用部位として、投与部位及び投与部位の下流リンパ節の評価は必須である。

参考文献

1）厚生労働省医薬局医薬品審査管理課長：「感染症の予防を目的とした組換えウイルスワクチンの開発に関するガイドライン」について．令和6年3月27日医薬薬審発0327第7号．

2）研究開発代表者　石井明子（国立医薬品食品衛生研究所）：日本医療研究開発機構医薬品等規制調和・評価研究事業事後評価報告書　バイオ医薬品等の品質管理・安全性評価とガイドライン策定に関する研究．令和3年5月20日（課題管理番号：20mk0101104j0003）．

3）研究代表者　山口照英（日本薬科大学）：平成29年度厚生労働行政推進調査事業（医薬品・

医療機器等レギュラトリーサイエンス政策研究事業）「異種抗原を発現する組換え生ワクチンの開発における品質／安全性評価のありかたに関する研究」総合報告書（別紙 感染症の予防を目的とした組換えウイルスワクチンの開発に関する考え方）．公開日：2018 年 10 月 17 日（文献番号 201706023C）．

4) WHO：WHO Guidelines on nonclinical evaluation of vaccines. Annex 1, Technical Report Series No. 927.（2005）.

5) EMA CHMP：Guideline on quality, non-clinical and clinical aspects of live recombinant viral vectored vaccines. EMA/CHMP/VWP/141697/2009.（2010）.

6) 遺伝子組換え生物等の使用等の規制による生物の多様性の確保に関する法律．平成 15 年 6 月 18 日法律第 97 号．

7) 遺伝子組換え生物等の使用等の規制による生物の多様性の確保に関する法律施行規則．平成 15 年 11 月 21 日財務省，文部科学省，厚生労働省，農林水産省，経済産業省，環境省令第 1 号．

8) 文部科学省研究振興局ライフサイエンス課生命倫理・安全対策室：研究開発段階における遺伝子組換え生物等の第二種使用等の手引き．令和 4 年 6 月版．

9) 研究開発等に係る遺伝子組換え生物等の第二種使用等に当たって執るべき拡散防止措置等を定める省令．平成 16 年 1 月 29 日文部科学省，環境省令第 1 号．

10) 独立行政法人医薬品医療機器総合機構：カルタヘナ法に係る申請．
https://www.pmda.go.jp/review-services/drug-reviews/cartagena-act/0003.html

11) 遺伝子組換え生物等の第二種使用等のうち産業上の使用等に当たって執るべき拡散防止措置等を定める省令．平成 16 年 1 月 29 日財務省，厚生労働省，農林水産省，経済産業省，環境省令第 1 号．

12) 厚生労働省医薬食品局審査管理課：遺伝子組換え生物等の第二種使用等に当たって執るべき拡散防止措置が定められていない場合の拡散防止措置の確認に関する申請書の記載例について．平成 16 年 7 月 30 日事務連絡．

13) 遺伝子組換え生物等の使用等の規制による生物の多様性の確保に関する法律施行規則（様式第 1（第 7 条関係） 第一種使用規程承認申請書）．平成 15 年 11 月 21 日財務省，文部科学省，厚生労働省，農林水産省，経済産業省，環境省令第 1 号．

14) 独立行政法人医薬品医療機器総合機構：第一種使用規定承認申請書（記載例）．アデノウイルス，ヘルペスウイルス（令和 2 年 10 月版）．
https://view.officeapps.live.com/op/view.aspx?src=https%3A%2F%2Fwww.pmda.go.jp%2Ffiles%2F000245073.docx&wdOrigin=BROWSELINK

15) 厚生労働省医薬食品局長：遺伝子組換え生物含有医薬品等の第一種使用規定の承認申請に必要な生物多様性影響の評価を実施する際の留意事項について．平成 19 年 9 月 13 日薬食発第 0913005 号．

16) 独立行政法人医薬品医療機器総合機構：生物多様性影響評価書（記載例）．生物多様性影響評価書の記載留意事項に関する補足解説（令和 5 年 4 月版）．
https://www.pmda.go.jp/files/000239087.pdf

17) 独立行政法人医薬品医療機器総合機構：生物多様性影響評価書（記載例）．アデノ随伴ウイルス（令和 5 年 2 月版）．
https://view.officeapps.live.com/op/view.aspx?src=https%3A%2F%2Fwww.pmda.go.

jp%2Ffiles%2F000247329.docx&wdOrigin=BROWSELINK
18) 独立行政法人医薬品医療機器総合機構：カルタヘナ法関連相談（対面助言）．
 https://www.pmda.go.jp/review-services/f2f-pre/cartagena/0002.html
19) 厚生労働省医薬・生活衛生局審査管理課：薬物に係る治験の計画の届出及び治験の実施等に関する質疑応答（Q&A）についての改訂について．平成27年12月14日事務連絡．
20) 環境省：バイオセーフティクリアリングハウス（J-BCH）承認済み遺伝子組換え生物に関する情報（医薬品等分野）．
 https://www.biodic.go.jp/bch/lmo.html#iyakuBunya
21) 厚生労働省医薬食品局長：治験薬の製造管理，品質管理等に関する基準（治験薬GMP）について．平成20年7月9日薬食発第0709002号．
22) 厚生労働省医薬食品局審査管理課長：生物薬品（バイオテクノロジー応用医薬品／生物起源由来医薬品）の製造工程の変更にともなう同等性／同質性評価について．平成17年4月26日薬食審査発第0426001号．
23) FDA CBER：Guidance for Industry, Chemistry, Manufacturing, and Control（CMC）Information for Human Gene Therapy Investigational New Drug Applications（INDs）．(2020).
24) 医薬品，医療機器等の品質，有効性及び安全性の確保等に関する法律施行規則．昭和36年2月1日厚生省令第1号．
25) 医薬品の安全性に関する非臨床試験の実施の基準に関する省令．平成9年3月26日厚生省令第21号．
26) 厚生労働省医薬局医療機器審査管理課長：「遺伝子治療用製品の非臨床生体内分布の考え方」について．令和5年10月23日医薬機審発1023第1号．
27) 厚生労働省医薬食品局審査管理課，医療機器・再生医療等製品担当参事官室：ICH見解「生殖細胞への遺伝子治療用ベクターの意図しない組み込みリスクに対応するための基本的な考え方」について．平成27年6月23日事務連絡．
28) 医薬品の臨床試験の実施の基準に関する省令．平成9年3月27日厚生省令第28号．
29) 厚生労働省医薬・生活衛生局医薬品審査管理課長：「『医薬品の臨床試験の実施の基準に関する省令』のガイダンスについて」の改正について．令和3年7月30日薬生薬審発0730第3号．
30) 厚生労働省医薬・生活衛生局医薬品審査管理課：医薬品の臨床試験の実施の基準に関する省令の質疑応答集（Q&A）について．令和5年1月31日事務連絡．
31) 独立行政法人医薬品医療機器総合機構：様式・法令・通知・関連情報等．
 https://www.pmda.go.jp/review-services/drug-reviews/cartagena-act/0007.html
32) 厚生労働省医薬・生活衛生局医薬品審査管理課長，医薬安全対策課長：医薬品の投与に関連する避妊の必要性等に関するガイダンスについて．令和5年2月16日薬生薬審発0216第1号，薬生安発0216第1号．
33) 厚生労働省医薬局医薬品審査管理課：「感染症の予防を目的とした組換えウイルスワクチンの開発に関するガイドライン」に関する質疑応答集（Q&A）について．令和6年3月27日事務連絡．
34) 独立行政法人医薬品医療機器総合機構：医療用医薬品情報検索（コロナウイルス（SARS-CoV-2）ワクチン（遺伝子組換えアデノウイルスベクター））：ジェコビデン筋注．
 https://www.pmda.go.jp/PmdaSearch/iyakuDetail/GeneralList/631341H
35) 独立行政法人医薬品医療機器総合機構：医療用医薬品情報検索（コロナウイルス（SARS-

CoV-2）ワクチン（遺伝子組換えサルアデノウイルスベクター））：バキスゼブリア筋注.
https://www.pmda.go.jp/PmdaSearch/iyakuDetail/GeneralList/631341F
36) EMA：Zabdeno. Ebola vaccine（Ad26.ZEBOV-GP［recombinant］）.
https://www.ema.europa.eu/en/medicines/human/EPAR/zabdeno
37) EMA：Ervebo. Ebola Zaire Vaccine（rVSVΔG-ZEBOV-GP, live）.
https://www.ema.europa.eu/en/medicines/human/EPAR/ervebo
38) EMA：Qdenga. Dengue tetravalent vaccine（live, attenuated）.
https://www.ema.europa.eu/en/medicines/human/EPAR/qdenga
39) 独立行政法人医薬品医療機器総合機構：カルタヘナ法関連の相談業務について．
https://www.pmda.go.jp/review-services/f2f-pre/cartagena/0001.html

6-5 抗悪性腫瘍薬の非臨床評価

通知

・抗悪性腫瘍薬の非臨床評価に関するガイドラインについて（平成22年6月4日薬食審査発0604第1号）
・「抗悪性腫瘍薬の非臨床評価に関するガイドライン」に関する質疑応答集（Q&A）について（平成31年3月27日医薬・生活衛生局医薬品審査管理課事務連絡）

目的

「抗悪性腫瘍薬の非臨床評価に関するガイドライン」[1]（ICH S9ガイドライン（以下、本ガイドライン））は、抗悪性腫瘍薬の開発において非臨床試験を適切にデザインするための指針を提供することにより、抗悪性腫瘍薬の開発を促進・加速させ、患者を不必要な副作用から守り、また、動物福祉の原則である3Rs（Replacement（代替）/Reduction（削減）/Refinement（苦痛軽減、洗練））に準拠して動物及びその他の資源の不必要な使用を避けることを目的として、医薬品規制調和国際会議（ICH）で制定された。

その後、本ガイドラインの適用範囲や記載内容の解釈を明確にするため、「『抗悪性腫瘍薬の非臨床評価に関するガイドライン』に関する質疑応答集（Q&A）」[2]（ICH S9質疑応答集（以下、本ガイドラインQ&A））がICHにおいて制定された。

ガイドラインの沿革／経緯

現在開発されている抗悪性腫瘍薬には、従来の腫瘍細胞のDNAに直接的あるいは間接的に作用して細胞死を誘発する低分子化合物以外に、悪性腫瘍の発生・進展に関与する血管新生や腫瘍細胞増殖等の過程に係る情報伝達に関与する分子に選択的に作用してそれらを阻害する低分子化合物やモノクローナル抗体、さらにはモノクローナル抗体に低分子化合物を結合させた抗体－薬物複合体（antibody-drug conjugate：ADC）製剤や脂質閉鎖小胞中に低分子化合物を内包させたリポソーム製剤等、多様な薬理作用とさまざまなモダリティが含まれている。これらの抗悪性腫瘍薬を開発するうえでの特殊性として、次のような事項が挙げられる。

- 毒性が強いために一般的な毒性試験の投与スケジュールでは臨床投与量での曝露量を十分に超えて曝露することが不可能な場合や、治療用量と副作用発現用量が近似あるいは逆転している場合があること等、被験物質の薬効に起因する特殊性
- 一般医療用医薬品では、ヒトに初めて投与する第Ⅰ相臨床試験（初回臨床試験）を健康な成人を対象として実施するのに対し、抗悪性腫瘍薬では初回臨床試験を通常、末期の悪性腫瘍患者を対象として実施すること等、臨床試験計画の特殊性
- 悪性腫瘍が遺伝子異常に伴う疾患であり、そのステージ進行によりさまざまな病態を呈し、最終的に難治性となり死に至るものである等、疾患の特殊性
- 対象疾患の重篤性から有効な医薬品を患者に早期に供給することが要求される等、社会的特殊性

このため、抗悪性腫瘍薬の臨床試験実施及び製造販売承認申請に必要な非臨床安全性試験の種類と内容及びその実施時期等は、以前からケースバイケースで判断されてきた。

抗悪性腫瘍薬の非臨床評価に関しても、日米EU三極でそれぞれ独自の基準に基づいて抗悪性腫瘍薬の臨床試験実施及び製造販売承認申請に係る審査が行われていたことから、抗悪性腫瘍薬の開発を効率的に進めるためにも、早急に国際的調和のとれた抗悪性腫瘍薬の非臨床評価に関するガイドラインの制定が必要であると指摘されていた。

こうした状況を踏まえ、ICHでICH S9ガイドラインが2009年に正式に制定（Step 4）され、本邦では2010年に本ガイドラインが発出された（Step 5）。しかし、本ガイドラインが各国・地域で運用されるにつれ、規制当局及び申請者において本ガイドラインの適用範囲やその内容について異なった解釈が存在することが明らかとなってきた。それらは、治療抵抗性かつ難治性でない腫瘍に対する適用の可否、長期生存が期待される悪性腫瘍を対象とする抗腫瘍薬についての反復投与毒性試験の投与期間やがん原性試験の必要性、回復群の設定の必要性、2種類の動物種を用いた毒性試験の必要性、コンジュゲート製剤の毒性試験の必要性、不純物の安全性確認の必要性等に関するものであった。本ガイドラインで明確に言及されていない内容について適切な考え方を示すために、本ガイドラインQ&AがICHで作成され、本邦では2019年に発出された。

ガイドライン各項解説

1. 適用範囲

悪性腫瘍の治療法は、腫瘍の種類と、その大きさ・浸潤度・再発性・転移の有無等により規定される悪性度によって、外科的手術・化学療法・放射線療法等がある。このうち、抗悪性腫瘍薬による化学療法は、一次治療・二次治療のみならず、三次治療や再発予防のための術後補助化学療法をも含み幅広く用いられる。このため、開発される抗悪性腫瘍薬は、従来の低分子医薬品のみならず、バイオテクノロジー応用医薬品（以下、バイオ医薬

品)・放射性医薬品・核酸医薬品・治療用ワクチン等、多岐にわたっている。

　本ガイドラインは、固形腫瘍及び血液腫瘍を含む重篤かつ致死性の悪性腫瘍（進行がん）患者の治療を目的として開発される低分子医薬品及びバイオ医薬品に適用される（本ガイドライン Q&A1.1、1.2、1.4)[2]。本ガイドラインの適用の可否に患者の生存予測年数は関係せず、比較的長期の余命があるがんであってもそれが重篤かつ致死性である場合、本ガイドラインの適用を考慮する（本ガイドライン Q&A1.3)[2]。抗悪性腫瘍薬の初回臨床試験は、通常、選択可能な治療法に対して不応性あるいは再発、抵抗性の進行がんを有する患者または現在、使用可能な治療法で有効性を期待できない進行がん患者が対象となることから、臨床試験の開始に必要とされる非臨床試験の種類と内容を、「医薬品の臨床試験及び製造販売承認申請のための非臨床安全性試験の実施についてのガイダンス」[3]（ICH M3（R2）ガイダンス）の内容と比較し、限定的なものとして開発して差し支えない。また、第Ⅱ相臨床試験及び二次治療あるいは一次治療のための臨床試験を開始するためには、それまでに実施された臨床試験成績が活用できることから、これらの臨床試験に移行する際には、初回臨床試験開始前に実施した非臨床安全性試験を活用できる。さらに、抗悪性腫瘍薬の製造販売承認申請に必要とされる非臨床試験の種類・内容・実施時期についても、ICH M3（R2）ガイダンス[3]の規定内容と異なる場合がある。本ガイドラインには、進行がん患者における臨床試験の開始と継続及び製造販売承認申請までに必要な非臨床試験についての基本的な考え方が記載されている。

　重篤であるがただちに死に至るものではない悪性腫瘍に適応拡大する場合（本ガイドライン Q&A1.7)[2]、あるいは術前または術後補助化学療法に適応拡大する場合、がん病巣が検出できない場合でも（本ガイドライン Q&A1.5)[2]、本ガイドラインが適用されうるが、患者からのデータ（当初の開発計画で難治性の進行がんが対象とされていた場合等）を鑑みて追加の非臨床試験の必要性を検討する。非臨床試験を実施する場合には、適応される患者集団の特性に応じた試験デザインを考慮する。術前または術後補助化学療法で、治療効果が良好であることが十分に知られており、再発率が低い及び / または再発までの期間が長い場合などには、製造販売前に通常の医薬品に準じた非臨床試験（がん原性試験や生殖発生毒性試験等）が必要とされる可能性もある。しかし、治療効果が明確でなく、再発率が高い、あるいは短期に再発するおそれがある場合、追加の非臨床試験の必要性及びタイミングは、非臨床及び臨床安全性データの充足性、治療効果及び再発までの予想される時間を考慮したうえで、ケースバイケースで判断する。最初の開発計画が、術前または術後補助化学療法である場合には、より長期の非臨床試験が必要となる場合がある。

　臨床試験で被験者の生存期間を顕著に延長させることが明らかになった場合であっても、通常は、製造販売承認申請のために一般毒性試験を追加する必要はない（本ガイドライン Q&A1.6)[2]。これは、追加の動物試験で得られる試験成績よりも、目的とする患者集団の臨床試験における安全性情報の方がヒトでのリスク評価を実施するうえでより適切であるからである。

本ガイドラインは、治療用ワクチン、悪性腫瘍の予防・患者の随伴症状の緩和や化学療法に伴う副作用の治療を目的とした医薬品、また、細胞治療や遺伝子治療には適用されない。これは、対象となる被験者が本ガイドラインの適用範囲となる進行がん患者に限定できないことや、非臨床評価系が大きく異なる等の理由による。さらに、本ガイドラインは放射性医薬品を対象外としているが、適用となる抗悪性腫瘍薬との類似点もあることから、放射性医薬品の開発にあたっては本ガイドラインに記載されている基本的考え方が参考になる場合もある。また、本ガイドラインは、初回臨床試験が健康成人を対象として実施される抗悪性腫瘍薬には適用されないが、ICH M3(R2) ガイダンス[3]に従って実施した非臨床試験の成績により当該医薬品の安全性を科学的に示すことができれば、健康成人を対象とした初回臨床試験を実施することが可能である。なお、その被験物質自体で抗腫瘍作用は示さないが、特定の抗悪性腫瘍薬と併用投与することにより後者の抗腫瘍作用を増強させるエンハンサー等、悪性腫瘍治療に限定して使用される医薬品は、本ガイドラインが適用される（本ガイドライン Q&A3.7)[2]。

2．一般原則

抗悪性腫瘍薬の非臨床評価を行うにあたっては、「医薬品毒性試験法ガイドライン」[4]や ICH M3(R2) ガイダンス[3]等で示されている基本原則を念頭におきながら、本ガイドラインを適用することが重要である。また、個々の医薬品の特性や臨床使用に関連した安全性を確認するためには、標準的な非臨床試験の実施方法を変更することが必要になる場合もある。

非臨床試験に用いる被験物質の有効成分は、臨床試験で用いられる被験物質の有効成分と同等であることが必要であり、その特性が十分明らかにされていなければならない。なお、抗悪性腫瘍薬の開発のために必要な非臨床安全性試験は、原則、Good Laboratory Practice (GLP) に従って行わなければならない。

3．非臨床評価のために必要な試験

(1) 薬効薬理試験

臨床試験の実施前には、その科学的根拠となる被験物質の抗腫瘍効果のみならず、作用機序及び投与スケジュールの概略について明確にしておく必要がある。予定されている臨床試験と同一の腫瘍を用いた薬効薬理試験は、被験物質の標的分子及び作用機序等に基づいて適切な *in vitro* または *in vivo* モデルを選択して実施されるが、被験物質の効果が科学的に検証されていれば、必ずしも実施する必要はない。また、抗腫瘍作用の薬効薬理試験に用いた *in vitro* 試験から適切なデータが得られることが示されるのであれば、*in vivo* 動物試験は必要ない（本ガイドライン Q&A2.1)[2]。また、

製造販売承認申請のために、必ずしも被験物質の薬剤耐性について検討する必要はない。なお、被験物質が目的以外の薬理作用を有しており、そのために安全性に懸念があると考えられる場合には、適切な試験により副次的薬理作用についても検討することを考慮する。

(2) **安全性薬理試験**

「安全性薬理試験ガイドライン」[5] (ICH S7A ガイドライン) では、安全性薬理試験が不要な条件として、「末期癌患者の治療のために用いる細胞毒性型被験物質については、ヒトに最初に投与する前に行う安全性薬理試験が不要であろう。しかしながら、新しい作用機序を有する細胞毒性被験物質については、安全性薬理試験を実施する価値があるであろう」としている。しかし、進行がん患者は、その病態が重篤な場合が多いため、生命維持に重要な器官（心血管系、呼吸器系及び中枢神経系）の機能に及ぼす影響について、初回臨床試験開始前に評価しておく必要がある。ただし、これらの安全性薬理に関する評価において、独立した安全性薬理試験を実施する必要はなく、初回臨床試験開始前に実施する一般毒性試験の一部として、被験物質投与後の一般状態の詳細な観察や非げっ歯類における適切な心電図測定を行えば十分と考えられる。その結果、安全性薬理に関して特段の懸念がなければ、製造販売承認申請のために、イオンチャネルや活動電位持続時間等に対する影響を評価するための in vitro 電気生理学的試験を含む独立した安全性薬理試験を実施する必要はない。しかしながら、臨床試験で被験者を重大なリスクに曝すような新たな具体的懸念が見出された場合、ICH S7A ガイドライン[5]及び「ヒト用医薬品の心室再分極遅延（QT 間隔延長）の潜在的可能性に関する非臨床的評価」[6] (ICH S7B ガイドライン) に示されている安全性薬理試験の実施を考慮すべきである。

進行がん患者の治療を目的とする被験物質・治験薬については、臨床試験を実施する際にも、製造販売承認申請においても、一般的に薬物乱用性評価のための非臨床試験は必要ない（本ガイドライン Q&A2.5）[2]。

(3) **薬物動態試験**

毒性と血漿／血清中（血中）薬物濃度の関係については、非臨床試験で用いられる動物種で最高血中濃度（C_{max}）・血中濃度－時間曲線下面積（AUC）・血中半減期（$t_{1/2}$）等の一般的な薬物動態パラメータに関する情報を入手することにより知ることができる。毒性と血中薬物濃度の関係を理解することは、臨床試験での投与量設定や投与スケジュールの選択及び増量計画を安全に進めるために有用と考えられることから、初回臨床試験開始前にこれらのパラメータの評価をしておくことが望ましい。なお、これらのパラメータに関する情報は、トキシコキネティクス（toxicokinetics：TK）試験からも入手可能である。その他、動物における吸収・分布・代謝・排泄（absorption・

distribution・metabolism・excretion：ADME）に関する情報は、製造販売承認申請までに臨床開発と並行して入手すればよい。

本ガイドラインを適用して開発される抗悪性腫瘍薬については、非臨床での乳汁移行及び胎盤通過性試験を実施する必要はない（本ガイドラインQ&A2.10）[2]。

本ガイドラインを適用して開発される相補性決定領域を有するバイオ医薬品（モノクローナル抗体（monoclonal antibodies：mAbs）、ADC）については、具体的な懸念（例えば、ターゲット分子への結合からは予想されない作用がみられた場合など）がなければ動物での組織交差反応性試験は、ヒト初回投与（first in human：FIH）試験開始時ないしはその後の開発において必要はないが、薬理学的にヒトに代わる適切な動物種がない場合は、それを説明するために組織交差反応性試験またはそれに代わる方法を考慮すべきである（本ガイドラインQ&A2.6）[2]。また、ADCの動物での組織分布試験も必要ない（本ガイドラインQ&A4.9）[2]。

ADCに関するTK測定においては、ADCとペイロードの血中濃度について行うことが一般的である。遊離抗体の推定量は、それらの結果から求められる（本ガイドラインQ&A4.4）[2]。また、ヒト及び毒性試験に用いる動物種でのADCの血漿中安定性に関する*in vitro*データはFIH試験の前に入手すべきである（本ガイドラインQ&A4.5）[2]。

(4) 一般毒性試験

進行がん患者を対象として実施される抗悪性腫瘍薬の初回臨床試験の主要な目的は最大耐量（maximal tolerated dose：MTD）及び用量制限毒性（dose limiting toxicity：DLT）を指標として安全性を検討することにあることから、非臨床安全性試験で無毒性量（no observed adverse effect level：NOAEL）または無影響量（no observed effect level：NOEL）を求めることは必須ではない。また、後述するように、抗悪性腫瘍薬の初回臨床試験では、NOAELまたはNOEL以外の指標を用いて初回投与量を設定する場合が多いことから、一般毒性試験においてNOAELまたはNOELを求める必要性が低いと考えられる。ただし、健康成人を対象として抗悪性腫瘍薬の初回臨床試験を実施する場合は、通常の医療用医薬品と同様にNOAELまたはNOELを求めることが重要である。

全ての一般毒性試験に形式的に回復群を含めるべきではないが、臨床開発に必要とされる全ての一般毒性試験の中で回復性を科学的評価すべきである。回復性の情報は、観察された毒性学的影響の回復に関する一般的な知識、または少なくとも1試験1用量の回復群を設定して回復性を評価した結果等、申請者が適切と考える方法で得ることができる（本ガイドラインQ&A2.2）[2]。例えば、最大推奨臨床用量（maximum recommended human dose：MRHD）での推定曝露量より明らかに高い曝露量で認められた毒性について回復性を検討する意義は低いが、MRHDと同程度の曝露量で認められる毒性について、回復性が予測困難な場合には回復群を設けた試験が必要と

なる。短期毒性試験に回復群が含まれず、かつ認められた特定の影響が可逆性か不可逆性かの判断が十分でない場合や、臨床データがない、あるいは限定的なデータである場合においては、3ヵ月間毒性試験で回復性を検討する必要がある（本ガイドラインQ&A2.3)[2]。なお、回復性試験では休薬後における発現毒性の回復傾向について確認し、完全に回復するまで観察する必要はない。

免疫抑制による感染が非臨床試験中に観察される場合等、管理獣医師及び試験責任者と協議のうえ、毒性試験においても動物に支持療法（例えば抗菌剤の投与）を施し治療することが適切な場合がある。ただし、全ての動物に支持療法を予防的に行うことは、一般的に推奨されない（本ガイドラインQ&A2.4)[2]。

低分子医薬品では、通常、げっ歯類及び非げっ歯類の2種の動物種を用いて毒性試験を実施する[4]が、抗悪性腫瘍薬では2種の動物種で毒性試験を実施する必要がない場合がある。例えば、消化管や骨髄のように細胞分裂の速い器官を標的とし、遺伝毒性が陽性で、げっ歯類が試験を行うのに適切な動物種である被験物質の場合は、げっ歯類1種のみで反復投与毒性試験を実施すれば十分と考えられる（本ガイドラインQ&A3.4)[2]。なお、バイオ医薬品の一般毒性試験における動物種の選択は、「バイオテクノロジー応用医薬品の非臨床における安全性評価」[7]（ICH S6(R1) ガイドライン）を参照して行う。加えて、ADCを含むバイオ医薬品について、一般的に動物試料を用いた組織交差反応性試験の意義はほとんどなく、具体的な懸念がない限り、FIH試験開始時ないしその後の開発において組織交差反応性試験は必要ない。薬理学的に適切な動物種がない場合には、FIH試験開始の妥当性を説明するためにヒト組織交差反応法あるいはそれに代わる方法を考慮すべきである。

毒性試験は、通常、雌雄両性を用いて実施すべきであるが、科学的根拠があれば雌雄いずれか片性で試験を実施することも可能である。例えば、対象患者が男女いずれかに限定され、短期の反復投与毒性試験で毒性発現に明らかな雌雄差が認められず、性差が示唆されるような薬物動態学的所見がない被験物質の場合は、その後実施する長期の反復投与毒性試験を、臨床で対象とする片性のみで実施することも可能と考えられる。

(5) **生殖発生毒性評価**

抗悪性腫瘍薬は、胚・胎児の発生・成長に悪影響を及ぼす可能性が高いことから、妊娠中または妊娠する可能性がある女性患者に対して、胚・胎児に対する潜在的なリスクに関する情報を提供することが重要である。ICH M3(R2) ガイダンス[3]では臨床試験実施あるいは製造販売承認申請のために「受胎能及び初期胚発生（fertility and early embryonic development：FEED）試験」・「出生前及び出生後の発生ならびに母動物の機能（pre-and postnatal development：PPND）試験」・「胚・胎児発生（embryofetal development：EFD）試験」の3試験法での生殖発生毒性試験を実施すべきと

されているが、進行がんの治療を目的として開発される抗悪性腫瘍薬では製造販売承認申請までに「EFD試験」のみを実施すればよい。なお、遺伝毒性が陽性で細胞分裂の速い器官を標的とする被験物質や、類薬で生殖発生毒性を誘発することが知られている被験物質等のように、胚・胎児致死作用や催奇形作用を有することが明らかな場合は、製造販売承認申請のために「EFD試験」を実施する必要はない。また、雌雄の受胎能については、反復投与毒性試験における雌雄生殖器に対する影響から評価が可能である[8),9)]。

「医薬品の生殖発生毒性評価に係るガイドライン」[10)]（ICH S5(R3)ガイドライン）は低分子医薬品の「胚・胎児発生に関する試験」について、通常、げっ歯類及び非げっ歯類の2種の動物種を用いて実施することとしているが、第一の動物種で胚・胎児致死作用あるいは催奇形性を有することが明らかな抗悪性腫瘍薬の場合は、第二の動物種を用いた試験を実施する必要はない。用量設定試験（GLPを適用せずに実施した試験を含む）で胚・胎児致死作用または催奇形性の明らかなエビデンスが示された場合、生殖発生毒性試験は一般的に必要なく、製造販売承認申請までに行う試験としては1種類の動物種で実施された当該用量設定試験のみで十分である（本ガイドラインQ&A2.7）[2)]。

バイオ医薬品については、薬理学的に適切な動物種1種を用いて器官形成期のみの評価を行うか、ICH S6(R1)ガイドライン[7)]に示されている試験デザインに従った試験を実施して生殖発生毒性に関する評価を行う。ただし、適切な動物種がヒト以外の霊長類（non-human primate：NHP）に限られる抗悪性腫瘍薬のバイオ医薬品の生殖発生毒性リスクに関しては、科学的根拠の重みづけ（weight of evidence：WoE）に基づいた評価を行うべきである。WoEによりリスクが明確に示される場合、NHPを用いた胚・胎児発生試験は必要とされない（本ガイドラインQ&A2.9）[2)]。すなわち、抗悪性腫瘍薬のバイオ医薬品の場合は、科学的に正当であれば、文献情報（作用機序や、ノックアウト動物またはげっ歯類におけるバイオ医薬品のサロゲートの使用による生殖発生毒性リスクの報告等）の評価、胎盤通過性の評価、生殖器に対する直接的または間接的作用に関する評価等の、通常の生殖発生毒性試験の実施に代わる評価に基づいて当該医薬品の生殖発生毒性を評価することが許容される。また、そのような代替評価は、低分子医薬品については、補助的に用いることが可能である（本ガイドラインQ&A2.8）[2)]。

抗悪性腫瘍薬では、遺伝毒性試験あるいは生殖発生毒性試験結果が陽性の場合や、バイオ医薬品では上述のようなWoE評価により生殖発生毒性リスクがあるとされるものが多い。これらの場合には、妊婦や妊娠の可能性のある女性には「投与しないこと（禁忌）」、「投与しないことが望ましい」または「治療上の有益性が危険性を上回ると判断される場合にのみ投与すること」となり、生殖能を有する者については「医薬品の投与に関連する避妊の必要性等に関するガイダンスについて」[11)]に基づき、避

妊の必要性とその期間を設定する必要がある。

(6) **遺伝毒性試験**

　進行がん患者の治療を目的として開発される抗悪性腫瘍薬では、「医薬品の遺伝毒性試験及び解釈に関するガイダンス」[12]（ICH S2(R1) ガイダンス）に基づき、製造販売承認申請までに標準的な組み合わせの遺伝毒性試験を実施すればよい。これは、悪性腫瘍が遺伝子の異常を有する疾患であることに鑑み、また、臨床試験に組み入れられる患者のリスク・ベネフィットを考慮したうえでの判断である。細菌を用いる遺伝子突然変異試験（Ames 試験）が陽性であれば、*in vivo* 遺伝毒性試験は必要ない。Ames 試験は陰性だが *in vitro* の染色体異常試験（哺乳動物細胞を用いた染色体異常試験、小核試験あるいはマウスリンフォーマ TK 試験等）の結果が陽性の場合は、*in vivo* 遺伝毒性試験を考慮すべきである（本ガイドライン Q&A2.11）[2]。なお、バイオ医薬品の遺伝毒性試験については、ICH S6(R1) ガイドライン[7]に準拠する。

(7) **がん原性試験**

　進行がん患者の治療を目的として開発される抗悪性腫瘍薬では、製造販売承認のためにがん原性試験を実施する必要はない。ただし、抗悪性腫瘍薬で承認を取得後、効能を追加した場合、対象疾患によってはがん原性評価が必要な場合もある（本ガイドライン Q&A1.7）[2]。

(8) **免疫毒性試験**

　進行がん患者の治療を目的として開発される多くの抗悪性腫瘍薬の免疫毒性誘発能は一般毒性試験で実施される血液学的・血液生化学的検査成績や、免疫系器官の病理組織学的検査成績等で評価できると考えられることから、製造販売承認申請のために独立した免疫毒性試験を実施する必要はない。なお、免疫系に作用して抗腫瘍作用を示すような免疫調節医薬品では、免疫毒性誘発能について検討するためにフローサイトメトリーによるイムノフェノタイピング検査等を一般毒性試験の試験項目として加える等の工夫を行う必要がある。免疫毒性の評価については、「医薬品の免疫毒性試験に関するガイドライン」[13]（ICH S8 ガイドライン）を参照のこと。

(9) **光安全性評価**

　進行がん患者の治療を目的として開発される抗悪性腫瘍薬の光毒性については、被験物質の光物理化学的特性（例えば光吸収性及び光安定性等）や、化学的に関連性のある化合物の光毒性に関する情報に基づき、初回臨床試験開始前に初期評価が必要である。その結果、光毒性を有する可能性が示唆された場合、外来で実施する臨床試験においては、不要な外出を控える等、直射日光からの保護を適切に講じることが必要

である。なお、非臨床試験成績あるいは臨床使用経験から被験物質の光安全性に対するリスクが適切に評価されていないと判断される場合には、製造販売承認申請までにICH M3(R2) ガイダンス[3]と「医薬品の光安全性評価ガイドライン」[14]（ICH S10 ガイドライン）に準拠して光安全性の評価を行う（本ガイドライン Q&A2.12)[2]。

4. 臨床試験デザイン及び製造販売承認申請のために必要な非臨床試験

(1) FIH 試験の初回投与量

通常の医療用医薬品の初回臨床試験は、健康成人を対象として実施されることから、被験者の安全性を第一に考慮して、最も感度の高い動物種を用いた非臨床毒性試験における NOAEL をもとにアロメトリック補正、あるいは、薬物動態情報に基づいてヒト等価用量を算出し、さらに被験物質の特性や臨床試験デザインを踏まえた安全係数を考慮し設定される（「医薬品開発におけるヒト初回投与試験の安全性を確保するためのガイダンス」[15]参照）。それに対して、抗悪性腫瘍薬のFIH 試験は、通常、進行がん患者を対象として実施されることから、薬物動態・薬力学・毒性等、利用可能な全ての非臨床試験成績を用いて、安全性だけでなく有効性も考慮して初回投与量を設定しなければならない。本ガイドライン作成時（2008 年）に、日本製薬工業協会（製薬協）医薬品評価委員会基礎研究部会が実施したアンケート調査結果[16]によると、初回投与量の設定には、現在 LD_{10} 等の致死量を示す指標がほとんど用いられておらず、多くの場合、げっ歯類の 10 ％に重篤な毒性を発現する投与量（severely toxic dose in 10 % of animals：STD_{10}）あるいは非げっ歯類に重篤かつ非可逆的な毒性を発現しない最高投与量（highest non-severely toxic dose：HNSTD）等の安全性の指標と薬効量・薬効曝露量等の有効性の指標が用いられていた。本ガイドラインにおいても、多くの低分子医薬品では、げっ歯類の STD_{10} の 1/10 量を初回投与量として設定するのが一般的であり、非げっ歯類が最も適切な動物種である場合、HNSTD の 1/6 量が通常の初回投与量として適切と考えられるとされた。抗悪性腫瘍薬における FIH 試験の初回投与量については、本邦の「抗悪性腫瘍薬の臨床評価方法に関するガイドライン」[17]において、「本ガイドラインや『医薬品開発におけるヒト初回投与試験の安全性を確保するためのガイダンス』[15]等を参考とし、原則、げっ歯類での STD_{10} の 1/10 量又は非げっ歯類での HNSTD の 1/6 量に基づいて初回投与量を設定する」とされている。また、HNSTD は、バイオ医薬品（ADC を含む）の結合親和性に関する動物とヒトとの差や、薬理学的特性を考慮に入れたうえで、バイオ医薬品（例えば免疫アゴニストでない場合）の初回投与量を決定する際に適切な指標である（本ガイドライン Q&A3.2)[2]。一方、免疫系に対しアゴニスト作用を有するバイオ医薬品では、初回投与量の設定に際して、安全性を示す指標だけでなく、有効性を示す指標として推定最小薬理作用量（minimum anticipated biological effect level：MABEL)[15]を用い

る等、複数の指標を参考にするべきである。適切な場合には、in vivo あるいは in vitro のデータを用いて MABEL アプローチを低分子医薬品にも使うことが可能である。このアプローチの適用は、リスク要因が、「①作用機序」、「②標的分子の特性」、「③使用した動物または in vitro のモデルの妥当性」のいずれかに基づいている場合に考慮すべきである（本ガイドライン Q&A3.1）[2]。

(2) 臨床試験での増量計画と最高投与量

　一般の医療用医薬品の臨床試験における最高投与量は、通常、非臨床試験の NOAEL を超えて設定されることはない。それに対して、進行がん患者を対象とした抗悪性腫瘍薬の臨床試験における増量計画と最高投与量は、非臨床試験で検討した最高投与量または曝露量によって制限すべきでないと考えられており、臨床試験で非臨床試験に用いられた最高投与量を超えて投与することも許容される。なお、非臨床試験で重篤な毒性に関する急峻な投与量または曝露量－反応相関曲線が得られた場合や、あらかじめ重篤な毒性に関する適切なマーカーがないことが明らかな場合には、通常の方法で増量すると被験者が不必要なリスクを被る可能性もあることから、例えば公比を2以下に設定する等、通常よりも小さな増量幅での増量計画を考慮するべきである。

(3) FIH 試験のために必要な毒性試験の投与期間とスケジュール

　抗悪性腫瘍薬の FIH 試験は、通常、進行がん患者を対象として実施されることから、患者で有効性が認められた場合、FIH 試験開始のために実施した毒性試験の最長投与期間を超えて被験物質を被験者に投与することがあり得る。このような場合でも、新たに長期間の反復投与毒性試験を実施せずに、被験者の安全性を確認しながら投与を継続し臨床試験を進めることは可能である。ただし、健康成人を対象として抗悪性腫瘍薬の初回臨床試験を実施する場合には、ICH M3(R2) ガイダンス[3]に準拠した必要な毒性試験を実施しなければならない。

　抗悪性腫瘍薬の FIH 試験では複数の投与スケジュールを採用する場合があることから、非臨床試験のデザインは臨床試験で適用される可能性のある投与スケジュールに対応できるように設定すべきである。この場合、毒性試験は、必ずしも臨床試験の投与スケジュールに厳密に従って実施する必要はないが、臨床投与量及び投与スケジュール設定の根拠となり、潜在的な毒性を特定できる情報が得られるように実施しなければならない。医薬品の血中からの消失半減期（$t_{1/2}$）は動物種によって異なり、毒性試験で用いられる動物における $t_{1/2}$ は通常ヒトにおける $t_{1/2}$ よりも短い[18]ことから、例えば、週3回投与の毒性試験を実施し、曝露量がヒトで予定されている週2回投与の推定曝露量を超えている場合には、非臨床試験で安全性が確認されているものとして週2回投与の臨床試験を実施することができる。さらに、毒性試験での投与ス

ケジュールは、当該医薬品の曝露量評価結果・毒性プロファイル・受容体飽和度等を考慮して設定することが望ましい。本ガイドラインでは、低分子医薬品及びバイオ医薬品の毒性試験において用いられる投与スケジュールの例を示している（**表**）。しかし、この投与スケジュールはあくまで例示であることに留意し、実際の投与スケジュールは本項で述べた点を考慮して決定すべきである。

ただし、細胞毒性のある低分子に比較してADCの半減期が延長する場合、3あるいは4週間に1回の投与を行う初回臨床試験をサポートするためには、少なくともADCの2回投与を行うべきである（本ガイドラインQ&A4.7)[2]。

表　FIH試験を実施するための抗悪性腫瘍薬の投与スケジュール例[1]

臨床投与スケジュール	非臨床投与スケジュール[2,3,4]
3～4週間に1回投与	単回投与
3週ごとに5日間連日投与	5日間連日投与
1週おきに5～7日連日投与	5～7日間連日、1週間休薬、2サイクル
週1回3週間投与、1週間休薬	週1回3週間投与
週に2回または3回投与	週に2回または3回、4週間投与
連日投与	4週間連日投与
週1回毎週投与	週1回、4～5回投与

1　本表には投与スケジュール例を示した。非臨床試験における毒性評価の時期は、予測される毒性プロファイルと臨床投与スケジュールに基づいて科学的に判断すべきである。例えば、早期の毒性を検討するために投与期間終了直後に剖検する場合と、遅延毒性を検討するため休薬期間を設けて剖検する場合の両者を考慮すべきである。
2　臨床スケジュールと非臨床毒性試験との関連性の柔軟性に関する詳細は、本ガイドライン「3.3 初回臨床試験のために必要な毒性試験の投与期間とスケジュール」参照のこと。
3　本表に示した投与スケジュール例では回復期間が規定されていない（本ガイドライン「2.4 一般毒性」及び「5.注釈」の1.を参照）。
4　本表に示されている投与スケジュール例で、薬力学的効果が長い医薬品や半減期の長い医薬品、アナフィラキシー反応を起こす可能性のある医薬品などに関しては、必要に応じて修正を加えるべきである。さらに、免疫原性の潜在的な影響についても考慮すべきである（ICH S6(R1)ガイドライン[7]参照）。
※本ガイドラインの記載を基に一部改変。

このように、毒性試験は必ずしも臨床試験の投与スケジュールに厳密に従って実施する必要はないが、ある投与スケジュールですでに実施した毒性試験において、曝露量や毒性学的影響の持続性等の観点から臨床投与スケジュールの安全性を担保することができないと考えられる場合には、適切な動物種1種を用いて適切な投与スケジュールで毒性試験を追加実施することにより、臨床投与スケジュールの安全性を担保することが可能である。例えば、週1回投与の毒性試験しか実施されていない被験物質の臨床投与スケジュールを週1回から週3回投与に変更した場合に、既存の毒性試験の曝露でヒトの安全性を担保できないと考えるのであれば、適切な動物種1種を用いて週3回の投与スケジュールで1ヵ月間毒性試験を追加実施することにより、臨

床投与スケジュールの安全性を担保することが可能である。

(4) 臨床開発の継続と製造販売承認申請のために必要な毒性試験の投与期間

進行がん患者の治療を目的として開発される抗悪性腫瘍薬の第Ⅱ相臨床試験、また、二次治療あるいは一次治療のための臨床試験を開始するにあたっては、それまでに実施された臨床試験成績が活用できることから、これらの臨床試験に移行するための非臨床評価をFIH試験開始前に実施した非臨床安全性試験成績で行うことが可能である。

ICH M3(R2) ガイダンス[3]では、臨床試験及び臨床使用期間の長さにより、臨床試験の実施及び製造販売承認申請に必要な一般毒性試験の投与期間が規定されている。加えて、がん以外の致死性あるいは重篤な疾患に対する医薬品開発を最適化するために特定の試験を個々の事例に応じて簡略化、延期、省略あるいは追加する場合についての推奨事項も示されている（本ガイドライン Q&A1.4）[2]。また、ICH S6(R1) ガイドライン[7]では、バイオ医薬品の製造販売承認申請に必要な毒性試験の投与期間を、適切な動物種で最長6ヵ月間と規定している。一方、ICH S9 専門家作業部会（EWG）で調査・検討した結果、これまでに抗悪性腫瘍薬として開発された低分子医薬品及びバイオ医薬品について、臨床投与スケジュールや開発方針等に重大な影響を及ぼすような毒性は投与期間3ヵ月間までの反復投与毒性試験でほぼ検出可能であり、3ヵ月間を超える長期間にわたって投与した試験によって被験物質の開発に重大な影響を及ぼすような新たな毒性発現を検出した例はほとんどなかったとの結論が得られた。このことから、ICH S9 EWGは、抗悪性腫瘍薬について、3ヵ月間の反復投与毒性試験を実施することにより、第Ⅲ相臨床試験への移行及び製造販売承認申請が可能であるものと判断した。また、第Ⅲ相臨床試験を実施せずに製造販売承認申請する抗悪性腫瘍薬では、3ヵ月間反復投与毒性試験成績を製造販売承認申請時に提出すればよい。なお、抗悪性腫瘍薬により患者の生存期間が延長する場合でも、通常、追加の一般毒性試験は必要とされない（本ガイドライン Q&A1.6）[2]。

分裂が速い細胞を標的とし、遺伝毒性が陽性の被験物質（例えばヌクレオシドアナログ、アルキル化剤、微小管阻害剤）に関しては、動物種を超えて一貫した増殖抑制効果（急速に増殖する臓器・組織で顕著）があると予想されるので、臨床開発の継続と製造販売承認申請のためにはげっ歯類1種における3ヵ月間の毒性試験で十分と考えられる（本ガイドライン Q&A3.4）[2]。

臨床投与スケジュールの変更は、通常、それまでに得られている臨床試験成績により決定される。しかし、臨床試験成績のみでは臨床投与スケジュール変更の根拠として不十分と考えられる場合、臨床投与スケジュール変更の科学的妥当性については、動物とヒトの双方における $t_{1/2}$・曝露量の評価・毒性プロファイル・受容体飽和度等の違いを考慮して判断することが必要である。非臨床での毒性検討が必要となった場

合には、適切な動物種1種を用いて1ヵ月間までの毒性試験を新たな臨床試験開始までに実施する。すでに変更前スケジュールに基づいた3ヵ月間毒性試験を実施している場合、製造販売承認申請において新たな3ヵ月間毒性試験を実施する必要はない（本ガイドライン Q&A3.3)[2]。

適応承認済みのがんあるいは十分な非臨床安全性情報はあるが適応はまだ承認されていないがんから、重篤ではあるがただちに致死的ではなく適応も承認されていない別のがんへ効能追加する場合には、一般毒性試験（例えば6ないし9ヵ月の反復投与毒性試験）を追加する必要はない（本ガイドライン Q&A1.7)[2]。

(5) 医薬品の併用

抗悪性腫瘍薬は、実際の臨床現場において、単剤で投与される場合より、多剤が併用投与される場合が多い。さらには、開発初期から併用投与を前提として開発される抗悪性腫瘍薬や、単剤では抗腫瘍効果を示さず特定の抗悪性腫瘍薬と併用投与することにより後者の抗腫瘍効果を増強させるエンハンサー等の被験物質もある。これらの被験物質で併用投与による臨床試験を実施する場合には、併用される個々の被験物質について十分な毒性学的評価（個々の医薬品の臨床試験の実施を担保する毒性学的評価）が行われていることが重要である。完了した第Ⅰ相臨床試験あるいは第Ⅰ相臨床試験の単剤療法パート等、個々の被験物質で十分な臨床データがある場合には、通常、追加の非臨床安全性試験データを必要としないが、併用投与の根拠となる $in\ vitro$ あるいは $in\ vivo$ の薬理データ、もしくは文献的評価結果等は得ておく必要がある。可能であれば、動物腫瘍モデル、標的分子の生物学的特性に基づく $in\ vitro$ あるいは $in\ vivo$ 試験等の薬理試験により、併用投与での抗腫瘍活性の増強を示すデータを当該根拠として提示すべきである（本ガイドライン Q&A3.6)[2]。併用される抗悪性腫瘍薬等のいずれかに関してヒトでの安全性データがない、あるいは非常に限られている場合は、単剤での毒性試験に加えて、併用投与での薬理試験の実施を考慮すべきであり、当該試験において、致死性及び一般状態の観察や体重測定等により限定的ながらも毒性学的指標について評価し、併用投与によって顕著な毒性の増強がなく、薬理作用の増強がみられることを示す必要がある。薬理学的に動物に活性を示さない被験物質に関する併用投与の評価は、適切な $in\ vitro$ 試験及び／または標的分子の生物学的特性に基づいた科学的評価により行うことができる。併用投与による毒性試験を実施する必要があるか否かについては、以上に述べたような評価を踏まえたうえで総合的に判断すべきである。併用での安全な開始用量を設定するにあたり、上記の条件が満たされる場合、通常、併用投与の安全性を検討するための併用投与による毒性試験は、初回臨床試験開始のためだけでなく、製造販売承認申請時にも必要とされない。一方、入手可能な臨床及び非臨床データが不十分な場合、ヒトでの安全な開始用量を設定するため、併用投与による非臨床試験が必要とされる場合がある（本ガイドライ

ン Q&A3.5)[2])。

　被験物質が抗腫瘍作用を増強させるエンハンサーの場合には、被験物質に抗腫瘍活性がないことを示すべきである。併用投与に関しては、一般毒性、安全性薬理及び生殖発生毒性の評価を実施すべきである。エンハンサー単独の安全性については、併用投与による毒性試験の1試験群として、あるいは1ヵ月間以下の独立した毒性試験として、より限定的な評価を行ってもよい（p.345表参照）。遺伝毒性試験は、個々の被験物質単独、またはそれらの併用で適宜実施する。試験のタイミングに関しては本ガイドラインを参照されたい（本ガイドライン Q&A3.7)[2])。

(6) 小児で臨床試験を実施するために必要な非臨床試験

　小児を適応とする多くの抗悪性腫瘍薬の開発では、成人における比較的安全な用量を定め、その何割かの用量が初回小児臨床試験で評価されている。本ガイドラインで概説された非臨床試験に関する推奨事項は、小児臨床試験にも適用される。すなわち、非臨床評価を実施する目的（本ガイドライン「1.2　背景」参照）である「①薬理学的特性を明らかにする」、「②初めてヒトに投与する際の安全な初回投与量を確立する」、「③医薬品の毒性プロファイルを明らかにする」は達成されているため、当該抗悪性腫瘍薬の臨床試験に小児を組み入れることを目的として、幼若動物を用いた試験を追加する必要はない。ただし、成人における安全性情報及びそれまでに得られている非臨床試験成績が対象年齢層の小児での安全性を評価するうえで不十分であると考えられる場合には、幼若動物を用いた非臨床試験の実施を「小児用医薬品開発の非臨床安全性試験ガイドライン」[19]（ICH S11 ガイドライン）を参考に考慮すべきである。

5．他の考慮すべき事項

(1) コンジュゲート製剤

　コンジュゲート医薬品とは、抗悪性腫瘍薬をタンパク質・脂質・糖等の担体分子に共有結合させることにより、腫瘍細胞や周囲の血管等に対するターゲティング機能を付加したドラッグデリバリーシステム（drug delivery system：DDS）をはじめとする種々の機能を持つ製剤のことである（代表的なものとして、ADC がある）。コンジュゲート医薬品ではそれ自体としての安全性を評価することが最も重要であり、コンジュゲートを構成する各成分の安全性については限定的な評価でよく、すでに十分な安全性情報が得られている場合には新たな評価の必要はない。ADC における、安全性評価が必要なコンジュゲート構成成分とは新規の抗悪性腫瘍薬（ペイロード）が該当する（本ガイドライン Q&A4.1)[2])。したがって、ADC 分子全体の安全性評価は少なくとも1種類の動物種で試験すべきであるが、リンカー単独やモノクローナル抗

体単独の安全性評価は通常必要なく、ペイロードやリンカー結合ペイロードに関する試験については予備試験及びペイロードの特性によって決定する。ペイロードあるいはリンカー結合ペイロードの毒性が、例えば予備試験で明らかにされている場合、GLP準拠での本試験は必要とされないか、あるいはその試験デザインを簡素化しても差し支えない。もしペイロードあるいはリンカー結合ペイロードの毒性が明らかになっていない場合、独立した試験を1種類の動物種で実施するか、ADCの毒性試験に1群として組み入れてもよい（本ガイドラインQ&A4.2、4.3)[2]。

ADCの抗体部分がヒト及びNHPのみと結合する場合、ICH S6(R1)ガイドライン[7]に記載されているように、唯一の適切な動物種であるNHPでのみ毒性評価を行うことが妥当であろう（本ガイドラインQ&A4.10)[2]。ちなみに、非臨床試験に一般に用いられる動物種に目的とするエピトープが存在しない場合は、1種の動物種（通常は、げっ歯類）を用いたADCの毒性試験で十分であり、トランスジェニック動物などの代替モデルや相同分子の使用は通常必要ない（本ガイドラインQ&A4.8)[2]。

コンジュゲート医薬品の非臨床安全性評価にはTKの評価が重要であり、投与後の血中濃度の測定をコンジュゲート医薬品自体と、それから遊離した抗悪性腫瘍薬単体の双方について実施すべきであり、ADCでも、ADCとペイロードの血中濃度を測定することが一般的であり、遊離抗体の推定量はそれらの結果から求められる（本ガイドラインQ&A4.4)[2]。さらに、動物で観察された毒性からヒトでの安全性を予測する場合には、投与されたADCを含むコンジュゲート医薬品の血中での安定性も重要であることから、非臨床試験に使用した動物やヒトの血漿中でのコンジュゲート医薬品の安定性に関する情報を初回臨床試験開始前に入手しておかなければならない（本ガイドラインQ&A4.5)[2]。なお、動物の血中での安定性がヒトの場合と比較して明らかに低い場合には、その点を考慮して非臨床安全性試験の投与スケジュールを設定する必要がある。

細胞毒性のある低分子をADCのペイロードとすることで血中半減期が延長し、初回臨床試験が3あるいは4週間に1回の投与となる場合、それをサポートする毒性試験は単回投与でよい（p.345表参照）が、ADCでは多くの場合に動物での血中半減期がヒトに比べて短いことから、少なくとも2回以上投与を行うべきである（ガイドラインQ&A4.7)[2]。ADCの初回臨床試験での開始用量は、本ガイドラインに従うべきである。例えば、細胞毒性のあるペイロードの場合、ADCの臨床における開始用量はげっ歯類でのSTD_{10}の1/10量あるいは非げっ歯類でのHNSTDの1/6量として、どちらを用いるかは動物種の適切性や感受性の強さによって決定し、体表面積に基づいて算出する。新規クラスのADCに関しては、別のアプローチを考慮してもよい（ガイドラインQ&A4.6)[2]。

(2) リポソーム製剤

リポソーム医薬品は、DDS技術により脂質閉鎖小胞中に抗悪性腫瘍薬を内包させ、その薬物動態学的特性を変えることによって薬理効果の増強と副作用の軽減を図ることを目的として開発された。リポソームに封入されていない状態での抗悪性腫瘍薬の特性が明らかであれば、リポソーム医薬品の毒性試験の一部を省略することが可能な場合もある。リポソーム医薬品の毒性試験では最終的な製剤での毒性評価が重要であり、リポソームに封入されていない状態の抗悪性腫瘍薬や担体の安全性については、リポソーム医薬品自体の毒性試験に適切な投与群を組み入れる等の方法で限定的な評価で可能である。しかし、この場合は、内包される抗悪性腫瘍薬の薬物動態が変わることで、未封入状態と比較して毒性がどのように変化したかを考察できるように、毒性試験計画を工夫する必要がある。リポソーム医薬品の非臨床安全性評価には、コンジュゲート医薬品と同様、TKの評価が重要であり、投与後の血中濃度の測定をリポソーム医薬品自体と、それから遊離した抗悪性腫瘍薬単体の双方について実施することが望ましい。なお、本ガイドラインに示されている原則は、ポリマー等の類似した他の担体にも適用できる可能性がある。

(3) 代謝物の評価

非臨床試験で安全性が確認されていない代謝物がヒトで認められる場合があるが、このような代謝物についてはそれまでに実施された臨床試験によってヒトでの安全性が確認されていると考えられることから、進行がん患者の治療を目的として開発される抗悪性腫瘍薬では通常、新たに代謝物の非臨床安全性評価を行う必要はない。ヒトで特異的に生成する代謝物、あるいは毒性試験で用いた動物種に比較してヒトにおいてはるかに大量に生成される代謝物であっても、追加試験は通常必要としない。しかし、ヒトでの曝露の多くが医薬品有効成分（active pharmaceutical ingredient：API）ではなく代謝物による場合には、当該代謝物についての追加的毒性評価の検討も考慮する（本ガイドラインQ&A4.11)[2]。

(4) 不純物の評価

「新有効成分含有医薬品のうち原薬の不純物に関するガイドライン」[20]（ICH Q3A(R2)ガイドライン）及び「新有効成分含有医薬品のうち製剤の不純物に関するガイドライン」[21]（ICH Q3B(R2)ガイドライン）には安全性の確認が必要な不純物の基準値が示されているが、抗悪性腫瘍薬に含まれる不純物の場合は遺伝毒性の有無にかかわらず、これらの基準値を超えることも許容される。ただし、製造販売承認申請時には、治療対象疾患と患者集団、薬理学的特徴・遺伝毒性・がん原性等の親化合物の特性、治療期間及び不純物削減が製造に及ぼす影響等を根拠としたICH Q3A(R2)ガイドライン[20]及びQ3B(R2)ガイドライン[21]の基準値を上回ることへの妥当性を示すべき

である。さらに、非臨床試験で用いられた投与量または濃度を臨床投与量と比較・考察することにより、不純物の安全性を確認することもできる。進行がん患者の治療を目的として開発される抗悪性腫瘍薬中の遺伝毒性陽性の不純物に関しても、従来の悪性腫瘍の生涯リスクの上昇に基づく基準値ではなく、前述の妥当性に基づいたより高い基準値の設定も考慮すべきである。なお、動物やヒトにおける代謝物として存在する不純物については、非臨床試験及び臨床試験で安全性が容認されていると考えてよい。

本ガイドラインの下で開発されている抗悪性腫瘍薬は開発期間が通常の薬剤に比較して短いため、製造販売承認申請の時点では原薬製造プロセスが十分に確立されていない場合があり、製造販売承認申請のための毒性試験が終了した後に、ICH Q3A(R2) ガイドライン[20]及び Q3B(R2) ガイドライン[21]において安全性確認が必要とされる閾値を超えた不純物が認められることがある。ICH Q3A(R2) ガイドライン[20]及び Q3B(R2) ガイドライン[21]では、当該状況下での不純物に対する安全性確認が必要となる閾値に、いくらかの柔軟性を持たせている。*in vivo* での安全性確認を考慮すべきか否かは、親化合物との構造的類似性、毒性アラート構造、毒性試験ロットあるいは臨床ロット中にその不純物がどれくらい含まれるかどうか、代謝物のプロファイル、患者集団と投与計画などを考慮して判断すべきである。本ガイドラインの下で開発されている抗悪性腫瘍薬では、不純物の量が ICH Q3A(R2) ガイドライン[20]及び Q3B(R2) ガイドライン[21]で安全性確認が必要とされる閾値を超えて検出されたというだけでは、ただちに安全性確認の試験が必要になるわけではない。また、そのような試験を実施するとしても、NOAEL を特定することは通常必要ない（本ガイドライン Q&A4.14）[2]。

API の遺伝毒性の有無によって、不純物の遺伝毒性評価は、本ガイドライン Q&A に示した内容に従って行う（本ガイドライン Q&A4.12）[2]。また、「潜在的発がんリスクを低減するための医薬品中 DNA 反応性（変異原性）不純物の評価及び管理ガイドラインについて」（ICH M7(R1) ガイドライン）の適用範囲は、同ガイドライン中でも明確に述べられているように、「ICH S9 の適用範囲において定義されている進行がんを適応症とする医薬品の原薬及び製剤には適用されない」とされている[22]。このため本ガイドラインの適用範囲の下では、変異原性不純物について、ICH Q3A(R2) ガイドライン[20]及び Q3B(R2) ガイドライン[21]に示される概念に準拠した管理を考慮すべきである（本ガイドライン Q&A4.13）[2]。ただし、長期生存が期待できるがん患者集団においてさらに抗悪性腫瘍薬の開発を検討する場合には、不純物の管理に関して ICH Q3A(R2) ガイドライン[20]及び Q3B(R2) ガイドライン[21]ならびに ICH M7(R1) ガイドライン[22]の適用を考慮すべきである（ガイドライン Q&A4.15）[2]。

ガイドライン Q&A

本ガイドライン Q&A の内容を基に、適宜コメントを付した。

1. 緒言－適用範囲

> 1.1 抗悪性腫瘍薬のすべての最初の開発計画に本ガイドラインが適用されるか？

A 多くの抗悪性腫瘍薬では、その開発計画が作られる時点で選択可能な治療法に対して抵抗性かつ難治性の進行がん患者（成人及び小児）に対して行われるものであるので、本ガイドラインが適用される。ただし、それ以外の抵抗性かつ難治性ではないがんに対する最初の開発計画については、本ガイドラインを適用し、開発段階に応じて、その他の試験を、化学合成品については ICH M3(R2) ガイダンス[3]、バイオテクノロジー応用医薬品については ICH S6(R1) ガイドライン[7]を参照して、実施すべきである。どのような試験の追加が妥当であるかは、開発を進める地域の規制当局との相談が望ましい。本ガイドライン Q&A1.2 及び 1.5 の回答も参照すること。

この追加の試験については、IWG 内で最後まで要・不要の議論の対象となったことから、各地域での規制当局の意見に相違がある場合が考えられる。

> 1.2 FIH 試験が、抵抗性かつ難治性のがん患者集団で行われていた場合に、抵抗性かつ難治性の他のがん患者集団での第 I 相試験が本ガイドラインを適用した非臨床試験成績で実施できるか？

A 実施可能。

> 1.3 約 3 年の余命の患者のがんに対して、本ガイドラインが適用されると解釈されているが、対象集団について明確にしてもらえるか？

A 主に EU 圏内でこのような一般論があったようである。本ガイドラインには余命について記載はしておらず、適用範囲については本ガイドライン Q&A1.1 及び 1.2 の回答を参照すること。

> 1.4 致死性かつ治療選択肢が限定されている疾患に対する医薬品の開発計画に、本ガイドラインは適用可能か？

A 本ガイドラインは適用不可である。ICH M3(R2) ガイダンス[3]には、「開発中の医薬品が、現在治療法のない生命を脅かす疾病又は重篤な疾病（例えば末期がん、抵抗性 HIV 感染症及び先天的酵素欠損症）を適応とする場合、個々の事例に応じて毒性学的

評価と臨床開発を進め、最適かつ迅速な医薬品開発が行われることが必要である。これらの事例や革新的な治療法（例えば、siRNA）では、ワクチンアジュバントと同様に、特定の試験の、簡略化、延期、省略、又は追加もあり得る。特定の医薬品領域のためのICHガイダンスがある場合には、それらを参考にすべきである」とあり、これを参照し、早期に開発を進める地域の規制当局と相談することを薦める。

1.5　アジュバント又はネオアジュバント療法の臨床試験についても本ガイドラインの対象となるか？

A　対象である。ちなみにアジュバント療法とは外科的手術療法の後に、ネオアジュバント療法とは外科的手術療法の前に行う薬物療法である。アジュバント又はネオアジュバント療法に用いられる医薬品は本ガイドラインにしたがって開発が行われるべきであり、これは手術後に残存するがん細胞が検出されない場合でのアジュバント療法であっても同様である。患者から得られたデータ（例えば、最初の開発計画で難治性の末期がんが対象とされて得られたデータ）を考慮することにより、非臨床計画の省略に活用できる可能性がある。治療効果が良好であることが既知であり再発率の低い及び/又は再発までの期間が長い場合には、製造販売承認申請前に追加の非臨床試験（がん原性、フルパッケージの生殖発生毒性など）が必要とされる可能性が高い。治療効果等が明確でなく、再発率が高いあるいは早期に再発する恐れがある場合には、追加の非臨床試験の必要性及びタイミングは、非臨床及び臨床安全性データの充足性、医療効果及び再発までの予想される時間を考慮したうえで、ケースバイケースで判断する。アジュバント又はネオアジュバント療法が、最初の開発目的である場合には、より長期の一般毒性試験など追加の非臨床試験が必要となる場合もある。アジュバント又はネオアジュバント療法として開発するいずれの場合であっても、その腫瘍の自然経過を考慮することが重要である。本ガイドラインの適用及び非臨床試験の省略については、申請者がその根拠を提示すべきである。本ガイドラインQ&A1.1、1.6及び1.7の回答も参照すること。

1.6　開発中の抗悪性腫瘍剤により生存性が向上する場合、推奨される追加の毒性試験があれば教えていただきたい。また、その試験の適切な実施時期はいつか？

A　抗悪性腫瘍薬により患者の生存期間が延長する場合でも、通常、追加の一般毒性試験は必要とされない。目的とする患者集団の臨床試験における安全性情報が、追加の動物試験で得られる試験成績よりヒトでのリスク評価に適している。もし、追加での動物試験から得られる情報が重要であると考えられる場合、それらの試験成績をその抗悪性腫瘍薬の承認後に提出することも可能である。本ガイドラインQ&A1.7の回答も参照のこと。

1.7 本ガイドラインに準拠してある特定のがんを対象として臨床開発中あるいは既承認の抗悪性腫瘍薬を、重篤ではあるが直ちに致死的ではない別のがんに用いる場合に、追加の非臨床安全性試験は必要か？

A 適応承認済みのがん、あるいは十分な非臨床安全性情報があるが適応はまだ承認されていないがんから、重篤ではあるが直ちに致死的ではなく適応も承認されていない別のがんへ開発対象を移行する場合には、一般毒性試験（例えば6ないし9ヵ月の慢性毒性試験）は、通常追加する必要はない。本ガイドラインQ&A1.6の回答と同様に、承認されたがんの患者集団で得られた臨床安全性情報は、まだ承認されていないがんの患者集団の臨床での安全性を確保するうえで、非臨床試験成績より重要である。ただし、一般毒性以外の毒性試験が必要とされるケースもある。

2．非臨床評価のために必要な試験

2.1 薬効薬理試験において、*in vivo* でのキャラクタリゼーションは必要か？

A 抗腫瘍作用の *in vitro* 試験から適切なデータが得られれば不要である。

2.2 FIH試験のための毒性試験に回復群は必要か？

A すべての一般毒性試験に形式的に回復群を含める必要はない。臨床開発に必要とされるすべての一般毒性試験の中で回復性を科学的に評価すべきである。観察された影響の回復に関する一般的な知識や、少なくとも1試験に1用量の回復群を設定して回復性を評価するなど、申請者が適切と考える方法で回復性に関する情報が得られる。

2.3 第Ⅲ相臨床試験に必要な3ヵ月毒性試験に回復群は必要か？

A 短期毒性試験あるいは臨床試験から懸念が存在し、その懸念が3ヵ月毒性試験に回復群を置くことで対応可能となる場合を除いて、3ヵ月毒性試験に回復群は必ずしも必要ない。例えば短期毒性試験に回復群が無く、認められた毒性が可逆的か不可逆的かの判断が科学的にできない場合や、臨床データが無いか限定的な状況である場合の3ヵ月毒性試験の実施には、回復群を考慮すべきであろう。すべての一般毒性試験に形式的に回復群を設定すべきではなく、臨床開発に必要とされるすべての一般毒性試験において回復性を科学的に評価すべきである。ある種の安全性に対する問題に対処するために、適切な実験モデルを用いるなど直接的なアプローチが適切な場合もある。例えば、心毒性や神経毒性のターゲットを探索してその回復性や対応が考察可能な場合がある[23)～26)]。

2.4 毒性試験に支持療法薬（例えば抗生物質）を加えることが適切な場合はあるか？

A　免疫抑制による二次感染が試験中に観察される場合など、毒性試験において動物を支持療法で治療することが適切な場合がある。すべての動物に支持療法を予防的に行うことは一般的には推奨されない。

2.5 本ガイドラインを適用して開発される薬物に関して薬物乱用性試験の必要性はあるか？

A　進行がん患者の治療を目的とする医薬品については、臨床試験を実施する際にも、製造販売承認申請においても、一般的に薬物乱用性評価のための非臨床試験は必要ない。

2.6 本ガイドラインの対象となる相補性決定領域（complementary determining region：CDR）を有するバイオ医薬品（mAbs、ADC）に関して、組織交差反応試験の有用性はあるか？　また、組織交差反応試験は必要か？

A　一般的に異種動物での組織交差反応試験の意義はほとんどない。具体的な懸念要因がない限り、FIH試験開始時ないしはその後の開発においても組織交差反応性試験は必要ない。薬理学的に適切な動物種がない場合には、FIH試験のためにヒト組織交差性あるいはそれに代わる方法を考慮すべきである。

2.7 1種の動物種で行われた用量設定試験において胚・胎児致死作用又は催奇形性の明確なエビデンスが認められた場合、この動物種で本試験を行うことは推奨されるか？

A　用量設定試験（非GLP試験を含む）で胚・胎児致死作用又は催奇形性の明らかなエビデンスが得られた場合、本試験は一般的に不要である。1種類の動物種で実施された当該用量設定試験で製造販売承認申請までに行う試験として十分であろう。

2.8 本ガイドラインの「2.5　生殖発生毒性」には、バイオ医薬品に対する別の（代替）アプローチの利用について記載がある。低分子医薬品の生殖発生毒性評価において代替アプローチとしての in vitro 及び in vivo 試験の意義はあるか？

A　代替評価は生殖発生リスクに対する安全性評価において補助的に用いてもよい。ちなみに、本ガイドラインQ&Aより後に最終化されたICH S5(R3)ガイドライン[10]では、「適格性が確認された代替法のみのデータ、又は1つ以上の in vivo 試験と併用して得られたデータは、限定された条件下でのハザードの特定やリスク評価の補助に利用でき

る」とされている。

2.9 適切な動物種がNHPに限定され、作用機序から生殖発生毒性リスクが予想される場合や、ノックアウト動物やげっ歯類におけるバイオ医薬品のサロゲートの使用で生殖発生毒性リスクが示された場合、これらのアプローチは有害性の同定のために十分であると考えるべきか？ あるいはNHP妊娠動物を用いた試験を行うべきか？

A 生殖発生毒性リスクに関しては、WoEに基づいた評価を行うべきである。NHPを用いたEFDに関する有害性を評価する試験は、必須のアプローチと考えるべきではない。WoEによりリスクが明確に示される場合、NHPでのEFD試験は必要とされない。ICH S6(R1) ガイドライン[7]によれば、NHPでの生殖発生毒性試験は有害性の同定のみに有用とされている。予想される生殖発生への影響については添付文書等に適切に示すべきである。

2.10 非臨床において乳汁移行及び胎盤通過性試験を行う必要はあるか？

A 特に乳汁移行及び胎盤通過性試験を実施する必要はない。胎児に対するリスクはEFD試験により検出可能であり、悪性腫瘍は重篤かつ致死性の疾患であることから断乳することは許容されると考えられるため、特に胎盤通過性及び乳汁移行性試験の必要はない。

2.11 *in vivo*の遺伝毒性試験が不要とされるのは、どの*in vitro*遺伝毒性試験でいくつ陽性の結果が得られればよいか？

A Ames試験が陽性であれば、*in vitro*遺伝毒性試験は必要ない。Ames試験は陰性だが*in vitro*染色体異常試験(ほ乳類細胞を用いた染色体異常試験、小核試験あるいはマウスリンフォーマ *Tk* 試験など)の結果が陽性の場合は、*in vivo*遺伝毒性試験を考慮すべきである。詳細はICH S2(R1) ガイダンス[12]を参照のこと。

2.12 非臨床光安全性試験はいつ実施することが推奨されるか？

A 光毒性試験の実施のタイミングに関しては本ガイドラインを参照すべきである。すなわち、本ガイドラインにおいて、「当該医薬品の光化学的特性及び同じ系統に属する他の医薬品に関する情報に基づき、第Ⅰ相臨床試験前に光毒性の初期評価を行うべきである。初期評価結果から光毒性に関する潜在的リスクが示された場合、外来患者を対象とした臨床試験において適切な保護措置をとるべきである。非臨床試験成績あるいは臨

床使用経験から、光安全性のリスクが適切に評価することができないと考えられる場合は、ICH M3(R2) ガイダンス[3])に準拠し、光安全性評価を製造販売承認申請前に実施する」とされている。光安全性の評価法に関しては「医薬品の光安全性評価ガイドライン」[14])（ICH S10 ガイドライン）を参照すべきである。

3．臨床試験デザイン及び製造販売承認申請のために必要な非臨床試験

3.1　MABEL アプローチは低分子量医薬品にも使えるか？

A　適切な場合には、in vivo あるいは in vitro のデータを用いて MABEL を低分子量医薬品にも使うことが可能である。このアプローチの適用は、リスク要因が(1)作用機序、(2)標的分子の特性、(3)使用した動物又は in vitro のモデルの妥当性のいずれかに基づいている場合に考慮すべきである。MABEL アプローチについては、「医薬品開発におけるヒト初回投与試験の安全性を確保するためのガイダンスに関する質疑応答集（Q&A）」[27])、Muller らの総説[28])を参照のこと。

3.2　本ガイドラインの「5．注釈」の 2．に記載された「重篤な毒性が発現しない最大投与量（HNSTD）」はバイオ医薬品の適切な初回臨床投与量選択の際にも適用可能か？

A　HNSTD は、そのバイオ医薬品（ADC を含む）の結合親和性に関する動物とヒトでの違いや、薬理学的特性を考慮に入れたうえで、バイオ医薬品の初回投与量（例えば免疫アゴニストでない医薬品の場合）を決定する際に適切であろう。

3.3　本ガイドラインの「3.3　初回臨床試験のために必要な毒性試験の投与期間とスケジュール」では、「臨床投与スケジュールを変更するために十分な毒性情報がない場合には、通常、1種類の動物種を用いた毒性試験を追加実施する」とされている。変更前のスケジュールで3ヵ月毒性試験がすでに実施済みの場合には、どのような追加毒性試験を行うべきか？ 1ヵ月毒性試験か？ 3ヵ月毒性試験か？

A　追加の毒性試験が必要な場合、臨床投与スケジュールの変更及び製造販売承認申請のためには、一般的には1ヵ月までの試験で十分である（本ガイドライン表1参照）。この試験は臨床試験開始前に完了していなければならない。

3.4　分裂の速い細胞を標的とし遺伝毒性が陽性の医薬品に関して、製造販売承認申請を含む臨床開発の継続のためにはどのような一般毒性試験が推奨されるか？

A　分裂の速い細胞を標的とし遺伝毒性が陽性の医薬品（例えばヌクレオシドアナログ、

アルキル化剤、微小管阻害剤）に関しては、動物種を超えて一貫した増殖抑制効果（急速に増殖する組織で顕著）を持つと予想されるので、臨床開発の継続と製造販売承認申請のためにはげっ歯類1種における3ヵ月間の毒性試験で十分と考えられる。

3.5 本ガイドラインの「3.5 医薬品の併用」には、併用投与が計画されている抗悪性腫瘍薬については、個々の医薬品について十分な毒性評価を行うとある。併用臨床試験根拠となる「個々の医薬品について十分な毒性評価を行った」と考えられる非臨床試験成績とはどのようなものか？ その毒性試験が必要される場合、どのタイミングでの実施が推奨されるか？

A 「個々に十分な評価」とは、個々の医薬品の臨床試験の根拠となる十分な毒性評価を意味する。終了した第I相臨床試験あるいは第I相臨床試験の単剤投与パートなど、個々の医薬品に関して十分な臨床データがある場合には、追加の非臨床試験データは通常必要としないが、併用投与の根拠となる in vitro あるいは in vivo の薬理データ、もしくは文献的評価などを提供すること。併用投与薬のいずれかに関してヒトでの安全性データがない、あるいは非常に限られている場合は、単剤での毒性試験に加えて、併用投与での非臨床試験の実施を考慮すべきである。薬理学的に動物では不活性な医薬品に関しては、併用投与の評価は、適切な in vitro 試験及び／又は標的分子の生物学的特性に基づいて行うことができる。併用での安全な開始用量を設定するにあたり、入手可能な臨床及び非臨床データが不十分な場合、ヒトへの安全な開始用量を設定するため、併用投与による毒性試験が必要とされる場合がある。

3.6 本ガイドラインの「3.5 医薬品の併用」では、「併用投与の根拠を裏付ける成績を臨床試験開始前に入手しなければならない」とある。「併用投与の根拠を裏付ける成績」とは何か。

A 併用投与の臨床試験実施の妥当性を示すためには、併用投与が有用であることの科学的根拠を明らかにすべきである。可能であれば、動物腫瘍モデル、標的分子の生物学的特性に基づく in vitro あるいは in vivo 試験などの薬理試験で併用投与による抗腫瘍活性の増強を示すデータを、当該根拠として提示すべきである。この根拠となるデータは、自ら実施した試験又は科学的文献から入手できる。

3.7 エンハンサーのように、それ自体には抗腫瘍活性がなく、特定の抗悪性腫瘍薬との併用で抗腫瘍作用を示す医薬品を、当該抗悪性腫瘍薬開発の過程で進行がん患者に適用する場合に、その併用投与に本ガイドラインは適用されるか？ 本ガイドライン

が適用されるのであれば、FIH試験、臨床開発の継続、製造販売承認申請のために推奨される非臨床試験は何か？

A　適用される。このような医薬品は、悪性腫瘍の治療を目的としているのであれば本ガイドラインの適用範囲に含まれる。その場合、当該医薬品に抗腫瘍活性がないことを示すべきである。併用投与に関して、一般毒性、安全性薬理及び生殖発生毒性の評価を実施すべきである。エンハンサー単独では、一般毒性併用試験の1試験群として、あるいは1ヵ月以下の独立した一般毒性試験として、より限定的な安全性評価を行ってもよい（本ガイドライン表1参照）。遺伝毒性試験は、個々の医薬品単独、又はそれらの併用で適宜実施する。試験のタイミングに関しては本ガイドラインを参照すべきである。

4．他の考慮すべき事項

4.1　本ガイドラインの「4.1　コンジュゲート製剤」には、「コンジュゲート製剤としての安全性評価が最も重要であり、コンジュゲート構成成分の安全性については限定的な評価でよい」とある。ADCに関して、限定的な評価とはどのようなものか？

A　ADCでは「コンジュゲート構成成分」とはペイロードのことである。ADC分子全体の安全性評価は少なくとも1種類の動物種で試験すべきである。ペイロードの安全性評価に関しては本ガイドラインQ&A4.3を参照のこと。

4.2　ADCの抗体の特徴が明らかになっていない場合、抗体のみ投与する群をADCの毒性試験に含めるべきか？

A　一般的にモノクローナル抗体単独の試験は、必要ない。

4.3　ペイロードやリンカーのみの試験は推奨されるか？

A　ペイロードやリンカー結合ペイロードに関して追加の試験を行う場合、どのような試験を行うかは予備試験及びペイロードの特性によって決定する。リンカー単独の評価は通常必要ない。ペイロードあるいはリンカー結合ペイロードの毒性が例えば予備試験で明らかにされている場合、GLP試験は必要とされないか、あるいはその試験デザインを簡素化しても差し支えない。もしペイロードあるいはリンカー結合ペイロードの毒性が明らかになっていない場合、独立した試験を1種類の動物種で実施するか、ADCの毒性試験に1群として組み入れてもよい。ICH S6(R1)ガイドライン[7]の「7　注釈」の注2も参照のこと。

※ICH S6(R1) ガイドライン「7　注釈」注2

　　ADC の安全性評価に2種類の動物種を用いる場合は、少なくとも1種類の動物種を用いて ADC の短期試験に毒素単体群を設けるか、新たに毒素単体を用いた短期試験を実施すべきである。この際は、毒素がげっ歯類で活性を示さない場合を除き、げっ歯類を使用することが望ましい。もし薬理学的に適切な動物種が1種類しか同定できない場合には、ADC を用いた試験は当該動物種を用いて実施すべきである。新規毒物については、新規化学物質と同様に動物種を選択する必要がある。ただし、進行がんで治療方法の選択肢が限られた患者の治療を目的とするバイオ医薬品の場合は、ICH S9 ガイドラインに従う。十分な科学的情報が得られている既知の毒素又は毒物については、単体での評価は必要ない。動物とヒトにおける ADC の安定性を比較するデータは提示されるべきある。

4.4　ADC に関してどのような TK 分析を実施すべきか。遊離抗体や遊離のペイロードを ADC とは区別するべきか？

A　ADC に関する TK 測定においては、ADC とペイロードの血中濃度について行うことが一般的である。遊離抗体の推定量は、それらの結果から求められる。

4.5　ADC の FIH 試験のための試験に血漿中安定性試験を含めるべきか？　含めない場合、当該試験を開発のどの段階で実施すべきか？

A　ヒト及び毒性試験に用いる動物種での ADC の血漿中安定性に関する *in vitro* データは FIH 試験の実施前に入手すべきである。

4.6　ADC に関して FIH 試験での開始用量設定のために推奨されるアプローチは何か？

A　がん患者での FIH 試験での開始用量は本ガイドラインに従うべきである。例えば細胞毒性のあるペイロードの場合、ADC の臨床における開始用量は、げっ歯類での供試動物の10％に重篤な毒性が発現する投与量（STD_{10}）の1/10量あるいは非げっ歯類での重篤な毒性が発現しない最大投与量（HNSTD）の1/6量とし、どちらを用いるかは動物種の適切性や感受性の高さによって決定し、体表面積に基づいて算出する。新規クラスの ADC に関しては別のアプローチを考慮してもよい。

4.7　細胞毒性のある低分子に比較して ADC の半減期が延長する場合、ADC を用いた単回投与毒性試験は3週間ごとの臨床投与スケジュールの根拠として十分か？

A　3あるいは4週間に1回の投与を行う初回臨床試験をサポートするためには、少なくともADCの2回投与を行うべきである。

4.8　非臨床試験での動物種ではADCが標的に結合しない場合、どのような *in vivo* 反復投与毒性試験が必要となるか？

A　非臨床試験の動物種には目的とするエピトープが存在しない場合、1種類の動物種を用いたADCの毒性試験で十分である。トランスジェニック動物などの代替モデルや相同分子の使用は通常必要ない。

4.9　ADCにおける組織分布試験の有用性は何か？

A　通常ADCの組織分布試験は必要としない。

4.10　一般的に、毒性試験には2種類の動物種が用いられる。ADCに関して、1種類の動物種で評価できる場合はあるか？

A　ADCの抗体部分がヒト及びNHPの抗原のみと結合する場合、ICH S6（R1）ガイドライン[7]に記載されているように、唯一の適切な動物種であるNHPでのみ毒性評価を行うことが妥当であろう。ペイロードに関しては、本ガイドラインQ&A4.3を参照のこと。

4.11　ヒトに特異的に生成する代謝物、あるいはヒトにおいて毒性試験で用いた動物種に比較してはるかに大量に生成される代謝物に関し、どのような毒性評価を行うべきか？

A　ヒトにおいて毒性試験で用いた動物種に比較してはるかに大量に生成される代謝物についての追加試験は一般的に必要ない。代謝物が毒性試験を行う動物では産生されず、ヒトでの曝露の比較的多くがAPIではなく代謝物である場合、当該代謝物についての追加的毒性評価が必要になる場合もある。

4.12　APIに遺伝毒性がある場合、またAPIに遺伝毒性がない場合、ICH Q3A（R2）ガイドライン[20]又はQ3B（R2）ガイドライン[21]に設定された安全性確認の閾値を超える不純物については遺伝毒性試験での評価を行うべきか？

A　不純物の遺伝毒性評価については、次のとおりである。

API に遺伝毒性があるか	不純物は ICH Q3A（R2）ガイドライン又は Q3B（R2）ガイドラインに設定された安全性確認の閾値を超えるか	遺伝毒性評価の要否
ある	超えない	不要
ある	超える	不要
ない	超えない	不要
ない	超える	実施すべき

4.13 ICH M7(R1) ガイドライン[22]による変異原性不純物の管理方法は本ガイドラインの適用範囲の患者集団にも適用されるか？

A ICH M7 ガイドライン[22]の適用範囲には、「ICH S9 の適用範囲において定義されている進行がんを適応症とする医薬品の原薬及び製剤には適用されない」と明確に述べられている。このため本ガイドラインの適用範囲の下では、変異原性不純物について、ICH Q3A(R2) ガイドライン[20]及び Q3B(R2) ガイドライン[21]に概説される概念に準拠した管理を考慮すべきである（本ガイドライン Q&A4.12 参照）。

4.14 抗がん剤の開発期間の短縮を考慮すると、製造販売承認申請の時点では原薬製造プロセスが十分に確立されていない可能性がある。製造販売承認申請に用いる毒性試験の完了後、新たな不純物が ICH Q3A(R2) ガイドライン[20]又は Q3B(R2) ガイドライン[21]の安全性確認の必要な閾値を超えて認められた場合、どう対応すべきか？

A ICH Q3A(R2) ガイドライン[20]及び Q3B(R2) ガイドライン[21]では、当該状況下での不純物に対する安全性確認が必要となる閾値に、いくらかの柔軟性を持たせている。すなわち、「医薬品によっては、薬効分類別の薬理作用に関する知識や臨床経験を含む科学的な根拠及び安全性に関する懸念の度合いに基づいて、安全性確認の必要な閾値をより高くしたり低くしたりするのが適切な場合もある」とある。*in vivo* での安全性確認を考慮すべきか否かは、有効成分との構造的類似性、毒性アラート構造、毒性試験ロットあるいは臨床ロット中にその不純物が含まれているかどうか、代謝物のプロファイル、患者集団と投与計画などを考慮して、判断すべきである。当該医薬品が本ガイドラインの下で開発されている場合、不純物の量が ICH Q3A(R2) ガイドライン[20]又は Q3B(R2) ガイドライン[21]で安全性確認が必要とされる閾値を超えて検出されたというだけでは、ただちにそのような試験が必要になるわけではない。安全性確認の試験で NOAEL を特定することは通常必要ない。

4.15 不純物を含む医薬品が、末期がん患者を対象として開発され、後に長期生存が期

待できる別の患者集団（例えばがんの再発リスクを低下させるため慢性的に医薬品の投与を受ける患者）に移行する場合、医薬品中の不純物についてはどのように管理すべきか？

A　長期生存が期待できるがん患者集団への移行等を検討する場合、不純物の管理に関してはICH Q3A（R2）ガイドライン[20]及びQ3B（R2）ガイドライン[21]ならびにICH M7（R1）ガイドライン[22]を考慮すべきである。

今後の動向・課題

抗悪性腫瘍薬開発のための本ガイドラインは、既存薬で有効性の得られない患者に新薬をできるだけ迅速に開発することを目的に作成された。本来は十分な安全性を確認してからヒトに投与すべきであるが、疾患の重篤性などから最小限の安全性を確保しつつ有効性を重視した内容となった。がん治療の科学は進歩が目覚ましく、一様のガイダンスでは対応不可能である。従来の試験法ガイドラインが何を求めているかを理解し、新たなモダリティに適応できる箇所を選択する必要がある。早い時期に規制当局と相談し、無駄な試験を実施しないことが重要である。

参考文献

1) 厚生労働省医薬食品局審査管理課長：抗悪性腫瘍薬の非臨床評価に関するガイドラインについて．平成22年6月4日薬食審査発0604第1号．
2) 厚生労働省医薬・生活衛生局医薬品審査管理課：「抗悪性腫瘍薬の非臨床評価に関するガイドライン」に関する質疑応答集（Q&A）について．平成31年3月27日事務連絡．
3) 厚生労働省医薬食品局審査管理課長：「医薬品の臨床試験及び製造販売承認申請のための非臨床安全性試験の実施についてのガイダンス」について．平成22年2月19日薬食審査発0219第4号．
4) 厚生省薬務局審査第一課長，審査第二課長，生物製剤課長：医薬品の製造（輸入）承認申請に必要な毒性試験のガイドラインについて．平成元年9月11日薬審1第24号．
5) 厚生労働省医薬局審査管理課長：安全性薬理試験ガイドラインについて．平成13年6月21日医薬審発第902号．
6) 厚生労働省医薬食品局審査管理課長：ヒト用医薬品の心室再分極遅延（QT間隔延長）の潜在的可能性に関する非臨床的評価について．平成21年10月23日薬食審査発1023第4号．
7) 厚生労働省医薬食品局審査管理課長：「バイオテクノロジー応用医薬品の非臨床における安全性評価」について．平成24年3月23日薬食審査発0323第1号．
8) Sakai, T., et al.: Collaborative work to evaluate toxicity on male reproductive organs by 2-week repeated-dose toxicity studies in rats. Overview of the studies. *J. Toxicol. Sci.*, **25**, 1-21 (2000).
9) Sanbuissho, A., et al.: Collaborative work on evaluation of ovarian toxicity by repeated-dose and fertility studies in female rats. *J. Toxicol. Sci.*, **34**, SP1-SP22 (2009).

10) 厚生労働省医薬・生活衛生局医薬品審査管理課長：「医薬品の生殖発生毒性評価に係るガイドライン」について．令和3年1月29日薬生薬審発0129第8号．

11) 厚生労働省医薬・生活衛生局医薬品審査管理課長，医薬安全対策課長：医薬品の投与に関連する避妊の必要性等に関するガイダンスについて．令和5年2月16日薬生薬審発0216第1号，薬生安発0216第1号．

12) 厚生労働省医薬食品局審査管理課長：医薬品の遺伝毒性試験及び解釈に関するガイダンスについて．平成24年9月20日薬食審査発0920第2号．

13) 厚生労働省医薬食品局審査管理課長：医薬品の免疫毒性試験に関するガイドラインについて．平成18年4月18日薬食審査発第0418001号．

14) 厚生労働省医薬食品局審査管理課長：医薬品の光安全性評価ガイドラインについて．平成26年5月21日薬食審査発0521第1号．

15) 厚生労働省医薬食品局審査管理課長：「医薬品開発におけるヒト初回投与試験の安全性を確保するためのガイダンス」について．平成24年4月2日薬食審査発0402第1号．

16) 甲斐修一　他：抗悪性腫瘍薬の第1相臨床試験における初回投与量に関する製薬協アンケート調査結果．*J. Toxicol. Sci.*, **34** (Suppl.), S180 (2009).

17) 厚生労働省医薬・生活衛生局医薬品審査管理課長：「抗悪性腫瘍薬の臨床評価方法に関するガイドライン」について．令和3年3月31日薬生薬審発第0331第1号．

18) 加藤隆一　他編：薬物代謝学第3版，東京化学同人 (2010).

19) 厚生労働省医薬・生活衛生局医薬品審査管理課長：「小児用医薬品開発の非臨床安全性試験ガイドライン」について．令和3年3月30日薬生薬審発0330第1号．

20) 厚生労働省医薬食品局審査管理課長：「新有効成分含有医薬品のうち原薬の不純物に関するガイドラインの改定について」の一部改定について．平成18年12月4日薬食審査発第1204001号．

21) 厚生労働省医薬食品局審査管理課長：「新有効成分含有医薬品のうち製剤の不純物に関するガイドラインの改定について」改定について．平成18年7月3日薬食審査発第0703004号．

22) 厚生労働省医薬局医薬品審査管理課長：「潜在的発がんリスクを低減するための医薬品中DNA反応性（変異原性）不純物の評価及び管理ガイドラインについて」の一部改正について．令和6年2月14日医薬薬審発0214第1号．

23) Asnani, A., *et al.* : Preclinical models of cancer therapy-associated cardiovascular toxicity : a scientific statement from the American heart association. *Circ. Res.*, **129**, e21-e34 (2021).

24) Albini, A., *et al.* : Cardiotoxicity of anticancer drugs : the need for cardio-oncology and cardio-oncological prevention. *J. Natl. Cancer Inst.*, **102**, 14-25 (2010).

25) Eldridge, S. *et al.* : A comparative review of chemotherapy-induced peripheral neuropathy in *in vivo* and *in vitro* models. *Toxicol. Pathol.*, **48**, 190-201 (2020).

26) Bruna, J., *et al.* : Methods for *in vivo* studies in rodents of chemotherapy induced peripheral neuropathy. *Exp. Neurol.*, **325**, 113154 (2020).

27) 厚生労働省医薬食品局審査管理課：「医薬品開発におけるヒト初回投与試験の安全性を確保するためのガイダンスに関する質疑応答集（Q&A）」について．平成24年4月2日事務連絡．

28) Muller P. Y., *et al.* : The minimum anticipated biological effect (MABEL) for selection of first human dose in clinical trials with monoclonal antibodies. *Curr. Opin. Biotechnol.*, **20**, 722-729 (2009).

6-6
遺伝子治療用製品の非臨床生体内分布評価

通知

・「遺伝子治療用製品の非臨床生体内分布の考え方」について（令和5年10月23日医薬機審発1023第1号）

目的

「遺伝子治療用製品の非臨床生体内分布の考え方に関するガイドライン」[1]（ICH S12 ガイドライン（以下、本ガイドライン））の目的は、遺伝子治療（gene therapy：GT）用製品（以下、GT製品）の開発における非臨床での生体内分布（biodistribution：BD）試験の実施に関する国際的に調和された推奨事項を示すことである。本ガイドラインでは、非臨床生体内分布評価の全般的なデザインに関する推奨事項を示し、非臨床開発プログラム及び臨床試験のデザインを担保するための生体内分布データの解釈及び適用に関する留意事項も提示されている。また、本ガイドラインは、動物福祉の原則（3Rs：使用動物数の削減／動物の苦痛軽減／代替法の利用）に従って、動物の不必要な使用を回避しながらGT製品の開発を促進することを目指している。

ガイドラインの沿革／経緯

生体にGT製品を投与した際のGT製品の生体内分布プロファイルの理解は、非臨床開発プログラムの重要な要素である。生体内分布データは、対象集団での早期臨床試験を支持するために実施される非臨床薬理試験及び毒性試験の試験デザインの立案や評価に有用である。生体内分布試験の推奨事項を含むガイドラインはさまざまな規制当局によって公表されている[2]～[8]。

アメリカ食品医薬品局（FDA）がGT製品のlong term follow upに関するドラフトガイドライン[6]を作成する際に、非臨床生体内分布に関し独立した記載を含める方針としたのをきっかけに、International Pharmaceutical Regulators Program（IPRP）のGene Therapy Working Group（IPRP-GTWG）は、非臨床生体内分布に関するreflection paper[3]を2018年に作成し、IPRPのwebサイトにて公開した。また、2019年6月にはFDA及び本邦の

厚生労働省と医薬品医療機器総合機構（PMDA）が共同提案者となり、医薬品規制調和国際会議（ICH）に本ガイドラインの策定について提案し、これが新たなトピックとして採択された。そして、2019年11月のICHシンガポール会合において、本ガイドライン策定のための専門家作業部会（EWG）が正式に発足した。その後、2021年6月にはStep 2に到達し、ICHのwebサイトで公表されるとともに、各国・地域でパブリックコメント募集が行われた後、パブリックコメントによる修正を経て、2023年10月に本邦において本ガイドラインが発出（Step 5）された。

本ガイドラインでは、非臨床生体内分布の国際的に調和された定義を示し、GT製品の生体内分布評価に関する全般的な留意事項が示されている。

ガイドライン各項解説

1．適用範囲

遺伝子治療の定義は各国・地域で異なる可能性があることに留意する必要があるが、本ガイドラインの対象となるGT製品には、導入された遺伝物質の発現（転写または翻訳）によってその効果を発揮する製品が意図して記載されている。例えば、精製された核酸（プラスミド、RNA）、導入遺伝子を発現するよう遺伝子改変された微生物（ウイルス、細菌、真菌）、宿主ゲノム編集を行う製品及び *ex vivo* で遺伝子改変されたヒト細胞などがある。なお、特定の転写または翻訳なしに *in vivo* で宿主細胞ゲノムを変化させることを目的とした製品（例：ウイルスを用いない方法によるヌクレアーゼの送達及びガイドRNAの送達）も本ガイドラインの対象となる。また、本ガイドラインで概説している原則は、導入遺伝子を発現するための遺伝子改変を行っていない腫瘍溶解性ウイルスにも適用されうる。

本ガイドラインは、予防ワクチンには適用されない。また、化学的に合成されたオリゴヌクレオチド及びそれらの類似物質は、バイオテクノロジーに基づく製造工程を用いて製造されたものではないため、本ガイドラインの適用範囲外である。

生体内分布に関連する事項として、排出（排泄物（尿、糞便）、分泌物（唾液、鼻咽頭液等）、あるいは皮膚（膿疱、びらん、創傷）を介してGT製品が体外に放出されること）やベクターゲノムの生殖細胞への組み込みリスクの評価が挙げられるが、これらは、本ガイドラインの適用範囲外である。非臨床データに関する排出及び生殖細胞への組み込みの側面についての考察は、既存のICH見解文書[9), 10)]に記載されている。

2．非臨床生体内分布の定義

生体内分布とは、投与部位及び体液（例：血液、脳脊髄液、硝子体液）を含む標的組織

及び非標的組織におけるGT製品の体内への分布、持続性及び消失である。非臨床生体内分布評価では、採取した試料中のGT製品及び導入された遺伝物質を検出する分析法が必要であり、必要に応じて導入された遺伝物質からの発現産物を検出する分析法も含まれる。

3．非臨床生体内分布評価の実施時期

　生体内分布データは、GT製品の有効性及び安全性を評価するうえで、基礎的なデータである。非臨床における有効性・安全性とGT製品の生体内分布データの関係性が分かることで、非臨床薬理及び毒性所見を評価あるいは解釈することが容易となる。また、ベクターの分布や消失を含めた持続性を明らかにすることにより、初回投与試験における解析時期などのデザインに関する情報を与えることもできる（本ガイドライン6．）。したがって、臨床試験開始前に非臨床生体内分布評価が完了していることが重要である。

4．非臨床生体内分布試験のデザイン

(1) 全般的な留意事項

　生体内分布試験は、独立した試験としてまたは非臨床薬理試験及び毒性試験に組み込んで実施することもできる。したがって、本ガイドラインでは「生体内分布試験」という用語は、このいずれの場合も表す。非臨床生体内分布評価は、生物学的に適切な動物種または動物モデル（本ガイドライン4.3.）において、予定されている臨床製品を代表するGT製品を投与して実施すべきである（考えられる代替案については、本ガイドライン4.2.を参照）。投与経路は、臨床で予定している投与経路を可能な限り反映していること及び臨床用量をカバーするように検討された用量で生体内分布プロファイルの十分な特性解析が得られることが重要である（本ガイドライン4.5.）。また、取得すべきデータ（試料の種類、動物数、測定時点等）は、ケースバイケースで判断されるべきである。なお、3Rsの原則に従い、参考にできる既知の情報と開発製品での生体内分布データを合わせて、開発するGT製品レベルの経時変化を十分に特徴づけることが推奨される。

　非臨床生体内分布試験は、GLP（Good Laboratory Practice）に従って実施されていなくても許容されることから、生体内分布評価の試料分析はGLP非適用で実施できる。しかしながら、GLPに準拠した毒性試験の一部として生体内分布評価を実施する場合には、生体内試料の採取の手順はGLPに準拠していることが重要である。GLP非適用の場合でも、本邦では薬機法*施行規則第137条（申請資料の信頼性の基準）に従う必要がある。また、GLPに従った非臨床安全性試験の中で生体内分布評価のためのデータ収集を行う際には、GLPが適用される部分に影響を与えないよう

な配慮が必要となる。

＊医薬品、医療機器等の品質、有効性及び安全性の確保等に関する法律

(2) 被験物質

非臨床生体内分布試験で投与する被験物質は、製造工程、重要な製品特性（例：力価）及び最終臨床製品の組成／処方を考慮したうえで、臨床で使用予定の GT 製品を代表するものとすべきである。場合によっては、別の治療用導入遺伝子や発現マーカー遺伝子を含む臨床ベクター（例：同じ血清型及びプロモーターのアデノ随伴ウイルスベクターでかつ蛍光マーカータンパク質発現カセットを有する）から構成されている GT 製品の非臨床生体内分布データを、目的とする生体内分布プロファイルの裏付けのために利用することができる（本ガイドライン 5.7.）。

(3) 動物種または動物モデル

GT 製品の効果または性能を裏付けるための試験や非臨床安全性試験と同様に、ヒトへ外挿可能なデータが得られるように、生体内分布評価は、遺伝物質の導入及び発現が認められる生物学的に適切な動物種または動物モデルを用いて実施すべきである。動物種または動物モデルの選択の際の考慮点には、組織指向性、遺伝子導入効率及び標的・非標的の組織や細胞における導入遺伝子の発現の種差が含まれる。複製能のあるベクターを用いる場合は、その動物種または動物モデルでベクターが複製可能であることが重要である。

生体内分布プロファイルに対する動物種、性別、齢及び生理学的状態（例：健康な動物と病態動物モデルとの比較）の影響も重要である。また、当該動物種において、投与されたベクターや発現産物に対し、免疫応答を生じる可能性も考慮すべきである（本ガイドライン 5.3.）。

(4) 動物数及び性別

包括的な生体内分布評価を裏付ける十分なデータを得るために、各試料採取時点で、性別ごとに（該当する場合）適切な動物数を用いて評価すべきである。その際は 3Rs の原則に従い、動物の総数は複数の試験の結果の統合によってもよい。例えば、一般に雌雄で生体内分布が大きく変わらないことが確認できているのであれば、雌雄生殖器における分布を除き、雌雄のデータを統合して解析することも可能である。ただし、各時点で評価した動物数及び複数の試験から得た統合データを使用する場合は、その適切性を示すべきである。また、雌雄のうち片性のみを評価する場合にも、その適切性を示すべきである。

(5) 投与経路及び用量の選択

GT 製品の投与経路は、導入する細胞の種類及び免疫応答を含め、生体内分布プロファイルに影響を及ぼす可能性がある。したがって実施可能な範囲内で、予定されている臨床投与経路にて投与すべきである。

選択する用量は、薬理及び毒性評価の解釈に役立つように、生体内分布プロファイルの特性を十分評価できるものとし、最高用量は、毒性試験で想定される最高用量とすべきである。毒性試験の最高用量は、GT 製品のハザードを評価可能となるよう、最大耐量、意図する薬理作用が最大となる量、投与可能な最大用量及び臨床投与量を踏まえて設定される[2]。また、投与可能な最大用量は、動物の大きさ、投与経路、解剖学的標的、あるいは GT 製品の濃度によって制限される。このように設定された生体内分布評価の最高用量は、通常、想定される臨床での最高用量と同等かそれ以上となる。ただし、生体内分布試験における用量は毒性試験の最高用量を超えるべきではない。

(6) 試料採取

非臨床生体内分布試験中の試料採取時点は、適切な時点における GT 製品濃度の経時的変化を、十分に特徴付けることを考慮して選択すべきである。定常状態の期間の長さをより包括的に把握し、持続性を推定するために、追加の試料採取時点を含むことも必要に応じて検討する。*in vivo* での複製能を持つベクターについては、ベクターの複製及びその後の消失期からなる第 2 ピークを検出できるように試料採取時点を設定すべきである。

採取する試料は以下の組織や体液のパネルを含めるべきである。

- 投与部位、生殖腺組織、副腎、脳、脊髄（頸部、胸部、腰部）、肝臓、腎臓、肺、心臓、脾臓及び血液

このパネルは、ベクターの種類や組織指向性、発現産物、投与経路、疾患の病態生理及び動物の性別や齢などの追加の留意事項に応じて拡大することができる。例えば、追加の組織や体液としては、末梢神経、後根神経節、脳脊髄液、硝子体液、流入領域リンパ節、骨髄、あるいは眼球及び視神経等が挙げられる。採取する試料パネルの最終的な決定は、GT 製品、臨床での適用対象集団、投与経路及び既存の非臨床データの理解に基づいて行うべきである。なお、採取した試料について発現産物の有無を分析することも可能である（この評価に関する留意事項は本ガイドライン 5.2. を参照）。

(7) 個別留意事項

① 分析法

生体内分布プロファイルを評価するためには、組織や体液中の GT 製品の遺伝物質（DNA/RNA（例：ベクターによって導入された転写活性または翻訳活性のあ

る遺伝物質））の量及び必要に応じて発現産物（例：導入された遺伝物質によって細胞内で産生されるRNAやタンパク質）の量を測定する必要がある。現在、確立されている核酸増幅法（例：qPCR法及びデジタルPCR法等）による試料中のゲノムDNA量に対するベクターゲノム及び／または導入遺伝子のDNA/RNAの定量（例：copy number/μg genomic DNA）は、経時的に組織や体液中のGT製品を測定する標準的な分析法と考えられる。また、試料中の細胞含量に大きなバラツキがある場合（例：体液）は、試料中のベクターゲノム及び／または導入遺伝子のDNA/RNAの濃度（例：copy number/μL）を用いることができる。分析法開発の一部とされる添加・回収実験により、さまざまな組織や体液中で標的配列の検出が可能であることを示すべきである。

非臨床試験では、ベクターや発現産物の生体内分布プロファイルを経時的に確認するために、上記以外の手法を用いることができる。これらの手法としては、酵素結合免疫吸着測定法（ELISA）、免疫組織化学的検査（IHC）、ウェスタンブロット法、in situ ハイブリダイゼーション（ISH）、フローサイトメトリー、さまざまな in vivo 及び ex vivo イメージング技術などが挙げられ、目的に応じて使い分けることができる。

標準的な分析法以外を用いる場合、試験方法の包括的な説明を提示し、必要に応じて用いられている技法を選択した背景や技法の妥当性を説明することが重要である。また、その時点での科学的水準に基づき、性能パラメータ（例：感度及び再現性）を担保する必要がある。

② 発現産物の測定

発現産物量は有効成分量に該当し、遺伝物質量と比べ、直接的に安全性及び有効性に相関する指標となる。さまざまな組織や体液中の発現産物の濃度を測定することは、GT製品投与後の安全性及び活性プロファイルの特性解析（例えば、毒性発現時の解釈やいわゆる pharmacokinetics/pharmacodynamics（PK/PD）の把握）に寄与する可能性がある。特に、発現産物の生物学的特性が十分に明らかになっていない場合や発現産物による薬理学的・生理学的影響によって、GT製品の生体内分布や持続時間が影響を受け、製品に含まれる遺伝物質の生体内分布データの解釈が困難となる場合に、発現産物の測定が有用になる可能性がある。

このような評価の実施に関する決定は、発現産物の生体内分布の情報の重み・重要性を踏まえてGT製品に必要な非臨床生体内分布解析に利用することのできる試料の範囲の中で、リスクに基づくアプローチを用いて判断されるべきである。このアプローチには、組織や体液中のGT製品の濃度と持続性、臨床での適用対象集団及びベクターや発現産物の潜在的安全性の懸念に関する検討が含まれる。

③ 免疫学的な留意事項

動物、特にヒト以外の霊長類（non-human primate：NHP）及びその他の非げっ

歯類におけるGT製品に対する既存免疫は、生体内分布プロファイルに影響を及ぼす可能性がある。非臨床試験に組み入れる前に、ベクターに対する既存の免疫について動物のスクリーニングを検討すべきである。適切な検査で既存免疫が陰性と判定された動物を選択することが望ましいが、必ずしも実施可能とは限らない。そのような状況では、動物を試験群に無作為に割り付ける際に用いるバイアスをなくす方法の中に免疫原性に関する考慮を含めることが重要である。

GT製品投与後にGT製品に対する細胞性または液性免疫応答を生じる可能性がある。この免疫応答により、有益な生体内分布プロファイルが得られない可能性がある場合、生体内分布データの解釈を裏付けるために、免疫原性の可能性に関する解析のための試料採取及び保管を検討する。

生体内分布プロファイルの評価のみを目的として、動物の免疫抑制をすることは推奨されない。ただし、GT製品または種に特異的な状況により免疫抑制が必要な場合には、その適切性を説明すべきである。

導入遺伝子の種特異的性質のために、動物で発現産物に対する細胞性または液性免疫応答を生じる可能性がある。このような場合には、免疫応答の影響を回避するために、種特異的な代替導入遺伝子の使用を考慮することも可能である。

④ *ex vivo* 遺伝子改変細胞

ex vivo で遺伝子改変された細胞（*ex vivo* で形質導入または遺伝子導入した後、動物やヒト被験者に投与する細胞）から構成されるGT製品の生体内分布評価の検討では、細胞の種類、投与経路及び発現産物や遺伝子改変により予想される体内での細胞の分布に影響する可能性等（例：細胞接着分子の新規発現または発現変化）の要因を含めるべきである。さらに、動物における移植片対宿主病の発生により、遺伝子改変ヒトT細胞の生体内分布評価の解釈が難しくなる可能性がある。一般に、造血系由来の *ex vivo* 遺伝子改変細胞は、全身投与後に広範囲に分布することが予想されるため、生体内分布評価は重要ではない。なお、標的器官または組織への分布が予想される場合は、適切な動物種や動物モデルを用いた特定の組織の生体内分布評価を検討すべきである。

⑤ 生殖腺組織における生体内分布評価

生殖腺組織におけるGT製品の分布は、ベクターDNAの次世代への移行につながるリスクと考えられる。ベクターDNAの次世代への移行のリスクの初期評価としても、雌雄生殖器における分布を明らかにすることは重要であり、臨床での適用対象集団が男女いずれかに限定されている場合（例：前立腺がんまたは子宮がんの治療）を除き、投与したGT製品の生体内分布評価を雌雄の生殖腺で実施する必要がある。適切な分析法（本ガイドライン4.6.及び5.1.参照）でGT製品または遺伝物質が持続的に検出されない時は、さらなる評価は不要である場合がある。

GT製品が生殖腺に持続的に存在する場合には、動物の生殖細胞（例：卵母細胞、

精子）または非生殖系列細胞（例：白血球、セルトリ細胞、ライディッヒ細胞）におけるGT製品濃度を測定する追加試験が必要となる。これらのデータ及び他の因子（ベクターの種類、複製能、染色体組み込み能、用量、投与経路等）から、生殖系列細胞への意図しない組み込みリスクや生殖細胞の遺伝子改変についての情報が得られる場合がある。この問題に関するより包括的な考え方については、ICH見解文書[10]を参照すること。

GT製品が生殖腺組織中の非生殖系列細胞で検出され、特にこれらの細胞が生殖に重要である場合には、非生殖系列細胞の機能への潜在的な影響をさらに検討することが必要となる。

⑥ 追加の非臨床生体内分布試験の検討

GT製品開発中のさまざまな状況により、生体内分布評価のための追加試験の実施が必要となる場合がある。考えられる状況の例として、次のようなものがある。

ア 臨床開発プログラムにおける次のような重大な変更。

・投与経路の変更
・GT製品の用量が非臨床試験で検討済みの最大用量を大幅に超えて増加した場合
・用法の変更及び当初予定していた片性から、両性を含む臨床適応の追加　など
追加実施する生体内分布評価は、追加で実施される薬理試験や毒性試験に組み込むことができる。

イ ベクターの構造または血清型の重大な変更及び分布あるいは導入遺伝子の発現に変化をもたらす可能性のあるその他の改変。

ウ 最終GT製品の処方（例：ベクターの組織指向性を変化させる可能性のある添加剤の添加）またはGT製品の品質特性（例：遺伝子導入活性及び製品力価）に影響を及ぼす可能性のある製造工程の変更。

製造工程の変更に関して考慮すべきその他の要因としては、ベクター粒子径、凝集状態、抗原性及び他の宿主成分（例：血清因子）との相互作用の可能性が挙げられる。

⑦ 代替アプローチに関する留意事項

さまざまな臨床での適応を裏付けるために同一のGT製品で実施した非臨床試験から得た既存の生体内分布データは、異なる臨床での適用対象集団に対して十分である可能性がある。しかしながら、その判断には、用法・用量、投与経路、ベクターのプロモーターの変更等を考慮に入れることになる。以前に特性解析済みのGT製品（ベクター構造及び細胞・組織指向性を決定する他の特性が同じもので、導入遺伝子が異なる場合）から得られた生体内分布データによっても、追加の非臨床生体内分布試験を免除できるが、このアプローチの適切性を説明すべきである。

臨床での適用対象集団の生体内分布プロファイルに関する情報は得られるもの

の、生物学的に適切な動物種が存在しない場合がある（例えば、あるベクターはヒト細胞上の標的分子に結合するが、動物細胞上にはこの標的分子が存在しない等）。そのような状況においては、当該問題の包括的な考察を示し、非臨床生体内分布評価についての代替アプローチを支持する適切性を説明することが重要である。

(8) 非臨床生体内分布試験の適用

動物にGT製品を投与した際の生体内分布プロファイルの特性評価は、非臨床開発プログラムの重要な要素である。非臨床生体内分布データは、試験結果の全般的な解釈に役立ち、さまざまな所見（望ましい所見及び望ましくない所見）と投与したGT製品との関係をより良く理解することを可能にする。投与動物で認められた所見を遺伝物質（DNA/RNA）や発現産物に関連づけることは、ヒトへの投与前にGT製品の潜在的なリスク・ベネフィットプロファイルを確認するのに役立つ。

非臨床生体内分布試験では、用法・用量、投与経路及び動物の免疫反応などの要因に基づき、生体内分布データの臨床での適用対象集団との関連性を考慮することが重要である。また、これらのデータからヒト初回投与試験及びその後の臨床試験の要素に関する情報、例えば、投与手順（被験者間の投与間隔）、モニタリング計画及び長期追跡調査に関する情報が得られる。

今後の動向・課題

生体内分布評価を進めるうえでの今後の動向・課題として、本ガイドライン5.1.のGT製品の分析法に関するより詳細な議論が挙げられる。GT製品の分析法（例：qPCR法、デジタルPCR法等）に関しては、本ガイドライン中でも具体的な分析法バリデーション項目の記載はなく、「生体試料中薬物濃度分析バリデーション及び実試料分析」[11]（ICH M10ガイドライン）でも適用範囲外であり、現時点では国際的に調和されたガイドライン等は発出されていない。一方、近年ではGT製品の分析法に関する白書[12]及び参考文献[13),14)]が公開されており、GT製品の分析法バリデーション項目として感度、特異性、検量線、真度・精度あるいはマトリックス効果等に関して言及している。特に分析法の一つであるqPCR法あるいはデジタルPCR法を用いた際の測定単位（例：copy number/μg genomic DNA あるいは copy number/μLの選択）に関して、分析対象とする生体マトリックスを体液試料あるいは組織試料によって考慮するべきか、病態の影響を考慮するべきか等の検討が必要と考えられる。

また、分析対象物質がGT製品の遺伝物質のみでよいのか、あるいは本ガイドライン5.2.の発現産物にも注視すべきなのかについての検討も必要と考えられる。今後、生体内分布評価の際の分析法バリデーションに関して、国際的に調和された推奨事項等が作成されていくものと考えられる。

GT製品に関する科学的進歩は日進月歩であり、今後も規制当局との適切な協議が奨励される。本ガイドラインの発出により、GT製品を投与した際の非臨床生体内分布評価が、国際的に調和された推奨事項に基づき実施され、GT製品のさらなる開発促進や3Rsにつながることが期待される。

参考文献

1) ICH Guideline S12 : Nonclinical Biodistribution Considerations for Gene Therapy Products. (2023).
2) 厚生労働省医薬・生活衛生局医療機器審査管理課長：遺伝子治療用製品等の品質及び安全性の確保について．令和元年7月9日薬生機審発0709第2号．
3) IPRP Gene Therapy Working Group Reflection paper : Expectations for Biodistribution (BD) Assessments for Gene Therapy (GT) Products. (2018).
4) FDA/CBER : Preclinical Assessment of Investigational Cellular and Gene Therapy Products. (2013).
5) FDA/CBER : Design and Analysis of Shedding Studies for Virus or Bacteria-Based Gene Therapy and Oncolytic Products. (2015).
6) FDA/CBER : Long Term Follow-Up After Administration of Human Gene Therapy Products. (2020).
7) EMA : Guideline on the quality, non-clinical and clinical aspects of gene therapy medicinal products. (2018).
8) EMA : Guideline on quality, non-clinical and clinical aspects of medicinal products containing genetically modified cells. (2021).
9) ICH Considerations : General Principles to Address Virus and Vector Shedding. (2009).
10) ICH Considerations : General Principles to Address the Risk of Inadvertent Germline Integration of Gene Therapy Vectors. (2006).
11) ICH Guideline M10 : Bioanalytical Method Validation and Study Sample Analysis. (2022).
12) Loo L., *et al.* : 2021 White Paper on Recent Issues in Bioanalysis : TAb/NAb, Viral Vector CDx, Shedding Assays ; CRISPR/Cas9 & CAR-T Immunogenicity ; PCR & Vaccine Assay Performance ; ADA Assay Comparability & Cut Point Appropriateness (Part 3-Recommendations on Gene Therapy, Cell Therapy, Vaccine Assays ; Immunogenicity of Biotherapeutics and Novel Modalities ; Integrated Summary of Immunogenicity Harmonization). *Bioanalysis*, **14**(11), 737-793 (2022).
13) Wissel M., *et al.* : Recommendations on qPCR/ddPCR assay validation by GCC. *Bioanalysis*, **14**(12), 853-863 (2022).
14) Uchiyama A., *et al.* : Understanding quantitative polymerase chain reaction bioanalysis issues before validation planning : Japan Bioanalysis Forum discussion group. *Bioanalysis*, **14**(21), 1391-1405 (2022).

7 非臨床試験の実施時期

医薬品の臨床試験及び製造販売承認申請のための非臨床安全性試験の実施

通知

- 「医薬品の臨床試験及び製造販売承認申請のための非臨床安全性試験の実施についてのガイダンス」について（平成22年2月19日薬食審査発0219第4号）
- 「医薬品の臨床試験及び製造販売承認申請のための非臨床安全性試験の実施についてのガイダンス」に関する質疑応答集（Q&A）について（平成24年8月16日医薬食品局審査管理課事務連絡）

目的

医薬品開発における臨床試験開始及び承認申請を実施するために必要な非臨床試験とそのタイミングを明確にすることを目的としている。

ガイダンスの沿革／経緯

臨床試験実施前に実施すべき非臨床試験の範囲は、被験者の安全確保と効率的な医薬品開発の両面からの科学的・倫理的考察により決まるものである。非臨床試験実施のタイミングに関するガイドラインは1998年「医薬品の臨床試験のための非臨床安全性試験の実施時期についてのガイドライン」（平成10年11月13日医薬審第1019号）として厚生省（当時）より通知され（ICH M3ガイドライン）、その後、国立医薬品食品衛生研究所と日本製薬工業協会（製薬協）加盟の製薬企業との協力で行われた「雄生殖器への影響評価に必要な反復投与毒性試験のバリデーション」の結果[1,2]を踏まえ、2000年の医薬品規制調和国際会議（ICH）でICH M3ガイドラインの一部改訂が合意され、「医薬品の臨床試験のための非臨床安全性試験の実施時期についてのガイドラインの改正」[3]として通知された（ICH M3(R1)ガイドライン）。

しかし、そのガイドラインにおいても非臨床試験の範囲や実施時期について日米EUで不調和の部分が残されていた。一方、細胞を用いた新しい試験系や高感度分析技術の開発など近年の目覚ましい科学の発展に伴い、安全性評価にも新技術が導入されるようになってきた。また、新薬開発をより効率化・迅速化することにより人々の健康に資するととも

に被験者の安全性にも十分に配慮した医薬品開発の進め方が求められるようになった。さらに、動物福祉の原則（3Rs）の観点から動物試験を可能な限り削減することも重要な課題となった。以上のような背景を踏まえ、ICHにおいてICH M3(R1)ガイドライン全体について大幅な見直しが行われ、2009年6月のICHでICH M3(R2)として合意され、2010年2月に「医薬品の臨床試験及び製造販売承認申請のための非臨床安全性試験の実施についてのガイダンス」[4]（以下、本ガイダンス）として厚生労働省より通知されるに至った。その後、実際の運用を経て「『医薬品の臨床試験及び製造販売承認申請のための非臨床安全性試験の実施についてのガイダンス』に関する質疑応答集（Q&A）」[5]がICHにおいて合意に至り、厚生労働省から2012年8月16日に事務連絡として通知された（以下、本ガイダンス質疑応答集）。

タイトルがガイダンスとされているのは、その内容が固定的な要求事項ではなく、被験物質の特性や開発段階、事前に得られた情報などに応じてフレキシブルに運用されるべきことを強調するためである。本項では、本ガイダンス質疑応答集の主な内容について述べるとともに、本ガイダンスとICH M3(R1)ガイドラインとの差に重点をおいて解説する。

なお、進行がん患者に適応される抗悪性腫瘍薬の開発における非臨床試験については「抗悪性腫瘍薬の非臨床評価に関するガイドライン」[6]（ICH S9ガイドライン）を、バイオテクノロジー応用医薬品（以下、バイオ医薬品）の開発に関しては「バイオテクノロジー応用医薬品の非臨床における安全性評価」[7]（ICH S6(R1)ガイドライン）を参考にされたい。

ガイダンス各項解説

1．一般原則

本ガイダンスの一般原則として、非臨床安全性評価の主たる目的は「標的臓器、用量依存性、曝露との関係及び回復性についての毒性の特徴を明らかにすることであり、これらの情報は、初めてヒトを対象とした臨床試験を行う際の安全な初回投与量と用量範囲を推定するうえで、また臨床で有害事象をモニターするためのパラメータを明らかにするために用いられる」とされている。また「臨床開発の開始時までに行われる非臨床安全性試験は、通常限られたものであるが、臨床試験の条件下で現れる可能性のある有害作用を十分に明らかにするものでなくてはならない」とあり、さらに「臨床試験の拡大は、先行する臨床試験で十分な安全性が実証されていることに加えて、臨床開発の進行と並行して実施される非臨床安全性試験からの追加情報に基づいて行われるべきである」とある。さらに、本ガイダンス質疑応答集で臨床用量は、「通常のリスク評価手法（例えば、その毒性所見の可逆性や臨床試験でのモニター可能性、適応症の重篤度、臨床試験での副作用など）によって設定すべき」と明記された[5]。このようなリスク評価に基づき、さらに臨床試験で

重篤な有害事象や非臨床試験で新たな毒性所見がみられた場合には、その毒性学的意義や被験物質のベネフィットなども考慮し、場合によっては追加の非臨床試験や臨床試験のデザインの変更も必要であろう。すなわち、医薬品の開発は被験者の安全を確保しつつ、非臨床試験及び臨床試験の結果を勘案しながら段階的に進めるものである。

なお、本ガイダンスでは、臨床試験の対象となる疾患の種類と規模に応じた非臨床試験の実施時期について示したことが、今までのガイドラインと異なっている。また、本ガイダンスで述べられた非臨床試験実施時期は、早期探索的臨床試験以外の項については、従来の第Ⅰ相臨床試験以後の臨床試験について示したものであることに留意されたい。

2．一般毒性試験のための高用量選択

本ガイダンスの「1.5 一般毒性試験のための高用量選択」に加え、本ガイダンス質疑応答集において9項目が通知された[5]。本ガイダンスでは、3Rsの観点から、ヒトにおける安全性評価に寄与することができない高用量を用いた毒性試験の実施を避け、動物の使用を抑制することが目的の一つとなっている。

これについては従来、毒性試験の最高用量の上限は曝露の飽和が起こる用量、投与可能最大量（maximum feasible dose：MFD）、あるいは最大耐量（maximum tolerated dose：MTD）によって決められてきた。これらに加え、「臨床における曝露量」の50倍の曝露が得られる用量も一般毒性試験（単回投与毒性試験、反復投与毒性試験）の最高用量として認められている。しかし、医薬品開発のための毒性試験の目的は必ずしもMTDを求めることではないこと、及び一般に「臨床における曝露量」の50倍を超える高い曝露でのみ認められる毒性は目的とする被験物質の臨床における安全性を予測するうえで有用でないと考えられたからである。なお、50倍の曝露量比の基準となる「臨床における曝露量」とは、「推定臨床曝露量」と同義と考えられ、その被験物質の有効性を評価しようとする臨床試験（第Ⅱ相または第Ⅲ相臨床試験）で設定する最高用量での曝露量を意味している。通常、曝露比は、毒性試験の最高用量を投与された動物での曲線下面積（area under the blood concentration time curve：AUC）の群平均値と、ヒトにおける推定治療用量でのAUCの群平均値を用いて算出される。ただし、薬物の作用が痙攣誘発の場合のように最高血中濃度（C_{max}）に強く依存する可能性があるような場合には、AUCよりもC_{max}に基づいて算出されることもある。50倍の曝露量比という基準で最高用量を設定したいずれの毒性試験においても毒性所見が認められず、臨床試験において健常人または患者において投与に関連した副作用がみられない場合は、短期の臨床試験（例えば14日間）については、毒性試験の最高用量で得られた曝露量の1/10まで、あるいはヒトで副作用を起こす用量のいずれか低い方の用量まで、慎重に増量することが可能であろう。

毒性試験において、これらの4つの条件（曝露の飽和、MFD、MTDあるいは50倍曝露量）のいずれかを満たす最高用量を設定できなかった場合は、例外を除き一般毒性試験

の最高用量を原則として 1,000 mg/kg/日とすることとされた。これはげっ歯類及び非げっ歯類を用いる反復投与毒性試験の OECD*テストガイドラインの限界用量[8)~10)]とも整合している。ただし、本ガイダンスでは、1,000 mg/kg/日での曝露量が「臨床における曝露量」の 10 倍に達しておらず、かつ、臨床用量が 1 g/日を超えるときには、毒性試験の最高用量として 1,000 mg/kg/日は十分とは言い難く、その上限は 10 倍の曝露量が得られる用量、MFD あるいは 2,000 mg/kg/日に設定されるべきとした。MFD を検討する際には、静脈内投与では溶解性で判断されることもあるが、吸入や経口投与などの場合は、溶解性の限界は設定根拠として十分でなく、少なくとも 3 種類の媒体検討を実施し、最大曝露が得られる調製方法を検討するべきである。

なお、米国では、毒性試験において MTD が明らかになっていない場合は、たとえ毒性試験の最高用量で「臨床における曝露量」の 50 倍以上の曝露が得られていたとしても、第Ⅲ相臨床試験を実施する前に少なくとも 1 種の動物でより高用量の試験を実施し、毒性を明らかにすることが求められる可能性がある。しかし、本邦では、それまでに実施された臨床試験などから懸念が示されない限り、そのような毒性試験は不要である。

*経済協力開発機構

3. 薬理試験

本邦においては、「安全性薬理試験ガイドライン」[11)](ICH S7A ガイドライン)及び「ヒト用医薬品の心室再分極遅延(QT 間隔延長)の潜在的可能性に関する非臨床的評価」[12)](ICH S7B ガイドライン)が通知され、心血管系、中枢神経系及び呼吸器系に対する影響については、ただちに被験者の生命に影響を及ぼす作用につながる可能性があることから、臨床試験開始前にそれらの項目についての安全性薬理試験を実施すべきとされており、これらについての変更はない。

本ガイダンスでは、臨床試験開始前に実施する試験として初期の *in vivo* 及び/または *in vitro* における薬力学的試験が追記されている。実際には、このような試験は従来から臨床試験開始前に実施されてきたものであるが、あえてこれらが記載されているのは、臨床試験でのリスクの予測に薬理試験情報を含めることの重要性を再確認し強調するためである。その背景には、ヒト抗体などのバイオテクノロジーを駆使した新しいタイプの医薬品の登場により、特に初めてヒトに投与される臨床試験でのリスクの予測には、薬理作用に基づく副作用について、これまで以上の細心な注意が払われている現状がある。

その他、安全性薬理試験について「使用動物を削減するため、*in vivo* で評価する場合には、いずれも*可能な範囲内で、一般毒性試験に組み込んで実施することを考慮すべきである」と記載され、3Rs の精神が強調されている。しかし、その評価には独立して実施する安全性薬理試験と同様の厳密さが求められることに留意する必要がある。

*安全性薬理コアバッテリー試験、補足的安全性薬理試験、フォローアップ安全性薬理試験

4．TK及び薬物動態試験

　本邦においては、1996年に「トキシコキネティクス（毒性試験における全身的暴露の評価）に関するガイダンス」[13]（ICH S3A ガイダンス）で毒性試験と関連した曝露データを取得するように通知されていたが、これについての変更はない。

　本ガイダンスでは、in vitro 試験による動物及びヒトの薬物代謝ならびに血漿タンパク結合に関する成績が臨床試験の開始前に必要となっている。これらの情報は、ヒト特異的な代謝物の有無や、血漿タンパク結合の種差に由来する毒性あるいは薬効発現の種差の有無について事前に評価するのに役立ち、安全かつ適切な臨床試験に寄与するものと考えられている。

　一方、毒性試験で使用した動物種での吸収、分布、代謝、排泄に関する情報や in vitro 薬物相互作用は、初期の臨床試験を実施するためには必要ではなく、従来のガイドラインでは第Ⅱ相臨床試験までに取得すべきとしていたが、本ガイダンスではさらに後期の、多数の被験者あるいは長期間の投与を行う前（通常、第Ⅲ相臨床試験前）までに実施することでよいとされている。これは動物及びヒトの薬物代謝及び血漿タンパク結合データに関する in vitro 試験成績、ならびに反復投与毒性試験で使用した動物種におけるトキシコキネティクス（toxicokinetics：TK）のデータを活用することにより、厳密な管理のもとで行われる少数かつ短期間の臨床試験における被験者の安全確保は可能であると考えられたことによる。

　本ガイダンスでは、代謝物の非臨床安全性評価に関する内容が記載されている。すなわち、動物で評価されておらず、ヒトで認められた代謝物のヒトの臨床用量での曝露量が、投与薬物に関連する総ての物質の曝露量の10％を超えており、かつ、一般毒性試験、がん原性試験及び胚・胎児発生毒性試験でのいずれの動物種における最大曝露量より2倍以上高い場合は、当該代謝物についての安全性評価は十分ではないと考えられ、非臨床試験において代謝物の毒性評価を追加で実施しなければならない。なお、ヒトと動物の曝露量の比較は、非臨床安全性試験で認められた所見の臨床でのモニターの可能性や重篤度を考慮し、治療用量におけるヒトの最大曝露量と、動物のMTDもしくは無毒性量（no observed adverse effect level：NOAEL）での曝露量との比較で実施すべきである。

　ここで言う「投与薬物に関連する総ての物質の曝露量」の算出方法については、今後の課題であると考えられる。本ガイダンスでは、懸念すべき代謝物の割合について「1日の投与量が10 mg未満の薬物では、代謝物の非臨床試験を実施するための指標として、投与薬物に関連する総ての物質の曝露量に対する代謝物の割合を10％よりも高く設定することが適切であろう」と記載されている。これについては、一般に、代謝物が未変化体よりも高い主薬効を示す場合を除き、代謝物の毒性として懸念されるのは薬効とは関連のない毒性（off-target 毒性）であり、その毒性が発現する可能性は、代謝物の曝露量と関係する。したがって、1日投与量が少なくなるに従い、代謝物の実曝露量及び毒性を引き起

こす可能性は少なくなると考えられるからである。また、これは、ヒト特異的な代謝物を除き、毒性試験では代謝物の作用も含めて評価していること、及び低用量時では代謝物の分析が困難になることに配慮したものでもある。

　代謝物の非臨床試験に関するガイダンスはアメリカ食品医薬品局（FDA）のみが通知している[14]が、代謝物の安全性試験の進め方に関しては、ヒト特有の代謝物や反応性代謝物など懸念すべき代謝物の場合も含め、今後さらなる検討が必要であろう。

5. 急性毒性試験

　従来は、ヒトに初めて投与する前に2種類の動物における急性毒性評価を完了していることが必要とされ、そのために単独の単回投与毒性試験が実施されてきたが、本ガイダンスでは、急性毒性に関する情報は、第Ⅲ相臨床試験前までに入手すべきとされている。また、そのような急性毒性に係る情報が非GLP*条件下での用量漸増毒性試験や短期間の反復投与による用量設定試験で得られていれば、改めて単回投与毒性試験を実施する必要はない。GLPに関しても、臨床試験での安全性を急性毒性試験で担保するのでない限り、急性毒性の情報を必ずしもGLPに準拠して実施した試験から得る必要はない。さらに、非GLPの用量設定試験などから得られた急性毒性の情報は、製造販売承認申請にも用いることができるとの合意が日米EUの三極間で得られている。その背景には、急性毒性試験の目的は過量摂取した場合の毒性症状に関する情報の取得に限定され、通常、厳格な管理下で実施される第Ⅱ相臨床試験までに必要な一般毒性情報は反復投与毒性試験から得られるとの考え方による。ただし、うつ病、疼痛、認知症などの疾患で、外来で患者自身が在宅服用する場合は、誤って服用されてしまうことなどを含めて過量摂取の可能性を考慮し、第Ⅲ相臨床試験以前の急性毒性に関する評価が有用となる。

　なお、医薬品開発のための急性毒性評価は致死用量を明らかにすることを目的とするものではないということを、3Rsの観点も踏まえて留意する必要がある。

*Good Laboratory Practice

6. 反復投与毒性試験

　反復投与毒性試験の実施時期及び投与期間については、基本的には、げっ歯類及び非げっ歯類のいずれも、臨床での投与期間と同等あるいはそれ以上の投与期間の毒性試験を実施しておく必要がある。

　本ガイダンス策定にあたり、ICH M3専門家作業部会（EWG）において慢性毒性試験の最長投与期間に関する再確認が行われた。慢性毒性試験の最長投与期間に関する議論の経緯は、1991年のICH M3 EWGにおいて、非げっ歯類では6ヵ月以上の試験を実施しても医薬品の審査において問題となる新たな毒性知見は得られないことから[15]、日本とEU

では最長6ヵ月でよいとしていた。その後、FDAのデータベースを調査したところ、6ヵ月以降で新たに現れる毒性がいくつかあることが示されたため、専門家によるそれらの資料の詳細な検討がICH M3 EWGで行われた。その結果、12ヵ月試験で認められた新たな毒性所見は9ヵ月までに現れることから[16]、ICH M3(R1)ガイドラインでは慢性毒性試験の投与期間は9ヵ月とされた。しかし、ICH M3(R1)ガイドライン合意後、米国において新規効能を有する医薬品の開発時または亜慢性毒性試験において重篤な毒性がみられた化合物などについて、非げっ歯類の慢性毒性試験の投与期間として12ヵ月が要求されることがあり、ICH M3(R1)ガイドラインとの不調和がみられるようになっていた。そこで、2010年の改訂にあたり、ICH M3 EWGにおいて1999〜2007年に日米EUで実施された慢性及び亜慢性毒性試験について新たに調査を行った。その結果、前回と同様に非げっ歯類において9ヵ月を慢性毒性試験の最長期間とすることで問題のないことが再確認され、日米においては非げっ歯類の慢性毒性試験の最長投与期間として9ヵ月を推奨している。なお、げっ歯類の慢性毒性試験の最長投与期間も、従来どおり6ヵ月で変更はない。

　本ガイダンス中の表1「臨床試験の実施に推奨される反復投与毒性試験の期間」の脚注bには「げっ歯類の3ヵ月投与試験及び非げっ歯類の3ヵ月投与試験成績が得られており、臨床投与期間が3ヵ月を超える前にげっ歯類及び非げっ歯類の慢性毒性試験の全てのデータが得られる場合には、各極の臨床試験実施手順に矛盾しない限りにおいて、3ヵ月を超える臨床試験を開始することができる」と記載されている。ここで言う「全てのデータ」とは、いわゆる最終報告書を意味するものではなく、慢性毒性試験の病理組織学的検査データを含む全てのデータが確定していることを意味する。

　また、毒性の回復性について、本ガイダンス質疑応答集では、「回復性試験又は科学的評価に基づいて行うことが重要であり、必ずしも完全な回復性を示すことは必須ではなく、回復傾向（発現頻度又は重篤度の低下）と最終的には完全に回復するであろうという科学的評価で十分である」としている。回復性試験が求められる場合、その試験成績は、非臨床試験において毒性所見の認められた試験期間と同様の期間の臨床試験を実施するために必要である。このようにある特定の臨床試験をサポートするために、より早期に回復性試験を実施する必要がないのであれば、最も長期の反復投与毒性試験の中での実施が効率的であり、懸念となる全ての毒性について1つの試験で回復性を評価できる。一方で、早期に回復性試験を実施し、ある特定の病変の回復性が、短期間（例えば、2週間または1ヵ月間）の毒性試験において示されており、その病変がより長期の試験で重篤化しないのであれば、その後に実施されるより長期の反復投与毒性試験においてその回復性をくり返し評価する必要はない。また、臨床試験のリスク評価の観点から、ヒトにおいてモニター可能である場合、その毒性や毒性用量が臨床的に無関係あるいは意味がない場合、また、その毒性が類薬で誘発される毒性と同様でリスク管理が可能であると考えられる場合にも、回復性試験の必要性は低いであろう。

7．ヒト初回臨床投与量の算出

　ヒトと動物との間には薬理効果、毒性発現、薬物動態などに種差があり、必要とされる非臨床試験結果に基づいて臨床試験が実施された場合でも、臨床において思わぬ副作用が現れることがあり得る。したがって、特にヒト初回投与臨床試験を実施する際には、被験物質の薬理作用についての用量反応性や、薬理学的／毒性学的プロファイル、薬物動態に加え、被験物質の特性、類薬の安全性情報なども考慮して初回投与量を決定すべきである。ヒト初回臨床投与量の設定に関して、FDA及び欧州医薬品庁（EMA）の指針[17],[18]が公表されている。本邦においても、「医薬品開発におけるヒト初回投与試験の安全性を確保するためのガイダンス」[19]及びそのQ&A[20]が通知されている。

　なお、標準的な第Ⅰ相臨床試験や臨床開発試験での最高用量の設定基準と毒性試験の種類及び成績との関係については、本ガイダンス質疑応答集「6．早期探索的臨床試験」の回答4において示されているように、毒性所見の回復性の有無やモニターの可否、適応疾患の重篤性、臨床試験での有害作用などに基づいて設定され、早期探索的臨床試験を支持するための短期あるいは低用量で実施される毒性試験から得られた情報に基づく場合に比べて臨床用量が高くなると考えられる。

8．早期探索的臨床試験

　早期探索的臨床試験を医薬品開発の初期段階に組み込むことにより、それ以降の臨床開発の成功確率が高まり、3Rsの観点も含め資源の有効な利用と新薬の早期提供につながると期待されている。これまでに、日米EUにおいて早期探索的臨床試験に関連するガイダンスが通知されているが[21]～[23]、このような新しい枠組みについて日米EU各極での規制調和及び推進を図るため、本ガイダンスに早期探索的臨床試験の実施に関する基本的な合意事項が記載されている。

　本ガイダンスでは、臨床試験の用量及び投与期間あるいは毒性試験の進め方の違いに基づいて5つのタイプの早期探索的臨床試験のアプローチが例示されている。いずれのアプローチについても、第Ⅰ相臨床試験の初期に実施されることを意図しており、毒性が現れないと想定される用量に限定されたもので、ヒトにおける忍容性を求めるものではないことに十分留意する必要がある。

　一方、ヒト初回投与臨床試験であっても、早期探索的臨床試験の被験者として「選ばれた集団からの患者」を組み入れることができるとされている。すなわち、試験の目的に応じて開発化合物の適応疾患患者を組み入れることにより、健康成人などでは確認できない薬理作用に基づくバイオマーカーの変動を検出できる場合がある。このような早期探索的臨床試験は、より早期の作用メカニズムの解明や薬理効果の確認などに応用されることが期待される。

なお、本ガイダンスには触れられていないが、早期探索的臨床試験のような初期の臨床試験における治験薬の品質管理に対する考え方については、「マイクロドーズ臨床試験の実施に関するガイダンス」[23]が参考になる。すなわち、臨床試験と非臨床安全性試験で用いられるロットが異なる場合は、ロット間の品質の一貫性に留意することが求められ、ロットごとの不純物プロファイルをバリデートされた分析法を用いて測定したうえで、治験薬調製のための原薬に対しては安全性の確認がなされた不純物プロファイルに基づき品質保証を行わなければならない。しかし、早期の臨床試験を実施する段階においては、不純物プロファイルの管理の手法が確立していないような場合もあり得る。その場合、非臨床安全性試験に用いた原薬と同一ロットの原薬を用いて早期探索的臨床試験の投与製剤である治験薬を製造し、それらの安定性を加速試験などで保証することが考慮される。ただし、その場合であっても原薬及び治験薬の品質保証に関しては、改正治験薬GMP[*24]及びそのQ&A[25]に準拠することが求められる。

ポジトロン放出核種放射性標識体（PETプローブ）の製造・品質保証に関しては、被験者への放射性標識体の投与量はマイクロドーズで規定される投与量と量的な差異がないことから、「マイクロドーズ臨床試験の実施に関するガイダンス」[23]と同一の基準及び改正治験薬GMP[24]、特に、そのQ&A[25]に準拠した対応が求められる。

早期探索的臨床試験の各アプローチに必要な一般毒性試験の種類及びその毒性試験成績と臨床試験における初回投与量及び最高投与量との関係を**表1**に示す。また、各アプローチの実施のために最低限必要な非臨床試験の概略を**表2**に示す。

*Good Manufacturing Practice

表1 一般毒性試験の種類及び成績と臨床試験における初回投与量及び最高投与量の関係

臨床試験		一般毒性試験	臨床初回投与量（体表面積換算後用量ベース）	臨床最高投与量#（曝露量ベース）	臨床投与期間
早期探索的臨床試験	アプローチ1	拡張型単回投与（1種）	1回あたり100 μg以下，総投与量100 μg以下かつ総投与量はNOAEL及び薬効量の1/100以下*		単回〜分割投与
	アプローチ2	7日間反復投与（1種）	1回あたり100 μg以下，総投与量500 μg以下かつ1回あたりNOAEL及び薬効量の1/100以下*		単回〜5回間歇
	アプローチ3	拡張型単回投与（2種）	毒性所見や薬効用量を考慮して選択**	NOAEL***のAUCの1/2	単回
	アプローチ4	2週間反復投与（2種）	2種毒性なし，または1種のみ毒性あり：より低い曝露を示した動物種のNOAELにおけるAUCの約1/50の曝露量になると推定される用量 2種毒性あり：標準的な第I相試験と同じ	2種毒性なし：最高用量のAUCの1/10 1種のみ毒性あり：毒性を示した種のNOAELのAUCの1/1または毒性を示さなかった種の最高用量のAUCの1/2 2種毒性あり：標準的な第I相試験と同じ	最長2週間
	アプローチ5	2週間反復投与（2種．げっ歯類のみ．非げっ歯類については臨床投与期間以上を投与する確認試験）	NOAEL***の1/50	げっ歯類NOAEL***のAUCの1/2または非げっ歯類NOAEL***のAUC	最長2週間（ただし，非げっ歯類の投与期間以下）
通常の第I相		2週間反復投与（2種）	NOAEL***の1/10（米国ガイダンス[15]参照）	NOAEL***のAUCの1/1****	最長2週間

*：静脈内投与では体重換算を用いる．
**：安全域を十分にとることで臨床試験のリスクを低減させることが重要である．
***：または，MFDあるいは限界量を用いる．
****：モニター可能な軽度で回復性のある毒性の場合は，非臨床試験のNOAELのAUCを超えることがある．
#：ここで示した考えは，薬物動態及び被験者の安全を確認しながら，段階的に用量を上げていくことを前提にしたものであることに留意されたい．

表2 早期探索的臨床試験の実施のために最低限必要な非臨床試験概要

推奨される非臨床試験		早期探索的臨床試験					通常の第I相
		アプローチ1	アプローチ2	アプローチ3	アプローチ4	アプローチ5	
薬理学	in vitro 標的/受容体結合プロファイルの解析	○	○	○	○	○	△
	薬効薬理作用(作用機序や効力)に基づく臨床投与量の設定	○	○	○	○	○	△
	安全性薬理コアバッテリー試験	—	—	○	○	○	○
一般毒性試験	拡張型単回投与	1種(通常,げっ歯類)	—	2種(げっ歯類と非げっ歯類)	—	—	—
	7日間反復投与	—	1種(通常,げっ歯類)	—	—	—	—
	2週間反復投与	—	—	—	2種(げっ歯類と非げっ歯類).最高用量でも毒性が現れない場合は,毒性プロファイルは必要ない	2種(げっ歯類のみ.非げっ歯類については臨床投与期間以上を投与する確認試験)	2種(げっ歯類と非げっ歯類)
遺伝毒性/その他	何らかの試験あるいは構造活性相関の情報	△	△	—	—	—	—
	高放射活性物質の場合,薬物動態学的情報と放射線曝露量の推定	○	○	—	—	—	—
	Ames試験	—	—	○	○	○	○
	染色体損傷検出のための哺乳類の試験系を用いた試験	—	—	—	○	○	○(臨床試験が反復投与の時)

○:必要. —:不要. △:情報があれば提出.
注:アプローチ4及び5の染色体損傷検出のための哺乳類の試験系を用いた試験は, in vivo あるいは in vitro 試験のいずれか1つでよい.

　本ガイダンスに記載されている早期探索的臨床試験のためのアプローチは、バイオ医薬品についても適用可能である。例えば、タンパク製剤のマイクロドーズ臨床試験における最高投与量は、合成化合物とは分子量が異なるため、30 nmol 以下が推奨されている。一方、本邦の「マイクロドーズ臨床試験の実施に関するガイダンス」[23]では、バイオ医薬品に関して「個別にその安全性などについての考察が必要であり、本ガイダンスをそのまま

適用することはできない」としており、バイオ医薬品を用いる早期探索的臨床試験（マイクロドーズ臨床試験を含む）については、通常の臨床開発試験と同様に、ケースバイケースの対応が必要である。

(1) マイクロドーズ臨床試験

「マイクロドーズ臨床試験の実施に関するガイダンス」は、欧州（EU）[21]、米国[22]及び本邦[23]ですでに公表されている。本ガイダンスでは、マイクロドーズ臨床試験について、さらに分割投与にも応用できるように枠組みを広げた2つのアプローチ（アプローチ1及び2）が示されている。

　従来の各地域ガイダンスに示されていた単回投与のマイクロドーズ試験を拡大し、いずれのアプローチにおいてもくり返し投与を認めた（アプローチ1では総投与量は100 μgまでとされているが、アプローチ2では総投与量が500 μgまでとなっている）。その背景については、例えば、受容体特異的なPETプローブの分布に対する受容体アゴニストやアンタゴニストなどの影響を調べる必要があることによる。アプローチ2での臨床における最大総投与量がアプローチ1の100 μgの5倍の500 μgとなっているのは、比較的活性の低いPETやSPECTプローブ（化合物自体の標的に対する結合活性が低いあるいは放射性標識体の半減期が短いなど）をマイクロドーズ用量で投与する際に、アプローチ1では十分な評価ができない場合に配慮したものである。

　アプローチ1または2は、後述するアプローチ3、4または5（準薬効用量または推定薬効用量まで投与できる）と組み合わせることにより、より有用に活用できる可能性がある。例えば、アプローチ3～5で治験薬をヒトに経口投与する前後に、安全性や有効性を確認した受容体特異的なPETプローブをマイクロドーズ用量で複数回にわたり静脈内投与することにより、治験薬の標的受容体への結合や受容体占有率の経時推移を検討することができる。さらに、その結果を既知類薬から得られた成績と比較することにより、治験薬の薬効が発現する臨床用量を計算で推定することも可能であろう。その他、アプローチ1及び2の応用として、疾患特異的バイオマーカーとなる指示薬をPETプローブ化してマイクロドーズ用量で投与し、その変動を可視化することにより、治験薬の薬効用量を投与したときの有効性を判断することもできよう。なお、PETプローブをマイクロドーズ用量で投与するための毒性試験に関しては、PETプローブ候補と同じ化学構造の非標識化合物を用いて実施することでよい。

　本ガイダンス中の表3「早期探索的臨床試験の実施のために推奨される非臨床試験」の「一般毒性試験」の項目に「投与経路はトキシコキネティクス付きで予定臨床経路とするか、あるいは静脈内投与」と記載されている。これは経口投与では全身的曝露が不明なためTKを必要とするのに対し、静脈内投与では全量が全身に曝露されることからTKが必要とされないことによる。また、「最高用量は臨床投与量の1,000倍」とあり、これに基づいて毒性試験の最高用量は次のように計算される。

マイクロドーズ臨床試験の1回あたりの最高用量は体重60 kgのヒトでは100 μg/60 kg＝1.67 μg/kgである。したがって、静脈内投与の場合、毒性試験での最高用量はその1,000倍である1.67 mg/kgを上回ればよい。経口投与の場合は、動物種間で吸収が異なる可能性が高いことから、体重あたりではなく、より慎重なスケーリングファクターである体表面積換算を行う。例えば、ヒトの1.67 μg/kgはラットでは6.2倍の10.4 μg/kgと換算され、毒性試験での最高用量は、その1,000倍である約10 mg/kgを上回ればよい。

いずれのアプローチにおいても本ガイダンス中の表3の「遺伝毒性／その他」の項目に、「高放射活性物質（例えば、PETイメージング剤）の場合には、適切な薬物動態学的情報と放射線曝露量の推定が必要」との記載がある。このPETイメージング剤の推定曝露量の情報を得る方法として、本邦の「マイクロドーズ臨床試験の実施に関するガイダンス」[23]が参考となる。

アプローチ1及び2で遺伝毒性試験を不要とした理由は、発がん物質であっても、aflatoxin、N-nitroso-、azoxy-、steroid及びdioxin類のような特定の物質を除き[26]、1.5 μg/日以下の曝露については、一生涯摂取しても発がんリスクは$1/10^5$以下であると考えられているが、医薬品としてのベネフィットが期待できない初期臨床試験における生涯発がんリスクは$1/10^6$以下とすべきであると考えられることから、これをLinear extrapolation modelにより短期間に外挿し、安全サイドに立ち、さらに1/2の曝露としても、120 μg/日の14日までの反復投与は許容されると考えられる[26), 27)]からである。その他、本ガイダンス中の表3のアプローチ2にある「投与用量」の項目に「実際もしくは予想される半減期の6倍以上」の休薬期間が必要とあるが、これは投与後半減期の6倍の時間が経過すれば血漿中薬物濃度がほぼ全量（計算上98.4 %）消失することに基づいている。

(2) 準薬効用量または推定薬効用量域での単回投与臨床試験

アプローチ3は、低用量から漸増投与し、最高用量として薬理作用発現用量あるいは推定薬効発現用量まで投与できる単回投与臨床試験で、各被験者が治験薬を投与される回数は1回と想定されている。なお、本アプローチの原文の名称では「Sub-therapeutic Doses or into the Anticipated Therapeutic Range」となっていて、臨床試験の最高用量は、単回投与により薬効マーカーの変動が認められる用量または薬効モデルでの成績に基づいてヒトにおいて薬効がみられると推定される曝露量が得られる用量を指しており、治験薬の作用メカニズムをヒトで利用可能なバイオマーカーを用いて早期に確認したい場合や、臨床薬効用量域での薬物動態を早期に確認したい場合などに有用であろう。

アプローチ3の実施に必要な最低限の一般毒性試験は、MTD、MFDまたは限界量までの用量を用いたげっ歯類及び非げっ歯類における拡張型単回投与毒性試験であ

る。拡張型単回投与毒性試験では反復投与による毒性変化について評価できないが、投与翌日及び2週間後の2回の病理学的検査を含む評価により初期毒性と遅延毒性の両方を観察するという慎重な計画が求められている。また、単回投与毒性試験結果のばらつきなどを考慮し、臨床試験の初回投与量の設定に関しても、従来の反復投与毒性試験により設定された投与量よりも広い安全域をとり、臨床試験のリスクを増加させないように配慮すべきであろう。臨床最高用量における最大曝露量は、毒性が認められた場合は、NOAELにおけるAUCの1/2と、通常の第Ⅰ相臨床試験と比較して厳しく制限されている（p.386 表1）。これは、標準的な毒性試験に比べて非臨床試験についての要件が限定されているためである。

(3) 反復投与臨床試験

アプローチ4は、げっ歯類及び非げっ歯類における14日間反復投与毒性試験に基づいて実施される、14日間までの反復投与臨床試験である。本ガイダンス中の表3の「臨床初回及び最高用量」の項には「両動物種で毒性がみられない場合、臨床最高用量は、動物試験での最高用量におけるいずれかの種での低い方の曝露（AUC）の1/10を超えない用量が推奨される」と記載されている。これは、いずれの動物種でも毒性試験の最高用量がヒトの予測曝露量の10倍を目安に設定されていることから、ヒトの臨床試験に適用できる用量制限毒性が明らかにされていない状況では、臨床曝露量の上限をより慎重に設定すべきと考えられることによる。したがって毒性試験の用量は、臨床試験で計画している最高用量におけるAUCの10倍以上の曝露量を確保できるように設定される必要がある。一方、この場合では必ずしも毒性プロファイルを確認する必要はないことから、用量設定のための毒性試験を省略でき、GLP適用毒性試験などに用いる化合物の必要量をあらかじめ決定してその製造を早期に開始できるなどの利点がある。

アプローチ5は、米国の早期探索的臨床試験ガイダンス[22]の内容に準じた反復投与による14日間までの反復投与臨床試験である。本アプローチでは、MTD、MFDまたは限界量までの用量でのげっ歯類を用いた通常の2週間反復投与毒性試験で毒性プロファイルを明らかにする。そのうえで、非げっ歯類による確認試験で、げっ歯類におけるNOAELを早期探索的臨床試験と同様の期間以上投与し、非げっ歯類がげっ歯類よりも感受性が高くないことを示す必要がある。本アプローチでは、通常、げっ歯類での毒性プロファイルが明らかになっていることから、ヒトにおける最大曝露量は「非げっ歯類のNOAELでのAUC又はげっ歯類のNOAELでのAUCの1/2のいずれか低い方」が用いられる。本アプローチを用いたにもかかわらず、いずれの種においても毒性が認められなかった場合、アプローチ4とは異なり、早期探索的臨床試験のコンセプトを十分に達成できる臨床試験を実施するため、ヒトにおける最大曝露量は、毒性試験の最高用量のAUCの1/10とする必要はない。なお、非げっ歯類で

の確認試験において毒性がみられた場合は、治験薬の毒性に対して非げっ歯類がより高い感受性を有していることになるため、非げっ歯類での2週間反復投与毒性試験を実施してNOAELを求めるなど、適切な対応が必要となる。

9. 局所刺激性試験

従来は「局所刺激性の評価は他の毒性試験の一部として行われることもある」との記載であったが、本ガイダンスでは、臨床投与経路で実施される毒性試験の一部として行い、独立した試験としての実施は推奨されていない。したがって、その実施時期は毒性試験の実施時期と一致することになる。

本ガイダンスでは、経口投与による医薬品の絶対的バイオアベイラビリティの測定のための単回静脈内投与試験を例に挙げ、臨床適応経路以外の投与経路を用いる限定的な臨床試験を支持するための非臨床試験について記述されている。この場合、対象となる治験薬にとっては、新規の投与経路であることから局所刺激性試験が必要であるが、一方で、ごく限られた数及び期間の臨床試験であることを考慮し、1種のみの単回投与毒性試験でよく、投与経路周囲に対する刺激性試験の実施は通常不要である。

また、臨床で使用する媒体の局所刺激性についても十分な配慮が必要である。国内・海外での臨床使用経験や非臨床試験成績から、その局所刺激性が明らかでない新規媒体を臨床で使用する際には、媒体の局所刺激性についても十分な評価が必要である。

さらに非経口投与の治験薬について、投与経路周囲に対する刺激性試験の要否についても言及している。そのような評価を必要とする臨床投与経路には日米EU各極で若干の差があり、日本とEUでは経静脈投与薬について第Ⅲ相臨床試験のような大規模臨床試験の開始前までに静脈周囲刺激性の評価を実施することを推奨している。

10. 遺伝毒性試験

「医薬品の遺伝毒性試験及び解釈に関するガイダンス」[28] (ICH S2(R1) ガイダンス) が通知されているので、試験方法等の詳細についてはそちらを参照されたい。

初めてヒトに投与する前に行うべき遺伝毒性試験としては、単回投与の臨床試験に限り、細菌を用いる復帰突然変異試験によって遺伝子突然変異に関する試験のみで実施可能としている。ただし、反復投与の臨床試験に関しては従来どおりで、哺乳類の試験系を用いた染色体損傷を検出する遺伝毒性評価が必要とされている。遺伝毒性試験の標準的な組み合わせの試験は、第Ⅱ相臨床試験開始までに行うとしている。この標準的な組み合わせには2種類あり、細菌を用いる復帰突然変異試験に加え、オプション1においては、*in vitro* 評価での染色体異常試験または小核試験及び *in vivo* 遺伝毒性試験で構成され、オプション2においては、2種類の異なる組織における *in vivo* 遺伝毒性試験、例えば *in vivo* 小核

試験及び肝臓の DNA 鎖切断試験を行う必要がある。

 in vivo 遺伝毒性試験における最高用量は、投与期間、オプションの選択及び血液・骨髄毒性の有無に基づいて設定される。その詳細については ICH S2(R1) ガイダンス及び本書「4-3 遺伝毒性評価」を参照されたいが、一般毒性試験の最高用量の設定方法とは必ずしも同一ではないことに留意すべきである。

11. がん原性試験

　従来と同じく、特に懸念されるような事項がなければ、必ずしもがん原性試験を臨床試験実施前に終了していなくてもよいとされている。これは、遺伝子変異に起因する発がんの可能性については多くの場合、遺伝毒性試験の標準バッテリーにおける陰性結果により否定されることによる。また、非遺伝子障害性の発がんに関する懸念は、適切に実施された非臨床試験結果により発がんにつながる前段階の作用として推察可能であり、それらの作用による発がん過程への影響は、短期間の臨床試験においては通常問題にならないと考えられるからである。

　ただし、本ガイダンスでは、「がん原性のリスクが懸念され、その明確な理由がある場合に限り、臨床試験の実施前にがん原性試験成績を提出すべきである」としている。その事例として、糖尿病治療薬であるペルオキシソーム増殖因子活性化受容体（peroxisome proliferator-activated receptor：PPAR）作動薬のがん原性試験が挙げられる。PPAR 作動薬にはげっ歯類において発がん性を示すことが認められており、ヒトへの外挿性が完全には否定されていないことから、FDA[29]及び EMA は、PPAR 作動薬について、例外的に 6ヵ月の投与期間を超える臨床試験の開始時までにがん原性試験成績を提出することを推奨している。

　言うまでもないことであるが、遺伝毒性試験の結果が陽性の場合、臨床試験開始前にがん原性試験を実施するか否かについては、遺伝毒性に対する総合評価や他の非臨床安全性試験の結果及び当該医薬品の対象疾患患者などを考慮し、実施の時期を検討するべきである。なお、本ガイダンスには「がん原性試験が推奨される場合であっても、重篤な疾患の治療のために開発された医薬品については、成人患者／小児患者用を問わず、製造販売承認後にがん原性試験の結論を出すことができる」と記載されており、特別な理由があれば製造販売承認取得後でもよい場合がある。

12. 生殖発生毒性評価

　臨床試験の開発相、対象被験者層及び規模と生殖発生毒性試験の実施時期の関係について、図（p.394）に示す。

　雄受胎能試験の実施前に男性被験者を第 I 相及び第 II 相臨床試験に組み込むために必要

な反復投与毒性試験における雄生殖器の評価の記載については、「標準的な病理組織学的検査を十分に実施」とされている。ただし、これは評価の質を下げないことを前提としており、適切に訓練された病理専門家による通常の病理組織学的検査において十分な情報が得られるようになったことが背景となっている[1),2)]。したがって、雄生殖器の評価は、原則として反復投与毒性試験で行っている通常の病理組織学的検査でよいが、精子形成サイクルを意識した評価が必要であることに変わりはない。

　一方、一部例外を除き、原則として2週間反復投与毒性試験における卵巣の病理組織学的検査を詳細に実施することによって、雌受胎能試験の実施前に妊娠可能な女性を臨床試験に組み入れることができるとしている。これは、妊娠可能な女性を臨床試験に組み入れる際に実施する雌受胎能試験の日米EU三極でのタイミングの調和を図るために、日本において卵巣毒性を有する化合物を用いて、雌受胎能の影響と相関するような卵巣毒性の検出が可能か否かを検討した共同研究結果に裏付けられている[30)]。すなわち、検討したほとんどの化合物において、2週間反復投与毒性試験で卵巣の病理組織学的検査を行うことにより雌受胎能への影響が予見できた（ただし、アルキル化剤など一部の薬物では病理組織学的卵巣毒性を検出するのに4週間の反復投与を要した）ことによる。なお、この検討から、卵巣毒性の評価は反復投与毒性試験で行っている通常の病理組織学的検査でよいが、特に卵胞の大きさ・数を意識した評価が重要であることに留意されたい。

　妊娠の可能性のない女性を臨床試験に組み入れる場合に対象となる閉経後の被験者について、閉経の定義が「別の医学的理由を伴わずに月経の無い状態が12ヵ月以上にわたる場合」とされている。これは、National Comprehensive Cancer Network 乳癌ガイドライン[31)]及び日本産科婦人科学会[32)]における閉経の定義と同じである。

　妊娠可能な女性を各臨床試験に組み入れる際に必要な生殖発生毒性試験の実施時期については、図に示すように、胚・胎児発生毒性試験の実施時期が日本・欧州（EU）と米国で異なっているものの「受胎能試験」、「出生前及び出生後の発生ならびに母動物の機能に関する試験」の実施時期については日米EU三極で統一された。また、本邦においては胚・胎児発生毒性試験を実施する前に妊娠可能女性を組み入れるための条件が示されている。なお、男性のみに使用予定の医薬品に関する胚・胎児発生毒性試験については言及されておらず、このような場合には個々の事例に応じて検討すべきであろう。

	第Ⅰ相	第Ⅱ相	第Ⅲ相[a]	申請
受胎能試験[b]			↑↑↑ 日米欧	
胚・胎児試験		↑↑[c] 日欧	↑ 米	
出生前・後試験				↑↑↑ 日米欧

a) 大規模または長期投与臨床試験
b) 対象となる被験者を組み入れた臨床試験開始前に，2週間反復投与毒性試験での雌雄生殖器の評価が必要．
c) 以下の条件下では，試験を実施せずに妊娠可能な女性を組み入れることができる．
　①短い（例えば2週間）臨床試験期間で，妊娠のリスクの制御を徹底できる場合
　②2種の動物の予備的胚・胎児発生毒性試験，または1種の動物での予備的胚・胎児発生毒性試験と適格性が確認された代替法においてデータが得られており，妊娠テスト及び厳格な避妊法がとられる最大150人，3ヵ月間投与までの臨床試験の場合．
　③女性に特に多い疾患で，妊娠可能な女性を含めなければ臨床試験の目的の達成が不可能な場合で，かつ妊娠のリスクの制御を徹底できる場合．
　④モノクローナル抗体などのように，器官形成期における胚・胎児への移行が少ないことが明らかであり，かつ動物試験の実施が困難な場合．

図　妊娠可能な女性を臨床試験に組み入れる場合の生殖発生毒性試験の実施時期

　本ガイダンスでは、「2種の動物において適切な予備的発生毒性試験データが得られており、臨床試験において妊娠を回避する予防措置がとられる場合は、最終的な発生毒性試験を実施する前であっても、妊娠可能な女性（最大150人）を比較的短期間（最長3ヵ月）の治験に組み入れることができる」とされているが、2020年2月にICHにおいて合意された「医薬品の生殖発生毒性評価に係るガイドライン」[33]（ICH S5(R3) ガイドライン）では、2種の動物種を用いた予備的発生毒性試験のうち、1つの試験を適格性が確認された代替法で置き換えることが可能とされた。さらに、ICH S5(R3) ガイドラインの策定にあたっては「妊娠可能な女性の組み入れが制限された条件（150人、3ヵ月間）」についても議論され、本ガイダンスで示された予備的発生毒性試験のうち、少なくとも1種の動物種での妊娠動物数を増やし、骨格検査を追加して、GLP準拠試験を実施すれば、日本及びEUでも第Ⅲ相臨床試験前までの臨床試験の実施が可能とされた。

　以上に加え、生殖発生毒性試験の実施時期に関連する詳細な試験方法（代替法を含む）や新たな試験戦略については、ICH S5(R3) ガイドライン[33]及び本書「4-5 生殖発生毒性評価」を参照されたい。

13. 小児における臨床試験

　欧米において公表されている幼若動物を用いた試験に関するガイダンス[34),35)]に続き、本

邦でも「小児用医薬品のための幼若動物を用いた非臨床安全性試験ガイドライン」[36]（幼若動物ガイドライン）がQ&Aとともに通知された[37]。また、2020年4月にICHにおいて「小児用医薬品開発の非臨床安全性試験ガイドライン」[38]がICH S11ガイドラインとして合意され、本邦では2021年3月に発出された。本ガイダンスと同様に、ICH S11ガイドラインにおいても「同じ薬理学的分類に属する他の薬物のデータを含めて、既存の動物データ及びヒトの安全性データが小児の臨床試験を実施するのに十分でないと判断された場合にのみ、幼若動物を用いた試験の実施を考慮すべきである」とされており、単に小児患者の臨床試験を実施するために幼若動物を用いる毒性試験が求められるものではない（試験方法などの詳細はICH S11ガイドライン及び本書「4-6 小児用医薬品開発のための非臨床安全性評価」を参照されたい）。

　本ガイダンスでは、一般的に小児集団での短期間の薬物動態試験を実施するためには、幼若動物による毒性試験は重要でないとされている。しかし、この場合においても成人における臨床データがない場合には、幼若動物による毒性試験は重要であり、2種目の動物が必要であろう。

14. 免疫毒性試験

　本ガイダンスの免疫毒性に関する記載は、すでに本邦において通知されている「医薬品の免疫毒性試験に関するガイドライン」[39]（ICH S8ガイドライン）と同様である。すなわち、免疫学的な懸念が示された場合、追加の免疫毒性試験を実施すべきであり、そのような追加の免疫毒性試験は、大規模臨床試験（例えば第Ⅲ相臨床試験）の開始前に完了しておくべきである。

15. 光安全性評価

　光安全性試験の実施に関しては、EMA、FDA及びOECDからガイダンスが公表されており[40)〜43)]、評価対象とすべき被験物質は波長領域290〜700 nmの紫外・可視領域で光吸収を示すものとされている点は一致しているが、各非臨床試験の重み付けや解釈（ヒトへの外挿性）については地域差がみられる。本ガイダンスにおいても、光毒性に関する評価の概要及び実施時期については合意されたが、実験的評価方法（*in vitro* または *in vivo* の非臨床試験あるいは臨床試験）の詳細については触れられていない。これは、化学物質一般の評価のために作成されたOECDの *in vitro* 光毒性試験法[43]の医薬品への応用に関して十分な議論がなされていないことによる。

　一般原則として、投与経路にかかわらず、薬物の特性、類薬の情報、対象患者群、非臨床組織分布試験結果を考慮して非臨床または臨床で光安全性に関する評価が必要であるか否かを判断する。また、光毒性リスクが強く懸念される場合、不要な外出を控えたり、直

射日光への適切な保護をしたりするなど、臨床での防御策が肝要とされている。

なお、ICH では光安全性評価に関するガイドラインの策定が行われ、本邦では「医薬品の光安全性評価ガイドライン」[44]（ICH S10 ガイドライン）として、2014 年に発出された。

16. 薬物乱用に関する非臨床試験

薬物乱用に関する非臨床試験については、日米 EU 各極から薬物乱用に関するガイドラインまたはその案が公表されており[45),46]、試験計画の際に参考とされたい。

本ガイダンスでは、本邦において通知されている「薬物依存性に関する動物実験と臨床観察の適用範囲と実施要領について」[47]及び「薬物依存性に関する動物実験と臨床観察の適用範囲について」[48]において主に使用されてきた「依存性」という用語が「乱用性」に切り替わっている。ここでいう「乱用性」とは、中枢神経系に対し活性がある薬物の使用に伴う依存性に係る乱用を意味することが訳注に加えられており、基本的に「依存性」と同義である。なお、本ガイダンスでは、中枢神経系に対する適応意図の有無にかかわらず適用される。また、必ずしも中枢移行性がなくても二次的に中枢神経系に作用を示す薬物も薬物乱用性の評価の対象となる。

本ガイダンスでは、薬物乱用性を評価するための試験として、薬物弁別試験、薬物自己投与試験及び退薬症候に関する試験が記載されている。これらの試験は原則としてげっ歯類を用いて行うことが推奨されており、薬物の特性を考慮したうえで、科学的にげっ歯類が不適かつ霊長類を用いた試験によりヒトでの乱用性を予測し得ると考える明確な根拠があると判断された場合に限り、ヒト以外の霊長類（non-human primate：NHP）を用いた試験を実施すべきである。なお、「退薬症候の評価は、反復投与毒性試験における回復群のデザインの中に組み入れることもある」と記載されているが、必ずしも全ての退薬症候の評価が反復投与毒性試験における回復群の評価で可能ではないことに留意する必要がある。ただし、身体依存性の形成を確認する退薬症候の評価は、陽性結果が薬物乱用性を直接示唆する薬物弁別試験や薬物自己投与試験とは異なり、乱用の可能性のある薬物の特性を調べる補助的なものであることから、単独の非臨床試験の必要性は十分に吟味されなければならない。

これらの非臨床試験の用量設定に関して「薬物乱用性に関する非臨床試験における最高用量は、予測される臨床治療用量での血漿中濃度の数倍相当量までを設定するのが妥当である」と記載されているが、これは十分な曝露が必要である一方で、過度の高用量では非特異的な毒性が現れ、中枢神経系への影響を評価しにくくなる場合もあることに留意したものである。

17. その他の毒性試験

　不純物や分解物の評価のアプローチについては、ICH での合意に基づいて通知された「新有効成分含有医薬品のうち原薬の不純物に関するガイドライン」[49]（ICH Q3A(R2) ガイドライン）、「新有効成分含有医薬品のうち製剤の不純物に関するガイドライン」[50]（ICH Q3B(R2) ガイドライン）を参照されたい。なお、近年、EMA、FDA において遺伝毒性不純物質に関してガイドラインあるいはガイダンス案が通知されており[51),52)]、ICH においても、遺伝毒性不純物質の安全性評価に関する ICH ガイドラインの策定が行われ、「潜在的発がんリスクを低減するための医薬品中 DNA 反応性（変異原性）不純物の評価及び管理ガイドライン補遺」[53]（ICH M7(R2) ガイドライン）として発出された。

18. 配合剤

　EMA、FDA においては、複数製剤を組み合わせたパッケージあるいは複数の有効成分からなる配合製剤（配合剤）に関する非臨床試験のガイダンスが通知されており[54),55)]、本ガイダンスではこれらの調和が図られている。本邦においても、「医薬品の承認申請について」[56]に配合剤の承認申請に必要な非臨床試験として単回、反復投与毒性試験が必須として挙げられていたが、今後、単回投与毒性試験または急性毒性評価は特別な懸念が示されない限り不要とされている。なお、配合剤の臨床試験の実施及び製造販売承認申請に必要な反復投与毒性試験の期間については、本ガイダンスの「5．反復投与毒性試験」が参考となる。

　本ガイダンスに示す考え方は、配合剤以外に、他の薬剤との併用が意図されている医薬品の開発にも適用される。一例として、レボドパ含有製剤と併用されることが想定されるモノアミン酸化酵素阻害剤との組み合わせなどがある。また、併用する薬剤の用量が固定されておらず、薬物のクラスに関連して懸念となる理由がある場合には、同種同薬効の代表的な薬物を用いた併用の毒性試験を行う必要性を検討する。

　2つの有効成分（成分 A と成分 B）の配合剤を開発する状況は、それぞれの成分の開発ステージや臨床での併用経験の有無などによって分類され、必要な非臨床試験については**表3**のように整理された。なお、いずれのケースであっても、個々の治験薬の開発のための非臨床試験がすでに終了している場合は、臨床試験の実施及び製造販売承認申請のために原則として 90 日を最長とする 1 種の反復投与毒性試験を併用あるいは配合剤で実施することでよいとされている。臨床での十分な併用投与経験とは、第Ⅲ相臨床試験あるいは製造販売承認取得後のデータを有することであり、高血圧、糖尿病、HIV、C 型肝炎及びがんなどに対する標準治療または併用療法への付加療法として、臨床開発の多くの治療領域で一般的に行われている十分な臨床経験をいう。

表3 配合剤の毒性試験の要否

			成分B	
			後期開発ステージ	早期開発ステージ
成分A	後期開発ステージ	臨床での併用経験あり	通常必要なし．併用による安全性に懸念がある場合のみ臨床試験前に必要．	
		臨床での併用経験なし	小規模かつ比較的短期間の臨床試験（例えば，3ヵ月までの第Ⅱ相臨床試験）には不要．大規模あるいは長期の臨床試験前や販売前までに必要．	
	早期開発ステージ		併用毒性の懸念がない場合，1ヵ月までのPOC臨床試験には不要．1ヵ月より長期の臨床試験の実施前には必要．	臨床試験を実施する前に，配合剤の非臨床安全性試験が必要．個々の薬剤が配合剤としてのみ用いられるのであれば，非臨床安全性試験の全てを配合剤のみを用いて実施できる．

早期開発ステージ：限定された臨床経験しかないステージ（第Ⅱ相臨床試験またはそれ以前）
後期開発ステージ：十分な臨床経験があるステージ（第Ⅲ相臨床試験中または製造販売承認取得後）
POC臨床試験：新薬候補物質の有効性や安全性を確認し，医薬品開発のコンセプトの妥当性を検証する臨床試験

　配合剤の特徴を明らかにするために推奨される非臨床試験は、個々の成分について得られているデータに基づいて計画され、毒性の相加及び相乗効果を評価できる検査項目を設けるべきである。3成分以上の併用により毒性学的な懸念がある場合やバイオテクノロジー応用成分が含まれる場合の毒性試験は、試験方法を個々の事例に応じて考慮するとされている。また、通常、薬力学的相互作用の試験は必要ではないが、薬力学的作用から毒性発現につながる情報がある場合は、非臨床安全性試験が必要になる。薬物動態学的相互作用に関する懸念は臨床試験で対処できると考えられている。

ガイダンス Q&A

　「『医薬品の臨床試験及び製造販売承認申請のための非臨床安全性試験の実施についてのガイダンス』に関する質疑応答集（Q&A）について」（平成24年8月16日医薬食品局審査管理課事務連絡）として周知されている。

今後の動向・課題

　2023年のICH会合（バンクーバー）より、ICH E21「妊婦及び授乳婦の臨床試験への組入れ」がトピックとして採択された。これにより妊娠中・授乳中の被験者が臨床試験へ参加するタイミングや必要なデータ等が検討される。現時点で新たな非臨床試験等による

既存ガイドライン枠組みへの変更は検討しないとされているが、今後の議論によっては、生殖発生毒性試験（pre-and postnatal development（PPND）試験）等の実施タイミングに影響する可能性がある。

参考文献

1) Takayama S., et al.：A collaborative study in Japan on optimal treatment period and parameters for detection of male fertility disorders induced by drugs in rats. *J. Am. Coll. Toxicol.*, **14**, 266-292（1995）.
2) Sakai T., et al.：Collaborative work to evaluate toxicity on male reproductive organs by repeated dose studies in rats：overview of the studies. *J. Toxicol. Sci.*, **25**（Special Issue）, 1-22（2000）.
3) 厚生省医薬安全局審査管理課長：医薬品の臨床試験のための非臨床安全性試験の実施時期についてのガイドラインの改正について．平成12年12月27日医薬審第1831号．
4) 厚生労働省医薬食品局審査管理課長：「医薬品の臨床試験及び製造販売承認申請のための非臨床安全性試験の実施についてのガイダンス」について．平成22年2月19日薬食審査発0219第4号．
5) 厚生労働省医薬食品局審査管理課：「医薬品の臨床試験及び製造販売承認申請のための非臨床安全性試験の実施についてのガイダンス」に関する質疑応答集（Q&A）について．平成24年8月16日事務連絡．
6) 厚生労働省医薬食品局審査管理課長：抗悪性腫瘍薬の非臨床評価に関するガイドラインについて．平成22年6月4日薬食審査発0604第1号．
7) 厚生労働省医薬食品局審査管理課長：「バイオテクノロジー応用医薬品の非臨床における安全性評価」について．平成24年3月23日薬食審査発0323第1号．
8) OECD：OECD Guidelines for the Testing of Chemicals. Test No. 407：Repeated Dose 28-Day Oral Toxicity Study in Rodents.（1995）.
9) OECD：OECD Guidelines for the Testing of Chemicals. Test No. 408：Repeated Dose 90-Day Oral Toxicity Study in Rodents.（1998）.
10) OECD：OECD Guidelines for the Testing of Chemicals. Test No. 409：Repeated Dose 90-Day Oral Toxicity Study in Non-Rodents.（1998）.
11) 厚生労働省医薬局審査管理課長：安全性薬理試験ガイドラインについて．平成13年6月21日医薬審発第902号．
12) 厚生労働省医薬食品局審査管理課長：ヒト用医薬品の心室再分極遅延（QT間隔延長）の潜在的可能性に関する非臨床的評価について．平成21年10月23日薬食審査発1023第4号．
13) 厚生省薬務局審査課長：トキシコキネティクス（毒性試験における全身的暴露の評価）に関するガイダンスについて．平成8年7月2日薬審第443号．
14) FDA（CDER）：Guidance for Industry：Safety Testing of Drug Metabolites.（2008）.
15) Lumley, et al.：Proceedings of The first international conference on harmonization, Brussels 1991, ed. by D'Arcy and Harron, The Queen's University of Belfast, pp.236-45（1991）.
16) DeGeorge J.J., et al.：The duration of non-rodent toxicity studies for pharmaceuticals. International Conference on Harmonisation（ICH）. *Toxicol. Sci.*, **49**, 143-55（1999）.

17) FDA (CDER): Guidance for Industry: Estimating the Maximum Safe Starting Dose in Initial Clinical Trials for Therapeutics in Adult Healthy Volunteers. (2005).
18) EMEA (CHMP): Guideline on Strategies to Identify and Mitigate Risks for First-In-Human Clinical Trials with Investigational Medicinal Products. CHMP/SWP/28367/07 (2007).
19) 厚生労働省医薬食品局審査管理課長:「医薬品開発におけるヒト初回投与試験の安全性を確保するためのガイダンス」について. 平成24年4月2日薬食審査発0402第1号.
20) 厚生労働省医薬食品局審査管理課:「医薬品開発におけるヒト初回投与試験の安全性を確保するためのガイダンスに関する質疑応答集(Q&A)」について. 平成24年4月2日事務連絡.
21) EMEA (CHMP): Concept Paper on the Development of a CHMP Guideline on the Non-Clinical Requirements to Support Early Phase I Clinical Trials with Pharmaceutical Compounds. EMEA/CHMP/SWP/91850/06 (2006).
22) FDA (CDER): Guidance for Industry, Investigators, and Reviewers: Exploratory IND Studies. (2006).
23) 厚生労働省医薬食品局審査管理課長:マイクロドーズ臨床試験の実施に関するガイダンス. 平成20年6月3日薬食審査発第0603001号.
24) 厚生労働省医薬食品局長:治験薬の製造管理, 品質管理等に関する基準(治験薬GMP)について. 平成20年7月9日薬食発第0709002号.
25) 厚生労働省医薬食品局監視指導・麻薬対策課:治験薬の製造管理, 品質管理等に関する基準(治験薬GMP)に関するQ&Aについて. 平成21年7月2日事務連絡.
26) Kroes R., et al.: Structure-based thresholds of toxicological concern (TTC): guidance for application to substances present at low levels in the diet. *Food Chem. Toxicol.*, **42**, 65-83 (2004).
27) Muller L., et al.: A rationale for determining, testing, and controlling specific impurities in pharmaceuticals that possess potential for genotoxicity. *Regul. Toxicol. Pharmacol.*, **44**, 198-211 (2006).
28) 厚生労働省医薬食品局審査管理課長:医薬品の遺伝毒性試験及び解釈に関するガイダンスについて. 平成24年9月20日薬食審査発0920第2号.
29) FDA (CDER): Guidance for Industry: Diabetes Mellitus: Developing Drugs and Therapeutic Biologics for Treatment and Prevention (Draft Guidance). (2008).
30) Sanbuissho A., et al.: Collaborative work on evaluation of ovarian toxicity by repeated-dose and fertility studies in female rats. *J. Toxicol. Sci.*, **34** (Suppl 1), SP1-22 (2009).
31) NCCN Breast Cancer V.1 (2009).
http://www.nccn.org/professionals/physician_gls/PDF/breast.pdf
32) 日本産科婦人科学会編:産科婦人科用語集・用語解説集, 金原出版 (2003).
33) 厚生労働省医薬・生活衛生局医薬品審査管理課長:「医薬品の生殖発生毒性評価に係るガイドライン」について. 令和3年1月29日薬生薬審発0129第8号.
34) FDA (CDER): Guidance for Industry: Non-clinical Safety Evaluation of Pediatric Drug Products. (2006).
35) EMEA (CHMP): Guideline on the Need for Non-clinical Testing in Juveneile animals of Pharmaceuticals for Pediatric Indications. EMEA/CHMP/SWP/169215/2005 (2008).

36) 厚生労働省医薬食品局審査管理課長：「小児用医薬品のための幼若動物を用いた非臨床安全性試験ガイドライン」について．平成24年10月2日薬食審査発1002第5号．
37) 厚生労働省医薬食品局審査管理課：「小児用医薬品のための幼若動物を用いた非臨床安全性試験ガイドラインに関する質疑応答集（Q&A）」について．平成24年10月2日事務連絡．
38) 厚生労働省医薬・生活衛生局医薬品審査管理課長：「小児用医薬品開発の非臨床安全性試験ガイドライン」について．令和3年3月30日薬生薬審発0330第1号．
39) 厚生労働省医薬食品局審査管理課長：医薬品の免疫毒性試験に関するガイドラインについて．平成18年4月18日薬食審査発第0418001号．
40) EMEA (CHMP)：Note for Guidance on photosafety testing. CPMP/SWP/398/01 (2002).
41) EMA (CHMP)：Questions and answers on the 'Note for guidance of photosafety testing'. CHMP/SWP/336670/2010 (2011).
42) FDA (CDER)：Guidance for Industry：Photosafety Testing. (2003).
43) OECD：OECD Guidelines for the Testing of Chemicals Test No. 432：*In Vitro* 3T3 NRU Phototoxicity Test. (2004).
44) 厚生労働省医薬食品局審査管理課長：医薬品の光安全性評価ガイドラインについて．平成26年5月21日薬食審査発0521第1号．
45) FDA (CDER)：Guidance for Industry：Assessment of abuse potential of drugs (Draft Guidance). (2010).
46) EMEA (CHMP)：Guideline on the Non-clinical Investigation of the Dependence Potential of Medicinal Products. EMEA/CHMP/SWP/94227/2004 (2006).
47) 厚生省薬務局麻薬課長，審査課長：薬物依存性に関する動物実験と臨床観察の適用範囲と実施要領について．昭和50年3月14日薬麻第113号．
48) 厚生省薬務局麻薬課長，審査課長：薬物依存性に関する動物実験と臨床観察の適用範囲について．昭和53年6月7日薬麻第383号．
49) 厚生労働省医薬食品局審査管理課長：「新有効成分含有医薬品のうち原薬の不純物に関するガイドラインの改定について」の一部改定について．平成18年12月4日薬食審査発第1204001号．
50) 厚生労働省医薬食品局審査管理課長：「新有効成分含有医薬品のうち製剤の不純物に関するガイドラインの改定について」の改定について．平成18年7月3日薬食審査発第0703004号．
51) EMEA (CHMP)：Guideline on the Limits of Genotoxic Impurities. CPMP/SWP/5199/02 EMEA/CHMP/QWP/251344/2006 (2006), including "Question & Answers on the CHMP Guideline on the Limits of Genotoxic Impurities." EMEA/CHMP/SWP/431994/2007 (2008).
52) FDA (CDER)：Guidance for Industry: Genotoxic and Carcinogenic Impurities in Drug Substances and Products：Recommended Approaches (Draft Guidance). (2008).
53) 厚生労働省医薬局医薬品審査管理課長：潜在的発がんリスクを低減するための医薬品中DNA反応性（変異原性）不純物の評価及び管理ガイドラインの補遺について．令和6年2月14日医薬薬審発0214第2号．
54) EMEA (CHMP)：Guideline on the Non-clinical Development of Fixed Combinations of Medical Products. EMEA/CHMP/SWP/258498/2005 (2008).
55) FDA (CDER)：Guidance for Industry：Non-clinical Safety Evaluation of Drug or Biologic

Combinations. (2006).
56) 厚生労働省医薬食品局長：医薬品の承認申請について．平成 26 年 11 月 21 日薬食発 1121 第 2 号．

関連ガイドライン・通知一覧

ガイドライン名称（通知名）・発出日・発出番号等	ICHガイドライン（トピック）
新医薬品等の製造（輸入）承認申請に必要な一般薬理試験のガイドラインについて（平成3年1月29日薬新薬第4号厚生省薬務局新医薬品課長通知）	－
安全性薬理試験ガイドラインについて（平成13年6月21日医薬審発第902号厚生労働省医薬局審査管理課長通知）	S7A
ヒト用医薬品の心室再分極遅延（QT間隔延長）の潜在的可能性に関する非臨床的評価について（平成21年10月23日薬食審査発1023第4号厚生労働省医薬食品局審査管理課長通知）	S7B
「QT/QTc間隔の延長と催不整脈作用の潜在的可能性に関する臨床的及び非臨床的評価」に関する質疑応答集（Q&A）について（令和4年7月22日厚生労働省医薬・生活衛生局医薬品審査管理課事務連絡）	E14/S7B Q&As
非臨床薬物動態試験ガイドラインについて（平成10年6月26日医薬審第496号厚生省医薬安全局審査課長通知）	－
反復投与組織分布試験ガイダンスについて（平成8年7月2日薬審第442号厚生省薬務局審査課長通知）	S3B
トキシコキネティクス（毒性試験における全身的曝露の評価）に関するガイダンスについて（平成8年7月2日薬審第443号厚生省薬務局審査課長通知）	S3A
「トキシコキネティクス（毒性試験における全身的曝露の評価）に関するガイダンス」におけるマイクロサンプリング手法の利用に関する質疑応答集（Q&A）について（平成31年3月15日厚生労働省医薬・生活衛生局医薬品審査管理課事務連絡）	S3A
BIOANALYTICAL METHOD VALIDATION AND STUDY SAMPLE ANALYSIS（ICH M10 生体試料中薬物濃度分析バリデーション及び実試料分析）（2022.5.24（令和4年5月24日））	M10
BIOANALYTICAL METHOD VALIDATION AND STUDY SAMPLE ANALYSIS Questions and Answers（ICH M10 「生体試料中薬物濃度分析バリデーション及び実試料分析」に関するQ&As）（2022.11.16（令和4年11月16日））	M10 Q&As
「医薬品開発と適正な情報提供のための薬物相互作用ガイドライン」について（平成30年7月23日薬生薬審発0723第4号厚生労働省医薬・生活衛生局医薬品審査管理課長通知）	－
医薬品の製造（輸入）承認申請に必要な毒性試験のガイドラインについて（平成元年9月11日薬審1第24号厚生省薬務局審査第一課長、審査第二課長、生物製剤課長通知）	－

ガイドライン名称（通知名）・発出日・発出番号等	ICHガイドライン（トピック）
単回及び反復投与毒性試験ガイドラインの改正について （平成5年8月10日薬新医薬第88号厚生省薬務局新医薬品課長、審査課長通知）	S4
反復投与毒性試験に係るガイドラインの一部改正について （平成11年4月5日医薬審第655号厚生省医薬安全局審査管理課長通知）	S4
医薬品の遺伝毒性試験に関するガイドラインについて （平成11年11月1日医薬審第1604号厚生省医薬安全局審査管理課長通知）	S2B
医薬品の遺伝毒性試験及び解釈に関するガイダンスについて （平成24年9月20日薬食審査発0920第2号厚生労働省医薬食品局審査管理課長通知）	S2(R1)
医薬品のがん原性試験に関するガイドラインの改正について （令和5年3月10日薬生薬審発0310第1号厚生労働省医薬・生活衛生局医薬品審査管理課長通知）	S1B(R1)
医薬品の生殖発生毒性試験に係るガイドラインについて （令和3年1月29日薬生薬審発0129第8号厚生労働省医薬・生活衛生局医薬品審査管理課長通知）	S5(R3)
小児用医薬品開発の非臨床安全性試験ガイドラインについて （令和3年3月30日薬生薬審発0330第1号厚生労働省医薬・生活衛生局医薬品審査管理課長通知）	S11
医薬品の光安全性評価ガイドラインについて （平成26年5月21日薬食審査発0521第1号厚生労働省医薬食品局審査管理課長通知）	S10
医薬品の免疫毒性試験に関するガイドラインについて （平成18年4月18日薬食審査発0418001号厚生労働省医薬食品局審査管理課長通知）	S8
潜在的発がんリスクを低減するための医薬品中DNA反応性（変異原性）不純物の評価及び管理ガイドラインについて （平成27年11月10日薬生審査発1110第3号厚生労働省医薬・生活衛生局審査管理課長通知）	M7
「潜在的発がんリスクを低減するための医薬品中DNA反応性（変異原性）不純物の評価及び管理ガイドラインについて」の一部改正について （平成30年6月27日薬生薬審発0627第1号厚生労働省医薬局審査管理課長通知）	M7(R1)
「潜在的発がんリスクを低減するための医薬品中DNA反応性（変異原性）不純物の評価及び管理ガイドラインについて」の一部改正について （令和6年2月14日医薬薬審発0214第1号厚生労働省医薬局医薬品審査管理課長通知）	M7(R2)
潜在的発がんリスクを低減するための医薬品中DNA反応性（変異原性）不純物の評価及び管理ガイドラインの補遺について （令和6年2月14日医薬薬審発0214第2号厚生労働省医薬局医薬品審査管理課長通知）	M7(R2)

関連ガイドライン・通知一覧

ガイドライン名称（通知名）・発出日・発出番号等	ICH ガイドライン（トピック）
「潜在的発がんリスクを低減するための医薬品中DNA反応性（変異原性）不純物の評価及び管理ガイドライン」に関するQ&Aについて （令和6年2月14日厚生労働省医薬局医薬品審査管理課審査事務連絡）	M7(R2) Q&As
新有効成分含有医薬品のうち原薬の不純物に関するガイドラインの改定について （平成14年12月16日医薬審発第1216001号厚生労働省医薬局審査管理課長通知）	Q3A(R2)
［新有効成分含有医薬品のうち原薬の不純物に関するガイドラインの改定について］の一部改正について （平成18年12月4日薬食審査発第1204001号厚生労働省医薬食品局審査管理課長通知）	Q3A(R2)
新有効成分含有医薬品のうち製剤の不純物に関するガイドラインの改定について （平成15年6月24日医薬審発第0624001号厚生労働省医薬局審査管理課長通知）	Q3B(R2)
［新有効成分含有医薬品のうち製剤の不純物に関するガイドラインの改定について］の改定について （平成18年7月3日薬食審査発第0703004号厚生労働省医薬食品局審査管理課長通知）	Q3B(R2)
医薬品の残留溶媒ガイドラインについて （平成10年3月30日医薬審第307号厚生省医薬安全局審査管理課長通知）	Q3C(R3)
医薬品の残留溶媒ガイドラインの改正について （平成14年12月25日医薬審発第1225006号厚生労働省医薬局審査管理課長通知）	Q3C(R3)
医薬品残留溶媒の限度値について （平成14年12月3日厚生労働省医薬局審査管理課事務連絡）	
医薬品の残留溶媒ガイドラインの改正について （平成23年2月21日薬食審査発0221第1号厚生労働省医薬食品局審査管理課長通知）	Q3C(R5)
医薬品の残留溶媒ガイドラインの改正について （平成30年7月19日薬生薬審発0719第3号厚生労働省医薬・生活衛生局医薬品審査管理課長通知）	Q3C(R6)
医薬品の残留溶媒ガイドラインの改正について （平成31年3月18日薬生薬審発0318第1号厚生労働省医薬・生活衛生局医薬品審査管理課長通知）	Q3C(R7)
［医薬品の残留溶媒ガイドラインの改正について］の廃止について （令和元年12月20日薬生薬発1220第9号厚生労働省医薬・生活衛生局医薬品審査管理課長通知）	Q3C(R7)
医薬品の残留溶媒ガイドラインの改正について （令和3年8月13日薬生薬審発0813第1号厚生労働省医薬・生活衛生局医薬品審査管理課長通知）	Q3C(R8)
医薬品の残留溶媒ガイドラインの改正について （令和6年4月15日医薬審発0415第1号厚生労働省医薬局医薬品審査管理課長通知）	Q3C(R9)

ガイドライン名称（通知名）・発出日・発出番号等	ICHガイドライン（トピック）
医薬品の元素不純物ガイドラインについて （平成27年9月30日薬食審査発0930第4号厚生労働省医薬食品局審査管理課長通知）	Q3D
医薬品の元素不純物ガイドラインの改正について （令和2年6月26日薬生薬審発0626第1号厚生労働省医薬・生活衛生局医薬品審査管理課長通知）	Q3D(R1)
医薬品の元素不純物ガイドラインの改正について （令和5年1月20日薬生薬審発0120第1号厚生労働省医薬・生活衛生局医薬品審査管理課長通知）	Q3D(R2)
「バイオテクノロジー応用医薬品の非臨床における安全性評価」について （平成24年3月23日薬食審査発0323第1号厚生労働省医薬食品局審査管理課長通知）	S6(R1)
核酸医薬品の非臨床安全性評価に関するガイドラインについて （令和2年3月30日薬生薬審発0330第1号厚生労働省医薬・生活衛生局医薬品審査管理課長通知）	－
「感染症予防ワクチンの非臨床試験ガイドライン」について（改訂） （令和6年3月27日薬生薬審発0327第1号厚生労働省医薬局医薬品審査管理課長通知）	－
「感染症予防ワクチンの非臨床試験ガイドライン」に関する質疑応答集（Q&A）について （令和6年3月27日厚生労働省医薬局医薬品審査管理課事務連絡）	－
「感染症の予防を目的とした組換えウイルスワクチンの開発に関するガイドライン」について （令和6年3月27日薬生薬審発0327第7号厚生労働省医薬局医薬品審査管理課長通知）	－
「感染症の予防を目的とした組換えウイルスワクチンの開発に関するガイドライン」に係る質疑応答集（Q&A）について （令和6年3月27日厚生労働省医薬局医薬品審査管理課事務連絡）	－
抗悪性腫瘍薬の非臨床評価に関するガイドラインについて （平成22年6月4日薬食審査発0604第1号厚生労働省医薬食品局審査管理課長通知）	S9
抗悪性腫瘍薬の非臨床評価に関するガイドラインに関する質疑応答集（Q&A）について （平成31年3月27日厚生労働省医薬・生活衛生局医薬品審査管理課事務連絡）	S9 Q&As
遺伝子治療用製品の非臨床生体内分布の考え方について （令和5年10月23日医薬機発1023第1号厚生労働省医薬局医療機器審査管理課長通知）	S12
医薬品の臨床試験及び製造販売承認申請のための非臨床安全性試験の実施についてのガイダンスについて （平成22年2月19日薬食審査発0219第4号厚生労働省医薬食品局審査管理課長通知）	M3(R2)
「医薬品の臨床試験及び製造販売承認申請のための非臨床安全性試験の実施についてのガイダンス」に関する質疑応答集（Q&A）について （平成24年8月16日厚生労働省医薬食品局審査管理課事務連絡）	M3(R2) Q&As

---

新版 医薬品 非臨床試験ガイドライン 解説

2024年9月25日　新版　第1刷発行

編集　医薬品非臨床試験ガイドライン研究会

発行　株式会社　薬　事　日　報　社

本　社　東京都千代田区神田和泉町1番地
　　　　電話（03）3862-2141

支　社　大阪府大阪市中央区道修町2-1-10
　　　　電話（06）6203-4191

https://www.yakuji.co.jp/

[JCOPY] ＜出版者著作権管理機構　委託出版物＞
本書の無断複製は著作権法上での例外を除き禁じられています．
複製される場合は，そのつど事前に，出版者著作権管理機構（電話：03-5244-5088，FAX：03-5244-5089，e-mail：info@jcopy.or.jp）の許諾を得てください．

印刷　昭和情報プロセス㈱
表紙デザイン　アルフハイム・スタジオ（柴山ヒデアキ）
ISBN978-4-8408-1643-4